U0253588

临床急诊与重症医学

LINCHUANG JIZHEN YU ZHONGZHENG YIXUE

主编 邢 帅 李晓辉 高 广 王 露

马福燕 彭文建 吕远军

黑龙江科学技术出版社

HEILONGJIANG SCIENCE AND TECHNOLOGY PRESS

图书在版编目（CIP）数据

临床急诊与重症医学 / 邢帅等主编. -- 哈尔滨：
黑龙江科学技术出版社，2023.7
ISBN 978-7-5719-2011-1

Ⅰ．①临… Ⅱ．①邢… Ⅲ．①急诊②险症－诊疗
Ⅳ．①R459.7

中国国家版本馆CIP数据核字（2023）第107036号

临床急诊与重症医学
LINCHUANG JIZHEN YU ZHONGZHENG YIXUE

主　　编　邢　帅　李晓辉　高　广　王　露　马福燕　彭文建　吕远军
责任编辑　陈兆红
封面设计　宗　宁
出　　版　黑龙江科学技术出版社
　　　　　地址：哈尔滨市南岗区公安街70-2号　邮编：150007
　　　　　电话：（0451）53642106　传真：（0451）53642143
　　　　　网址：www.lkcbs.cn
发　　行　全国新华书店
印　　刷　黑龙江龙江传媒有限责任公司
开　　本　787 mm×1092 mm　1/16
印　　张　23.25
字　　数　589千字
版　　次　2023年7月第1版
印　　次　2023年7月第1次印刷
书　　号　ISBN 978-7-5719-2011-1
定　　价　198.00元

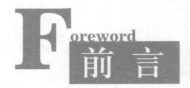
前言

　　急危重症是指紧急、濒危的病症，这类病症需要尽早得到医学处理，否则可能对患者身体产生重度伤害，甚至导致患者死亡。现在，医院通常为此类患者设有专门的急救室或重症治疗室，并配备有水平较高的医务人员和先进的医疗设备，对患者进行专门的抢救和治疗。

　　急危重症患者的病情复杂、瞬息万变，一个症状可能反映多个系统、器官的疾病，所以医师们应当争分夺秒地工作，必须在及时作出初步诊断的同时给予恰当的处理。这就要求医师们要具备跨学科的知识和技能，拥有敏捷的临床思维，灵活运用科学的救治方法，掌握现代仪器设备的使用和最新药物的应用。因此，编者将理论知识与临床经验相结合，编写了这本《临床急诊与重症医学》，希望能够在临床实践中对医务人员有所帮助，为急危重症患者提供更高质量的医疗服务。

　　本书从实用的角度出发，遵循在诊断中治疗、在治疗中诊断的临床诊疗原则，精选了几类急危重症医学的相关临床问题进行讲述。首先，简要介绍了急危重症的临床表现、急危重症的常用监护技术等基础知识；然后对于临床常见急危重症的病因、诊断、鉴别诊断等内容进行了详细阐述；最后对急诊护理进行了简单介绍。本书内容系统、全面，条理清晰，重点突出，适合各级医院的医务人员参考使用。

　　由于编者编写经验不足，加之编写时间有限，书中难免存在疏漏与不足之处，敬请广大读者批评指正。

《临床急诊与重症医学》编委会

2023 年 1 月

Contents
目 录

第一章　急危重症的临床表现

第一节　呼吸困难

一、定义

呼吸困难是指患者主观上有空气不足或呼吸费力的感觉，而客观上表现为呼吸频率、深度及节律的改变，患者用力呼吸，可见辅助呼吸肌参与呼吸运动，严重者可呈端坐呼吸甚至发绀。

二、常见原因

呼吸运动的任何一个环节发生障碍都会导致呼吸困难，具体原因如下。

（一）呼吸系统疾病

（1）气道阻塞：支气管哮喘、慢性阻塞性肺气肿，以及喉和气管与支气管的炎症、水肿、肿瘤或异物所致狭窄或梗阻。

（2）肺脏疾病：如肺炎、肺脓肿、肺淤血、肺水肿、弥漫性肺间质纤维化、肺不张、肺栓塞、细支气管肺泡癌、急性呼吸窘迫综合征等。

（3）胸廓疾病：如严重胸廓畸形、气胸、大量胸腔积液和胸部外伤等。

（4）神经肌肉疾病：如脊髓灰质炎病变及颈髓、急性炎症性脱髓鞘性多发性神经病（吉兰-巴雷综合征）和重症肌无力累及呼吸肌，药物导致呼吸肌麻痹等。

（5）膈运动障碍：如膈麻痹、高度鼓肠、大量腹水、腹腔巨大肿瘤、胃扩张和妊娠末期。

（二）循环系统疾病

导致呼吸困难的循环系统疾病包括各种原因所致的心力衰竭、心包积液。

（三）中毒

包括尿毒症、糖尿病酮症酸中毒、吗啡中毒、亚硝酸盐中毒和一氧化碳中毒等症状也会导致呼吸困难。

（四）血液病

包括重度贫血、高铁血红蛋白血症和硫化血红蛋白血症等，也会导致呼吸困难。

（五）神经精神因素

如颅脑外伤、脑出血、脑肿瘤、脑及脑膜炎致呼吸中枢功能障碍，精神因素所致呼吸困难如

1

癔症。

三、临床常见类型与特点

(一)肺源性呼吸困难

肺源性呼吸困难是指呼吸系统疾病引起的通气、换气功能障碍,导致缺氧和二氧化碳潴留。临床上分为两种类型。

1.吸气性呼吸困难

吸气性呼吸困难特点是吸气费力,重者由于呼吸肌极度用力,胸腔负压增大,吸气时胸骨上窝、锁骨上窝和肋间隙明显凹陷,称"三凹征"。常伴有干咳及高调吸气性喉鸣。其发生机制是各种原因引起的喉、气管、大支气管的狭窄与梗阻,如急性喉炎、喉水肿、喉痉挛、白喉、喉癌、气管肿瘤、气管异物或气管受压(甲状腺肿大、淋巴结肿大或主动脉瘤压迫)等。

2.呼气性呼吸困难

呼气性呼吸困难特点是呼气费力,呼气时间延长而缓慢,常伴有哮鸣音。其发生机制是肺泡弹性减弱和小支气管狭窄阻塞。常见于支气管哮喘、喘息型慢性支气管炎、慢性阻塞性肺气肿等。

(二)心源性呼吸困难

心源性呼吸困难主要由左心衰竭和/或右心衰竭引起,两者发生机制不同,左心衰竭所致呼吸困难较为严重。

1.左心衰竭

左心衰竭所致呼吸困难的发生机制:①肺淤血使气体弥散功能降低。②肺泡张力增高,刺激牵张感受器,通过迷走神经反射兴奋呼吸中枢。③肺泡弹性减退,扩张与收缩能力降低,肺活量减少。④肺循环压力升高对呼吸中枢的反射性刺激。

左心衰竭所致呼吸困难的特点是活动时出现或加重,休息时减轻或缓解,仰卧加重,坐位减轻。因坐位时下半身回心血量减少,减轻肺淤血的程度;同时坐位时膈位置降低,运动加强,肺活量可增加(10%~30%),因此病情较重患者常被迫采取端坐呼吸体位。

急性左心衰竭时,常出现阵发性夜间呼吸困难。其发生机制:①睡眠时迷走神经兴奋性增高,冠状动脉收缩,心肌供血减少,降低心功能。②仰卧位时肺活量减少,下半身静脉回心血量增多,致肺淤血加重。发作时,患者突感胸闷气急而惊醒,被迫坐起,惊恐不安。轻者数分钟至数十分钟后症状逐渐消失,重者气喘、发绀、出汗,有哮鸣音,咳粉红色泡沫样痰,两肺底部有湿啰音,心率加快。此种呼吸困难又称为心源性哮喘,常见于高血压性心脏病、冠心病、风湿性心脏瓣膜病、心肌炎、心肌病等。

2.右心衰竭

右心衰竭所致呼吸困难的发生机制:①右心房与上腔静脉压升高,刺激压力感受器反射地兴奋呼吸中枢。②血氧含量减少,酸性代谢产物增多,刺激呼吸中枢。③淤血性肝大、腹水和胸腔积液使呼吸运动受限。临床上主要见于慢性肺心病。

(三)中毒性呼吸困难

在尿毒症、糖尿病酮症酸中毒和肾小管性酸中毒时,血液中酸性代谢产物增多,强烈刺激呼吸中枢,出现深而规则的呼吸,可伴有鼾声,称为酸中毒大呼吸(库斯莫尔呼吸)。急性感染和急性传染病时,受体温升高及毒性代谢产物的影响,刺激呼吸中枢,使呼吸频率增加。某些药物和化学物质中毒如吗啡类、巴比妥类药物、有机磷中毒时,呼吸中枢受抑制,致呼吸变缓慢,可表现为呼吸节律异常和潮氏呼吸或比奥呼吸。

(四)血源性呼吸困难

患重度贫血、高铁血红蛋白血症或硫化血红蛋白血症等症时,因红细胞携氧量减少,血氧含量降低,致呼吸变快,同时心率加速。大出血或休克时,因缺血与血压下降,刺激呼吸中枢,也可使呼吸加速。

(五)神经精神性(呼吸中枢性)呼吸困难

重症颅脑患者如颅脑外伤、脑出血、脑炎、脑膜炎、脑脓肿及脑肿瘤等,呼吸中枢因受增高的颅内压和供血减少的刺激使呼吸变得慢而深,并常伴有呼吸节律的异常,如呼吸遏制、双吸气等。

叹息样呼吸患者自述呼吸困难,但并无呼吸困难的客观表现,偶然出现一次深大吸气,伴有叹息样呼气,在叹息之后自觉轻快,属于神经症表现。

四、呼吸困难的临床意义

呼吸困难涉及多种病因,诊断时需详细询问病史,进行全面查体,同时进行必要的化验检查及特殊器械检查。呼吸困难的伴随症状对于病因诊断具有较大价值。

(1)发作性呼吸困难伴有哮鸣音:见于支气管哮喘、心源性哮喘。

(2)骤然发生的严重呼吸困难:见于急性喉水肿、气管异物、大块肺栓塞、自发性气胸等。

(3)呼吸困难伴一侧胸痛:见于大叶性肺炎、急性渗出性胸膜炎、肺梗死、自发性气胸、急性心肌梗死、支气管肺癌等。

(4)呼吸困难伴发热:见于肺炎、肺脓肿、肺结核、胸膜炎、急性心包炎、神经系统疾病(炎症、出血)、咽后壁脓肿等。

(5)呼吸困难伴有咳嗽、脓痰:见于慢性支气管炎、阻塞性肺气肿并发感染、化脓性肺炎、肺脓肿等;伴大量泡沫样痰,见于急性左心衰竭和有机磷中毒。

(6)呼吸困难伴昏迷:见于脑出血、脑膜炎、休克型肺炎、尿毒症、糖尿病酮症酸中毒、肺性脑病、急性中毒等。

五、治疗方法

(1)治疗呼吸困难的根本在于治疗原发病。在严重急性呼吸困难可能危及生命时,应首先保持气道通畅,并且吸氧,尽量保证机体的氧气供应。

(2)病因治疗:积极的病因治疗是综合治疗的基础,如肺炎、肺脓肿等应积极抗感染治疗;心力衰竭时应积极强心、利尿、扩张血管治疗;严重贫血时可以输血和改善血液的携氧能力,根据病情合理纠正酸中毒等。

(3)去除诱因:慢性阻塞性肺疾病者应控制呼吸道感染,体力活动引起心力衰竭发作的则要限制活动强度,必要时卧床休息,根据患者的心肾功能调整输液速度和输液量。

(4)通畅气道:采取祛痰、吸痰等措施清除气道分泌物,去除气管内异物,解除呼吸困难。

(马福燕)

第二节 高 热

一、概述

(一)发生机制及分度

发热是多种疾病的常见症状,是机体的一种防御反应。发热可使吞噬细胞活动性增强,抗体生成增多,白细胞内酶的活力及肝脏的解毒功能增强,抵御疾病的侵袭,促进机体恢复。因此,如体温不是太高,一般情况尚好,不应盲目或急于降温治疗。但是发热过久或高热持续不退,对机体有一定危害性。可使代谢加快、耗氧量增加、脂肪代谢发生紊乱而致酮血症,发生自身蛋白质的破坏而致消瘦,脑皮质兴奋、抑制功能失调,消化液分泌减少,消化酶活力降低,胃肠功能紊乱等,出现一系列严重症状,加重病情,影响机体恢复,因此应尽快查明原因。

发热与病情轻重有时不一定平行。婴幼儿对高热耐受力较强,即使体温高达 40 ℃,一般情况仍相当好,热退后很快恢复。相反,体弱儿、新生儿即使感染很严重,体温可不高甚或不升。年长儿体温较稳定,若体温骤然升高,全身情况较差,常常反映有严重疾病存在。

高热在临床上属于危重症范畴。小儿正常体温常以肛温36.5～37.5 ℃,腋温 36～37 ℃衡量。通常情况下,腋温比口温(舌下)低 0.2～0.5 ℃,肛温比腋温高0.5 ℃左右。肛温虽比腋温准确,但因种种原因常以腋温为准。若腋温超过 37.4 ℃,且一天内体温波动超过 1 ℃,可认为发热。所谓低热,指腋温为37.5～38 ℃、中度热38.1～39 ℃、高热39.1～40 ℃、超高热则为 41 ℃以上。发热时间超过 2 周为长期发热。

(二)调节机制

人体体温调节中枢位于下丘脑。其前部为散热中枢,后部为产热中枢,这两种调节中枢机能彼此相互制约,保持动态平衡,维持体温相对稳定。小儿年龄越小,体温调节中枢机能越不完善,相对于成人更易导致体温升高。新生儿汗腺发育相对不足,通过汗液蒸发散热受到限制,故天气炎热时,也易导致体温增高。

(三)热型

发热分为稽留热、弛张热、间歇热、回归热、波状热和不规则热六种热型。在一定范围内,热型对疾病的诊断具有重要的参考价值。由于小儿对疾病的反应与成人不同,其热型的表现不如成人典型。加之,近年来抗生素与皮质激素在临床的广泛应用,热型随之发生变化,因而热型的特点在疾病的鉴别诊断中已失去其原有的重要性。

二、病因及伴随症状

(一)病因

1.急性高热

(1)感染性疾病:急性传染病早期,各系统急性感染性疾病。

(2)非感染疾病:暑热症、新生儿脱水热、颅内损伤、惊厥及癫痫大发作等。

(3)变态反应:过敏、异体血清、疫苗接种反应、输液反应、输血反应等。

2.长期高热

(1)常见病:败血症、沙门氏菌属感染、结核、风湿热、幼年类风湿症等。

(2)少见病:如恶性肿瘤(白血病、恶性淋巴瘤、恶性组织细胞增生症)、结缔组织病。

高热是一些疾病的前驱症状,引起发热的病因可分为急性感染性疾病和急性非感染性疾病两类。前者最为多见,如细菌、病毒引起的呼吸道、消化道、尿路及皮肤感染等,后者主要由变态反应性疾病如药物热、血清病、自主神经功能紊乱和代谢疾病所引起。

(二)伴随症状

发热是人体患病时常见的病理生理反应。不同的疾病,在发热时常有不同的其他症状,大体地说有如下几种情况。

(1)发热伴寒战,可能是肺炎、急性胆囊炎、急性肾盂肾炎、流行性脑脊髓膜炎或败血症等。

(2)发热伴咳嗽、咳痰、胸痛、气喘等,可能是肺炎、胸膜炎、肺结核或肺脓肿。

(3)发热伴头痛、呕吐,可能是上呼吸道感染、流行性脑脊髓膜炎、流行性乙型脑炎等。

(4)发热伴上腹痛、恶心、呕吐,可能是急性胃炎、急性胆囊炎等。

(5)发热伴下腹痛、腹泻、里急后重、脓血便等,可能是细菌性痢疾。

(6)发热伴右上腹痛、厌食或黄疸等,可能是病毒性肝炎或胆囊炎。

(7)发热伴关节肿痛,可能是风湿热或败血症等。

(8)发热伴腰痛、尿急、尿刺痛,可能是尿路感染、肾结核等。

(9)发热伴有局部红肿、压痛,可能是脓肿、软组织感染等。

(10)间歇性发热伴寒战、畏寒、大汗等,可能是疟疾或伤寒等。

(11)发热伴皮下出血及黏膜出血,可能是流行性出血热、重症病毒性肝炎、败血症或急性白血病等。

三、诊断步骤

发热是许多疾病的常见症状,故对发热患者须多方面调查分析,才能查明病因。一般须从以下几方面进行。

(一)详细准确地采集病史

医师接诊发热病患后,首先需要注意了解患者年龄、发病季节、流行病学史、传染病接触史、预防接种史、起病缓急、病种长短、热型和伴随的主要症状。

询问发热的同时要注意询问各系统的特异性临床表现,如呼吸道感染常有咳嗽、气急,消化道感染常有恶心、呕吐、腹痛、腹泻,泌尿系统感染有尿频、尿急、尿痛等,中枢神经疾病多有呕吐、惊厥、昏迷等。发热伴黄疸常见肝脏的细菌或病毒性炎症,肿瘤;伴多汗者常见于结缔组织病,败血症等;伴寒战者多为细菌感染如败血症、深部脓肿等。早期无特殊性明显临床表现和体征者,结合病史特点考虑伤寒、败血症、结核病等。对于婴幼儿发热患者,应注意新生儿可有脱水热。婴幼儿于南方,夏季酷热时可发生暑热症。冬春季以呼吸道感染、流行性脑脊髓膜炎、麻疹等多见;夏秋季以急性肠炎、菌痢、乙型脑炎、伤寒等较多见。传染病常有流行病学史,应仔细询问患者传染病接触史等。

小儿呼吸道感染、急性传染病等常起病较急,病程较短。结核病、伤寒、血液病、风湿热、暑热症、细菌性心内膜炎等起病稍缓,病程较长,常超过两周。败血症、急性粟粒性肺结核、深部脓肿等呈弛张热;伤寒、副伤寒、斑疹伤寒为稽留热;疟疾多为间歇热;白血病、结缔组织病、恶性肿瘤等,热型不一,无一定规律。热型在尚未应用抗生素、皮质激素等特殊药物治疗时,对发热的诊断非常重要,但对小婴儿、新生儿诊断价值较小。

(二)进行全面仔细的体格检查

医师在对患者进行初步了解后,安排其进行详细全面的一般性检查,然后结合病史、症状及一般性筛选结果,再做深入检查,尽量避免无目的"撒网"式检查。

口腔在不少发热患儿中常见有病理改变。如扁桃体炎可见扁桃体红肿或有脓性分泌物;疱疹性咽炎在咽部等处可见疱疹及溃疡;麻疹早期颊黏膜有科氏斑;白喉可见咽及扁桃体有白色假膜等。

遇发热患者皮疹的,应注意出现皮疹的分布与形态。金黄色葡萄球菌败血症、链球菌感染常见有猩红热样的皮疹;血液病、流行性脑脊髓膜炎、流行性出血热等皮肤可有出血点;风湿热可见环形红斑;病毒感染、结缔组织病、败血症、细菌性心内膜炎、组织细胞增生症、皮肤黏膜淋巴结综合征及许多药物也可出现皮疹,但其形态和出现规律各异。

若患者高热时精神状态良好,则常伴有轻度感染。如嗜睡、精神萎靡、神志不清、有脑膜刺激征者,提示颅内感染。婴儿颅内感染早期,脑膜刺激征常不明显,但表现神志淡漠、嗜睡、烦躁不安、囟门紧张或饱满等,须警惕颅内感染。

肝脾大常见于白血病、结缔组织病、肝胆系统的炎症、伤寒、败血症、疟疾、肿瘤等。周身淋巴结肿大可见于血液病、传染性单核细胞增多症、支原体感染等。局部淋巴结肿大、压痛,应注意查找邻近部位有无炎性病灶。

血、尿、粪便常见检查为筛选的首选项目。白细胞总数和中性粒细胞比例增高的患者,多考虑为细菌性感染;减低者则偏重于病毒或杆菌感染。若怀疑患者败血症、肠道及泌尿系统感染,需分别送血、粪、尿培养。各种穿刺液除常规检查外,有时需送培养或涂片检查。如流行性脑脊髓膜炎患者皮肤瘀点及脑脊液涂片检查可找到脑膜炎双球菌,疟疾病儿血涂片可查找疟原虫,白喉伪膜涂片检查白喉杆菌。

必要时检查肥达氏反应、外斐氏反应、嗜异性凝集试验、冷凝集试验等,有助于鉴别诊断。对于风湿热或类风湿病患者分别进行抗链球菌溶血素"O"或类风湿因子检查。疑病毒感染患者,可进行免疫学方面的早期快速诊断检查。免疫缺陷病致反复感染患者可做血清免疫球蛋白及细胞免疫与补体测定。血液病患者宜做骨髓常规检查。怀疑患者患上结核病需进行结核菌素试验。怀疑患者胆管感染者做十二指肠引流液的检查与培养,经常可获得有意义的结果。总之,可按病情需要对患者进行有关检查,但需注意分析检查结果时,要摒除由于取样或操作过程等误差与污染而致的假阳性或假阴性。

(三)X 线及其他检查

对患者进行胸部 X 线检查有助于肺与胸部疾病的诊断。其他如恶性肿瘤,可根据部位选做 CT、MRI、血管造影、放射性同位素、B 型超声波、活体组织等检查,也属必要。

四、鉴别诊断

(一)急性发热

1.呼吸道病毒性感染

呼吸道病毒性感染占急性呼吸道疾病的 $70\%\sim80\%$,常见有流行性感冒、普通感冒、腺结膜热、咽结膜热、疱疹性咽峡炎、细支气管炎、肺炎等。此类疾病由鼻病毒、流感病毒、后流感病毒、腺病毒、呼吸道合胞病毒、ECHO 病毒、柯萨奇病毒等引起,其临床特点为多种表现。上呼吸道感染症状大多较轻,而细支气管炎和肺炎的症状较重。诊断此类疾病主要依据临床表现、白细胞计数和 X 线检查及对抗生素的治疗反应等。近年由于诊断技术的进展,用免疫荧光法和酶联免疫吸附试验(ELISA)快速诊断方法可确定病原。诊断须注意与呼吸道细菌性感染进行区别。

2.严重急性呼吸综合征

严重急性呼吸综合征(SARS)于 2002 年 11 月首发在我国广东省,是一种由冠状病毒引起的以发热、呼吸道症状为主要表现的具有明显传染性的肺炎,患有此病的重症患者易迅速进展为急性呼吸窘迫综合征(ARDS)而死亡。对于有 SARS 流行病学依据,有发热、呼吸道症状和肺部体征,并有肺部 X 线、CT 等异常影像改变,能排除其他疾病诊断的患者,可以基本作出 SARS 临床诊断,在临床诊断的基础上,若分泌物 SARS 冠状病毒 RNA(SARS COV RNA)检测结果呈阳性,或血清 SARS COV 抗体阳转,或抗体滴度 4 倍及以上增高,则可确定诊断为 SARS 患者。SARS COV 分离是确立病原学诊断的金标准,但其分离只允许在防护严密的 p3 实验室进行,且体外细胞培养分离方法复杂烦琐,不适合临床实验室作为诊断的手段。为提高效率,在临床诊断中具备以下三项中的任何一项,均可诊断为重症 SARS。①呼吸困难,成人休息状态下呼吸频率 ≥30 次/分,且伴有下列情况之一:胸片显示多叶病变或病灶总面积在正位胸片上占双肺总面积的 1/3 以上,48 小时内病灶面积增大>50% 且在正位胸片上占双肺总面积的 1/4 以上。②出现明显的低氧血症,氧合指数<40 kPa(300 mmHg)。③出现休克或多器官功能障碍综合征(MODS)。

3.肾综合征出血热

临床诊断肾综合征出血热(HFRS)的主要依据有以下几方面。①流行病学资料:除新疆、西藏、青海、台湾外,其他省市均有报道,高度散发,有明显季节性,多数地区(野鼠型)在 10～12 月为大流行高峰,部分地区在 5～7 月小流行,(褐家鼠型发病高峰在 3～5 月),患者有直接或间接与鼠类及其排泄物接触史。②临床特点:具有发热、出血、肾损害三大主症及五期经过(发热期、低血压休克期、少尿期、多尿期、恢复期)。③白细胞计数增高,可有类白血病反应,病后 1～2 天出现异形淋巴细胞(≥7%),血小板计数减少,蛋白尿且短期急剧增加,若有膜状物可明确诊断。④HFRS 抗体 IgM 1∶20 阳性,用于早期诊断,病后 1～2 天出现,4～5 天阳性率达 89%～98%,双份血清 HFRS 抗体 IgG,恢复期比早期有 4 倍以上增长也可确诊。

4.传染性单核细胞增多症

传染性单核细胞增多症由 EB 病毒引起,全年均可散发,见于青少年。该病患者特点是发热、咽峡炎、颈后淋巴结肿大、肝脾大。白细胞计数正常或稍低,单核细胞增高并伴有异形淋巴细胞(>10%),嗜异性凝集试验 1∶64 阳性,抗 EBV IgM 阳性,可明确诊断。

5.流行性乙型脑炎

流行性乙型脑炎有严格季节性,绝大多数病例集中在 7～9 月。患病者以 10 岁以下儿童为主,但近年成人和老年人发病率较之前增高,可能与儿童普遍接受预防接种有关。该病特点为起病急、高热、意识障碍、惊厥、脑膜刺激征、脑脊液异常等。结合流行季节,一般诊断较易。对于不典型患者可依靠脑脊液检查、流行性乙型脑炎特异性抗体、流行性乙型脑炎病毒抗原检测进行诊断。

6.急性病毒性肝炎

急性病毒性肝炎临床特征为急性起病,10 天内出现意识障碍、出血、黄疸及肝脏缩小,其中甲型、戊型肝炎在黄疸前期可出现畏寒、发热伴有上呼吸道感染症状,类似流行性感冒,易误诊。但特点是具有明显消化道症状和乏力,如食欲缺乏、恶心、呕吐、厌油、腹胀、肝区痛、尿黄、肝功能明显异常,可助区别。

7.斑疹伤寒

轻型流行性斑疹伤寒与地方性斑疹伤寒须与其他发热疾病区别。斑疹伤寒主要表现是起病急、稽留型高热、剧烈头痛,病后 $3\sim5$ 天出现皮疹等,变形杆菌 OX_{19} 凝集试验(外斐反应)≥1∶160或恢复期较早期滴度上升 4 倍以上可确诊。

8.急性局灶性细菌性感染

急性局灶性细菌性感染的共同特点是高热、畏寒或寒战,伴有定位性症状。

(1)急性肾盂肾炎:常见于生育期女性患者,有腰痛、尿频及尿痛。如尿检查有脓尿,可以成立诊断,病原学诊断有待细菌培养证实。症状严重者,应注意与肾周围蜂窝织炎、肾周围脓肿相区别,及时进行 B 型超声或 CT 检查。必要时肾区诊断性穿刺可明确诊断。

(2)急性胆管感染:伴有胆绞痛,若不明显者而体检胆囊区有明显压痛有助诊断。

(3)膈下脓肿:通常并发于腹腔手术后或有腹腔化脓性感染(急性阑尾炎)、十二指肠溃疡穿孔、胆囊或脾切除术后。当出现寒战、高热、白细胞计数增高,又未找到其他感染灶时,应想到此病。该病以右侧多见,患者侧上腹部有显著的搏动性疼痛,在深呼吸或转位时加重,下胸部有压痛、叩击痛与局部皮肤水肿。听诊呼吸音减弱或消失。X 线检查发现患侧膈肌上升且活动受限,反应性胸膜炎等。及时进行 B 超、CT 或 MRI 等检查可早期明确诊断。腹腔内脓肿可位于膈下、结肠旁、阑尾周围、腹膜后等部位,形成包裹性脓肿。

9.败血症

败血症在患有原发性感染灶,出现全身性脓毒血症症状,并有多发性迁徙性脓肿时有助于诊断,应警惕的是原发感染灶可能很轻微或已愈合。故当遇到原因不明的急性高热,伴有恶寒或寒战、出汗,全身中毒症状重,白细胞计数增高与核左移,血中无寄生虫发现,无特殊症状体征,应考虑到此病,应及时做血培养,找感染灶与迁徙性病灶(肺、皮肤等)。该病致病菌以金黄色葡萄球菌为多见,其次为大肠埃希菌及其他肠道革兰阴性杆菌。近年真菌所致感染者有所增加,也遇到其他罕见的致病菌。

(1)金黄色葡萄球菌败血症:有原发皮肤感染(如挤压疮疖、切开未成熟脓肿),后出现毒血症症状,发现皮疹、迁徙性病灶,考虑本病的可能性很大。若未发现感染灶,或以某一脏器受损症状为主,诊断较难。及时做血培养及骨髓培养可帮助明确诊断。既往认为以凝固酶阳性为判断葡萄球菌致病性的依据,血培养表皮葡萄球菌阳性(凝固酶阴性)多为污染。近年报告,该菌可引起免疫缺陷者院内感染(如伤口感染、插管感染及败血症)。考虑本病的条件:必须血培养 2 次以上阳性;分离的表皮葡萄球菌的生物型和抗生素型相似;临床症状在用适当抗生素治疗后好转。

(2)大肠埃希菌败血症:常见于肝、胆管、泌尿生殖道、胃肠道感染、肝硬化、腹部术后、尿道手术后(包括导尿)。特点为双峰热、高热伴相对缓脉,早期出现休克(1/4~1/2 的患者)且持续时间较长。大多数患者白细胞数增高,少数可正常或减少(但中性粒细胞数高),迁徙性病灶少见。

(3)厌氧菌败血症:致病菌主要为脆弱样杆菌,其次为厌氧链球菌,产气荚膜杆菌等。厌氧菌常与需氧菌混合感染。特点是:黄疸发生率较高(10%~40%),可能与其内毒素直接损害肝脏,或产气荚膜杆菌 α 毒素的溶血作用有关;局部或迁徙性病灶中有气体形成(以产气荚膜杆菌显著);分泌物有特殊腐败臭味;引起脓毒性血栓性静脉炎而有腹腔、肺、胸腔、脑、心内膜、骨关节等脓肿;可能有溶血性贫血及肾衰竭。

(4)真菌性败血症:常见有白色念珠菌(占大多数)、曲菌、毛霉菌等。一般发生于原有严重疾病后期、长期用皮质激素或广谱抗生素的过程中。临床表现较细菌性败血症轻。无发热或低热,常为原发病症状掩盖进展较慢。血培养可检出致病真菌,咽拭子、痰、粪、尿等培养可获相同真菌生长。

(5)少见的败血症:①莫拉菌败血症常见于免疫缺陷者、6岁以下儿童。诊断的关键是对莫拉菌的鉴定。②不动杆菌败血症多见于老年人和婴儿,特别是糖尿病、癌症者最易发生院内感染。其感染源主要是呼吸器、静脉插管和医护人员的手。③紫色杆菌败血症,致病菌为革兰阴性杆菌,为唯一产生紫色素的杆菌。可通过皮肤破损、胃肠道、呼吸道进入体内。局部可出现淋巴结炎、蜂窝组织炎,迅速发展为败血症,可伴有迁徙性脓肿,主要靠细菌学检查确诊。

(二)长期高热

1.感染性疾病

(1)结核病:以发热起病者有急性血行播散型肺结核、结核性脑膜炎、浸润型肺结核等。原因不明的长期发热,如白细胞计数正常或轻度增高,甚至减少者,应考虑到结核病。该病原发病变大多在肺部,及时做X线检查可助诊断。急性血行播散型肺结核(急性粟粒型结核)多见于青少年、儿童,未接种过卡介苗者发生机会更多。近年也见到老年患者及患过原发感染后的成人患者。该病特点是起病急,高热呈稽留热或弛张热,持续数周或数月,伴有畏寒、盗汗、咳嗽、少量痰或痰中带血、气短、呼吸困难、发绀等(婴幼儿及老年人症状常不典型)。患者多表现衰弱,有些病例有皮疹(结核疹),胸部检查常无阳性体征,可有肝脾轻度肿大。此病早期(2周内)难诊断的原因是肺部X线检查常无异常,结核菌素试验也可阴性(约50%),尤其老年及体质差者多为阴性。痰结核杆菌及血结核抗体测定有助诊断。眼底检查可发现脉络膜上粟粒结节或结节性脉络膜炎,有利于早期诊断。

(2)伤寒副伤寒:以夏秋季多见,遇持续性发热1周以上者,应注意伤寒的可能。近年伤寒不断发生变化,由轻症化、非典型化转变为病情重、热程长、并发症多、耐氯霉素等,在鉴别诊断中须注意。多次血培养或骨髓培养阳性是临床诊断的依据,肥达反应可供参考。

(3)细菌性心内膜炎:凡败血症(尤其金黄色葡萄球菌所致)患者在抗生素治疗过程中突然出现心脏器质性杂音或原有杂音改变,或不断出现瘀斑或栓塞现象,应考虑到本病可能。大多数患者有先天性心脏病(室间隔缺损、动脉导管未闭等)或风湿性心脏瓣膜病史,少数患者有拔牙、扁桃体摘除、严重齿龈感染、泌尿系统手术史,出现持续发热1周以上,伴有皮肤及黏膜瘀点、心脏杂音改变、脾大、贫血、显微镜血尿等,血培养有致病菌生长,超声心动图可发现赘生物所在的部位。

(4)肝脓肿:①细菌性肝脓肿主要由胆管感染引起者,多见于左右两叶,以左叶较多见;感染来自门静脉系统者,右叶多见,特点是寒战、高热、肝区疼痛、肝大、压痛、叩击痛,典型者诊断较易,遇有长期发热而局部体征不明显时诊断较难,近年肝脏B超检查诊断符合率达96%。②阿米巴肝脓肿是阿米巴痢疾最常见的重要并发症,表现为间歇性或持续性发热、肝区疼痛、肝大压痛、消瘦和贫血等,以单发、肝右叶多见,肝穿刺抽出巧克力色脓液,脓液中找到阿米巴滋养体,免疫血清学检查阳性,抗阿米巴治疗有效,可确诊。

2.非感染性疾病

(1)原发性肝癌:国内原发性肝癌80%以上合并为肝硬化。临床特点是起病隐袭,早期缺乏特异症状,一旦出现典型症状则多属晚期。近年由于诊断方法的进展,可早期诊断小肝癌(>5 cm),主要表现为肝区痛、乏力、腹胀、食欲缺乏、消瘦、进行性肝大(质硬、表面不平)、黄疸、消化道出血等。一般诊断较易。当以发热为主诉者诊断较难,表现为持续性发热或弛张热,或不规则低热,少数可有高热(如炎症型或弥漫性肝癌),易误为肝大或感染性疾病。及时检测甲胎蛋白(AFP),其灵敏性、特异性均有利于早期诊断。凡 ALT 正常,排除妊娠和生殖腺胚胎癌,如 AFP 阳性持续3周,或 AFP>200 ng/mL 持续2月即可确诊。若 AFP 升高而 ALT 下降,动态曲线分离者肝癌可能性大。此外,r-谷氨酸转肽酶(r-GT)、碱性磷酸酶(AKP)增高也有辅助诊断价值。B超、CT、放射性核素显像均有助于定位诊断。选择性肝动脉造影(或数字减影肝动脉造影)可发现1 cm的癌灶,是目前较好的小肝癌定位的方法。

(2)恶性淋巴瘤:包括霍奇金淋巴瘤和非霍奇金淋巴瘤,多见于20~40岁,以男性多见。临床无症状或有进行性淋巴结肿大、盗汗、消瘦、皮疹或皮肤瘙痒等。凡遇到未明原因的淋巴结肿大按炎症或结核治疗1个月无效者,不明原因的发热,均应考虑本病的可能。确诊主要依靠病理学手段,可以做淋巴结活检、骨髓穿刺、肝穿刺、B超、CT等检查,并与传染性单核细胞增多症、淋巴结结核、慢性淋巴结炎、转移癌、风湿病及结缔组织病等区别。

(3)恶性组织细胞病:本病临床表现复杂,发热是常见的症状。有的病例似败血症、伤寒、结核病、胆管感染等,但经过临床系统检查治疗均无效,至晚期才确诊。与其他急性感染性疾病鉴别要点是:①临床似感染性疾病,但找不到感染灶,病原学与血清学检查均为阴性;②进行性贫血、全血细胞减少显著;③肝脾大与淋巴结肿大的程度显著;④随病程进展,进行性恶病质;⑤抗生素治疗无效。对有长期发热原因不明,伴有肝脾大、淋巴结肿大,而流行病学资料、症状、体征不支持急性感染且有造血功能障碍者,需想到本病的可能。如骨髓涂片或其他组织活检材料中找到典型的恶性组织细胞和大量血细胞被吞噬现象,并排除其他疾病,则诊断基本可以成立。因此骨髓涂片检查是诊断本病的重要依据。由于骨髓损害可能为非弥漫性,或因取材较少,故阴性时不能除外,必要时多次多部位检查。浅表淋巴结因病变不明显,故阴性也不能排除。

本病须与反应性组织细胞增多症鉴别,如伤寒、粟粒型结核、病毒性肝炎、风湿病、SLE、传染性单核细胞增多症等,其骨髓中可出现较多组织细胞,甚至血细胞被吞噬现象。诊断时应注意:①有原发病;②所见组织细胞形态较正常,无多核巨型组织细胞;③随原发病治愈,组织细胞反应也随之消失。

(4)急性白血病:可有发热,经血涂片、骨髓检查可以确诊。不典型白血病仅表现为原因不明的贫血与白细胞减少,易误诊为急性再生障碍性贫血,骨髓涂片有异常改变可以诊断。故临床遇有发热、贫血、乏力、齿龈肿痛、出血、粒细胞减少者,应及时进行骨髓涂片检查。

(5)血管-结缔组织病。①系统性红斑狼疮:长期发热伴有两个以上器官损害,血常规白细胞减少者应考虑到本病,多见于青年女性。临床特点是以不规则发热伴关节痛,多形性皮疹(典型者为对称性面颊鼻梁部蝶形红斑,60%~80%)多见,伴日光过敏、雷诺现象、浆膜炎等。血沉增快,丙种球蛋白升高,尿蛋白阳性。血狼疮细胞阳性,抗核抗体(ANA)阳性,抗双链去氧核糖核酸(抗 ds-DNA)抗体阳性,抗Sm(Smith 抗原)抗体阳性。应注意 SLE 在病程中可始终无典型皮疹,仅以高热表现的特点。②结节性多动脉炎:表现为长期发热,伴肌痛、关节痛、皮下结节(下肢多,沿血管走向分布,或呈条索状)、肾损害、血压高、胃肠症状等。诊断主要依据皮下结节与肌肉

（三角肌或樄肠肌）活检。③类风湿关节炎：典型病例较易诊断。少年型类风湿关节炎（Still病），可有畏寒、发热、一过性皮疹，关节痛不明显、淋巴结肿大、肝脾大、虹膜睫状体炎、心肌炎、白细胞增高、血沉增快但类风湿因子阴性，抗核抗体与狼疮细胞均阴性。④混合性结缔组织病（MCTD）：多见于女性，特点是具有红斑狼疮、硬度病、皮肌炎的临床表现，肾脏受累较少，以发热症状明显。高滴度核糖核酸蛋白（RNP）抗体阳性、抗核抗体阳性有助诊断。

（三）长期低热

腋窝温度达 37.5～38.0 ℃，持续 4 周以上为长期低热，常见病因及诊断依据如下。

1.结核病

结核病为低热的常见病因，以肺结核多见，早期无症状体征，应及时进行胸部 X 线检查。其次为肺外结核，如肝、肾、肠、肠系膜、淋巴结、盆腔、骨关节结核等。除局部症状外，常有结核病的中毒症状、血沉增快、结核菌素试验强阳性、抗结核治疗有确切疗效者，有助于诊断。老年肺结核起病症状不明显，其肺部并发症多，结核菌素试验阴性，易诊为慢性支气管炎或哮喘。故遇老年人长期持续咳嗽、咳痰，易感冒，用抗炎药治疗无效，低热、乏力及食欲缺乏者，应及时查痰结核菌（涂片等）及胸部 X 线检查。老年肺结核易合并肺外结核，如结核性脑膜炎，胸膜炎，腹膜炎，骨、肾、淋巴结结核等。

2.慢性肾盂肾炎

慢性肾盂肾炎为女性患者常见低热原因。可无明显症状、体征，甚至尿检查无异常，以低热为唯一表现。及时检测尿爱迪细胞计数、清晨第一次中段尿培养及菌落计数，如尿白细胞 >5/HP、细菌培养阳性、菌落计数 >10^5，可以确定诊断。

3.慢性病灶感染

慢性病灶感染如副鼻窦炎、牙龈脓肿、前列腺炎、胆管感染、慢性盆腔炎等，以不规则低热多见，常伴有局部症状体征，当病灶清除后症状消失。

4.艾滋病

艾滋病是由人类免疫缺陷病毒（HIV）侵犯和破坏人体免疫系统，损害多个器官的全身性疾病，可通过血液和体液传播、性传播。该病临床表现复杂，其基本特征是 HIV 造成人体细胞免疫受损，使机体处于严重的、进行性的免疫缺陷状态，从而并发各种机会性感染和恶性肿瘤。具体表现为长期不规则发热，慢性腹泻超过 1 个月，一般抗生素治疗无效，消瘦，原因不明全身淋巴结肿大，反复细菌、真菌、原虫等感染，应结合流行病学资料及时进行抗 HIV、p24 抗原检测。

5.巨细胞病毒感染

巨细胞病毒感染者可持续低热，类似传染性单核细胞增多症、病毒性肝炎，依据抗 CMV IgM 检测诊断。

6.甲状腺功能亢进

甲状腺功能亢进者早期表现低热伴心悸、脉搏快、多汗、食欲亢进、消瘦、手颤、甲状腺肿大、局部杂音等。可检测 T_3、T_4、rT_3 等。对无突眼的甲状腺功能亢进需进行 ^{131}I 摄取试验，以除外甲状腺炎时激素外溢引起血中 T_3、T_4 水平升高。

7.恶性肿瘤

中年以上患者有不明原因低热，血沉增快，应注意肿瘤检查，如原发性肝癌、肺癌、肾癌及结肠癌等。

8.神经功能性低热

神经功能性低热多见于青年女性,夏季明显。具体表现为一日间体温相差<0.5 ℃,清晨上午体温升高,下午低,常伴有神经症症状,一般情况良好,体质量无变化,虽经各种药物治疗无效,可自愈。其诊断主要依据动态观察,排除各种器质性疾病。

9.感染后低热

急性细菌性或病毒性感染控制后,仍有低热、乏力、食欲缺乏等,与患者自主神经功能紊乱有关。

除以上病因外,还可有伪热。

(四)反复发热

1.布氏杆菌病

对于布氏杆菌病,流行病学资料是诊断的重要依据,如发病地区、职业、与病畜(羊、牛、猪)接触史、饮用未消毒牛羊奶、进食未煮熟的畜肉史。该病临床表现为反复发作的发热,伴有多汗、游走性关节痛、神经痛、睾丸炎、肝脾及淋巴结肿大等。血、骨髓培养阳性,血清凝集试验1∶100以上,免疫吸附试验1∶320以上,可助诊断。

2.疟疾

疟疾以间日疟、三日疟较常见。遇阵发性寒战、高热、大汗,间日或间两日周期发作者,应及时查血涂片找疟原虫,可确诊。

3.淋巴瘤

淋巴瘤病变在内脏者,常表现为周期性发热,见于霍奇金淋巴瘤。有的浅表淋巴结肿大不显著,而以深部淋巴结肿大压迫邻近器官出现症状,如纵隔淋巴结肿大引起肺不张及上腔静脉综合征等。及时进行骨髓涂片检查或骨髓活检均有助诊断。

4.回归热

回归热临床表现为周期性发热、起病急、寒战高热,持续9天后体温骤降,大汗,无热期持续7～9天,又突然高热,症状再出现,反复2～3次。全身酸痛、肝脾大,重者有出血倾向、黄疸,结合发病季节,有体虱存在或有野外生活蜱叮咬史,须考虑到本病。根据血、骨髓涂片找到回归热螺旋体即可确诊。

五、处理

对高热患者应及时适当降温,以防惊厥及其他不良后果。对既往有高热惊厥史或烦躁不安者,在降温同时应给予镇静药。发热待诊者,尽快查明原因,可暂不给予特殊治疗,否则改变热型、模糊临床征象,可能导致延误诊断。

(一)降温措施

1.物理降温

将患儿置放于环境安静、阴凉、空气流通处。用冷温毛巾或冷水袋敷头额、双腋及腹股沟等部位,或用布包裹的冰袋枕于头部或放置于上述部位。擦浴时如患儿出现皮肤苍白或全身皮肤发凉应立即停止。也可用冷生理盐水(30～32 ℃)灌肠,对疑为中毒型菌痢者更为适宜,既可降温,又便于取粪便标本送检。

2.针刺降温

针刺降温常用穴位为曲池、合谷、大椎、少商、十宣等。

3.药物降温

对未成熟儿、小婴儿与体弱儿一般不用解热剂降温。临床常用的小儿退热药物有对乙酰氨基酚、布洛芬、赖氨酸阿司匹林,还有小儿退热栓、小儿退热贴。

(1)对乙酰氨基酚:又称扑热息痛,代表药有泰诺林、百服宁等。该药口服吸收迅速、完全,起效快,缺点是控制体温的时间相对其他药物较短,该药是目前世界卫生组织推荐的2个月以上患儿的首选退热药。

(2)布洛芬:代表药有美林等,是世界卫生组织和美国FDA同时推荐的儿童退热药。该药退热起效时间短,持续时间长,最高可达8小时,对于39℃以上的高热退热效果比对乙酰氨基酚好,且由于药效维持时间长可减少给药次数,尤其适用于夜间。

(3)赖安匹林:可供肌肉和静脉注射,对于口服用药困难的儿童,适于选择该类药,不仅克服了口服给药患儿不配合及胃肠反应重的缺点,并对重症的高热患儿可直接静脉给药,解除了患儿痛苦,减轻了家长负担,也方便了医护人员。

(4)小儿退热栓:临床治疗中,退热栓经直肠给药,操作方便,起效快,药效持续时间长。另外直肠给药与静脉输液效果相当,其疗效和安全性和其他药物相比相对要高。

(5)小儿退热贴:使用方便、快捷、安全、可靠、无痛苦,能让小儿安全降温,可以缓解患儿头痛等不适症状,被广泛用于小儿发热的应急降温和发热的辅助治疗。相比口服退热药,无首过效应和出汗等不良反应。

(二)其他对症处理

高热时水分丢失增多,加之食欲减退,应及时补充水分和电解质。口服有困难者给予静脉补液,并注意热量的供给,使用1∶4(含钠液∶葡萄糖液)液,可适当予以钾盐等。

对伴烦躁不安、反复惊厥或一般降温措施效果不著者,可酌情选用氯丙嗪与异丙嗪。

(三)病因治疗

对于由感染引起的高热,应根据病情选用有效抗生素治疗,对局部感染病灶要及时清除。因非感染性疾病所致的高热,也需根据不同病因采取相应的治疗措施。

(李晓辉)

第三节　发　绀

一、概念

狭义发绀是指血液中还原血红蛋白增多,致皮肤、黏膜呈青紫颜色;广义上还包括少数因异常血红蛋白所致青紫。可通过观察皮肤较薄、色素较少和血流丰富处进行判断,如唇、舌、颊部、鼻尖与甲床。

二、发生机制

无论何种原因导致气体交换障碍,致血红蛋白氧合作用减低或心内及大血管之间存在右→左分流,使动脉血中还原血红蛋白含量增多,>50 g/L(50 g/100 mL);或末梢血流缓慢、淤滞,使氧合血红蛋白被组织过多摄氧,还原血红蛋白增多,均可出现青紫。因此,重度及极重度贫血(血红蛋白<60 g/L)者,即使重度缺氧,亦难见发绀。具体分度见表 1-1。

表 1-1 贫血分度

	轻度贫血	中度贫血	重度贫血	极重度贫血
血红蛋白(g/L)	>90	90~60	59~30	<30
红细胞($\times 10^{15}$/L)	4.0~3.0	3.0~2.0	2.0~1.0	<1.0

三、分类与临床表现

(一)血液中还原血红蛋白增多

1.中心性发绀

中心性发绀的特点是发绀分布于周身皮肤黏膜,皮肤温暖,又可分为两种。

(1)心性混血性发绀:见于有右→左分流的先心病如法洛四联症,其发生机制是静脉血未经肺氧合即经异常通道分流混入体循环动脉血中。

(2)肺性发绀:见于各种严重呼吸系统疾病,如呼吸道(喉、气管、支气管)阻塞、肺实质与间质疾病(肺炎、阻塞性肺气肿、弥漫性肺间质纤维化和心源性与非心源性肺淤血、肺水肿)、胸膜疾病(大量胸腔积液、气胸、严重胸膜肥厚)及肺血管疾病(如原发性肺动脉高压)等。其发生机制是肺活量降低,肺泡通气减少,肺通气/血流比例失调与弥散功能障碍,使肺氧合作用不足。

2.周围性发绀

周围性发绀的特点是发绀见于肢体末梢与下垂部位(如肢端、耳垂、鼻尖)、皮温低,经按摩、加温可消失。又可分为两种。

(1)淤血性发绀(体循环淤血):见于右心衰竭、缩窄性心包炎、局部静脉病变(上腔静脉综合征、血栓性静脉炎、下肢静脉曲张)等,发生机制是体循环(静脉)淤血、周围血流缓慢,氧被过多摄取。

(2)缺血性发绀:动脉供血不足见于严重休克,或血栓闭塞性脉管炎、雷诺病、肢端发绀症、严重受寒等。其发生机制,前者为心排血量减少,有效循环血容量不足,周围血管收缩、组织血流灌注不足、缺氧;后者是肢体动脉阻塞或小动脉强烈痉挛收缩所致。

3.混合性发绀

混合性发绀是中心性发绀与周围性发绀两类发绀并存,见于全心衰竭。

(二)异常血红蛋白

1.高铁血红蛋白血症

患血红蛋白血症者血红蛋白分子中的二价铁被三价取代即失去氧合能力,当血中高铁蛋白量达 30 g/L(3.0 g/100 mL)时,即可发绀,其特点是急骤出现,暂时性、病性严重,氧疗无效,静脉血深棕色,接触空气不能转为鲜红,而静脉注射亚甲蓝或大量维生素 C 可使发绀消退。

该症发生原因:①多为药物或化学物质(如伯氨喹碱式、碱式硝酸铋、磺胺类、苯丙砜、硝基苯、苯胺等)中毒,"肠源性发绀症"即是因大量进食含有工业亚硝酸盐的变质蔬菜所致。②先天性高铁血红蛋白血症,患者自幼即有发绀,而无心、肺疾病及引起异常血红蛋白的其他原因。

2.硫化血红蛋白血症

硫化血红蛋白血症很少见,硫化血红蛋白不存在于正常红细胞中。在便秘(因屎中含有硫化物)或服用硫化物条件下,凡能引起高铁血红蛋白血症的药物或化学物质,均能引起本症。该症特点是发绀持续时间长达数月或更长,血液呈蓝褐色,通过分光镜检查可以确定。

四、伴随症状及临床意义

(1)发绀伴呼吸困难:见于重症心肺疾病、急性呼吸道梗阻和大量气胸等。高铁血红蛋白血症和硫化血红蛋白血症虽有明显发绀,但无呼吸困难。

(2)发绀伴杵状指(趾):见于发绀型先心病和重症肺化脓症。

(3)急速发生的发绀伴意识障碍:见于药物或化学物质中毒休克和急性重症肺部感染。

五、鉴别诊断

(一)中心性发绀

中心性发绀的特点表现为全身性、除四肢及颜面外,也累及躯干和黏膜、皮肤,但受累部位的皮肤是温暖的。发绀的原因多由心、肺疾病引起呼吸功能衰竭、通气与换气功能障碍、肺氧合作用不足导致 SaO_2 降低所致。一般可分为:①肺性发绀,即由于呼吸功能不全、肺氧合作用不足所致。常见于各种严重的呼吸系统疾病,如喉、气管、支气管的阻塞、肺炎、阻塞性肺气肿、弥漫性肺间质纤维化、肺淤血、肺水肿、急性呼吸窘迫综合征、肺栓塞、原发性肺动脉高压等。②心性混合性发绀,由于异常通道分流,使部分静脉血未通过肺循环进行氧合作用而进入人体循环动脉,如分流量超过心排血量的 1/3,即可出现发绀。常见于发绀型先天性心脏病,如法洛四联症等。

(二)周围性发绀

周围性发绀常由于周围循环血流障碍所致。其特点表现在发绀常出现于肢体的末端与下垂部位。这些部位的皮肤是冷的,但若给予按摩或加温,使皮肤转暖,发绀可消退。此特点亦可作为与中心性发绀的鉴别点。此型发绀可分为:①淤血性周围性发绀,常见于引起体循环淤血、周围血流缓慢的疾病,如右心衰竭、渗出性心包炎心包填塞、缩窄性心包炎、血栓性静脉炎、上腔静脉阻塞综合征、下肢静脉曲张等。②缺血性周围性发绀,常见于引起心排血量减少的疾病和局部血流障碍性疾病,如严重休克、暴露于寒冷中和血栓闭塞性脉管炎、雷诺病、肢端发绀症、冷球蛋白血症等。

(三)混合性发绀

中心性发绀与周围性发绀症状同时存在,可见于心力衰竭等。

六、处理

发绀患者要迅速找出产生发绀的病因,及时地给予治疗。对发绀本身的治疗方法有以下几种。

(1)可注射呼吸中枢兴奋药,以提高呼吸功能,如山莨菪碱 5.0～10.0 mg、野靛碱 1.5 mg 或二甲弗林 8.0 mg 肌内注射。

(2)给患者吸氧以促进血红蛋白的氧合。

(3)保持患者呼吸道的畅通,使空气能够进入肺里和血红蛋白接触,如用支气管扩张药,氨茶碱 0.1 g,3 次/天、麻黄素 25 mg,3 次/天或异丙肾上腺素 10 mg 舌下含服,3 次/天,吸除痰液等,必要时进行人工呼吸、气管插管术或气管切开术抢救。

(4)变性血红蛋白病的发绀可用 1% 亚甲蓝溶液静脉注射(剂量是每千克体质量用 1~2 mg)或静脉注射维生素 C。

(李晓辉)

第四节　咯　　血

一、定义

咯血是指喉以下呼吸道任何部位的出血,经口排出。该症需与呕血相区别,呕血是上消化道疾病(指屈氏韧带以上的消化器官,包括食管、胃、十二指肠、空肠上段、肝、胆、胰疾病)或全身性疾病所致的急性上消化道出血,血液经胃从口腔呕出。鼻腔、口腔、咽喉等部位出血吞咽后呕出或呼吸道疾病引起的咯血,不属呕血,应当加以区别。

二、病因

咯血一般由呼吸系统和循环系统疾病引起。

(一)支气管疾病

引起咯血的支气管疾病多见于支气管扩张症、支气管肺癌、支气管内膜结核、慢性支气管炎等;少见的有支气管腺瘤、支气管结石等。

(二)肺部疾病

引起咯血的肺部疾病常见于肺结核、肺炎、肺脓肿等;其次是肺梗死、肺吸虫等。肺结核咯血原因有毛细血管通透性增高,血液渗出,空洞内小动脉瘤破裂或继发的结核性支气管扩张形成的小动静脉瘘破裂;前者咯血较少,后者可引起致命性大咯血。

(三)循环系统疾病

导致咯血主要有二尖瓣狭窄,其次为房间隔缺损、动脉导管未闭等先天性心脏病并发肺动脉高压。二尖瓣狭窄咯血原因有肺淤血致肺泡壁或支气管内膜毛细血管破裂,黏膜下层支气管静脉曲张破裂,肺水肿致血液渗漏到肺泡腔或并发出血性肺梗死。其咯血各有特点:小量咯血或痰中带血、大咯血、咯粉红色浆液泡沫样血痰或黏稠暗红色血痰。

(四)其他

血液病(如血小板减少性紫癜、白血病、再生障碍性贫血)、急性传染病(如流行性出血热、肺型钩端螺旋体病)、风湿病(如贝赫切特病、结节性多动脉炎、韦格氏肉芽肿)、肺出血肾炎综合征等均可因出凝血机制障碍与血管炎性损坏而有咯血。子宫内膜异位症则因异位子宫内膜周期性增生脱落,定期咯血。

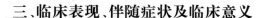

三、临床表现、伴随症状及临床意义

（一）临床表现

（1）年龄：青壮年咯血多见于肺结核、支气管扩张症与风心病二尖瓣狭窄，40岁以上有长期大量吸烟史者，应高度警惕肺癌。

（2）咯血量：每天咯血量＜100 mL 者为小量，每天咯血量 100～500 mL 为中等量，每天咯血量＞500 mL（或一次 300～500 mL）为大量。大量咯血主要见于肺结核空洞、支气管扩张症和慢性肺脓肿，肺癌咯血特点是持续或间断痰中带血；慢性支气管炎咳嗽剧烈时，可偶有血性痰。

（二）伴随症状及临床意义

遇咯血患者时应注意询问是否伴有发热、胸痛、咳痰情况和其他部位出血倾向等，已助诊断。

（1）咯血伴发热：见于肺结核、肺炎、肺脓肿、流行性出血热等。

（2）咯血伴胸痛：见于肺炎球菌肺炎、肺梗死等。

（3）咯血伴脓痰：见于肺脓肿、支气管扩张症、空洞性肺结核并发感染等；部分支气管扩张症表现反复咯血而无脓痰，称干性支气管扩张。

（4）痰血伴剧烈呛咳：见于肺癌、支原体肺炎。

（5）咯血伴皮肤黏膜出血：应考虑血液病、流行性出血热、肺型钩端螺旋体病、肺血管炎等。

四、鉴别诊断

临床诊断时需将咯血与口腔、鼻、咽部出血或消化道出血所致呕血进行区别，鉴别要点详见表1-2。

表 1-2　咯血与呕血的鉴别要点

	咯血	呕血
病因	肺结核、支气管扩张症、肺炎、肺脓肿、肺癌、二尖瓣狭窄	消化性溃疡、肝硬化、急性糜烂性胃炎、胆管出血
出血前症状	咽喉痒、胸闷、咳嗽	上腹不适、恶心、呕吐
出血方式	咯出	呕出、可喷吐而出
血色	鲜红	棕黑、暗红、有时鲜血
血中混合物	泡沫、痰	胃液、食物残渣
酸碱性	碱性	酸性
黑便	除非咽下，否则没有	有，量多则为柏油样，呕血停止后仍持续数天
出血后痰性状	痰血数天	无痰

五、治疗

咯血急诊治疗的目的：①制止出血。②预防气道阻塞。③维持患者的生命功能。

（一）一般疗法

（1）使患者镇静、休息并对症治疗。

（2）对咯血者对症治疗：①对中量咯血者，应定时测量血压、脉搏、呼吸。鼓励患者轻微咳嗽，将血液咯出，以免滞留于呼吸道内。为防止患者用力大便，加重咯血，应保持大便通畅。②对大咯血伴有休克的患者,应注意保温。③对有高热患者,胸部或头部可置冰袋,有利降温止血。需要注意患者早期窒息迹象的发现,做好抢救窒息的准备。大咯血窒息时,应立即体位引流,尽量倒出积血,或用吸引器将喉或气管内的积血吸出。

(二)大咯血的紧急处理

(1)保证气道开放。

(2)安排实验室检查项目:包括全血计数、分类及血小板计数,血细胞容积测定,动脉血气分析,凝血酶原时间和不完全促凝血激酶时间测定,X线胸片检查。

(3)配血:在适当时间用新鲜冰冻血浆纠正基础凝血病。

(4)适当应用止咳、镇静剂:如用硫酸可待因,每次 30.0 mg,肌内注射,每 3~6 小时 1 次,以减少咳嗽。用安定以减少焦虑,每次 10.0 mg,肌内注射。

(5)应用静脉注射药物:慢性阻塞性肺疾病者用支气管扩张剂;如有指征,用抗生素。

(三)止血药的应用

(1)垂体后叶素是大咯血的常用药。

(2)普鲁卡因用于大量咯血不能使用垂体后叶素者。

(3)卡巴克洛。

(4)维生素 K。

(四)紧急外科手术治疗

如遇咯血患者病情危急,应及时安排外科手术治疗。

(五)支气管镜止血

按照咯血者具体症状,如有必要可使用支气管镜止血。

(王　露)

第二章　急危重症的常用监护技术

第一节　呼吸功能监测

呼吸系统监测的主要目的在于对患者的呼吸运动和功能作出正确的评价,然后对呼吸功能障碍的类型作出诊断,掌握患者呼吸功能的动态变化,对病情进行评估,从而对呼吸治疗的有效性作出合理评价,进一步指导调整治疗方案。下面简要介绍具体的监测内容和手段。

一、呼吸运动监测

呼吸运动的变化反映了呼吸中枢功能、呼吸肌功能、胸廓完整性、肺功能及循环功能的好坏。呼吸运动监测在临床上最直观,是呼吸功能监测最可靠、最实用的手段。

(一)概念

1.呼吸频率(respiratory rate,RR)

呼吸频率指每分钟的呼吸次数,反映患者通气功能及呼吸中枢的兴奋性,是呼吸功能监测最简单最基本的项目。正常值成人为 12～20 次/分,儿童偏快,20～30 次/分,新生儿可达到 40 次/分左右。

2.呼吸幅度和节律

呼吸幅度是指呼吸运动时患者胸腹部的起伏大小,节律是指呼吸的规律性。

3.胸腹式呼吸

胸式呼吸是指以胸廓运动为主的呼吸,腹式呼吸是指以膈肌运动为主的呼吸。两种呼吸很少单独存在,但一般男性及儿童以腹式呼吸为主,女性以胸式呼吸为主。

(二)监测方法

1.肺阻抗法

通过两个电极置于胸部形成回路,胸廓大小和肺含气量的变化可引起电流阻抗的变化,经特定电流转变为仪表呼吸波形而显示出来,根据波形可确定呼吸频率和节律。

2.测温法

测温法是通过置于鼻孔附近热敏元件,连续测量呼吸气流的温度来监测呼吸频率和节律的方法。

3.呼吸监测垫

呼吸监测垫主要用于新生儿和婴儿,通过置于身体下的压力传感器,感受呼吸运动过程中压力的周期性变化来监测呼吸频率和节律。

4.临床观察

临床观察不仅可以发现呼吸频率和节律的变化,还可观察呼吸的深度、胸腹式呼吸、三凹征等。

(三)异常呼吸运动的监测

1.呼吸频率的异常

呼吸频率加快见于缺氧、酸中毒、发热和中枢神经系统受损等,而呼吸频率的减慢则见于麻醉、药物中毒和脑干疾病等。

2.呼吸节律的变化

呼吸节律的变化常反映神经调节机制的异常,包括以下几种。

(1)潮式呼吸:呼吸幅度缓慢地由小到大,然后由大到小,再呼吸暂停一段时间,如此反复。其原因一般认为是呼吸中枢对二氧化碳的反应性降低,亦即呼吸中枢兴奋的阈值高于正常值。血中二氧化碳的分压低于能兴奋呼吸中枢的阈值,因而呼吸暂停。待血中二氧化碳分压超过正常水平达到阈值时,才能兴奋呼吸中枢,使呼吸恢复,经一阵呼吸后,血中二氧化碳分压又下降到阈值水平以下,呼吸中枢又停止活动,呼吸停止,如此交替,就形成潮式呼吸。多见于中枢神经系统疾病、脑循环障碍和中毒等。

(2)比奥呼吸:表现为一次或多次强呼吸后,继以长时间呼吸停止,之后又再次出现数次强呼吸,其周期变动较大,短则10秒左右,长者可达1分钟。比奥呼吸是死亡前出现的危机症状。其原因尚不十分清楚,可能是疾病侵及延髓,损害了呼吸中枢所致,可见于颅脑损伤、脑膜炎和尿毒症等。

(3)长吸式呼吸:表现为吸气相长且强,与呼吸暂停交替的一种呼吸形式,见于脑栓塞、出血和脑桥肿瘤等。

(4)有自主呼吸但不能随意控制呼吸节律:见于延髓和高位颈髓水平的双侧锥体束破坏者。

二、通气功能监测

(一)静态肺容量

人体通过肺和胸廓的扩张及回缩来调整整个呼吸运动,在此过程中,肺内容纳的气体量会产生相应的变化,按照不同呼吸阶段内通气量的变化分为潮气量、补吸气量、补呼气量、残气量、深吸气量、功能残气量、肺活量、肺总量共8种容量(图2-1),称为静态肺容量。这8项指标是肺呼吸功能监测的基本项目。

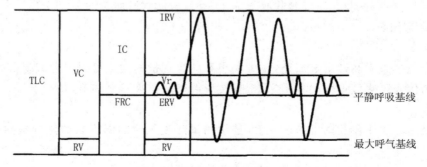

图 2-1　静态肺容量及其组成

1.潮气量(tidal volume,V_T)

潮气量指在平静呼吸时,一次吸入或呼出的气体量。正常成人为 8～12 mL/kg,它可以反映人体静态下的通气功能。潮气量增加见于中枢神经系统病变、酸中毒等疾病。潮气量减少见于气管梗阻、肺部感染、肺纤维化、肺水肿、血气胸等。

2.补吸气量(inspiratory reserve volume,IRV)

补吸气量指平静吸气后,再用力吸气所能吸入的气体量,亦可称为吸气储备量,可以反映胸廓的弹性储备和呼吸肌的力量。正常男性约为 2 160 mL,女性约为 1 500 mL。

3.深吸气量(inspiratory capacity,IC)

深吸气量指在平静呼气后,最大吸气所能吸入的气体量,相当于 V_T＋IRV。

4.补呼气量(expiratory reserve volume,ERV)

补呼气量指平静呼气后,再用力呼气所能呼出的气体量。也可以反映胸廓的弹性储备和呼吸肌的力量(正常成人为 900～1 200 mL)。

5.残气量(residual volume,RV)

残气量是指最大呼气后肺内残留的全部气体量,又称为余气量,正常成人男性约为 1 500 mL,女性约为 1 000 mL。

6.功能残气量(functional residual volume,FRV)

功能残气量指平静呼气后肺内所残留的气体量,相当于 RV＋ERV。

7.肺活量(vital capacity,VC)

肺活量指最大吸气之后缓慢呼出的最大气量,或者最大缓慢呼气后用力吸入的最大气量,相当于IC＋ERV。它反映肺每次通气所能达到的最大能力,即反映肺、胸廓最大扩张和收缩的呼吸幅度。

8.肺总量(total lung capacity,TLC)

肺总量是最大吸气后存留于肺部的全部气体量,当于 IC＋FRC。成年男性为 5.0 L,女性为 3.5 L。

(二)动态肺容量

静态肺容量代表一定阶段内肺通气量的变化,而动态肺容量为单位时间内进出肺的气体量和流速,主要反映气道通气功能状态,主要包括以下指标。

1.分钟通气量(minute ventilation,V_E 或 MV)

分钟通气量指平静状态下每分钟吸入或呼出的气体量,等于潮气量与呼吸频率的乘积。正常值为6～9 L/min,若＞10 L/min 提示通气过度,＜3 L/min 提示通气不足。

2.肺泡通气量(alveolar ventilation,V_A)

肺泡通气量指静息状态下每分钟吸入人体内的气体中能达到肺泡进行气体交换的有效通气量。相当于潮气量减去生理无效腔量(V_D)再乘以呼吸频率,即 $V_A=(V_T-V_D)×RR$。正常时肺泡通气量为每分钟通气量的70％。肺泡通气量的不足是低氧血症、高碳酸血症的主要原因。而肺泡通气量过大,又可引起呼吸性碱中毒。

3.用力肺活量(forced vital capacity,FVC)

用力肺活量又称用力呼气量(forced expiratory volume,FEV),指深吸气后以最大的力量、最快速度所呼出的全部气量。在第 1、2、3 秒内呼出的气量称第 1、2、3 秒用力呼气容量,其中第 1 秒内呼出的气量,在临床上意义较大,正常值为 50～80 mL/kg,FEV_1/FVC 约为 83％,可以用肺量计测出,若第1秒内呼出的气量降低即反映气道阻力增加。

4.最大呼气流量-容积曲线(MEFV曲线或F-V曲线)

F-V曲线指在最大用力呼气过程中,呼出的肺容量与相应气流速度所描记的曲线图形。MEFV曲线主要反映在用力呼气过程中胸膜腔内压、肺弹性回缩力、气道阻力对呼气流量的影响。其前半部分取决于受检者呼气用力的大小,后半部分取决于受检者的肺泡弹性回缩力和外周气道生理功能。

三、肺换气功能的监测

肺泡内的气体与肺泡周围毛细血管内气体通过肺泡或毛细血管进行气体交换的过程,称为气体弥散过程,又称肺换气。肺换气功能障碍包括呼吸膜面积减少或呼吸膜异常增厚引起的气体交换障碍。临床上引起呼吸膜厚度增加的常见原因包括肺水肿、肺透明膜形成、肺纤维化等。肺换气功能除与肺泡/毛细血管膜厚度有关外,还与肺血容量、红细胞数量及血红蛋白浓度有关。主要监测指标包括以下几种。

(一)氧合指数(PaO_2/FiO_2)

氧合指数是监测肺换气功能的主要指标之一。当肺弥散功能正常时,提高 FiO_2,PaO_2 相应的升高。PaO_2/FiO_2 的正常值是 $46.7\sim66.7$ kPa($350\sim500$ mmHg)。若 FiO_2 升高,PaO_2 不能相应的升高,提示可能存在不同程度的肺内分流所致的低氧血症和一定程度的肺弥散障碍。

(二)肺泡动脉血氧分压差[$P_{(A-a)}O_2$]

肺泡动脉血氧分压差指肺泡气体氧分压(PAO_2)与动脉血氧分压(PaO_2)之差,是反映肺内气体交换效率的重要指标。正常人该数值随年龄的增加而加大,正常值为 $0.7\sim2.0$ kPa($5\sim15$ mmHg)。

(三)肺内分流(Q_S/Q_T)

肺内分流是判断肺内分流最准确的指标,但需插入肺动脉导管,取混合静脉血标本,同时取动脉血标本进行血气分析,从而计算出分流值,属有创监测。Q_S/Q_T 增加见于肺弥散功能障碍如 ARDS、肺水肿等,亦可见于肺内通气血流比例失调如肺炎、肺不张及先天性心脏病等。正常值为3%~5%。

四、血气监测

通过血气分析可以明确血液的氧合状态,指导呼吸机的合理调节,还可以反映机体的酸碱平衡情况,与呼吸功能监测结合可判断肺气体交换情况等。

(马福燕)

第二节 脑功能监测

对危重患者进行脑功能监测十分重要。近年来,神经系统功能的监测已有了较大的发展,但有些监测需要特殊的仪器和设备,有些监测还具有创伤性。临床上通过对患者的意识状态、呼吸方式、各种深浅反射、肌张力的改变、有无病理反射及瞳孔和眼底检查来了解患者中枢神经系统损伤的水平和严重程度、功能状态及预后和转归,也为治疗提供客观依据。

一、意识状态的评价

意识是指人体对环境刺激产生相应行为的反应状态。临床上常将意识状态分为6级。

(一)清醒

意识活动正常,对答切题,对体内和外界刺激及时发生适当反应的行为。

(二)意识模糊

基本反应和简单的精神活动仍保持,但对客观环境的认识能力和反应能力受损。

(三)谵妄

一种精神错乱的状态,患者常烦躁不安,活动增多,对刺激反应增强。常见于感染、中毒、高热等。

(四)嗜睡

病理性过多和过深的睡眠,患者易被唤醒,醒后可保留短时间的觉醒状态,有一定的言语和运动反应,但反应迟钝。

(五)昏睡

昏睡呈深度睡眠状态,难于唤醒。各种随意运动消失,对外界事物无反应,但反射一般无显著改变。

(六)昏迷

意识完全丧失,呼唤或强烈刺激时也不清醒。按照昏迷的程度可分为浅昏迷和深昏迷。

上述意识障碍程度的区分只是临床粗略的界定,近年来趋向用更为客观的评分方法来评定意识障碍的程度,目前最常用的方法是1974年由Teasdale和Jennett提出的格拉斯哥昏迷评分量表(GCS),较为方便实用。主要根据意识的觉醒程度(E)、高层次大脑功能(V)、运动功能反应的质量(M)将昏迷程度由轻到重分为四级:正常15分,轻度昏迷14~12分,中度昏迷11~9分,重度昏迷8分以下。GCS评分可用于重症度评估、选择包括手术等在内的合适治疗方法、判断预后等(表2-1)。

表2-1 格拉斯哥昏迷评分量表

检查项目	患者反应	评分
睁眼反应(E)	自动睁眼	4
	语言刺激睁眼	3
	疼痛刺激睁眼	2
	无反应	1
语言反应(V)	正常	5
	答错话	4
	能理解,不连贯	3
	难以理解	2
	无反应	1
运动反应(M)(非瘫痪侧)	按指令动作	6
	刺激能定位	5

续表

检查项目	患者反应	评分
	刺激时有逃避反应	4
	刺激时有屈曲反应	3
	刺激时有过伸反应	2
	无反应	1

二、颅内压监测

颅内压是颅腔内容物对颅腔壁产生的压力。持续颅内压监测，不仅可以决定治疗方法及对治疗方法的效果评估，而且可以判断预后。颅内压监测是观察颅脑危重患者的一项重要指标，它的改变可在颅内疾病出现症状之前。

（一）测压方法

（1）脑室内测压：经颅骨钻孔后，将硅胶导管插入侧脑室，然后连接换能器，再接上监护仪即可测颅内压。

（2）硬膜外测压：将压力换能器放置于硬膜外，避免压迫过紧或过松，以免读数不准，此法感染较少，可长期监测，但装置昂贵，不能被普遍应用。

（3）腰部蛛网膜下腔测压：即腰椎穿刺法，此法操作简单，但有一定危险，颅内高压时不能应用此法，同时颅内高压时，脑室与蛛网膜下腔间可有阻塞，测出的压力不能代表颅内压。

（4）纤维光导颅内压监测：是一种比较先进的监测仪器。颅骨钻孔后，将传感器探头以水平位插入2 cm，放入硬脑膜外，此法操作简单，可连续监测，活动时对压力影响不大，常被采用。

（二）适应证

（1）重度颅脑外伤、重症蛛网膜下腔出血、颅内出血（包括脑室内出血或破入脑室）、静脉窦血栓等出现以下一种情况：①GCS 在 8 分以下。②低血压[收缩压＜12.0 kPa(90 mmHg)]。③CT扫描所显示中线移位或脑沟消失。

（2）进行性颅内压升高的患者，侧脑室插管测定压力有利于诊断，必要时可引流脑脊液以降低颅内压。脑水肿、脑脊液循环通路受阻、脑脊液分泌增多或呼吸障碍及动脉压的急剧增高、颅脑外伤、颅内感染等。

（3）颅脑手术后，颅骨骨瓣复位不当或包扎过紧，颅脑手术后均可出现不同程度的脑水肿，或因术后疼痛引起颅内压变化，此时进行颅内压监测有重要意义，可根据压力变化波形，判断病情变化、治疗效果及患者预后。

（4）使用机械通气呼气末正压（PEEP）的患者，包括重症颅脑损伤或其他原因，可根据颅内压改变及血气分析数据进行参数调整。

（三）影响颅内压因素

（1）动脉血二氧化碳分压（$PaCO_2$）：$PaCO_2$ 下降时，pH 升高，脑血流量减少，颅内压下降。$PaCO_2$ 增高时，pH 下降，脑血流和脑容量增加，颅内压增高。脑外科手术时，如用过度通气方式降低 $PaCO_2$，使脑血管收缩，脑血流量减少，颅内压降低。但若 $PaCO_2$ 过低，致使脑血流量太少，则可引起脑缺血、缺氧，导致脑水肿，其损害加重。

（2）动脉血氧分压（PaO_2）：PaO_2 下降至 6.7 kPa(50 mmHg)以下时，脑血流量明显增加，颅内压增高。如长期有低氧血症,常伴有脑水肿,即使提高 PaO_2 至正常水平,颅内压也不易恢复正常,PaO_2 增高时,脑血流及颅内压均下降。

(3)其他方面影响:气管内插管、正压通气、咳嗽、喷嚏均可使颅内压升高,颈静脉受压,也能使颅内压升高。颅内压与体温高低有关。体温每降低 1 ℃,颅内压下降 5%～6%,其他还有血压,颅内压随着血压的升高而升高。

三、脑电图监测

脑电图是应用脑电图记录仪,将脑部产生的自发性生物电流放大 100 万倍后,记录获得的图形,通过脑电活动的频率、振幅、波形变化,了解大脑功能状态。脑电图检查方法简单,经济方便,又便于在疾病过程中反复监测。近年来,脑电图监测逐渐用于昏迷患者、麻醉监测、复苏后脑功能的恢复和预后及"脑死亡"等方面的诊断,但是脑电图结果受到物理、生理和药物等诸多因素的影响,其结果判断需要结合患者症状、体征和其他的检查结果。

四、脑死亡

整个脑部包括皮质、皮质下、小脑和脑干等所有功能全部持久地丧失。仅有自发的活动,如心脏搏动,脊髓反射可以存在。诊断标准:深昏迷、自主呼吸停止、经 10～20 分钟输氧观察呼吸仍然停止;身体任何部位的刺激均不能引起脊髓以上结构的行为及反射性反应。瞳孔对光反射消失,角膜反射消失,对耳内刺激无反应。脑电图呈直线,脑功能丧失 6 小时以上,须有两位有经验的医师检查确认。

（刘　伟）

第三节　肾功能监测

一、尿量与尿液

(一)尿量

尿量变化是肾功能改变的最直接的指标,在临床上通常记录每小时及 24 小时尿量。健康成人每24 小时排尿量在 1 000～2 000 mL,24 小时内尿量少于 400 mL 或每小时尿量少于 17 mL 者称为少尿,表示有一定程度肾功能损害。24 小时内尿量少于 100 mL,或 12 小时内完全无尿者称为无尿(或尿闭),是肾衰竭的基本诊断依据。考虑少尿或无尿应首先排除机械性下尿路梗阻(如前列腺肥大等)或膀胱功能障碍所致的膀胱尿潴留。

(二)比重

比重是尿中溶解物质浓度的指标,受影响因素多,可粗略反映肾小管浓缩稀释功能,正常值1.015～1.025。

(三)尿渗量(尿渗透压)与血浆渗量比值

1.正常值

尿渗量(禁饮后)为 600～1 000 mOsm/L,血浆渗量为 275～305 mOsm/L,尿渗量与血浆渗量比值为 2.5±0.8。

2.临床意义

此比值是反映肾小管将肾小球滤液进行浓缩能力的指标。功能性肾衰竭时,尿渗量增高。急性肾衰竭时,尿渗量接近血浆渗量,两者比值<1.1。

(四)肾浓缩-稀释功能

肾的浓缩稀释功能对水的平衡起调节作用,肾小管髓襻、远曲小管及集合管部位完成浓缩稀释功能,有关因素有:①血管升压素(ADH)。②集合管上皮细胞功能。③髓质通过逆流倍增及尿素的重吸收形成肾髓质间质的渗透压梯度,血中水分增加时排尿增多,减少时排尿减少,以保持血浆渗量。浓缩稀释功能试验可用来判断肾浓缩稀释功能即远端肾小管功能,临床常用莫氏试验,试验从早 8 时排尿并在 10 时、12 时及下午 2 时、4 时、6 时、8 时各留尿 1 次,8 时至次日 8 时留全部尿,在试验期间正常饮食,测量每次所留尿的比重及尿量。

1.正常值

昼尿量与夜间尿量之比为(3～4):1;夜间 12 小时尿量应<750 mL;最高的 1 次尿比重应在 1.020 以上;最高尿比重与最低比重之差应>0.009。

2.临床意义

夜尿尿量超过 750 mL 常为肾功能不全的早期表现。昼间各份尿量接近,最高尿比重低于 1.018,则表示肾浓缩功能不全。当肾功能损害严重时,尿比重可固定在 1.010 左右(等张尿),见于慢性肾炎、原发性高血压、肾动脉硬化等的晚期。

二、血肾功能监测

(一)血尿素氮(BUN)

BUN 是体内蛋白质代谢产物。在正常情况下,血中 BUN 主要是经肾小球滤过,而随尿排出,当肾实质有损害时,由于肾小球滤过功能降低,致使血流中浓度增高。因此,测定血中 BUN 的含量,可以判断肾小球的滤过功能。

1.正常值

2.9～6.4 mmol/L(8.0～20.0 mg/dL)。

2.临床意义

血中尿素氮含量增高常见于:①肾本身的疾病,如慢性肾炎、肾血管硬化症等。肾功能轻度受损时,BUN 可无变化,当 BUN 高于正常时,肾的有效肾单位往往已有 60%～70% 的损害。因此,BUN 测定不是一项敏感方法。但对尿毒症诊断有特殊价值,其增高的程度与病情严重程度成正比,对病情的判断和预后的估计有重要意义。②体内蛋白质过度分解疾病,如急性传染病、上消化道出血、大面积烧伤等。

(二)血肌酐

1.正常值

83～177 μmol/L(1～2 mg/dL)。

2.临床意义

肌酐是肌肉代谢产物,由肾小球滤过而排出体外,故血清肌酐浓度升高反映肾小球滤过功能减退。各种类型的肾功能不全时,血肌酐明显增高。

(三)血尿素氮/血肌酐(BUN/Scr)

1.正常值

肾功能正常时 BUN/Scr 通常为 10/1。

2.临床意义

当发生氮质血症且 BUN/Scr 增高时,常说明此氮质血症是由于肾前因素而引起(即由于各种原因引起的肾血流量的下降)。当氮质血症同时伴 BUN/Scr 下降时,多为肾本身的实质性疾病引起所致,所以这一比值有助于鉴别氮质血症是由于肾前性因素还是肾性因素引起。

(四)内生肌酐清除率

肾在单位时间内能把若干容积血浆中的内生肌酐全部清除出去,称为内生肌酐清除率,是判断肾小球滤过功能的简便而有效的方法之一。双侧肾小球滤过率即单位时间内肾小球滤出的血浆量,正常值为 120～160 mL/min,肾小球滤过率直接反映肾功能,且在肾功能不全症状出现之前就异常,并随着病变的进行性加重而继续下降。内生肌酐(即从体内肌肉代谢产生肌酐)只经肾小球滤过,不从肾小管排泌,也不从肾小管重吸收,且产生量和输出量稳定,故可通过测量内生肌酐清除率(Ccr)来代表肾小球滤过率(GFR)。

1.计算方法

(1)24 小时法:患者低蛋白饮食 3 天,每天蛋白质应＜40 g,并禁肉食;第 4 天晨 8 时排尿,然后收集 24 小时尿液,并加甲苯 4～5 mL 防腐;于第 4 天任何时候采取自凝血 5～7 mL,与 24 小时尿同时送检;测定尿及血浆中肌酐浓度,并测量 24 小时尿量;应用下列公式计算出 24 小时内生肌酐清除率。

$$24 \text{ 小时内生肌酐清除率} = \frac{\text{尿肌酐(mg/L)} \times 24 \text{ 小时尿量(L)}}{\text{血肌酐浓度(mg/L)}}$$

(2)4 小时法:即于试验当天晨收集 4 小时尿液,并取血。测尿中和血中的肌酐含量,计算出每分钟尿量,按下列公式计算清除率。

$$\text{肌酐清除率} = \frac{\text{尿内肌酐(mg/L)}}{\text{血浆肌酐(mg/L)}} \times \text{每分钟尿量(mL)}$$

2.临床意义

正常成人内生肌酐清除率平均值为 128 L/(24 h·1.73 m²)(或 90 mL/min),若以 1.73 m² 标准体表面积加以矫正,则正常范围为 100～148 L/24 h(或 80～100 mL/min)。内生肌酐清除率如降到正常值的 80% 以下,则表示肾小球滤过功能已有减退,若降至 51～70 mL/min 为轻度损伤;降至 31～50 mL/min 为中度损伤;降至 30 mL/min 以下为重度损伤。多数急性和慢性肾小球肾炎患者可有内生肌酐清除率降低。

(曹　婷)

第四节　肝功能监测

肝具有多项复杂的生理功能,是物质代谢、有毒物质解毒、主要凝血因子生成的主要场所。损伤因素通过减少肝血流量、损害肝细胞、干扰胆红素及能量代谢而致肝功能不全,肝功能不全

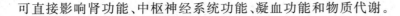

可直接影响肾功能、中枢神经系统功能、凝血功能和物质代谢。

一、血清胆红素测定

(一)血清总胆红素(TBiL)

其为直接胆红素和间接胆红素的总和。正常参考值为 1.7~17.1 μmol/L。当 TBiL 为 17~34 μmol/L 时为隐性黄疸,34~170 μmol/L 时为轻度黄疸,170~340 μmol/L 时为中度黄疸,>340 μmol/L 时为重度黄疸。血清胆红素测定对反应肝细胞的损害,并不是一个灵敏的指标,当肝疾病导致胆红素明显升高时,常反映肝细胞损害比较严重。

(二)血清直接胆红素和间接胆红素

正常参考值:直接胆红素 0~6.8 μmol/L,间接胆红素 1.7~10.2 μmol/L。直接胆红素和间接胆红素均升高为肝细胞性黄疸。总胆红素和直接胆红素升高,提示为阻塞性黄疸,而总胆红素和间接胆红素升高,提示为溶血性黄疸。

二、血清酶学检查

(一)丙氨酸氨基转移酶(ALT)

此酶主要存在于肝细胞浆中,因肝内该酶活性较血清高 100 倍,故只要有 1% 的肝细胞坏死,即可使血清中的 ALT 增加 1 倍,因此是最敏感的肝细胞功能检查之一。正常参考值(速率法 37 ℃):10~40 U/L。急性重症肝损伤时,黄疸进行性加重,酶活性进行性下降,即所谓的酶胆分离现象,提示肝细胞坏死严重,预后不佳。

(二)天门冬氨酸氨基转移酶(AST)

此酶在心肌中的含量最高,肝为第 2 位,因此在心肌梗死和心肌损伤时 AST 明显增高,在肝损害时也增高,但不如 ALT 明显。正常参考值(速率法 37 ℃):10~40 U/L。

(三)血清乳酸脱氢酶(LDH)

LDH 广泛存在于人体组织内,以心、肾和骨骼肌的含量最丰富,其次是肝、脾、胰腺和肺组织。正常参考值(速率法):95~200 U/L。急性肝炎或慢性肝炎活动期,LDH 可显著升高。

(四)碱性磷酸酶(ALP)

正常参考值(连续监测法 30 ℃):成人为 40~110 U/L,儿童<250 U/L。血清 ALP 升高为诊断肝胆疾病的重要方法,以胆管阻塞和肝癌时升高最明显,肝实质疾病时仅轻度升高。

三、血清蛋白测定

血清总蛋白、球蛋白和清/球蛋白的比值:血清总蛋白是血清蛋白和球蛋白两者之和。正常参考值:血清总蛋白 60~80 g/L,清蛋白 40~55 g/L,球蛋白 20~30 g/L,清/球蛋白的比值为(1.5~2.5):1。肝合成的蛋白质主要是清蛋白,大部分 α、β 球蛋白也在肝合成。肝病时,肝合成清蛋白减少,由于免疫刺激作用,γ 球蛋白产生增加,故血清总蛋白一般无显著的变化。急性重型肝炎时血清总蛋白减少,亚急性重症肝炎患者血清总蛋白常随病情加重而减少,若进行性减少,应警惕发生肝坏死。慢性肝炎、肝硬化、肝癌等多有清蛋白减少和球蛋白增加,清蛋白的含量与有功能的肝细胞数量成正比,治疗后清蛋白上升,提示治疗有效。清/球蛋白的比值倒置提示肝功能严重损害,如慢性活动性肝炎、肝硬化,病情好转时清蛋白回升,清/球蛋白的比值也趋正常。

　　肝功能监测的指标虽然很多,但多数指标的特异性和敏感性不强。同时由于肝具有强大的储备能力,在肝功能实验异常之前就很可能存在一定程度的肝损害,某些非肝疾病也可以引起肝的异常反应。因此,对所采取的肝功能指标及所获结果,应根据患者的病情具体分析,以便能够正确评估肝功能。

（朱春霞）

第三章　急危重症的常用药物

第一节　强心苷类药物

洋地黄强心苷是一类来源于许多植物的古老的药物。代表药物有地高辛、洋地黄毒苷、毛花苷 C 等。它们的作用性质基本相同。

一、药理作用

强心苷的作用机制不完全清楚,已知是对心肌细胞的直接作用,通过抑制细胞膜上的 Na^+-K^+-ATP 酶而产生心肌收缩力增加,心肌纤维收缩速度加快,心排血量增加,这一效应仅见于泵功能受损的心脏,对正常心脏无作用或使心排血量轻度降低。

(一)正性肌力作用

此种作用即增强心肌收缩力、缩短收缩时间、延长舒张时间的作用。心功能不全患者由于其心肌收缩力减弱,心排血量降低,致交感神经张力增大。强心苷增强心脏收缩功能后,通过压力感受器反射性地降低交感神经张力致使外周血管阻力下降,加上舒张期延长,使回心血量增加,从而使心排血量增加;同时因心室容积缩小,心室壁张力减少,使心肌耗氧减少,这是不同于儿茶酚胺类药的一个特点。

(二)负性频率作用

此种作用即减慢心率的作用,主要见于心功能不全而心率过快的患者。

(三)对心肌电生理特性的影响

小剂量强心苷通过增强心肌收缩力反射性地兴奋迷走神经,减慢 Ca^{2+} 内流而减慢房室结的传导速度,此作用可被阿托品所拮抗。治疗量强心苷通过兴奋迷走神经降低窦房结的自律性,减慢房室结传导。

(四)对心电图的影响

治疗量强心苷最早使 T 波幅度变小、双相或倒置,ST 段呈鱼钩状;P-R 间期延长,Q-T 间期缩短,P-P 间期延长。

(五)对其他系统的影响

对心功能不全的患者,主要由于强心苷增强了心肌收缩力,心排血量增加,尿量明显增多。中毒剂量的强心苷可兴奋延髓及后区催吐化学感受区而引起呕吐。严重时可出现中枢神经兴奋

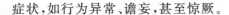

症状,如行为异常、谵妄,甚至惊厥。

二、应用

(一)充血性心力衰竭

常与肾素-血管紧张素转换酶抑制药、利尿剂、β受体阻滞剂复合使用治疗或预防左心室功能衰竭。改善右心功能,使尿量增加,肢体水肿减轻;改善左心功能,使肺淤血减轻,改善气短、端坐呼吸、阵发性夜间呼吸困难的症状。对慢性心力衰竭需要长期治疗的效果要远好于急性心力衰竭,对后者用拟肾上腺药物为好。

(二)心房颤动和扑动

本药主要用于减慢心室率,但由于药物起效慢,在术中不作为首选,一般首选β受体阻滞剂、地尔硫䓬或维拉帕米。

(三)慢性心力衰竭所致窦性心动过速或期前收缩

通过改善心功能可缓解窦性心动过速和期前收缩,但对非心力衰竭者无效。

(四)阵发性室上性心动过速

如果伴有心力衰竭,强心苷为首选。否则选用迷走神经兴奋的方法。

(五)心绞痛

对于同时有心脏扩大和心力衰竭者使用,且常复合使用β受体阻滞剂。

(六)心源性休克

一般没有治疗效果,尤其是继发于心肌梗死的。

(七)心肌梗死

仅用于心肌梗死伴有室上性心动过速者。

三、禁忌证

慎用于严重肺疾病、严重心力衰竭、急性心肌梗死、急性心肌炎、低氧血症、黏液水肿等,在这些患者易诱发心律失常。慎用于高血压、房室传导阻滞者(最好有起搏器)。对老人、肾功能不全、缩窄性心包炎、心脏流出道梗阻者用药要特别慎重。禁用于心室颤动、多源性室性期前收缩或预激综合征所致室上性心动过速。

四、毒性反应

(一)临床表现

1.胃肠道反应

胃肠道反应为中毒早期反应,常见食欲缺乏、恶心、呕吐、腹泻等。

2.中枢神经系统反应及视觉障碍

有眩晕、头痛、疲倦、谵妄等,还有黄视症、绿视症及视物模糊等。

3.心脏反应

心脏反应为最严重的毒性反应。可见各种类型的心律失常。

(1)异位节律点的自律性增高:引起室性期前收缩及房性或室性心动过速,严重时发展成心室颤动。出现阵发性心动过速,提示中毒较严重,应立即抢救。

(2)抑制房室传导:可引起各种程度的传导阻滞。

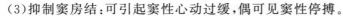
（3）抑制窦房结：可引起窦性心动过缓，偶可见窦性停搏。

（二）中毒处理

1.氯化钾

较轻的中毒患者，可口服氯化钾 1 g（溶于水后服用），每天 3 次，或服 10％氯化钾，每天 3 次。重症患者，应静脉滴注 10％或 15％氯化钾 10 mL，加于 5％葡萄糖液 500 mL 中，滴速 0.25～0.50 mmol/min，每天总量 3 g。滴速过快或滴液浓度过大，均可引起输液部位的静脉疼痛。

2.天门冬氨酸钾镁

用 10％天门冬氨酸钾镁 10 mL（含钾 2.9 mmol、镁 1.75 mmol），加于 5％葡萄糖液 300～500 mL 中静脉滴注，效果可能较好些。镁离子可作为钾离子载体使钾离子进入细胞内。

3.利多卡因

处理快速室性心律失常，利多卡因较适用，因为它对房室交界区传导无影响。剂量为每次 1～2 mg/kg，静脉注射，或配成 1～2 mg/mL 的静脉滴注液，以每分钟 1～2 mL 滴速静脉滴注。

4.苯妥英钠

长期用于处理因洋地黄中毒引起的心律失常，但疗效并不理想。首剂 100～150 mg，用注射用水稀释，缓慢静脉注射。注射速度过快，可引起血压下降，甚至心室停搏。

5.临时起搏

临时起搏适用于因洋地黄中毒所致一度Ⅱ型房室传导阻滞或三度房室传导阻滞。

（三）不良反应

除了毒性反应外，还会有雌性化趋向、高敏反应、各种皮疹，可对同系列的药产生交叉高敏反应。

五、注意事项

（1）在做心电转复前 1～2 天停止用药，防止转复后发生心律失常。

（2）低血钾加重药物毒性，要注意检查血钾，特别是使用利尿剂或其他降低血钾药物的患者。

（3）钙剂可以加强强心苷正性肌力作用和毒性，应避免使用钙剂或非常谨慎使用。与 β 受体、钙通道阻滞剂复合使用，加重房室传导阻滞，甚至引起完全性阻滞，用药剂量要因个体进行调整，特别是肾功能异常者。胺碘酮、普罗帕酮、维拉帕米会加重本药毒性，应减小剂量。

（4）与拟交感药、琥珀胆碱复合使用会增加心律失常的发生。

（吕远军）

第二节　止痛镇静类药物

一、咪达唑仑

（一）药理作用

咪达唑仑是苯二氮䓬类中水溶性最强的药物。其作用强度是地西泮的 2～3 倍，血浆清除率高于地西泮和劳拉西泮，半衰期短（2～3 小时），故其起效快，持续时间短，清醒相对较快，适用于治疗急性躁动的患者。咪达唑仑的肝脏清除率要高于其他药,每天反复给药或长时间持续输注时,其血药浓度下降较其他药物快。丙泊酚、西咪替丁、红霉素和其他细胞色素 P450 酶抑制剂可明显减慢咪达唑仑的代谢速率。咪达唑仑是目前 ICU 镇静主要选择的药物。

(二)临床应用

(1)麻醉前用药:经口服、肌内注射或静脉注射都有效,效果优于地西泮和羟嗪。肌内注射剂量为 5～10 mg,注射后 10～15 分钟产生镇静效应,经 30～45 分钟产生最大效应,对呼吸和循环无明显影响。口服剂量须加倍。对小儿可用直肠注入,剂量为 0.3 mg/kg。

(2)全麻诱导和维持静脉注射:咪达唑仑作为全麻诱导,效果优于地西泮,而稍逊于硫喷妥钠,主要适用于不宜用硫喷妥钠的重危患者。剂量 0.1～0.4 mg/kg,依年龄、体格情况和是否用术前药而定。

用于静脉复合或静吸复合全麻的维持,可采取分次静脉注射或持续静脉输注的方法,并与其他有镇痛效能的药物(芬太尼、氯胺酮等)合用,或同时吸入恩氟烷、异氟烷等全麻药。可适用于各类手术,尤其适用于心血管手术、颅脑手术及需全麻的门诊小手术。

(3)局麻和部位麻醉时作为辅助用药可产生镇静、松弛、遗忘作用,并可提高局麻药的惊厥阈,其效果优于地西泮。特别适用于消化道内镜检查、心导管检查、心血管造影、脑血管造影、心律转复等诊断性和治疗性操作。一般剂量为 0.10～0.15 mg/kg。

(4)ICU 患者镇静:对于需用机械通气支持的患者,可用此使患者保持镇静,控制躁动。即使用于心脏手术后患者,对血流动力的影响也很小。

(三)注意事项

咪达唑仑的代谢产物活性低,长时间用药后会有蓄积和镇静效果的延长,在肾衰竭患者尤为明显;部分患者还可产生耐受现象。注射过快或剂量过大时可引起呼吸抑制、血压下降,低血容量患者多见。缓慢静脉输注可有效减少其不良反应。

二、丙泊酚

丙泊酚又称异丙酚,是一种新型的快效、短效静脉麻醉药,苏醒迅速而完全,持续输注后无蓄积,为其他静脉麻醉药所无法比拟。目前普遍用于麻醉诱导、麻醉维持,也常用于麻醉中、手术后与 ICU 病房的镇静。

(一)药理作用

静脉注射丙泊酚诱导后起效快,诱导平稳,无肌肉不自主运动、咳嗽、呃逆等不良反应。诱导剂量能产生意识消失,而小剂量可产生镇静作用。丙泊酚可降低 CBF 及 CMR,且与剂量相关。丙泊酚降低颅内压和脑需氧量,尤其在颅内压增高的患者,丙泊酚降低颅内压的效果更显著。丙泊酚抑制 EEG 活动,一般认为无镇痛作用,可能有止呕作用。

丙泊酚能产生明显的心血管抑制作用,能引起剂量依赖性的心排血量减少及收缩压、舒张压和平均动脉压下降,但对心率影响较小。丙泊酚引起血压下降,主要是由于周围血管阻力降低的缘故。丙泊酚对心血管的抑制作用与患者年龄和注射速度有关,同样剂量在老年人可引起程度严重的低血压。丙泊酚没有显著的交感神经阻滞或 β 受体作用。

丙泊酚具有明显的呼吸抑制作用,能产生剂量依赖性的呼吸频率和潮气量减少,高碳酸血症的呼吸兴奋作用亦被减弱。与阿片类药物合用后,呼吸抑制作用更加明显。与等效剂量的硫喷妥钠相比,丙泊酚引起呼吸抑制的发生率更高。

丙泊酚对肝肾无损害,可明显降低眼内压,尤其已有眼内压增高的患者,降压效果更加显著。由于丙泊酚的高脂溶性,可以通过胎盘,并且可从乳汁分泌,故禁用于孕妇、哺乳期妇女。有报道,极少数患者使用丙泊酚后出现癫痫样活动,如惊厥和角弓反张,个别病例延迟到数小时或数天后发生。有癫痫史的患者使用丙泊酚有出现惊厥的可能。

(二)临床应用

1.于麻醉诱导及短小手术操作的麻醉镇静

诱导剂量为 $1.0\sim2.5$ mg/kg,95%有效量成人未给术前药者为 $2.25\sim2.50$ mg/kg,术前给阿片类或苯二氮䓬类药者应酌减。60 岁以上诱导量,给术前药者 1 mg/kg,未给术前药者 1.75 mg/kg。儿童诱导量需稍增加,95%有效量为 $2\sim3$ mg/kg。

2.维持麻醉

麻醉维持一般采用连续静脉滴注或以微量泵持续输注,也可在麻醉诱导后每隔数分钟追加 $10\sim40$ mg 维持麻醉。连续输注或滴注时,一般在诱导后持续给 $100\sim200$ μg/(kg·min),然后根据患者对手术刺激的反应调整注药速度。

3.ICU 内施行机械通气与手术中镇静

一般输注达 30 μg/(kg·min)以上便能使记忆消失,长时间的镇静也能迅速苏醒。镇静与苏醒时的血浆药物浓度,在 24 小时与 96 小时相似。与咪达唑仑镇静相比,异丙酚苏醒更快,可控性强,这有利于早期拔除气管内导管及恢复呼吸道的咳嗽反射。丙泊酚也可用于手术后患者自控镇静,但用于心脏或其他大手术后,以及老年人术后剂量应酌减。

(三)注意事项

单次注射时可出现暂时性呼吸抑制和血压下降、心动过缓,对血压的影响与剂量相关,尤见于心脏储备功能差、低血容量的患者。老年人用量应减少。丙泊酚的溶剂为乳化脂肪,长期或大量应用可能导致高甘油三酯血症;2%的丙泊酚可降低高甘油三酯血症的发生率,因此更适宜于ICU 患者应用。

三、右美托咪定

右美托咪定是 α_2 肾上腺能受体激动剂,对于 α 肾上腺能受体,右美托咪定对 α_2 的选择性远高于 α_1,具有中枢性的镇静、抗焦虑、催眠和镇痛效应。最早用于 ICU 机械通气患者的短期镇静。

(一)药理作用

右美托咪定与蓝斑核上产生去甲肾上腺素的神经元细胞膜 α_2 肾上腺素受体结合,抑制腺苷酸环化酶的活性,减少细胞中 cAMP 的含量,增加细胞内合成代谢过程。神经末梢钙激活的钾离子通道开放,钾离子外流,同时,通过钙通道的钙离子内流减少,导致细胞膜超极化,发生突触后抑制;突触前膜钙离子内流减少,抑制前膜上去甲肾上腺素的释放,发生突触前抑制。上述两种机制抑制蓝斑核神经元发出冲动,阻断蓝斑核至皮层下的上行去甲肾上腺素通路的兴奋传导,从而产生镇静催眠作用。简而言之,右美托咪定通过作用内源性的睡眠激发通路产生自然睡眠模式,患者容易被唤醒而且能够按照指令配合,没有干扰时又可以进入睡眠状态,且不影响睡眠时的脑血流量。

右美托咪定对心血管系统呈现短暂的两相心血管反应,尤其在输注早期且呈剂量依赖性。1 μg/kg的剂量引起短暂的血压升高和反射性的心率减慢,在年轻患者或健康志愿者则更常见。

血压升高的原因可能是血管平滑肌上的 α_2B 受体受到激动。慢速输注或避免一次性大剂量用药可避免血压升高的发生。右美托咪定也能引起低血压,通常在输注 10 分钟之后,可能与中枢交感抑制有关。需要关注的是交感神经兴奋减少,迷走神经活动相对增强而引起心动过缓,虽然大多数可以自行缓解,但如果采用适当稀释、减缓输注、补充足够的血容量并加以严密的监护等措施,可以提高使用右美托咪定的安全性。

右美托咪定对呼吸的影响较小,即使在比较深的镇静状态下,仅表现分钟通气量减少,而动脉氧分压及二氧化碳通气反应等并未受到影响,即机体对高碳酸血症的觉醒反应维持正常。

右美托咪定具有一定的镇痛作用,但机制尚未明确,可能与刺激脊髓背角的 α_2C 和 α_2A 受体,减少促伤害性介质传递,减少 P 物质和谷氨酸盐及介导神经元间超极化等方式直接抑制疼痛传递。临床上可以见到右美托咪定具有节省阿片类药量的作用,作为神经阻滞技术的辅助药物能够延长镇痛时效,可能与抑制 C 纤维和 Aδ 纤维上神经信号的传导有关。

(二)临床应用

1.全身麻醉辅助镇静

右美托咪定具有镇静催眠作用,可以用于麻醉诱导期及麻醉维持期,甚至可以用于全麻苏醒期的辅助镇静。麻醉诱导前静脉泵注右美托咪定 $0.5\sim1.0~\mu g/kg$,维持 10 分钟以上,可以减轻插管反应。

2.区域阻滞辅助镇静镇痛

在区域阻滞操作前给予右美托咪定 $0.2\sim0.7~\mu g/kg$,泵注 $10\sim15$ 分钟,可使患者镇静满意,提高舒适度,且不影响呼吸。同时可以增强区域阻滞的镇痛效果。

3.有创检查及 ICU 患者的辅助镇静

有创检查包括胃肠镜检查、介入治疗和支气管镜检查等。可给予 $0.2\sim1.0~\mu g/kg$ 的负荷剂量,泵注时间不少于 10 分钟,之后以 $0.2\sim0.8~\mu g/(kg\cdot h)$ 维持。ICU 患者机械通气镇静可给予 $0.4~\mu g/(kg\cdot h)$ 泵注,并根据镇静深度调整。可以使患者获得满意的镇静,解除焦虑和烦躁,同时可以被唤醒配合检查。

4.其他

由于右美托咪定产生的镇静类似自然睡眠,且对呼吸不抑制。对于困难气道的患者可以保留自主呼吸镇静下纤支镜引导插管;清醒开颅、保留功能区手术也是右美托咪定较好的适应证,在开颅后泵注右美托咪定负荷剂量 $0.5~\mu g/kg$(15 分钟),然后 $0.2\sim0.5~\mu g/(kg\cdot h)$ 维持,调整麻醉深度使患者能够被唤醒。另外,脑部深部电极植入术也可以使用右美托咪定维持镇静。

(三)注意事项

(1)右美托咪定可以减少阿片类药物的用量,增加其镇痛作用,降低其术后恶心、呕吐的发生率,减少其血流动力学的改变,减轻其引起的呼吸抑制,对抗其引起的肌肉强直,同时还能提供有效的镇静作用。

(2)心动过缓和低血压是右美托咪定常见的不良反应,因此在应用右美托咪定时,应注意选择合适的患者、采用合理的给药剂量和给药速度,对低血容量和心脏传导阻滞的患者应慎用。

四、芬太尼

芬太尼合成于 1960 年,属于苯基哌啶类药物,是当前临床麻醉中最常用的麻醉性镇痛药。临床所用的制剂为其枸橼酸盐。

（一）药理作用

临床上芬太尼的镇痛强度为吗啡的 75～125 倍，作用时间约 30 分钟。芬太尼对呼吸有抑制作用，主要表现为频率减慢。静脉注射后 5～10 分钟呼吸频率减慢至最大限度，抑制程度与等效剂量的哌替啶相似，持续约 10 分钟后逐渐恢复。剂量较大时潮气量也减少，甚至停止呼吸。

芬太尼对心血管系统的影响很轻，不抑制心肌收缩力，一般不影响血压。可引起心动过缓，此种作用可被阿托品对抗。小剂量芬太尼可有效地减弱气管插管的高血压反应，其机制可能是孤束核及第 9 和第 10 脑神经核富含阿片受体，芬太尼与这些受体结合后可抑制来自咽喉部的刺激。

芬太尼也可引起恶心、呕吐，但没有释放组胺的作用。

（二）临床应用

芬太尼、舒芬太尼和阿芬太尼主要用于临床麻醉，作为复合全麻的组成部分。芬太尼与氟哌利多合用，组成所谓 Ⅱ 型 NLA。由于这三种药对心血管系统的影响都很小，常用于心血管手术麻醉。舒芬太尼的镇痛作用最强，用于复合全麻的效果更佳，心血管状态更稳定。阿芬太尼由于其药代动力学特点，很少有蓄积作用，短时间手术可用于分次静脉注射，长时间手术可用持续静脉滴注，应用更加灵活方便。

瑞芬太尼由于其独特的药代动力学特点，更适于静脉滴注。控制输注速率时，可达到预定的血药浓度。用于心血管手术患者，其清除率在心肺转流后无改变。其缺点是手术结束停止滴注后镇痛效应消失。目前所用的制剂中均含甘氨酸，不能用于椎管内注射。

（三）注意事项

（1）快速静脉注射芬太尼可引起胸壁和腹壁肌肉僵硬而影响通气，可用肌松药处理。由于其药代动力学特点，芬太尼反复注射或大剂量注射后，可在用药后 3～4 小时出现延迟性呼吸抑制，临床上应引起警惕。

（2）可产生依赖性，但较吗啡和哌替啶轻。

（邢　帅）

第三节　肾上腺素受体阻滞剂

一、α受体阻滞剂

（一）酚妥拉明

酚妥拉明属短效制剂，非选择性抑制 α_1、α_2 受体，降低周围血管阻力，增加心排血量，对嗜铬细胞瘤引起的高血压危象有特效，5～15 mg 静脉注射，静脉滴注0.1～2.0 mg/min。临床还用于：①拮抗外周血管痉挛，如雷诺氏病；②对抗拟交感胺药外漏。

静脉注射时可出现心率增快、心律失常及心绞痛，少数可出现严重的直立性低血压。

（二）乌拉地尔

乌拉地尔主要阻断突触后 α_1 受体，使外周阻力降低；同时激活中枢 5-羟色胺 1A 受体，降低延髓心血管中枢的交感反馈调节，外周交感张力下降。用于除合并妊娠外的大多数高血压危象，尤其糖尿病、肾功能不全或伴前列腺肥大的老年高血压患者。10～50 mg 缓慢静脉注射,降压效果常在 5 分钟内显现,如效果不满意,可重复应用,后滴注维持。静脉输注的最大药物浓度不超过 4 mL,滴注速度根据患者的血压调整。持续静脉滴注一般不超过 7 天。

乌拉地尔可降低心脏前后负荷和平均肺动脉压,改善心功能,对心率无明显影响,可治疗严重充血性心力衰竭。

血压下降过快可致头痛、恶心、出汗、心律失常、胸部压迫感或呼吸困难。主动脉狭窄患者、孕妇禁用。

(三)拉贝洛尔

拉贝洛尔具有 α_1 受体和非选择性 β 受体阻滞作用,可以同时有效降低动脉压和左心室收缩速率,对主动脉夹层分离的治疗特别有效,也适用于除急性心力衰竭外的大多数高血压危象和伴肾功能减退者。首剂 10～20 mg 2 分钟静脉注射,然后每 10～15 分钟追加 20～60 mg(直至总量达 300 mg)到心率和血压控制为止。静脉持续滴注从 2 mg/kg 起直至 5～20 mg/kg,可以达到维持量。

支气管哮喘者禁用。

二、β 受体阻滞剂

(一)普萘洛尔

普萘洛尔为非选择性、竞争性 β_1 和 β_2 受体阻滞剂,无内在拟交感活性。使心肌收缩力下降、射血时间延长、心排血量下降、心肌耗氧下降、窦房结和房室结传导减慢、心率减慢、肾素释放减少、外周血管阻力下降,血压降低。肾血流和肾小球滤过率下降,尿钠排泄减少,引起水钠潴留。使呼吸道阻力增加,特别是在哮喘者。抑制糖原分解及抑制胰岛素分泌。提高子宫的兴奋性,特别是对非孕子宫。口服吸收完全,但血浆浓度个体差异大,峰浓度在 60～90 分钟时出现。静脉注射后迅速起效,但治疗有效血浆浓度个体差异很大,一般在 50～100 ng/mL,超过 100 ng/mL 被认为是高度 β 受体阻滞。可通过血脑及胎盘屏障,可进入母乳。消除半衰期为 3.4～6.0 小时。几乎完全在肝内代谢,代谢产物通过尿液和大便排出体外。

普萘洛尔适用于原发性高血压、心绞痛、心律失常、偏头痛、急性心肌梗死等。

与强心苷药物复合使用控制心室率时,两药有协同作用,剂量不宜过大。与挥发性麻醉药合用加重心脏抑制。糖尿病患者使用要注意低血糖的发生。

可能会造成支气管痉挛,或药物过量所致充血性心力衰竭、严重心动过缓、房室传导阻滞。突然停药 24～48 小时,可出现反跳症状,如高血压、心率加快、心绞痛。长期大量使用会发生中枢神经系统症状。

(二)美托洛尔

美托洛尔表现为选择性 β_1 受体阻断作用,大剂量时有微弱的 β_2 受体阻断作用。使心率、心肌收缩力、心排血量降低,心脏射血时间延长,每搏输出量无变化,心肌耗氧量下降。减慢窦-房、房-室传导速度,没有内源性拟交感活性。降低血压的作用可能与心排血量下降、中枢交感冲动发放减少、肾素分泌减少有关。肺动脉压无明显变化。对胰岛素释放的抑制作用要弱于普萘洛尔,更有利于糖尿病患者。收缩支气管平滑肌作用弱。口服吸收完全,肝脏的首过效应达到 50%,用药 15 分钟后起效,作用持续 6 小时。静脉注射后 20 分钟作用达到高峰,作用持续 5～8 小时。可通过胎盘和血-脑屏障,进入母乳。主要在肝内代谢,代谢产物经肾排泄,消除半衰期为 3～4 小时。

美托洛尔适用于高血压、心绞痛、急性心肌梗死、心房颤动、室上性心动过速、充血性心力衰竭等。

二、三度房室传导阻滞,心动过缓,严重心力衰竭禁忌。哮喘、糖尿病、肝功能不全患者慎用。可发生轻微上腹部不适、倦怠、皮疹、头晕、失眠、严重心动过缓、低血糖等不良反应。

(三)艾司洛尔

艾司洛尔为超短效 β_1 受体阻滞剂,但在大剂量时有微弱的 β_2 受体阻滞作用。使心率、心肌收缩力、心排血量降低,心脏射血时间延长,每搏输出量无变化,使心肌耗氧量下降。减慢窦-房、房-室传导速度,没有内源性拟交感活性。消除半衰期 9 分钟,主要被红细胞酯酶代谢,代谢产物通过肾脏排泄,作用持续约 30 分钟。

艾司洛尔适用于室上性或窦性心动过速、心房扑动或心房颤动、高血压及急性心肌缺血。

禁用于窦性心动过缓、心源性休克、二度及三度以上房室传导阻滞,进行性心力衰竭者。慎用于哮喘、糖尿病、肾衰竭、心功能代偿良好的心力衰竭者。与利血平复合使用加强低血压的作用,可使琥珀胆碱的作用时间延长 60%。

本药是超短效药,不良反应持续时间也短,一般无须处理,待药效作用消失即可。常见的不良反应是低血压、心动过缓、晕厥、恶心、呕吐、便秘、头晕、焦虑、皮疹等。

(杨瀚君)

第四节　钙通道阻滞剂

钙离子作为生物细胞的重要信使,参与细胞许多重要功能的调节,包括心脏起搏、心肌细胞和骨骼肌及血管平滑肌的兴奋-收缩偶联、神经递质释放、腺体分泌及基因表达等。因此,钙通道在维持细胞和器官的正常生理功能上起到极为重要的作用。作用于钙通道的药物有两大类:第一类为钙通道激动剂,目前只作为研究的工具药使用;第二类为钙通道阻滞剂,是目前临床应用中一类重要的药物。

一、硝苯地平

硝苯地平又称硝苯吡啶、心痛定、利心平,是二氢吡啶类代表药,属第一代二氢吡啶类钙通道阻滞剂,在临床应用已有 20 多年历史。

(一)药理作用

1.扩血管作用

选择性扩张阻力血管,对静脉的扩张作用较小。静脉注射时能明显扩张肱动脉,增加前臂血流量,但不明显影响静脉回流。对冠状血管也有明显扩张作用,包括狭窄的冠状动脉和痉挛的血管,增加冠脉流量和缺血区氧和营养供应,加速缺血区代谢产物运输,改善心肌代谢。扩张肺血管,降低肺血管阻力和平均肺动脉压,对同时伴有心绞痛和轻度心力衰竭患者可产生有益的血流动力学效果。因硝苯地平对心脏也有负性肌力作用,对严重心力衰竭患者可能加重心力衰竭。

2.对心脏的作用

体外试验或直接从冠状动脉内给药证明,硝苯地平对离体心脏有轻度负性肌力作用,对房室结的抑制作用较弱。全身给药时,因扩张血管,降低血压,反射性地兴奋交感神经,使心率加快,心收缩力加强,掩盖了对心脏的直接作用,可能表现出轻度心收缩力增强和心率加快。

3.对血脂的影响

降低 β-血小板球蛋白的血浆浓度。增加高密度脂蛋白 HDL 和 HDL2 及载脂蛋白 A-Ⅰ 和 A-Ⅱ,减少载脂蛋白 E 和低密度脂蛋白。降低 LDL/HDL 和载脂蛋白 B/A-1 的比值。

4.对动脉粥样硬化的作用

动物试验证明,硝苯地平可减慢动脉粥样硬化的进程,在恒河猴和小型猪动脉粥样硬化模型都表现出明显的抗动脉粥样硬化作用。临床试验也有不少报道证明,该药能减轻或抑制动脉粥样硬化病变的发生和发展。经冠脉造影确诊为冠心病患者,分别用硝苯地平、普萘洛尔及硝酸异山梨酯(消心痛)治疗,2 年后复查结果表明,新病变出现率分别为 10%、34% 和 29%。说明钙通道阻滞剂抑制动脉粥样硬化斑块进展的作用强于 β 受体阻滞剂和硝酸酯类。

5.对肾脏的作用

对原发性高血压患者,可明显降低肾血管阻力,增加肾血流量和肾小球滤过率,但对正常人的肾小球滤过率无明显影响。在快速给药时,可增加血浆肾素活性,在长期治疗中对肾素的影响不明显。在引起血浆肾素升高的青年人和高血压患者,并不同时伴有醛固酮增加,但 ATⅡ 可能升高。硝苯地平有轻度排 Na^+ 利尿作用,也增加尿 K^+ 的排泄。

(二)临床应用

1.高血压

适用于轻、中度高血压,其疗效与 β 受体阻滞剂和利尿剂相当。与 β 受体阻滞剂或 ACEI 合用可明显增加降压效果,因 β 受体阻滞剂可减少硝苯地平引起的心率增快和血浆肾素活性的增加。也可和利尿剂合用增加降压效果。

2.心绞痛

缓解心绞痛患者的临床症状,改善心肌缺血(运动或心房起搏诱发的缺血),缓解变异型心绞痛患者的冠脉痉挛。对心肌缺血患者,减少 ST 段降低的频率。

3.雷诺氏综合征

硝苯地平有明显扩张肢端动脉血管的作用,特别是小动脉和毛细血管前括约肌,解除血管痉挛,增加肢端供血。也可用于冻疮的治疗。硝苯地平也有扩张食管括约肌的作用。

(三)不良反应

有恶心、头痛、呕吐、眩晕、潮红和心悸等,可能为其扩张血管所致。有时出现心动过速,与 β 受体阻滞剂合用可对抗。久用可引起水钠潴留,与利尿剂合用可减轻。

二、维拉帕米

维拉帕米又称异搏定、戊脉胺,是最早被研究的钙通道阻滞剂,临床广泛用于治疗心血管疾病。

(一)药理作用及临床应用

1.抗心绞痛

动物试验证明,维拉帕米能减少动脉粥样硬化斑块形成,扩张冠状血管,增加冠状血管侧支循环,缩小心肌梗死范围,阻止再灌注引起的心律失常。临床发现,维拉帕米能减少冠脉搭桥手术后动脉粥样硬化的进程,通过其负性肌力作用,减少心脏做功。减少心肌耗氧,保护线粒体功能。减少心肌组织中 NA 的释放,改善心肌缺血患者的舒张功能。减慢房室传导和降低窦房结的兴奋性,发挥抗室上性心律失常作用。

对不稳定型心绞痛,能预防心肌梗死,增加侧支循环,防止急性心肌梗死和室上性心律失常。在冠状动脉粥样硬化性心脏病患者,可防止冠脉梗死和心绞痛发生。

2.抗心律失常

离体实验证明,维拉帕米能降低窦房结起搏细胞的自律性,减慢窦性频率。在整体动物,此作用可部分被反射性交感神经兴奋所抵消。抑制慢反应细胞动作电位的上升速度,减慢传导,对房室结的作用更为明显,心电图表现 P-R 间期延长,此为治疗室上性心动过速的基础。对阵发性室上性心动过速最有效,是治疗室上性心动过速的首选药物。也可用于心房颤动、心房扑动和房性期前收缩,对房室交界区心动过速疗效也很好。

3.抗高血压

维拉帕米具有明显扩张外周血管作用,降低全身血压。是临床治疗轻、重度高血压的第一线药物,其降压效果类似 ACEI、β 受体阻滞剂和利尿剂。对老年人和肾素偏高的高血压患者,能获得更好疗效。也适用于因肾功能不良而不宜用利尿剂或因哮喘而不宜用 β 受体阻滞剂的患者。与利尿剂、ACEI 合用可治疗顽固性高血压。

维拉帕米不降低正常血压,对高血压患者,可降低静止期和运动时的血压。口服 160 mg,在 1.5～2.0 小时降压作用可达高峰,作用维持约 4 小时。静脉注射 5～10 mg,可出现明显降压,作用维持约 10 分钟。

一般情况下主要表现为全身血管阻力降低,对心排血量的影响不明显,因为对心脏的负性肌力作用和负性传导作用抵消了因后负荷降低所增加的心排血量。对有左心衰竭的患者(射血分数低于 35％时)可能引起心排血量减少。

与 β 受体阻滞剂比较,维拉帕米对心率无明显影响,而尼卡地平、尼群地平可使心率增快。

对伴有冠状动脉疾病者,维拉帕米通过扩张大的冠状血管和小血管,增加冠脉流量。

此外,维拉帕米也能改善肝血流和门静脉压,抑制由胶原、肾上腺素、ADP 引起的血小板聚集,对肾功能、糖代谢及脂肪代谢无明显影响。

(二)禁忌证

严重左心室功能不全;低血压[收缩压小于 12.0 kPa(90 mmHg)]或心源性休克;病态窦房结综合征(已安装并行使功能的心脏起搏器患者除外);二度或三度房室阻滞(已安装并行使功能的心脏起搏器患者除外);心房扑动或心房颤动患者合并房室旁路通道;已知对盐酸维拉帕米过敏的患者。

(三)不良反应

以推荐的单剂量和每天总量为起始剂量并逐渐向上调整用药剂量,严重不良反应少见。发生率在 1％～10％的不良反应:便秘、眩晕、轻度头痛、恶心、低血压、头痛、外周水肿、充血性心力衰竭、窦性心动过缓、一度、二度或三度房室阻滞、皮疹(1.2％)、乏力、心悸、转氨酶升高(伴或不伴碱性磷酸酶和胆红素的升高,这种升高有时是一过性的,甚至继续使用维拉帕米仍可消失)。

发生率<1%的不良反应:低血压、心动过速、面部潮红、溢乳、牙龈增生、非机械性麻痹性肠梗阻等。

三、地尔硫䓬

(一)药理作用

(1)地尔硫䓬对血管平滑肌和心肌的药理效应相对平衡。地尔硫䓬增加心脏缺血区的灌注而不产生窃血现象,同时扩张心、脑血管。地尔硫䓬也扩张肾小球前动脉,增加肾血流量,增加滤过。

(2)为具有负性变时性作用的钙通道阻滞剂,可使心率减慢5~10次/分,抑制因外周血管扩张而产生的神经体液反射。

(3)于劳力时有扩张狭窄血管作用;能延长心脏舒张时间,增加心肌灌注;可改善心肌收缩;减慢心率,减轻心脏做功;地尔硫䓬有解除冠脉痉挛的显著作用,对隐匿性缺血或不稳定性心绞痛有效。

(4)有资料表明,地尔硫䓬还有抗血小板聚集,刺激 LDL 受体合成,减少溶酶体对 LDL 受体的分解,有利于 LDL 清除的抗动脉粥样硬化作用。

(5)地尔硫䓬作用于窦房结和房室结,抑制电生理活动各过程,尤其 0 相位;高浓度的地尔硫䓬也可阻滞快钠通道,有抗室上性心律失常作用。

(二)临床应用

1.高血压

适用于治疗轻、中度高血压,连续用药 1 年,不产生耐受性,其降压作用和等效量β受体阻滞剂、ACEI、氢氯噻嗪类似。

2.心绞痛

减少心绞痛发作频率,对有 ST-T 间期改变的患者,能产生保护作用,对非 Q 波心肌梗死,地尔硫䓬能明显减少心脏事件的发生率。

3.心律失常

治疗室上性心动过速和心房颤动或扑动。硫氮酮抑制慢钙内流,延长有效不应期,减慢房室传导,减慢心率。

(三)禁忌证

病态窦房结综合征未安装起搏器者;二或三度房室传导阻滞未安装起搏器者;收缩压低于12.0 kPa(90 mmHg);对本品过敏者;严重心功能不全或肺充血者。

(四)不良反应

1.常见不良反应

水肿、头痛、恶心、眩晕、皮疹、无力。

2.少见的不良反应(<1%)

(1)心血管系统:心绞痛、心律失常、房室传导阻滞、心动过缓、束支传导阻滞、充血性心力衰竭、心电图异常、低血压、心悸、晕厥、心动过速、室性期前收缩。

(2)神经系统:多梦、遗忘、抑郁、步态异常、幻觉、失眠、神经质、感觉异常、性格改变、嗜睡、震颤。

(3)消化系统:厌食、便秘、腹泻、味觉障碍、消化不良、口渴、呕吐、体重增加、碱性磷酸酶、乳酸脱氢酶、谷草转氨酶、谷丙转氨酶轻度升高。

（4）皮肤：瘀点、光敏感、瘙痒、荨麻疹。

（5）其他：弱视、CPK 升高、口干、呼吸困难、鼻出血、易激惹、高血糖、高尿酸血症、阳痿、肌痉挛、多尿、夜尿增多、耳鸣、骨关节痛、脱发、多形性红斑、锥体外系综合征、齿龈增生、溶血性贫血、出血时间延长、白细胞减少、紫癜、视网膜病变、血小板减少、剥脱性皮炎。

（彭文建）

第四章   酸碱平衡失调

第一节   代谢性酸中毒

一、定义

人体动脉血液中酸碱度(pH)是血液内 H^+ 浓度的负对数值,正常为 7.35～7.45,平衡值为 7.40。体液中 H^+ 摄入很少,主要是在代谢过程中内生而来。机体对酸碱负荷有相当完善的调节机制,主要包括缓冲、代偿和纠正作用。碳酸氢盐是体液中最重要作用最大的缓冲对,代谢性酸负荷时,H^+ 与 HCO_3^- 结合成 H_2CO_3,H_2CO_3 极不稳定,大部分分解成 CO_2 和 H_2O,CO_2 通过呼吸排出体外,使血液中 HCO_3^- 与 H_2CO_3 的比值保持在 20∶1,pH 也将保持不变,可是代偿是有限度的,如果超过了机体所能代偿的程度,酸中毒将进一步加剧。代谢性酸中毒是最常见的一种酸碱平衡紊乱,以原发性 HCO_3^- 降低(<21 mmol/L)和 pH 降低(<7.35)为特征。

二、病因和发病机制

(一)病因

不外乎 H^+ 产生过多、排出受阻,或者 HCO_3^- 丢失过多。常见于:①腹膜炎、休克、高热等酸性代谢废物产生过多,或长期不能进食,脂肪分解过多,酮体积累;②腹泻、肠瘘、胆瘘和胰瘘等,大量 HCO_3^- 由消化道中丢失;③急性肾衰竭,排 H^+ 和再吸收 HCO_3^- 受阻。

当体内 H^+ 升高后,除体液缓冲系统作用外,主要由肺和肾调节。$H^+ + HCO_3^- \rightarrow H_2CO_3 \rightarrow H_2O + CO_2$。当 HCO_3^- 减少时,H_2CO_3 相应增高,离解出 CO_2,使血 PCO_2 升高,刺激呼吸中枢,引起呼吸深快,CO_2 排出增加,血中 H_2CO_3 相应减少以代偿;肾脏通过排出 H^+、NH_4^+ 和回收 HCO_3^-,以提高血浆中 HCO_3^-/H_2CO_3 的比值,pH 仍属正常,称为代偿性代谢性酸中毒,若两者比值不能维持正常,pH 降至7.35以下则为失代偿性代谢性酸中毒。

(二)发病机制

1.酸性物质产生过多

(1)乳酸酸中毒:乳酸酸中毒可见于各种原因引起的缺氧,其发病机制是缺氧时糖酵解过程加强,乳酸生成增加,因氧化过程不足而积累,导致血乳酸水平升高。这种酸中毒很常见。

(2)酮症酸中毒:酮症酸中毒是本体脂大量动用的情况下,如糖尿病、饥饿、妊娠反应较长时间有呕吐症状者、酒精中毒呕吐并数天少进食物者,脂肪酸在肝内氧化加强,酮体生成增加并超过了肝外利用量,因而出现酮血症。酮体包括丙酮、β-羟丁酸、乙酰乙酸,后两者是有机酸,导致代谢性酸中毒。这种酸中毒也是 AG 增加类正常血氯性代谢性酸中毒。

因胰岛素缺乏而发生糖尿病的患者,可以出现严重的酮症酸中毒,甚而致死。因为正常时人体胰岛素对抗脂解激素,使脂解维持常量。当胰岛素缺乏时,脂解激素如 ACTH、皮质醇、胰高血糖素及生长激素等的作用加强,大量激活脂肪细胞内的脂肪酶,使甘油三酯分解为甘油和脂肪酸的过程加强,脂肪酸大量进入肝脏,肝脏则生酮显著增加。

肝脏生酮增加与肉毒碱酰基转移酶活性升高有关。因为正常时胰岛素对比酶具有抑制性调节作用,当胰岛素缺乏时此酶活性显著增强。这时进入肝脏的脂肪酸形成脂肪酰辅酶 A 之后,在此酶作用下大量进入线粒体,经 β-氧化而生成大量的乙酰辅酶 A,乙酰辅酶 A 是合成酮体的基础物质。正常情况下,乙酰辅酶 A 经柠檬酸合成酶的催化与草酰乙酸缩合成柠檬酸而进入三羧酸循环,或经乙酰辅酶 A 羧化酶的作用生成丙二酰辅酶 A 而合成脂肪酸。因此,乙酰辅酶 A 合成酮体的量是很少的,肝外完全可以利用。此外,糖尿病患者肝细胞中增多的脂肪酰辅酶 A 还能抑制柠檬酸合成酶和乙酰辅酶 A 羧化酶的活性,使乙酰辅酶 A 进入三羧酸循环的通路不畅,同时也不易合成脂肪酸。这样就使大量乙酰辅酶 A 肝内缩合成酮体。

非糖尿病患者的酮症酸中毒是糖原消耗补充不足,机体进而大量动用脂肪所致,如饥饿等。

2.肾脏排酸保碱功能障碍

不论肾小管上皮细胞 H^+ 排泌减少和碳酸氢盐生成减少还是肾小球滤过率严重下降,不论急性或慢性肾衰竭,均能引起肾性代谢性酸中毒。由于肾脏是机体酸碱平衡调节的最终保证,故肾衰竭的酸中毒更为严重,也是不得不采取血液透析措施的临床危重情况之一。

(1)肾衰竭:肾衰竭如果主要是由于肾小管功能障碍所引起时,则此时的代谢性酸中毒主要是因小管上皮细胞产 NH_3 及排 H^+ 减少所致。正常肾小管上皮细胞内谷氨酰胺及氨基酸由血液供应,在谷氨酰胺酶及氨基酸化酶的催化作用下不断生成 NH_3,NH_3 弥散入管腔与肾小管上皮细胞分泌的 H^+ 结合形成 NH_4^+,使尿液 pH 升高,这就能使 H^+ 不断分泌入管腔,完成排酸过程。原尿中的 Na^+ 被 NH_4^+ 不断换回,与 HCO_3^- 相伴而重新入血成为 $NaHCO_3$。这就是肾小管的主要排酸保碱功能。当肾小管发生病变从而引起此功能严重障碍时,即可发生酸中毒。此类酸中毒因肾小球滤过功能无大变化,并无酸类的阴离子因滤过障碍而在体内潴留,其特点为 AG 正常类高血氯性代谢性酸中毒。也就是说 HPO_4^{2-}、SO_4^{2-} 等阴离子没有潴留,故 AG 不增加,而 HCO_3^- 重吸收不足,则由另一种容易调节的阴离子 Cl^- 代替,从而血氯上升。

肾衰竭如果主要是肾小球病变而使滤过功能障碍,则一般当肾小球滤过率不足正常的 20% 时,血浆中未测定阴离子 HPO_3^{2-}、SO_4^{2-} 和一些有机酸均可因潴留而增多。这时的特点是 AG 增加类正常血氯性代谢性酸中毒。HPO_4^{2-} 滤出减少,可以使可滴定酸排出减少,从而导致 H^+ 在体内潴留。

(2)碳酸酐酶抑制剂:例如,使用乙酰唑胺作为利尿时,由于该药物抑制了肾小管上皮细胞中的碳酸酐酶活性,使 $CO_2 + H_2O \rightarrow H_2CO_3 \rightarrow H^+ + HCO_3^-$ 反应减弱,H^+ 分泌减少,HCO_3^- 重吸收减少,从而导致 AG 正常类高血氯性酸中毒。此时 Na^+、K^+、HCO_3^- 从尿中排出高于正常,可起利尿作用,用药时间长要注意上述类型酸中毒。

(3)肾小管性酸中毒:肾小管性酸中毒(renal tubular acidosis,RTA)是肾脏酸化尿液的功能障碍而引起的 AG 正常类高血氯性代谢性酸中毒。目前按其发病机制可分四型。

Ⅰ型:远端肾小管性酸中毒,是远端小管排 H^+ 障碍引起的。此时远端小管不能形成并维持正常管内与管周液的 H^+ 陡峭浓度差。小管上皮细胞形成 H_2CO_3 障碍,且管腔内 H^+ 还可弥散回管周液。它可能是肾小管上皮细胞排 H^+ 的一系列结构、功能和代谢的不正常引起的。其病因有原发性、自身免疫性、肾钙化、药物中毒(两性霉素 B、甲苯、锂化合物、某些镇痛剂及麻醉剂)、肾盂肾炎、尿路阻塞、肾移植、麻风、遗传性疾病、肝硬化等。

Ⅱ型:近端肾小管性酸中毒,是近端小管重吸收 HCO_3^- 障碍引起的。此时尿中有大量 HCO_3^- 排出,血浆 HCO_3^- 降低。如果我们人为地将这类患者的血浆 HCO_3^- 升至正常水平并维持之,即可到肾丢失 HCO_3^- 超过滤过量的 15%,这是一个很大的量。因此可导致严重酸中毒。当血浆 HCO_3^- 显著下降,酸中毒严重时,患者尿中 HCO_3^- 也就很少了,用上述办法方可观测到其障碍之所在。此型 RTA 的发病机制可能为主动转运的能量不足所致,多系遗传性的代谢障碍。

Ⅲ型:即Ⅰ、Ⅱ混合型,既有远端小管酸化尿的功能障碍,也有近端曲管重吸收 HCO_3^- 的障碍。

Ⅳ型:据目前资料认为为远端曲管阳离子交换障碍所致。此时管腔膜对 H^+ 通过有障碍。患者有低肾素性低醛固酮血症,高血钾。K^+ 高时,与 H^+ 竞争,也使肾 NH_4^+ 排出下降,H^+ 潴留。常见于醛固酮缺乏症、肾脏对醛固酮反应性降低或其他如Ⅰ型或Ⅱ型的一些原因引起。

(4)肾上腺皮质功能低下:一方面由于肾血流量下降,缓冲物质滤过减少,形成可滴定酸少;另一方面由于 Na^+ 重吸收减少,NH_3 和 H^+ 的排出也就减少,因为 Na^+ 的重吸收与 NH_3 及 H^+ 的排出之间存在着一个交换关系。

3.肾外失碱

肠液、胰液和胆汁中的 HCO_3^- 均高于血浆中的 HCO_3^- 水平。故当腹泻、肠瘘、肠道减压吸引等时,可因大量丢失 HCO_3^- 而引起 AG 正常类高血氯性代谢性酸中毒。输尿管乙状结肠吻合术后亦可丢失大量 HCO_3^- 而导致此类酸中毒,其机制可能是 Cl^- 被动重吸收而 HCO_3^- 大量排出,即 Cl^--HCO_3^- 交换所致。

4.酸或成酸性药物摄入或输入过多

氯化铵在肝脏内能分解生成氨和盐酸,用此祛痰剂日久量大可引起酸中毒。$NH_4Cl \rightarrow NH_3 + H^+ + Cl^-$。为 AG 正常类高血氯性代谢性酸中毒。氯化钙使用日久量大亦能导致此类酸中毒,其机制是 Ca^{2+} 在肠中吸收少,而 Cl^- 与 H^+ 相伴随而被吸收,其量多于 Ca^{2+},Ca^{2+} 能在肠内与缓冲碱之一的 HPO_4^{2-} 相结合,使 HPO_4^{2-} 吸收减少。Ca^{2+} 也能与 $H_2PO_4^-$ 相结合生成不吸收的 $Ca_3(PO_4)_2$ 和 H^+,而 H^+ 伴随 Cl^- 而被吸收。

水杨酸制剂如阿司匹林(乙酰水杨酸)在体内可迅速分解成水杨酸,它是一个有机酸,消耗血浆的 HCO_3^-,引起 AG 增加类正常血氯性代谢性酸中毒。

甲醇中毒时由于甲醇在体内代谢生成甲酸,可引起严重酸中毒,有的病例报告血 pH 可降至6.8。误饮含甲醇的工业酒精或将甲醇当作酒精饮用者可造成中毒。我国 1987 年曾发生过大批中毒病例。除甲醇的其他中毒危害外,AG 增加类正常血氯性代谢性酸中毒是急性中毒的重要死亡原因之一。积极作用 $NaHCO_3$ 抢救的道理就在于此。

酸性食物如蛋白质代谢最终可形成硫酸、酮酸等,当然,在正常人并无问题。但是当肾功能低下时,高蛋白饮食是可能导致代谢性酸中毒的。这也是 AG 增加类正常血氯性代谢性酸中毒。

输注氨基酸溶液或水解蛋白溶液过多时,亦可引起代谢性酸中毒,特别是氨基酸的盐酸盐,在代谢中会分解出 HCl 来。这些溶液制备时 pH 均调至 7.4,但其盐酸盐能在代谢中分解出盐酸这一点仍需注意。临床上根据情况给患者补充一定量 $NaHCO_3$ 的道理就在于此。

5.稀释性酸中毒

大量输入生理盐水,可以稀释体内的 HCO_3^- 并使 Cl^- 增加,因而引起 AG 正常类高血氯性代谢性酸中毒。

三、临床表现

随病因表现而不同,轻者常被原发病掩盖。主要表现:①呼吸深快,通气量增加,PCO_2 下降,可减轻 pH 下降幅度,有时呼气中带有酮味;②面部潮红、心率加快,血压常偏低,意识不清,甚至昏迷,患者常伴有严重缺水的症状;③心肌收缩力和周围血管对儿茶酚胺的敏感性降低,引起心律不齐和血管扩张,血压下降,急性肾功能不全和休克;④肌张力降低,腱反射减退和消失;⑤血液 pH、二氧化碳结合力(CO_2CP)、SB、BB、BE 均降低,血清 Cl^-、K^+ 可升高。尿液检查一般呈酸性反应。

四、诊断

根据患者有严重腹泻、肠瘘或输尿管乙状结肠吻合术等的病史,又有深而快的呼吸,即应怀疑有代谢性酸中毒。做血气分析可以明确诊断,并可了解代偿情况和酸中毒的严重。失代偿时,血液 pH 和 HCO_3^- 明显下降,PCO_3 正常;部分代偿时,血液 pH、HCO_3^- 和 PCO_2 均有一定程度的降低。如无条件进行此项测定,可做二氧化碳结合力的测定,也可确定诊断和大致判定酸中毒的程度。血清 Na^+、K^+、Cl^- 等的测定,也有助于判定病情。

五、治疗

(1)积极防治引起代谢性酸中毒的原发病,纠正水、电解质紊乱,恢复有效循环血量,改善组织血液灌流状况,改善肾功能等。

(2)给碱纠正代谢性酸中毒:严重酸中毒危及生命,则要及时给碱纠正。一般多用 $NaHCO_3$ 以补充 HCO_3^-,去缓冲 H^+。乳酸钠也可用,不过在肝功能不全或乳酸酸中毒时不用,因为乳酸钠经肝代谢方能生成 $NaHCO_3$。三羟甲基氨基甲烷(tris-hydroxymethyl Aminomethane,THAM 或 Tris)近来常用。它不含 Na^+、HCO_3^- 或 CO_2。其分子结构式为 $(CH_2OH)_3CNH_2$,它是以其 OH^- 去中和 H^+ 的。1 g $NaHCO_3$ 含有 11.9 mmol 的 HCO_3^-,1 g 乳酸钠相当于 9 mmol 的 HCO_3^-,1 gTHAM 相当于8.2 mmol 的 HCO_3^-。而 $NaHCO_3$ 溶液作用迅速、疗效确切、不良反应小。

纠正代谢性酸中毒时补充碱量可用下式计算:补充碱(mmol)=(正常 CO_2CP-测定 CO_2CP)×体重(kg)×0.2 或(正常 SB-测定 SB)×体重(kg)×0.2。

临床上可先补给计算量的 1/2~1/3,再结合症状及血液化验结果,调整补碱量。在纠正酸中毒时大量 K^+ 转移至细胞内,引起低血钾,要随时注意纠治低钾。

(3)处理酸中毒时的高钾血症和患者失钾时的低钾血症:酸中毒常伴有高钾血症,在给碱纠正酸中毒时,H^+ 从细胞内移至细胞外不断被缓冲,K^+ 则从细胞外重新移向细胞内从而使血钾回降。但需注意,有的代谢性酸中毒患者因有失钾情况存在,虽有酸中毒但伴随着低血钾。纠正其酸中毒时血清钾浓度更会进一步下降引起严重甚至致命的低血钾。这种情况见于糖尿病患者渗透性利尿而失钾,腹泻患者失钾等。纠正其酸中毒时需要依据血清钾下降程度适当补钾。

严重肾衰竭引起的酸中毒,则需进行腹膜透析或血液透析方能纠正其水、电解质、酸碱平衡及代谢尾产物潴留等紊乱。

（高　广）

第二节　代谢性碱中毒

一、定义

由于碱性物质摄入太多或固定酸大量丢失而引起血浆 HCO_3^- 浓度原发性增高,称为代谢性碱中毒。

二、病因和发病机制

(一)病因学

代碱的基本原因是失酸（H^+）或得碱（HCO_3^-）。常见于:①H^+ 丢失过多,如持续呕吐(幽门梗阻),持续胃肠减压等;②HCO_3^- 摄入过多,如消化性溃疡时大量服用碳酸氢钠;③利尿排氯过多,尿中 Cl^- 与 Na^+ 的丢失过多,形成低氯性碱中毒。当血浆 HCO_3^- 升高后,血 pH 升高,抑制呼吸中枢,呼吸变慢变浅,以保留 CO_2,使血液 H_2CO_3 增加以代偿。同时肾小管减少 H^+、NH_3 的生成,HCO_3^- 从尿排出增加,使得血浆中 HCO_3^-/H_2CO_3 的比值恢复 20:1。

(二)发病机制

1.氢离子丢失过多

(1)胃液丢失:常见于幽门梗阻或高位肠梗阻时的剧烈呕吐,直接丢失胃酸（HCl）。胃腺壁细胞生成 HCl,H^+ 是胃腺壁细胞由 $CO_2 + H_2O \rightarrow H_2CO_3 \rightarrow H^+ + HCO_3^-$ 反应而来,Cl^- 则来自血浆。壁细胞中有碳酸酐酶促进此反应能迅速进行。H^+ 与 Cl^- 在胃腺腔内形成 HCl 分泌入胃内。进入小肠后 HCl 与肠液、胰液、胆汁等碱性消化液中的 $NaHCO_3$ 中和。碱性液的分泌是受 H^+ 入肠的刺激引起的。因此,如果 HCl 因呕吐而丢失,则肠液中 $NaHCO_3$ 分泌减少,体内将有潴留;再者,已分泌入肠的 $NaHCO_3$ 不被 HCl 中和,势必引起肠液中 HCO_3^- 升高而使其重吸收增加。这就使血中 HCO_3^- 上升而导致代谢性碱中毒。

胃液大量丢失时可伴有 Cl^+、K^+ 的丢失和细胞外液容量减少,这些因素也与此时的代谢性碱中毒发生有关。低血 Cl^- 时,同符号负离子 HCO_3^- 增多以补偿之,低血 K^+ 时由于离子转移而 H^+ 移入细胞内,细胞外液容量减少时由于醛固酮分泌增多而促进 Na^+ 重吸收而促使 H^+ 和 K^+ 排出,这些均能引起代谢性碱中毒。

(2)肾脏排 H^+ 过多:肾脏排出 H^+ 过多主要是由于醛固酮分泌增加引起的。醛固酮能促进远曲小管和集合管排出 H^+ 及 K^+,而加强 Na^+ 的重吸收。H^+ 排出增多则由于 $H_2COH_3 \rightarrow H^+ + HCO_3^-$ 的反应,HCO_3^- 生成多,与 Na^+ 相伴而重吸收也增加,从而引起代谢性碱中毒,同时也伴有低钾血症。

醛固酮分泌增加见于下列情况：①原发性醛固酮增多症。②库欣综合征：常由垂体分泌ACTH的肿瘤、原发性肾上腺皮质增生或肿瘤等所引起。皮质醇等激素的生成和释放增多，皮质醇也有盐皮质激素的活性，故亦能导致代谢性碱中毒。③先天性肾上腺皮质增生：可分为两型，17-羟化酶缺乏型（非男性化）和11-羟化酶缺乏型（男性化）。因为这些酶缺乏而导致皮质醇合成减少，血中皮质醇水平下降反馈地引起垂体分泌过多ACTH，促进肾上腺皮质合成并分泌更多去氧皮质酮和皮质酮。DOC则具有明显的盐皮质激素活性。④Bartter综合征：这是以近球装置增生而肾素分泌增多为特点的综合征。通过肾素→血管紧张素→醛固酮系统引起醛固酮分泌增多，患者无高血压是因为其血管对血管紧张素Ⅱ的反应性降低。由于患者前列腺素分泌增多，故近年也提出交感神经兴奋而使前列腺素增多从而导致肾素分泌增多的机制。例如，使用吲哚美辛抑制前列腺素合成，可以降低患者肾素及醛固酮水平，并使代谢性碱中毒及 Na^+、K^+ 恢复正常。⑤近球装置肿瘤：其细胞能分泌大量肾素，引起高血压及代谢性碱中毒。⑥甘草及其制剂长期大量使用时，由于甘草酸具有盐皮质激素活性，故能引起类似醛固酮增多症时的代谢性碱中毒。⑦细胞外液容量减少时引起醛固酮分泌增多以加强 Na^+ 重吸收而保容量，可引起代谢性碱中毒。常见于呋塞米、依他尼酸等髓襻利尿剂时或大量胃液丧失时。此种情况下，细胞外液每减少 1 L，血浆 HCO_3^- 约增加1.4 mmol/L。呋塞米和依他尼酸除可使细胞外液减少外，其抑制肾小管髓襻升支对 Cl^-、Na^+ 的重吸收能导致到达远端曲管的 Na^+ 增多而使远端曲管排 H^+ 换 Na^+ 过程加强，这也与代谢性碱中毒的发生有关。⑧创伤和手术时的应激反应时有肾上腺皮质激素分泌增多，常伴以代谢性碱中毒。

2.碱性物质摄入过多

(1)碳酸氢盐摄入过多：例如，溃疡患者服用过量的碳酸氢钠，中和胃酸后导致肠内 $NaHCO_3$ 明显升高时，特别是肾功能有障碍的患者由于肾脏调节 HCO_3^- 的能力下降可导致碱中毒。此外，在纠正酸中毒时，输入碳酸氢钠过量也同样会导致碱中毒。

(2)乳酸钠摄入过多：经肝脏代谢生成 HCO_3^-。见于纠正酸中毒时输乳酸钠溶液过量。

(3)柠檬酸钠摄入过多：输血时所用液多用柠檬酸钠抗凝。每 500 mL 血液中有柠檬酸钠16.8 mEq，经肝代谢性可生成 HCO_3^-。故大量输血时（例如，快速输入 3 000～4 000 mL）可发生代谢性碱中毒。

3.缺钾

各种原因引起的血清钾减少，可引起血浆 $NaHCO_3$ 增多而发生代谢性碱中毒。其机制：①血清 K^+ 下降时，肾小管上皮细胞排 K^+ 相应减少而排 H^+ 增加，换回 Na^+、HCO_3^- 增加。此时的代谢性碱中毒，不像一般碱中毒时排碱性尿，它却排酸性尿，称为反常酸性尿。②血清钾下降时，由于离子交换，K^+ 移至细胞外以补充细胞外液的 K^+，而 H^+ 则进入细胞内以维持电中性，故导致代谢性碱中毒（此时细胞内却是酸中毒，当然细胞内冲物质可以缓冲进入细胞内的 H^+）。

4.缺氯

由于 Cl^- 是肾小管中唯一的容易与 Na^+ 相继重吸收的阴离子，当原尿中 Cl^- 降低时，肾小管便加强 H^+、K^+ 的排出以换回 Na^+，HCO_3^- 的重吸收增加，从而生成 $NaHCO_3$。因此，低氯血症时由于失 H^+、K^+ 而 $NaHCO_3$ 重吸收有增加，故能导致代谢性碱中毒。此时患者尿 Cl^- 是降低的。另外，前述之呋塞米及依他尼酸能抑制髓襻升支粗段对 Cl^- 的主动重吸收从而造成缺 Cl^-。此时远端曲管加强排 H^+、K^+ 以换回到达远端曲管过多的 Na^+。故同样可导致代谢性碱中毒。此时患者尿 Cl^- 是升高的。

呕吐失去 HCl,就是失 Cl^-,血浆及尿中 Cl^- 下降,通过上述原尿中 Cl^- 降低机制促使代谢性碱中毒发生。

三、临床表现

轻者只表现为原发病症状。严重者呼吸浅而慢,神经肌肉兴奋性增高,常有面部及四肢肌肉抽动、手足搐搦,口周手足麻木,其原因可能是由于蛋白结合钙增加、游离钙减少,碱中毒致乙酰胆碱释放增多。血红蛋白对氧的亲和力增加,致组织缺氧,出现头晕、躁动、谵妄乃至昏迷。伴低钾时,可有软瘫。

四、诊断及鉴别诊断

根据病史和临床表现可初步作出诊断,血气分析可以确定诊断及其严重程度。失代偿时,血液 pH 和 HCO_3^- 明显增高,PCO_2 正常;部分代偿时,血液 pH、HCO_3^- 和 PCO_2 均有一定程度的增高。

鉴别低氯性碱中毒和对氯无反应的碱中毒。前者见于各种血容量不足、失钾、失氯引起的碱中毒,尿氯<10 mmol/L,补给生理盐水后碱中毒可以纠正。后者见于醛固酮增多的内分泌疾病,尿氯>20 mmol/L,补给含氯溶液后无助于矫正碱中毒。

五、治疗

(1)积极防治引起代谢性碱中毒的原发病,消除病因。

(2)纠正低血钾症或低氯血症,如补充 KCl、NaCl、$CaCl_2$、NH_4Cl 等。其中 NH_4Cl 既能纠正碱中毒也能补充 Cl^-,不过肝功能障碍患者不宜使用,因 NH_4Cl 需经肝代谢。

(3)纠正碱中毒:轻度碱中毒可使用等渗盐水静脉滴注即可收效,盐水中 Cl^- 含量高于血清中 Cl^- 含量约 1/3,故能纠正低氯性碱中毒。重症碱中毒患者可给予一定量酸性药物,如精氨酸、氯化铵等。

计算需补给的酸量可采用下列公式:需补给的酸量(mmol)=(测得的 SB 或 CO_2CP^- 正常的 SB 或 CO_2CP)×体重(kg)×0.2。

可使用碳酸肝酶抑制剂如乙酰唑胺以抑制肾小管上皮细胞中 H_2CO_3 的合成,从而减少 H^+ 的排出和 HCO_3^- 的重吸收。也可使用稀 HCl 以中和体液中过多的 $NaHCO_3$。大约是 1 mmol 的酸可降低血浆 HCO_3^- 5 mmol/L 左右。醛固酮拮抗剂可减少 H^+、K^+ 从肾脏排出,也有一定疗效。

(梁凯峰)

第三节 呼吸性酸中毒

一、定义

呼吸性酸中毒是以原发的 PCO_2 增高及 pH 降低为特征的高碳酸血症。急性严重呼吸性酸中毒表现为呼吸急促、呼吸困难和明显的神经系统症状,如头痛、视物模糊、烦躁不安,甚至出现震颤、意识模糊、谵妄和昏迷。体检可发现视盘水肿、脑脊液压力增高和心律失常等。

二、病因和发病机制

(一)病因

呼吸性酸中毒为肺泡通气功能障碍所致。常见于:①呼吸中枢抑制,如麻醉药使用过量;②呼吸道梗阻,如喉痉挛、支气管痉挛、呼吸道烧伤及异物、溺水、颈部血肿或包块压迫气管等;③肺部疾病,如休克肺、肺水肿、肺不张、肺炎等;④胸部损伤:如手术、创伤、气胸、胸腔积液等。

(二)发病机制

1.呼吸中枢抑制

一些中枢神经系统的病变如延脑肿瘤、延脑型脊髓灰质炎、脑炎、脑膜炎、椎动脉栓塞或血栓形成、颅内压升高、颅脑外伤等时,呼吸中枢活动可受抑制,使通气减少而二氧化碳蓄积。此外,一些药物如麻醉剂、镇静剂、镇静剂(吗啡、巴比妥钠等)均有抑制呼吸的作用,剂量过大亦可引起通气不足。碳酸酐酶抑制剂如乙酰唑胺能引起代谢性酸中毒前已述及。它也能抑制红细胞中的碳酸酐酶而使二氧化碳在肺内从红细胞中释放减少,从而引起动脉血 PCO_2 升高。有酸中毒倾向的伤病员应慎用此药。

2.呼吸神经、肌肉功能障碍

呼吸神经、肌肉功能障碍见于脊髓灰质炎、急性感染性多发性神经炎肉毒中毒,重症肌无力,低钾血症或家族性周期性麻痹,高位脊髓损伤等。严重者呼吸肌可麻痹。

3.胸廓异常

胸廓异常影响呼吸运动常见的有脊柱后、侧凸,连枷胸,关系强直性脊柱炎,心肺性肥胖综合征等。

4.气道阻塞

气道阻塞常见的有异物阻塞、喉头水肿和呕吐物的吸入等。

5.广泛性肺疾病

广泛性肺疾病是呼吸性酸中毒的最常见的原因,包括慢性阻塞性肺病、支气管哮喘、严重间质性肺疾病等。这些病变均能严重妨碍肺泡通气。

6.二氧化碳吸入过多

二氧化碳吸入过多指吸入气中二氧化碳浓度过高,如坑道、坦克等空间狭小通风不良之环境中。此时肺泡通气量并不减少。

三、临床表现

在呼吸器官有病时如果发生急性呼吸性酸中毒则有呼吸加深加快、发绀及心跳加快等表现。若呼吸中枢因药物或二氧化碳蓄积受到抑制,就可能无呼吸加深加快的表现在外科手术中若气管内插管麻醉,能因通气不足而突然发生急性呼吸性酸中毒。当 $PCO_2 > 6.7$ kPa(50 mmHg)时血压明显上升 PCO_2 进一步升高,则血压反而下降,如未及时发现,由于酸中毒使 K^+ 向细胞外液转移过多过速则能出现急性高钾血症引发心室颤动或心脏停搏。所以在气管插管麻醉时如发现血压升高,应注意检查是否有通气不良或须更换钠石灰。

四、诊断

患者有呼吸功能受影响的病史,又出现一些呼吸性酸中毒的症状,即应怀疑有呼吸性酸中毒。

凡具有上述致病原因者,若血浆 $PaCO_2 > 6.0$ kPa(45 mmHg),则考虑呼酸的诊断。其中若 pH<7.35,为失代偿性;若 pH 在 7.35～7.45 者,为代偿性,此时需要与代碱相鉴别。此外,尚应判断 HCO_3^- 的代偿程度。若 $PaCO_2$ 上升 1.3 kPa(10 mmHg),HCO_3^- 上升 3 mmol,则为慢性呼酸;若 HCO_3^- 仅上升 1 mmol,则为急性呼酸或混合型酸碱失衡。

五、治疗

(1)积极防治引起的呼吸性酸中毒的原发病。

(2)改善肺泡通气,排出过多的二氧化碳。根据情况可行气管切开,人工呼吸,解除支气管痉挛,祛痰,给氧等措施,给氧时氧浓度不能太高,以免抑制呼吸。人工呼吸要适度,因为呼吸性酸中毒时 $NaHCO_3/H_2CO_3$ 中 H_2CO_3 原发性升高,NaH_2CO_3 呈代偿性继发性升高。如果通气过度则血浆 PCO_2 迅速下降,而 $NaHCO_3$ 仍在高水平,则患者转化为细胞外液碱中毒,脑脊液的情况也如此。可以引起低钾血症、血浆 Ca^{2+} 下降、中枢神经系统细胞外液碱中毒、昏迷甚至死亡。

(3)一般不给碱性药物,除非 pH 下降甚剧,因碳酸氢钠的应用只能暂时减轻酸血症,不宜长时间应用。酸中毒严重时如患者昏迷、心律失常,可给 THAM 治疗以中和过高的 H^+。$NaHCO_3$ 溶液亦可使用,不过必须保证在有充分的肺泡通气的条件下才可作用。因为给 $NaHCO_3$ 纠正呼吸性酸中毒体液中过高的 H^+,能生成二氧化碳,如不能充分排出,会使二氧化碳深度升高。

(高　广)

第四节　呼吸性碱中毒

一、定义

呼吸性碱中毒是以原发的 PCO_2 降低[<4.7 kPa(35 mmHg)]和 pH 增高[>7.5 kPa(56 mmHg)]为特征的低碳酸血症。

二、病因

(1)精神性过度通气:这是呼吸性碱中毒的常见原因,但一般均不严重。严重者可以有头晕、感觉异常,偶尔有搐搦。常见于癔症发作患者。

(2)代谢性过程异常:甲状腺功能亢进及发热等时,通气可明显增加超过了应排出的二氧化碳量。可导致呼吸性碱中毒,但一般也不严重。但都说明通气量并非单单取决于体液中 H^+ 和 PCO_2,也与代谢强度和需氧情况有关。此时的通气过度可能是肺血流量增多通过反射性反应引起的。

（3）乏氧性缺氧：乏氧性缺氧时的通气过度是对乏氧的代偿，但同时可以造成二氧化碳排出过多而发生呼吸性碱中毒。常见于进入高原、高山或高空的人；胸廓及肺病变如肺炎、肺栓塞、气胸、肺淤血等引起胸廓、肺血管或肺组织传入神经受刺激而反射性通气增加的患者。此外，有些先天性心脏病患者，由于右至左分流增加而导致低张性低氧血症也能出现过度通气。这些均引起血浆 H_2CO_3 下降而出现呼吸性碱中毒。

（4）中枢神经系统疾病：脑炎、脑膜炎、脑肿瘤、脑血管意外及颅脑损伤患者中有的呼吸中枢受到刺激而兴奋，出现通气过度。

（5）水杨酸中毒：水杨酸能直接刺激呼吸中枢使其兴奋性升高，对正常刺激的敏感性也升高。因而出现过度通气。

（6）革兰阴性杆菌败血症：革兰阴性杆菌进入血路而繁殖的患者，在体温血压还没有发生变化时即可出现明显的通气过度。PCO_2 有低至 2.3 kPa（17 mmHg）者。此变化非常有助于诊断。其机制尚不清楚，因为动物实验中未能成功复制此一现象。

（7）人工呼吸过度。

（8）肝硬化：肝硬化有腹水及血 NH_3 升高者可出现过度通气。可能是 NH_3 对呼吸中枢的刺激作用引起的。当然，腹水上抬横隔也有刺激呼吸的作用，但是非肝硬化的腹水患者却无过度通气的反应。

（9）代谢性酸中毒突然被纠正：例如，使用 $NaHCO_3$ 纠正代谢性酸中毒，细胞外液 HCO_3^- 浓度迅速升至正常，但通过血-脑屏障很慢，12～24 小时，此时脑内仍为代谢性酸中毒，故过度通气仍持续存在。这就造成 H_2CO_3 过低的呼吸性碱中毒。

（10）妊娠：有中等程度的通气增加，它超过二氧化碳产量，目前认为是黄体酮对呼吸中枢的刺激作用，一些合成的黄体酮制剂也有此作用。妊娠反应期因呕吐、饮食不足可发生酮症酸中毒，妊娠反应期过后则可发生呼吸性碱中毒，有时引起手足搐搦。

三、临床表现

（1）手、足、面部特别是口周麻木并有针刺样感觉。

（2）胸闷、胸痛、头晕、恐惧、甚至四肢抽搐。

（3）呼吸浅而慢。

（4）呼吸性碱中毒发生 6 小时以内者，肾脏尚显示出明显代偿功能时，称为急性呼吸性碱中毒，动脉血 PCO_2 降低，AB 血液 pH 可能在正常范围内，如 PCO_2 在 4.3 kPa（32 mmHg）以下，则血液 pH 高于 7.5 kPa（56 mmHg）。

呼吸性碱中毒发生 6 小时后，肾脏已显出代偿功能时，称为持续性呼吸性碱中毒，或称为慢性呼吸性碱中毒，此时动脉血 PCO_2 虽然仍低，但多半已得到完全代偿，pH 多处于正常范围。

四、诊断

（一）病史

注意询问有无呼吸活动增强及造成呼吸活动增强的可能原因，注意区分是原发还是继发，其发病是急性还是慢性，急性的发病变化快，机体的代偿来不及充分动员，其变化的特点和规律与慢性发病有很大的差异。

（二）体格检查

通气过度的患者多有明显的呼吸困难,并以急促的呼吸不伴明显发绀为特点,呼吸性碱中毒时由于中枢和末梢神经系统应激性增高可引起一系列症状表现,包括头晕,四肢和口周围区域感觉异常,肌肉痉挛和手足抽搐等,可有胸部闷胀或疼痛。此外,还可出现各种室上性及室性心律失常,呼吸性碱中毒可引起脑血流减少,脑血流减少也是神经系统功能异常的原因之一,据报道 PCO_2 下降 2.7 kPa（20 mmHg）时,脑血流量可减少 $35\%\sim40\%$,神经系统功能的异常主要发生在急性呼吸性碱中毒,而慢性呼吸性碱中毒时很少发生。

（三）实验室检查

血气分析能快速准确地判定血 pH、PCO_2 AB 和 SBBB 和 BE,有助于呼吸性碱中毒的诊断,在严重的呼吸性碱中毒患者可出现血浆磷酸盐明显降低,正常入血浆磷酸盐为 $2.5\sim4.5$ mg/dL,严重呼吸性碱中毒患者可减少至 $0.5\sim1.5$ mg/dL,这可能是细胞碱中毒使糖原分解增强,葡萄糖6-磷酸盐和 1,6-二磷酸果糖等磷酸化合物生成增加,由于磷的消耗致使细胞外液中的磷进入细胞内,此低磷会引起何种后果,目前尚未了解,一般无任何症状也无须特殊治疗,一般急性呼吸性碱中毒的患者,当 PCO_2 降低至 3.3 kPa（25 mmHg）以下时,脑脊液 pH 升高,而慢性呼吸性碱中毒时脑内的 pH 很少升高。

五、治疗

（1）积极防治原发病。

（2）降低患者的通气过度,如精神性通气过度可用镇静剂。

（3）为提高血液 PCO_2 可用纸袋或长筒袋罩住口鼻,以增加呼吸道无效腔,减少 CO_2 的呼出和丧失。也可吸入含 $5\%CO_2$ 的氧气,达到对症治疗的作用。

（4）手足搐搦者可静脉适量补给钙剂以增加血浆 Ca^{2+}（缓注 10% 葡萄糖酸钙 10 mL）。

（高　广）

第五节　混合型酸碱平衡失调

混合型酸碱平衡失调可以有不同的组合形式,通常把 2 种酸中毒或 2 种碱中毒合并存在,使 pH 向同一方向移动的情况称为酸碱一致型或相加性酸碱平衡失调。如果是一个酸中毒与一种碱中毒合并存在,使 pH 向相反的方向移动时,称为酸碱混合型或相消性酸碱平衡失调。

一、酸碱一致型

呼吸性酸中毒合并代谢性酸中毒（表 4-1）

二、呼吸性碱中毒合并代谢性碱中毒

见表 4-2。

表 4-1　呼吸性酸中毒合并代谢性酸中毒的原因和特点

原因	表现
呼吸心搏骤停	pH 下降显著
慢性阻塞性肺疾病并发心力衰竭或休克	$PaCO_2$ 升高
糖尿病酮症酸中毒合并肺部感染引起呼吸衰竭	血浆 HCO_3^- 降低,AG 增大,血 K^+ 浓度升高

表 4-2　呼吸性碱中毒合并代谢性碱中毒的原因和特点

原因	表现
高热合并呕吐	pH 明显升高
肝硬化应用利尿剂治疗	$PaCO_2$ 降低
糖尿病酮症酸中毒合并肺部感染引起呼吸衰竭	血浆 HCO_3^- 升高,血 K^+ 浓度降低

三、酸碱混合型

(一)呼吸性酸中毒合并代谢性碱中毒

见表 4-3。

表 4-3　呼吸性酸中毒合并代谢性碱中毒的原因和特点

原因	表现
慢性阻塞性肺疾病应用利尿剂	pH 不变,或略升高、降低
慢性阻塞性肺疾病合并呕吐	$PaCO_2$ 升高
糖尿病酮症酸中毒合并肺部感染引起呼吸衰竭	血浆 HCO_3^- 升高

(二)呼吸性碱中毒合并代谢性酸中毒

见表 4-4。

表 4-4　呼吸性碱中毒合并代谢性酸中毒的原因和特点

原因	表现
肾衰竭合并感染	pH 不变,或略升高、降低
肝功能衰竭合并感染	$PaCO_2$ 明显降低
水杨酸中毒	血浆 HCO_3^- 明显降低

(三)代谢性酸中毒合并代谢性碱中毒

见表 4-5。

表 4-5　代谢性酸中毒合并代谢性碱中毒的原因和特点

原因	表现
肾衰竭出现频繁呕吐	pH 变化不定
剧烈呕吐伴有严重腹泻	$PaCO_2$ 变化不定,血浆 HCO_3^- 变化不定

　　但是,在同一患者体内不可能同时发生二氧化碳过多又过少,故呼吸性酸中毒和呼吸性碱中毒不会同时发生。此外,在某些患者还可能发生:①呼吸性酸中毒合并代谢性酸中毒和代谢性碱

中毒；②呼吸性碱中毒合并代谢性酸中毒和代谢性碱中毒的三重性酸碱平衡紊乱,使患者的病理生理变化更为复杂。

需要指出的是,无论是单纯性或是混合型酸碱平衡紊乱,都不是一成不变的,随着疾病的发展,治疗措施的影响,原有的酸碱失衡可被纠正,也可能转变或合并其他类型的酸碱平衡紊乱。因此,在诊断和治疗酸碱平衡紊乱时,一定要密切结合患者的病史,观测血 pH、PaCO₂ 及 HCO₃⁻ 的动态变化,综合分析病情,及时作出正确诊断和适当治疗。治疗包括：①积极治疗原发病,保持呼吸道通畅,必要时给以人工辅助通气,使 pH 正常。②对高 AG 性代谢性酸中毒,以纠正缺氧、控制感染和改善循环为主；经机械通气改善肺氧合功能后,代谢性酸中毒亦可减轻或纠正,仅少数患者需补碱性药物。③碱性药物应在保证通气的前提下使用。pH 明显低下时应立即用碱性药物。

（高　广）

第五章 急性中毒

第一节 药物中毒

一、概述

药物中毒是指进入人体的药物达到中毒剂量,产生组织和器官损害的急性综合征。最常见的药物中毒品种是镇静催眠药,分为苯二氮䓬类、巴比妥类、非巴比妥非苯二氮䓬类。其中以苯二氮䓬类(如地西泮)中毒最多见,次之为解热镇痛药和抗精神病药等。一般药源性中毒多是药物用法不当,如药物过量或滥用药物所致。

不同类型的药物中毒,其中毒特点与机制也各异。

(1)镇静催眠药及抗精神病药中毒严重时,可导致呼吸抑制、休克、昏迷。口服巴比妥类药物2～5倍催眠剂量可致中毒,10～20倍可致深昏迷、呼吸抑制。苯二氮䓬类药物一次剂量达0.05～1.00 g可致中毒甚或致死。抗精神病药中,吩噻嗪类药物2～4 g可有急性中毒反应。三环类抗抑郁药中毒,易致恶性心律失常,1.5～3.0 g可致严重中毒而死亡。对氯丙嗪类敏感者可能发生剥脱性皮炎、粒细胞缺乏症、胆汁淤积性肝炎。

(2)解热镇痛药中毒可致粒细胞减少、肾损害、出血倾向、胃肠道损害甚至出现消化道应激性溃疡出血,其中对乙酰氨基酚中毒可致明显肝功能损害。

(3)心血管系统用药中毒易致心律失常、低血压,其中洋地黄类中毒可致恶心、呕吐等胃肠道症状及室性期前收缩、室性心动过速和心动过缓等严重心律失常。胺碘酮中毒可致房室传导阻滞、室性心动过速等恶性心律失常及肺纤维化。降压药中毒可致严重低血压。抗胆碱药阿托品中毒可致口干、瞳孔扩大、心动过速甚至惊厥、昏迷。

二、判断

药物中毒判断要点如下。

(一)判断是否为药物中毒及药物种类

(1)由知情者提供药物接触史,是目前重要的诊断依据。

(2)通过典型症状判断,如嗜睡、昏迷者考虑镇静催眠药或抗精神病药中毒;惊厥者考虑中枢兴奋药过量;瞳孔扩大者怀疑为阿托品、麻黄碱等中毒。

（3）实验室检查：胃液、尿液、血液中药物浓度测定对诊断有参考意义。

（二）判断病情的轻重

大致分为轻、重两种程度，注意初期表现为轻症者病情可能会随着药物吸收发生进展，药物毒性、摄入量及药物半衰期对病情影响较大。

1.轻度中毒

无意识障碍或轻度意识障碍，呼吸、循环、氧合等重要生命体征及生理指标稳定。

2.重度中毒

出现严重意识障碍、呼吸抑制、呼吸衰竭、循环衰竭、心律失常等，或伴发严重并发症，或有严重生理功能紊乱及脏器功能不全。

三、急救

药物中毒需要及时进行现场急救，病情属于重度者或判断药物摄入量偏大者应送往医院做进一步救治。

（一）现场急救

重点在于维持呼吸循环功能及清除摄入药物。

1.维护呼吸功能

药物中毒常可导致意识障碍及呼吸抑制，所以应重视对呼吸衰竭的防治。

（1）保持气道通畅：有意识障碍或呼吸抑制者取平卧位，头偏向一侧，及时清除气道分泌物及呕吐物，避免误吸，必要时使用舌钳或置口咽管避免舌后坠。

（2）给予吸氧治疗。

（3）建立人工气道：对深昏迷、气道分泌物多或已出现呼吸衰竭者，尽早行气管插管、人工通气。

2.监测循环功能

（1）监测血压水平，休克者可取平卧位或头低脚高位，以增加回心血量及改善脑供血。

（2）给予心脏监护，警惕发生恶性心律失常。

（3）尽快建立静脉通道，以便及时输液维持血容量，救治呼吸、循环衰竭，使用解毒剂。

3.清除摄入药物

（1）催吐：适用于口服中毒后神志清楚且生命体征稳定者。

（2）洗胃：对服药量大者及时洗胃，药物中毒后胃排空可能延迟，不可拘泥于常规洗胃时间，对中毒较久者仍应考虑洗胃。

（3）导泻：给予50%硫酸镁或硫酸钠导泻以利药物尽快排出。

（4）药用炭吸附：有条件可于催吐、洗胃时使用或之后服用。

（二）药物治疗

重点在于稳定呼吸、循环功能及使用特效解毒剂。

1.稳定呼吸循环功能

在保持呼吸道通畅的基础上，可使用呼吸兴奋剂；呼吸衰竭者及时行气管插管、人工通气。血压低者，可补充血容量，必要时使用血管活性药物如多巴胺 $10\sim20~\mu g/(kg\cdot min)$ 和/或去甲肾上腺素 $0.05\sim1.50~\mu g/(kg\cdot min)$ 维持血压；注意吩噻嗪类及三环类抗精神病药物中毒，可通过对 α 肾上腺素能阻滞作用导致血管扩张及血压下降，不宜使用多巴胺，可用 α 受体兴奋剂，如重酒石酸间羟胺、去甲肾上腺素维持血压。心律失常者给予针对性处理。

2.使用特效解毒剂

(1)镇静与催眠药中毒:应立即给予纳洛酮 1～2 mg,静脉注射,2～5 分钟重复,总量可用到 20 mg,可缩短昏迷时间。

(2)苯二氮䓬类药物中毒:可用氟马西尼拮抗,先静脉注射 0.2 mg,此后可每 15 分钟重复用一次,总量可达 2.0 mg/d。

(3)吩噻嗪类药物中毒:可用盐酸哌甲酯(利他林)40～100 mg,肌内注射,并可重复使用。

(4)三环类抗抑郁药中毒:所致室性心律失常,可用利多卡因控制,静脉注射 50～75 mg 后以 1～4 mg/min 维持静脉滴注。

(5)洋地黄类、胺碘酮等抗心律失常药所致心动过缓、房室传导阻滞,可予阿托品、异丙肾上腺素控制。

(6)对乙酰氨基酚中毒:可用乙酰半胱氨酸减轻肝脏损害,具体用法为第一次口服 140 mg/kg,之后每 4 小时口服 70 mg/kg,共服 17 次。

(7)阿托品中毒:可用新斯的明拮抗,每次 0.5～1.0 mg,肌内注射,每 3～4 小时重复。

3.加速药物排泄

可考虑在补液基础上碱化尿液、利尿。

4.对症支持疗法

中毒性脑病有脑水肿者可用甘露醇、地塞米松脱水;高热者物理降温;另注意防治肺部感染,维持内环境稳定,维护肝、肾等重要脏器功能。

5.特殊治疗

重症可考虑行血液透析、血液灌流、血浆置换等血液净化治疗。

四、注意

药物中毒初步急救中应注意以下要点。

(一)预防工作

加强镇静催眠药处方、使用、保管的管理,临床要慎重用药,规范用药。

(二)急救重点

1.初期

(1)注意对呼吸、循环衰竭的防治。

(2)尽量清除药物,减少后续吸收。

(3)使用拮抗剂。

2.后期

(1)加强对症支持疗法。

(2)注意并发症的防治。

(李晓辉)

第二节 农药中毒

一、急性有机磷农药中毒

急性有机磷农药中毒(acute organophosphorus pesticides poisoning,AOPP)主要是有机磷农药通过抑制体内胆碱酯酶(ChE)活性,失去分解乙酰胆碱(ACh)能力,引起体内生理效应部位ACh大量蓄积,使胆碱能神经持续过度兴奋,导致先兴奋后衰竭的一系列毒蕈碱样、烟碱样和中枢神经系统等中毒症状和体征。严重者,常死于呼吸衰竭。

(一)诊断要点

1.有机磷农药接触史

有机磷农药接触史是确诊 AOPP 的主要依据,尤其是对无典型中毒症状或体征者更为重要。在日常生活中的急性中毒主要是由于误服、自服或饮用被农药污染的水源或食入污染的食品;也有因滥用农药治疗皮肤病或驱虫而发生中毒的。常见的有机磷农药如下。①剧毒类:LD_{50}<10 mg/kg,如对硫磷、内吸磷、甲拌磷、速灭磷和特普等;②高毒类:LD_{50} 10~100 mg/kg,如甲基对硫磷、甲胺磷、氧乐果、敌敌畏、磷胺、久效磷等;③中度毒类:LD_{50} 100~1 000 mg/kg,如乐果、倍硫磷、除线磷、敌百虫等;④低毒类:LD_{50} 1 000~5 000 mg/kg,如马拉硫磷、肟硫磷(辛硫磷)、碘硫磷等。我国为保护粮食、蔬菜和水果等农产品的质量安全,从 2007 年起停止使用对硫磷、甲基对硫磷、甲胺磷、磷胺和久效磷 5 种高毒有机磷农药。

2.临床表现特点

经皮肤吸收中毒,一般在接触 2~6 小时发病,口服中毒在 10 分钟至 2 小时出现症状。一旦中毒症状(急性胆碱能危象)出现后,病情迅速发展。其典型症状和体征:流涎、大汗、瞳孔缩小和肌颤(肉跳)。一般当出现上述症状或体征和有农药接触史,可诊断为 AOPP;如 4 个症状或体征中仅出现 3 个,也应考虑为 AOPP。

(1)急性胆碱能危象:①毒蕈碱样症状,又称 M 样症状,主要是副交感神经末梢过度兴奋,产生类似毒蕈碱样作用,表现为平滑肌痉挛和腺体分泌增加。先有恶心、呕吐、腹痛、多汗,尚有流泪、流涕、流涎、腹泻、尿频、大小便失禁、心跳减慢和瞳孔缩小;支气管痉挛和分泌物增加、咳嗽、气促,严重者出现肺水肿。②烟碱样症状,又称 N 样症状,ACh 在横纹肌神经-肌肉接头处过多蓄积和刺激,使面、眼睑、舌、四肢和全身横纹肌发生肌纤维颤动,甚至全身肌肉强直性痉挛、全身紧缩和压迫感,而后发生肌力减退和瘫痪。呼吸肌麻痹引起周围性呼吸衰竭。交感神经节受ACh 刺激,其节后交感神经纤维末梢释放儿茶酚胺,表现为血压升高和心律失常。③中枢神经系统症状由过多 ACh 刺激导致,表现为头晕、头痛、疲乏、共济失调、烦躁不安、谵妄、抽搐和昏迷;有的发生呼吸,循环衰竭死亡。

(2)中间型综合征:多发生于重度 AOPP(甲胺磷、乐果、敌敌畏、久效磷等)中毒后 24~96 小时,在胆碱能危象和迟发性多发性神经病之间,故称中间型综合征,但并非每个中毒者均发生。发病时胆碱能危象多已控制,表现以肌无力最为突出。涉及颈肌、肢体近端肌、脑神经Ⅲ~Ⅶ和Ⅹ所支配的肌肉,重者累及呼吸肌。表现:抬头困难、肩外展受限;眼外展及眼球活动受限,眼睑下垂,睁眼困难,复视;颜面肌、咀嚼肌无力、声音嘶哑和吞咽困难;呼吸肌麻痹则有呼吸困难、频率减慢、胸廓运动幅度逐渐变浅,进行性缺氧致意识障碍、昏迷以至死亡。ChE 活性明显低于正常。一般维持 2~20 天,个别可长达 1 个月。其发病机制与 ChE 长期受抑制,影响神经肌肉接头处突触后功能有关。

(3)迟发性多发性神经病:AOPP 患者症状消失后 2~3 周出现迟发性神经损害,表现为感觉、运动型多发性神经病变,主要累及肢体末端,发生下肢瘫痪、四肢肌肉萎缩等。全血 ChE 活性正常,神经-肌电图检查提示神经源性损害。目前认为此种病变不是 ChE 受抑制引起,可能是由于有机磷农药抑制神经靶酯酶(NTE)使其老化所致。多发生于甲胺磷、敌敌畏、乐果和敌百虫等有机磷农药重、中度中毒的患者。

3.实验室检查

(1)全血胆碱酯酶活力测定:ChE 活性测定不仅是诊断 AOPP 的一项可靠检查,而且是判断中毒程度、指导用药、观察疗效和判断预后的重要参考指标。

(2)有机磷农药的鉴定:当中毒者使用或服用的农药或毒物种类不清时,可对其剩余物进行鉴定。

(3)尿中有机磷农药分解产物测定:如对硫磷中毒尿中测到对硝基酚,敌百虫中毒尿中三氯乙醇增加。

4.急性中毒程度分级

(1)轻度中毒:仅有 M 样症状,全血 ChE 活力为 70%~50%。

(2)中度中毒:M 样症状加重,出现 N 样症状,ChE 活力为 30%~50%。

(3)重度中毒:除 M、N 样症状外,合并肺水肿、抽搐、意识障碍、呼吸肌麻痹和脑水肿,ChE 活力<30%。

(二)治疗要点

1.迅速清除毒物

将中毒者移离染毒环境,脱去污染衣物,用清水彻底清洗染毒的皮肤、指甲下和毛发。经口中毒者尽早洗胃,原则是宜用粗胃管反复洗胃,持续引流,即首次洗胃后保留胃管,间隔 3~4 小时重复洗胃,洗至引出液清澈、无味为止,洗胃液总量一般需要 10 L 左右。洗胃液可用清水、2% 碳酸氢钠溶液(敌百虫忌用)或 1∶5 000 高锰酸钾溶液(对硫磷忌用)。应待病情好转、ChE 活力基本恢复正常方可拔掉胃管。洗胃后注入 20% 甘露醇 250 mL 或 50% 硫酸钠 60~100 mL 导泻。如因喉头水肿或痉挛,不能插入胃管,或饱食后胃管阻塞,可胃造瘘洗胃。

2.特效解毒剂的应用

在清除毒物过程中,应同时使用胆碱酯酶重活化剂和抗胆碱药治疗。用药原则:根据病情早期、足量、联合和重复应用解毒药,并且选用合理用药途径及择期停药。

(1)ChE 复能药:国内常用的有氯解磷定和碘解磷定,前者为首选。氯解磷定的首次用量:轻度中毒 0.5~1.0 g,中度中毒 1.0~2.0 g,重度中毒 2.0~3.0 g,肌内注射或静脉注射。碘解磷定的剂量按氯解磷定剂量折算,1 g 氯解磷定相当于 1.5 g 碘解磷定,本品只能静脉应用。碘解磷定的首次用量:轻度中毒 0.4~0.8 g,中度中毒 0.8~1.2 g,重度中毒 1.2~1.6 g。首次给药要足量,旨在使解毒剂短时间内尽快达到有效血药浓度。应用 ChE 复能药后,N 样症状如肌颤等消失和全血 ChE 活性恢复至 50% 以上时,显示 ChE 复能药用药剂量足,可暂停给药。如未出现上述指标,应尽快补充用药,再给首次半量。如洗胃彻底,轻度中毒无须重复用药;中度中毒首次足量给药后一般重复 1~2 次即可;重度中毒首次给药后 30~60 分钟未出现药物足量指征时应重复用药。

对 AOPP 中间综合征致呼吸衰竭患者,推荐用突击量氯解磷定静脉注射或肌内注射;1 g 每小时 1 次,连用 3 次;接着 2 小时 1 次,连用 3 次;以后每 4 小时 1 次,直到 24 小时;24 小时后,每 4 小时 1 次,用 2～3 天为 1 个疗程;以后按 4～6 小时 1 次,时间视病情而定。胆碱酯酶活力达到 50%～60%时停药。

ChE 复能药对甲拌磷、对硫磷、内吸磷、甲胺磷、碘依可酯和肟硫磷等中毒疗效好,对敌敌畏、敌百虫中毒疗效差,对乐果和马拉硫磷中毒疗效不明显。对中毒 24 小时后已老化的 ChE 无复活作用。对 ChE 复能药疗效不佳者,以抗胆碱药和对症治疗为主。

(2)抗胆碱药:①外周性抗胆碱药:主要作用于外周 M 受体,能缓解 M 样症状,对 N 受体无明显作用。常用阿托品,首次用量:轻度中毒 2.0～4.0 mg,中度中毒 5.0～10.0 mg,重度中毒 10.0～20.0 mg,依病情每 10～30 分钟或 1～2 小时给药 1 次,直至患者 M 样症状消失或出现"阿托品化"。阿托品化指征为口干、皮肤干燥、心率稍快(90～100 次/分)、瞳孔较前扩大和肺湿啰音消失,显示抗胆碱药用量足,此时,可暂停给药或给予维持量。如未出现上述指标,应尽快补充用药至出现上述指标为止。当中毒晚期 ChE 已"老化"或其活性低于 50%时,应给予适量抗胆碱药维持"阿托品化",直至全血 ChE 活性恢复至 50%～60%以上为止。如出现瞳孔明显扩大、神志模糊、烦躁不安、抽搐、昏迷和尿潴留等为阿托品中毒,立即停用阿托品。②中枢性抗胆碱药:如东莨菪碱、苯那辛、苯扎托品等,对中枢 M 和 N 受体作用强,对外周 M 受体作用弱。东莨菪碱首次用量:轻度中毒 0.3～0.5 mg,中度中毒 0.5～1.0 mg,重度中毒 2.0～4.0 mg。盐酸戊乙奎醚(长托宁)对外周 M 受体和中枢 M、N 受体均有作用,但选择性作用于 M_1、M_3 受体亚型,对 M_2 受体作用极弱,对心率无明显影响;较阿托品作用强,有效剂量小,作用时间(半衰期 6～8 小时)长,不良反应少。首次用量:轻度中毒 1.0～2.0 mg,中度中毒 2.0～4.0 mg,重度中毒 4.0～6.0 mg。首次用药需与氯解磷定合用。

当中毒患者经急救治疗后,主要的中毒症状基本消失,全血 ChE 活性恢复至 50%～60%以上时,可停药观察;如停药 12～24 小时,其 ChE 活性仍保持在 60%以上时,可出院。但重度中毒患者通常至少观察 3～7 天再出院。

3.对症支持治疗

对症支持治疗手段:①保持呼吸道通畅,吸除气道分泌物,给氧;对昏迷患者,须气管插管,呼吸衰竭时进行人工通气。②维持循环功能,包括抗休克治疗、纠正心律失常等。③镇静抗惊,早期使用地西泮,能间接抑制中枢乙酰胆碱的释放,并通过阻滞钙通道抑制神经末梢发放异常冲动,保护神经肌肉接头。AOPP 使用地西泮可起到镇静、抗焦虑、肌肉松弛、抗惊厥和保护心肌的作用。可用于经解毒治疗后仍有烦躁不安、抽搐的患者,用法为 10～20 mg 肌内注射或静脉注射,必要时可重复。④防治脑水肿、抗感染,维持水、电解质、酸碱平衡等。

4.血液净化疗法

对重度中毒,尤其是就医较迟、洗胃不彻底、吸收毒物较多者,可行血液灌流或血浆置换治疗。

二、拟除虫菊酯类农药中毒

(一)诊断要点

1.病史

有短期密切接触较大剂量或口服拟除虫菊酯类农药史,如溴氰菊酯(敌杀死)、氰戊菊酯(速灭杀丁)、氯氰菊酯(灭百可)等。

2.临床表现特点

(1)生产性中毒:潜伏期短者1小时,长者可达24小时,平均6小时。田间施药中毒多在4～6小时起病,主要表现为皮肤黏膜刺激症状,体表污染区感觉异常(颜面、四肢裸露部位及阴囊等处),包括麻木、烧灼感、瘙痒、针刺和蚁行感等,是周围神经兴奋性增高的表现,停止接触数小时即可消失。常有面红、流泪和结膜充血,部分病例局部有红色丘疹样皮损。眼内污染立即引起眼痛、畏光、流泪、眼睑红肿和球结膜充血。呼吸道吸收可刺激鼻黏膜引发喷嚏、流涕,并有咳嗽和咽充血。全身中毒症状相对较轻(最迟48小时后出现),多为头晕、头痛、乏力、肌束震颤及恶心、呕吐等一般神经和消化道症状,但严重者也有流涎、肌肉抽动甚至抽搐,伴意识障碍和昏迷。

(2)口服中毒:多在10分钟至1小时出现中毒症状,先为上腹部灼痛、恶心、呕吐等消化道症状,可发生糜烂性胃炎。继而食欲缺乏、精神萎靡或肌束震颤,部分患者口腔分泌物增多,尚可有胸闷、肢端发麻、心慌、视物模糊、多汗等。重度中毒者出现阵发性抽搐,类似癫痫大发作,抽搐时上肢屈曲痉挛、下肢挺直、角弓反张,伴意识丧失,持续0.5～2.0分钟,抽搐频繁者每天发作可多达10～30次,各种镇静、止痉剂常不能明显奏效,可持续10～20天。也有无抽搐即意识障碍直至昏迷者。对心血管的作用一般是先抑制后兴奋,开始心率减慢,血压偏低,其后可转为心率增快和血压升高,部分病例尚伴其他心律失常。个别病例有中毒性肺水肿。

3.实验室检查

(1)毒物检测:拟除虫菊酯原形物质排泄迅速,停止接触12小时后在接触人员的尿中就难以测出。但其代谢产物可检测出的时间较长(2～5天)。有条件时可做毒物或其代谢产物检测。

(2)全血ChE活性:无明显变化,有助于与急性有机磷农药中毒(AOPP)鉴别。

(3)心电图检查:少数中毒患者ST段下降及T波低平,窦性心动过缓或过速,室性期前收缩或房室传导阻滞等。

4.急性中毒分级

(1)轻度中毒:常有头晕、头痛、恶心、呕吐、食欲缺乏、乏力、流涎、心慌、视物模糊、精神萎靡等,但体检无阳性发现。口服中毒者消化道症状更明显,可有上腹部灼痛及腹泻等。

(2)中度中毒:除上述症状外,尚有嗜睡、胸闷、四肢肌肉震颤、心律失常、肺部啰音等。

(3)重度中毒:有呼吸增快、呼吸困难、心悸、脉搏增快、血压下降、阵发性抽搐或惊厥、角弓反张、发绀、肺水肿和昏迷等。病情迁延多日,危重者可致死亡。

5.鉴别诊断

需要鉴别的疾病有中暑、上呼吸道感染、食物中毒、脑卒中、原发性癫痫或其他急性农药中毒等。因本品的气味与有机磷相似,尤其应与AOPP相鉴别,除依据接触史外,本品中毒全血ChE活性大多正常,且多数不能耐受5 mg以上阿托品治疗,一般预后较好,毒物检测有助于鉴别。

(二)治疗要点

1.清除毒物

生产性中毒者,应立即脱离现场,将患者移至空气新鲜处,脱去染毒的衣物。口服中毒者用肥皂水或2%～4%碳酸氢钠溶液彻底洗胃,然后用50%硫酸钠40～60 mL导泻,并经胃管灌入活性炭50～100 g吸附残余毒物。对有频繁抽搐、意识障碍或昏迷、中毒性肺水肿等表现的严重中毒病例,应尽早做血液灌流或血液透析治疗。

2.控制抽搐

常用地西泮或巴比妥类肌内注射或静脉注射。抽搐未发生前可预防性使用,控制后应维持用药防治再抽搐。抽搐发作时,可用地西泮10～20 mg或异戊巴比妥钠(阿米妥)0.1～0.3 g静脉注射。亦可用苯妥英钠0.1～0.2 g肌内注射或静脉注射,本品尚可诱导肝微粒体酶系,有利于加速拟除虫菊酯类农药的代谢解毒。

3.解毒治疗

无特效解毒剂,下述药物可试用。

(1)中枢性肌松剂:美索巴莫(舒筋灵)0.5 g肌内注射,或贝克洛芬10 mg肌内注射,每天2次,连用3天。

(2)中药葛根素和丹参:对试验中毒动物有保护和治疗作用,已试用于临床,对控制症状和缩短疗程有一定的疗效。葛根素静脉滴注5 mg/kg,2～4小时重复1次,24小时用量不宜大于20 mg/kg,症状改善后改为每天1～2次,直至症状消失。亦可用复方丹参注射液治疗。

(3)阿托品:只能用于控制流涎和出汗等症状,0.5～1.0 mg肌内注射,发生肺水肿时可增大至每次1～2 mg,但总量不宜过大,达到控制症状即可。切不可企图用阿托品来做解毒治疗,否则将加重抽搐,甚至促进死亡。

4.其他

对症支持治疗。

三、百草枯中毒

百草枯(paraquat,PQ)又称克芜踪、对草快,是目前最常用的除草剂。可经消化道、呼吸道和皮肤黏膜吸收,常因防护不当或误服致中毒。人口服致死量1～3 g。中毒死亡率高达30%～50%。

(一)诊断要点

1.临床表现特点

百草枯中毒的特征是多脏器损伤和衰竭,最常见者为肾、肝和肺损伤,死亡主要原因是呼吸衰竭。

(1)消化系统:经口中毒者有口腔烧灼感,口腔、食管黏膜糜烂溃疡、恶心、呕吐、腹痛、腹泻,甚至呕血、便血等。严重者发生中毒性肝病,表现为肝区疼痛、肝大、黄疸和肝功能异常、肝衰竭等。

(2)中枢神经系统:表现为头晕、头痛、四肢麻木、肌肉痉挛、烦躁、抽搐、幻觉、恐惧、昏迷等。

(3)肾脏:表现为肾区叩痛,尿蛋白阳性,血BUN、Cr升高。严重者发生急性肾衰竭。

(4)肺脏:肺损伤是最突出和最严重的改变,表现为胸痛、发绀、呼吸困难,早期多为刺激性咳嗽,呼吸音减低,两肺可闻及干湿啰音。大量口服者,24小时内可出现肺水肿、出血,常在1～3天因ARDS而死亡。非大量摄入或经皮缓慢吸收者多呈亚急性经过,服药后有一个相对无症状期,于3～5天出现胸闷、憋气,2～3周呼吸困难达高峰,患者往往在此期死于肺功能衰竭。少数患者可发生气胸、纵隔气肿等并发症。胸部X线显示病变局限或弥漫,口服达致死量者X线多呈弥漫性改变,中毒早期(3天至1周),主要为肺纹理增多,肺野呈磨玻璃样改变,严重者两肺广泛高密度影,形成"白肺",同时出现肺实变,部分小囊肿;中毒中期(1～2周),肺大片实变,肺泡结节,同时出现部分肺纤维化。中毒后期(2周后)呈局限或弥漫性网状纤维化。动脉血气分析呈低氧血症。

(5)皮肤、黏膜:接触浓缩液可以引起皮肤的刺激、烧灼,1～3天逐渐出现皮肤烧伤,表现为红斑、水疱、溃疡等。高浓度百草枯接触指甲后,可使指甲出现白点,甚至横断、脱落。眼结膜、角膜接触百草枯后,可引起严重的炎性改变,24小时后逐渐加重,形成溃疡,甚至继发虹膜炎,影响视力,另外可有鼻、喉刺激,鼻出血等。

2.临床分型

(1)轻型:百草枯摄入量<20 mg/kg,患者除胃肠道症状外,其他症状不明显,多数患者能够完全恢复。

(2)中到重型:摄入量20～40 mg/kg,患者除胃肠道症状外可出现多系统受累表现,1～4天内出现肾功能、肝功能损伤,数天至2周出现肺部损伤,多数于2～3周死于肺功能衰竭。

(3)暴发型:摄入量>40 mg/kg,严重的胃肠道症状,4天内死于多脏器功能衰竭。

(二)治疗要点

百草枯中毒无特效解毒剂,治疗以减少毒物吸收、促进体内毒物清除和对症支持为主。

1.阻止毒物继续吸收

彻底清洗被污染的皮肤、黏膜和眼睛。经口中毒者,立即催吐,尽早彻底洗胃,可用清水或2%碳酸氢钠溶液。洗毕后用30%漂白土、皂土或活性炭60 g灌胃,以吸附胃肠内的百草枯,再予以硫酸镁、硫酸钠或20%甘露醇导泻,重复应用,直至粪便中出现吸附剂。

2.清除已吸收的毒物

尽早行血液净化治疗,以血液灌流效果最好,每天1次,持续1周左右。也可采用血浆置换,每天或隔天1次,直至病情缓解。

3.防治毒物损伤

及早应用自由基清除剂,如维生素C、维生素E、维生素A,还原型谷胱甘肽、乙酰半胱氨酸等。早期应用糖皮质激素和免疫抑制剂可能对患者有效,可选用甲泼尼龙、地塞米松、硫唑嘌呤、环磷酰胺等。丹参、川芎、银杏叶提取物等能对抗自由基、抑制纤维化,可以试用。

4.对症支持治疗

包括保护胃黏膜、防治感染、防治肾损伤、呼吸支持治疗等。

5.其他

避免高浓度氧吸入,以免加重肺损伤,除非PaO_2<5.3 kPa(40 mmHg)或发生ARDS时可吸入>21%氧气或用PEEP机械通气。

(李晓辉)

第三节 气体中毒

一、概述

气体中毒是指吸入有毒气体后引起机体一系列损害的一组急症。常见急性气体中毒包括刺激性气体中毒和窒息性气体中毒。前者包含氯、光气、氨、氮氧化物、二氧化硫、三氯化氮等;后者可分为单纯窒息性气体(甲烷、氮气、二氧化碳和惰性气体)和化学性窒息性气体(一氧化碳、硫化氢、氰化物)两大类。其中以一氧化碳和氯气中毒较常见。

不同气体种类所致中毒表现各异,即使同一种气体中毒,因各人吸入的浓度和吸入持续时间不同、其病情轻重也差别很大。轻者可只有黏膜刺激症状,重者可出现呼吸衰竭、脑水肿甚至死亡。

二、判断

要对气体中毒者进行现场急救,就必须迅速判断是否为气体中毒,迅速了解现场情况并推断为何种气体,了解中毒的人数及评估病情的轻重。

(一)气体的来源

有含碳物质不完全燃烧的证据,如冶炼、矿井放炮、合成氨气和甲醇等工业场所,日常生活中煤炉取暖或煤气泄漏,加上防护不当或通风不良易引起一氧化碳中毒;火场及其他灾难事故中常见有毒气体有一氧化碳、氯气、氨气、硫化氢、二氧化碳、二氧化硫、液化石油气、光气及氧化亚氮(笑气)等;相关的毒气泄漏则考虑该气体中毒。

(二)病情的轻重

中毒气体的种类不同、吸入毒气的浓度和时间不同,其病情轻重也就不同。

1.刺激性气体中毒

轻者可只有呼吸道炎症,吸入后立即出现黏膜刺激症状,表现为鼻炎、咽炎、声门水肿及气管、支气管炎等呼吸道症状;中度中毒者为中毒性肺炎,表现为胸闷、胸痛、刺激性呛咳、呼吸困难,有时痰中带血丝;重度中毒者为中毒性肺水肿及急性呼吸窘迫综合征(ARDS),表现为极度呼吸困难、端坐呼吸、发绀、烦躁不安、咳粉红色泡沫痰、心率快、大汗、神志障碍,部分呼吸困难进行性加重,危重者可伴发休克、代谢性酸中毒、气胸、纵隔气肿、喉水肿甚至死亡。

2.窒息性气体中毒

如一氧化碳中毒,轻者有头晕、头痛、恶心、呕吐、乏力、胸闷、心悸等,少数可有短暂的意识障碍;中度中毒者除有上述症状外,皮肤黏膜甲床可呈特征性的"樱桃红色",出现兴奋、判断力减低、运动失调、幻觉、视力下降、浅昏迷或中度昏迷;重度中毒者可出现深昏迷或去大脑皮质状态,且可并发脑水肿、休克、心肌损害、肺水肿、呼吸衰竭等表现,受压部位易发生水疱或压迫性横纹肌溶解。

三、急救

(一)现场急救原则

气体中毒与呼吸道密切相关,现场急救是否得当是该类中毒者能否脱离危险的关键。气体中毒的现场急救原则如下。

(1)立即脱离中毒环境。

(2)保持呼吸道通畅,同时吸氧及对症处理。

(3)已明确中毒气体种类者尽早给予特殊解毒治疗。

(4)尽快分诊中毒人员,按照病情的轻、重程度不同,给予不同的处理措施:对呼吸衰竭、呼吸停止者置口(鼻)咽管或气管插管进行球囊辅助呼吸或便携式呼吸机机械通气,并对中度以上中毒者应尽快转移到医院做进一步的治疗。即掌握边抢救、边运送的原则。具体措施如下。

(二)急救措施

1.脱离中毒的环境

由于气体中毒是呼吸道吸入引起的,迅速转移中毒者到空气流通、风向上方的安全地带是避免继续中毒的重要措施,也是急救能否成功的关键。对于氯气、光气、氨气等刺激性气体应脱去中毒时衣服并用湿毛巾擦拭身体。

2.保持呼吸道通畅

立即解开中毒者衣服,同时注意保暖、卧床休息,放置口(鼻)咽管或气管插管等措施保持呼吸道通畅,给予吸痰、沙丁胺醇气雾剂或氨茶碱等解除支气管痉挛、防治喉头水肿及窒息。

3.合理氧疗

对于气体中毒者均应尽早给予氧气吸入。刺激性气体中毒轻者可只给予低浓度吸氧;有肺水肿者最好用有机硅消泡剂吸氧;重症中毒者应给予面罩吸氧,甚至置口(鼻)咽管或气管插管进行球囊、呼吸机辅助呼吸。窒息性气体中毒给予面罩大流量吸氧为佳,对于中、重度一氧化碳中毒应尽快送医院行高压氧治疗。

4.对症治疗

(1)有抽搐者给予镇静剂,如地西泮 10～20 mg 静脉推注或肌内注射;苯巴比妥0.1～0.2 g 肌内注射;氯丙嗪 25～50 mg 肌内注射或静脉推注;癫痫大发作或抽搐不止者可用安定持续静脉滴注。

(2)有颅内高压者给予 20%甘露醇 125～250 mL 或呋塞米20 mg 脱水治疗,同时给糖皮质激素,可选用地塞米松 10～30 mg/d 或氢化可的松 200～300 mg/d 或甲泼尼龙 40 mg,每天 2～3 次。

(3)高热不退者,可行物理降温,亦可用人工冬眠疗法。

(4)出现急性肺水肿、心力衰竭、休克、气胸、纵隔气肿等给予相应的抢救措施。

5.特殊处理

需针对不同气体中毒,采用对症处理措施。

(1)一氧化碳中毒者,可用脑组织赋能剂及苏醒药物,可加用细胞色素 C、辅酶 A、ATP、胞磷胆碱等药物;昏迷者可选用甲氯芬酯、醒脑静等,其他中毒有脑水肿时也可用上述药物。

(2)硫化氢中毒者,可用 5%碳酸氢钠溶液喷雾以减轻上呼吸道刺激症状;用 10%硫代硫酸钠20～40 mL 静脉注射,或 10%亚甲蓝 20～40 mL 静脉注射,以促进硫化血红蛋白的解离;眼部损伤者,尽快用 2%碳酸氢钠溶液或生理盐水冲洗,再用 4%硼酸水洗眼,并滴入无菌橄榄油,用醋酸可的松滴眼,防治结膜炎的发生。

(3)氰化物中毒者,可立即给予解毒剂:①亚硝酸异戊酯(每支0.2 mL)1～2 支,放于手帕中折断后立即吸入,每次吸入 15 秒,每隔 2～3 分钟重复 1 支,直到开始静脉注射 3%亚硝酸钠为止,注意严密监测血压。②3%亚硝酸钠 10～20 mL 缓慢静脉注射(每分钟2～3 mL),同时严密监测血压,若出现休克立即停用。③4-DMAP(4-二甲基氨基苯酚),10% 4-DMAP 2 mL 肌内注射,必要时 1 小时后可重复半量。该药为高效高铁血红蛋白生成剂,为避免出现高铁血红蛋白形成过度不可与亚硝酸制剂合用。可与硫代硫酸钠合用,对于低血压者尤为适用。该药目前应用广泛,并逐渐替代亚硝酸类抗氰药。④在给予 4-DMAP 或亚硝酸钠后,缓慢静脉推注 25%硫代硫酸钠 20～50 mL,每分钟不超过 5 mL,必要时 1 小时后重复全量或半量。

(4)氧化亚氮(笑气)中毒者,如有明显发绀、呼吸困难时,可给 10%亚甲蓝 20～40 mL 静脉注射。

(5)刺激性气体中毒应早期、短程、足量应用糖皮质激素,以减轻刺激性气体引起肺泡和肺泡膈毛细血管通透性增加所致肺间质和肺泡水分淤滞。可静脉用地塞米松 20～30 mg/d,氢化可的松200～300 mg/d;或甲泼尼龙40 mg,每天2～3次。同时注意预防应激性溃疡及水、电解质紊乱和酸碱平衡。

四、注意

气体中毒种类繁多、病情复杂、变化较快,为呼吸道吸入中毒。这就要求施救者必须做好自我防护,了解常见中毒气体的中毒机制及临床表现,据中毒机制不同选择不同的呼吸支持方法。

(一)自我防护措施

施救者在施救前要充分评估环境的安全性,确认安全后用手帕或毛巾等捂住口鼻,必要时戴防毒面具从上风口进入;若为毒气泄漏现场应佩戴好防毒面具,进入泄漏区应着防毒衣,并在雾状水枪掩护下前进。迅速打开门窗,有条件时可打开电扇或用鼓风机加快空气流通。掌握边抢救边运送,尽快离开毒气现场的原则。

(二)常见中毒气体种类及临床表现

见表5-1。

表 5-1 常见中毒气体的临床特点

毒物		中毒机制	临床表现	处理要点
刺激性气体	氨、氯、光气、二氧化碳、二氧化氮等	1.吸入后与水作用,生成氯化氢、硝酸等强酸型物质,刺激和腐蚀呼吸道黏膜 2.氮氧化物吸收入血后可形成硝酸盐和亚硝酸盐,扩张血管,并与血红蛋白作用产生高铁血红蛋白症	眼部及上呼吸道刺激症状,中毒性肺炎及肺水肿,高铁血红蛋白血症等,危重者可伴发休克、代谢性酸中毒、纵隔气肿、气胸等。查体双肺可闻及干湿啰鸣	1.迅速脱离有毒环境,保持气道通畅,吸氧,缓解支气管痉挛 2.治疗中毒性肺炎、肺水肿:糖皮质激素,消泡沫剂,必要时气管切开 3.高铁血红蛋白血症应用小剂量亚甲蓝
窒息性气体	一氧化碳	因一氧化碳与血红蛋白亲和力比氧与血红蛋白的亲和力大240倍,而解离速度仅为氧合血红蛋白的1/3 600,碳氧血红蛋白还影响氧合血红蛋白的解离,而引起组织缺氧;一氧化碳还损害线粒体功能,抑制组织呼吸	轻者可有头晕、头痛、乏力胸闷等;较重者可见到皮肤、黏膜、甲床呈樱桃红色,浅至中度昏迷;严重者出现深度昏迷或去大脑皮质状态,并发脑水肿、休克、肺水肿、呼吸衰竭等	1.迅速打开门进行通风换气,断绝一氧化碳来源;迅速将中毒者转移至安全地带 2.保持气道通畅,给予面罩大流量吸氧,后迅速送至医院行高压氧治疗 3.呼吸停止者立即予人工呼吸,甚至气管插管或气管切开行机械同时和加压供氧
窒息性气体	硫化氢	1.选择性作用于呼吸链中细胞色素氧化酶,阻断电子传递,抑制细胞呼吸 2.抑制中枢神经系统,引起呼吸中枢麻痹 3.局部刺激和腐蚀作用	眼部和呼吸道刺激症状,发绀、呼吸困难等缺氧症状,中枢神经系统抑制症状,极高浓度吸入时可引起"闪电型"死亡	1.立即脱离环境并清除毒物 2.吸氧,对症治疗,呼吸心脏骤停者立即行心肺复苏 3.解毒药的应用:亚硝酸钠、亚甲蓝等

续表

毒物	中毒机制	临床表现	处理要点
窒息性气体 氰化物	与硫化氢毒理类似	呼出气有苦杏仁味,极度呼吸困难,昏迷、抽搐、角弓反张,呼吸、心跳迅速停止而死亡	1.立即脱离环境并清除毒物 2.吸氧,呼吸心脏骤停者立即行心肺复苏 3.特效解毒药治疗:4-二甲基氨基苯酚、亚硝酸钠、硫代硫酸钠等治疗

(三)选择适当的呼吸支持法

由二氧化碳、一氧化碳等中毒引起的化学性窒息或呼吸停止,可采用口对口人工呼吸;但有条件时,最好采用简易呼吸气囊行人工通气。

由氨气、二氧化硫、二氯化碳、二氧化氮等有毒气体刺激呼吸道引起水肿而致的机械性窒息,一般不采取口对口人工呼吸,特别是压胸式呼吸法。而是以吸氧、减轻呼吸道水肿、强心、利尿、注射呼吸中枢兴奋剂等为处理原则。

(李晓辉)

第四节　有机毒物中毒

一、急性乙醇中毒

急性乙醇(酒精)中毒,俗称酒醉,是因一次饮入过量乙醇(酒精)或酒类饮料引起的中枢神经系统由兴奋转为抑制的状态,严重者出现昏迷、呼吸抑制及休克。成人饮用乙醇的中毒剂量有个体差异,一般为 70～80 g,而致死剂量为 250～500 g。小儿的耐受性较低,致死量婴儿 6～10 g,儿童约 25 g。

(一)诊断要点

1.急性中毒

(1)饮酒史:有过量饮酒史,应询问饮酒的种类和饮用量、平素酒量、饮酒的具体时间,有无服用其他药物。

(2)临床表现特点:症状轻重与饮酒量、个体的敏感性有关。临床上大致分 3 期,各期界限不很明显。①兴奋期:当饮酒后,血中乙醇达 500 mg/L 时患者可有恶心、呕吐、结膜充血、颜面潮红或苍白、头晕、欣快感、语言增多,有时粗鲁无礼,易感情用事,喜怒无常,也有安静入睡者。②共济失调期:乙醇浓度达 500～1 500 mg/L,即可出现共济失调,表现为动作笨拙、步态蹒跚、语无伦次且言语含糊不清。③昏睡期:乙醇达 2 500 mg/L 以上时,即转入昏睡状态,面色苍白或潮红、皮肤湿冷、口唇轻度发绀、心跳加快,呈休克状态。瞳孔散大,呼吸缓慢带鼾声,严重者大小便失禁、抽搐、昏迷,最后发生呼吸麻痹直至死亡。

过量饮酒可诱发消化道出血、胰腺炎、发作性心律失常、脑梗死、脑出血及蛛网膜下腔出血,个别可引起急性乙醇中毒性肌病(肌痛、肌无力、肌肉肿胀,横纹肌溶解而导致急性肾衰竭)。

(3)实验室检查:依病情查血电解质、血糖、淀粉酶、肌酸磷酸激酶、血气分析等。

2.戒断综合征

长期酗酒者在突然停止饮酒或减少酒量后,可发生下列 4 种类型戒断综合征的反应。

(1)单纯性戒断反应:在减少饮酒后 6～24 小时发病。出现震颤、焦虑不安、兴奋、失眠、心动过速、血压升高、大量出汗、恶心、呕吐。多在 2～5 天缓解自愈。

(2)酒精性幻觉:幻觉以幻听为主,也可见幻视、错觉及视物变形。多为被害妄想,一般可持续 3～4 周。

(3)戒断性惊厥反应:常与单纯性戒断反应同时发生,也可在其后发生癫痫大发作。多数只发作 1～2 次,每次数分钟。也可数天内多次发作。

(4)震颤谵妄反应:在停止饮酒 24 小时后,也可在 7 小时后发生。患者精神错乱,全身肌肉出现粗大震颤。谵妄是在意识模糊的情况下出现生动、恐惧的幻视,可有大量出汗、心动过速、血压升高等交感神经兴奋的表现。

3.诊断注意事项

(1)需检查患者有无摔倒或碰撞致外伤,尤其是颅脑外伤致颅内出血引起意识障碍。

(2)下列情况需行颅脑 CT 检查:经治疗意识未恢复或意识状态发生改变、出现定位体征、饮酒量与临床表现不符、癫痫发作、有外伤史。

(3)急性中毒主要与引起昏迷的疾病相鉴别,如镇静催眠药中毒、一氧化碳中毒、急性脑血管病、糖尿病昏迷、颅脑外伤等。

(4)戒断综合征主要与精神病、癫痫、窒息性气体中毒、低血糖症等相鉴别。

(二)治疗要点

1.急性中毒的治疗

急性中毒的轻型患者,一般无须特殊治疗。可使其卧床休息、保暖、饮浓茶或咖啡,即可逐渐恢复。但对重症患者应迅速采取下述措施。

(1)清除毒物:由于乙醇吸收快,一般洗胃意义不大;如在 2 小时内的重度中毒患者,可考虑应用 1%碳酸氢钠或生理盐水洗胃。对长期昏迷、呼吸抑制、休克的严重病例,或同时服用甲醇或其他可疑药物时,应尽早行血液透析治疗,可成功挽救患者生命。

(2)纳洛酮的应用:纳洛酮对乙醇中毒所致的意识障碍、呼吸抑制、休克有较好的疗效。用法:0.4～0.8 mg 加入 25%葡萄糖溶液 20 mL 中静脉注射,必要时 15～30 分钟重复 1 次;或用 1.2～2.0 mg 加入 5%～10%葡萄糖溶液中持续静脉滴注,直至达到满意效果。

亦可选用醒脑静注射液和胞磷胆碱治疗重度乙醇中毒。成人为醒脑静注射液 20 mL 加入 5%～10%葡萄糖溶液 250 mL 中静脉滴注;胞磷胆碱 0.5～1.0 g 加入 5%～10%葡萄糖溶液 500 mL 中静脉滴注。

(3)促进乙醇氧化代谢:可给 50%葡萄糖溶液 100 mL,同时肌内注射维生素 B_1、维生素 B_6 和烟酸各 100 mg,以加速乙醇在体内氧化代谢。

(4)迅速纠治低血糖:部分病例可出现低血糖昏迷,应注意与乙醇直接作用所致的昏迷鉴别。故急性中毒的重症患者应检测血糖,如有低血糖,应立即静脉注射高渗葡萄糖溶液。

(5)对症支持疗法。

2.戒断综合征的治疗

患者应安静休息,保证睡眠。加强营养,给予维生素 B_1、维生素 B_2。有低血糖时静脉注射高渗葡萄糖溶液。重症患者宜选用短效镇静药控制症状,常选用地西泮,依病情每1~2小时口服5~10 mg,症状稳定后可给予维持镇静的剂量,8~12小时1次。有癫痫病史者可用苯妥英钠。

二、甲醇中毒

工业生产中急性中毒主要由吸入甲醇蒸气所致,较少见。工业用乙醇中含有较多的甲醇,若误用此类乙醇配制成白酒饮用,则导致急性中毒。人经口中毒的个体差异较大,一般5~10 mL即可引起严重中毒,最低7~8 mL即可引起失明,致死量30 mL左右。

(一)诊断要点

1.病史

有甲醇吸入史,误服甲醇或含有甲醇的毒酒史。

2.临床表现特点

主要引起以中枢神经系统损害、眼部损害和代谢性酸中毒为特点的中毒症状。无论吸入或经口中毒,均有一定的潜伏期,通常为8~36小时,同时饮酒者则潜伏期可更长。症状轻者仅感头痛、头晕、视物模糊、乏力、兴奋、失眠、眼球疼痛,颇似乙醇中毒。中度中毒可出现步态不稳、呕吐、呃逆、共济失调、腹痛、腰痛、视力障碍、眼前有跳动性黑点、飞雪或闪光感,复视甚至视觉丧失,表情淡漠、四肢湿冷。重度中毒有剧烈头痛、恶心、呕吐、意识朦胧、谵妄、抽搐、失明、瞳孔散大、光反射消失等表现。同时,患者有明显的酸中毒,甚至休克、昏迷,最后可出现中枢性呼吸衰竭而致死。少数病例可出现精神症状。眼底检查见视盘充血、出血或眼底静脉扩张、视网膜水肿,或见视神经萎缩。也有病例眼损害症状出现于全身中毒症状改善之后,由此可于中毒后数月出现迟发性视力损害。

3.辅助检查

血气分析有 HCO_3^- 及 pH 降低,BE 为负值。血 CO_2CP 降低。血和尿中酮体可阳性,尿呈酸性,可能有肝功能异常及蛋白尿。血和尿中可测得甲醇、甲酸。血甲醇>50 mg/L 或甲酸>76 mg/L,尿中甲酸>2 000 mg/L,有诊断意义。CT 检查发现脑壳核梗死,同样有助于诊断。

(二)治疗要点

1.尽早清除毒物

口服中毒者应及时用1%碳酸氢钠或温水、肥皂水洗胃,口服硫酸钠30 g导泻。已吸收入血液者,不论患者有无症状,均可用腹膜或血液透析加以清除,因甲醇属于可透析清除的毒物。早期透析可减轻症状、挽救生命和减少后遗症。血液透析的指征:①血液甲醇>15.6 mmol/L 或甲酸>4.34 mmol/L;②严重代谢性酸中毒;③视力严重障碍或视盘、视网膜水肿。吸入性中毒应脱离有毒环境,吸氧。

2.乙醇作抗毒治疗

由于乙醇对醇脱氢酶的亲和力比甲醇大20倍,由此可阻断甲醇代谢增毒,并促进排出,故理论上可用乙醇作抗毒治疗。方法是医用95%乙醇按1 mL/kg 稀释于5%葡萄糖溶液或生理盐水中,配制成10%的乙醇溶液,30分钟内静脉滴注完,然后再按0.166 mL/kg 同样稀释后静脉滴注维持;也可先用50%乙醇按1.5 mL/kg 稀释至不大于5%的浓度,首次口服或经胃管注入,其后按0.5~1.0 mL/kg 口服,每2小时1次维持。也可口服白酒30 mL,以后每4小时口服15 mL。务使血中甲醇浓度降至0.5 g/L 以下,停止使用乙醇后不再发生酸中毒为止,一般需

4～7天或更长。若患者已有明显抑制者不宜用乙醇治疗。尚可给予叶酸,以促进已经形成的甲酸加速分解成CO_2,剂量为每4小时50 mg静脉滴注,共给数天。

4-甲基吡唑是对醇脱氢酶有更强、更特异的抑制剂,且毒性低。按15 mg/kg口服1次,12小时后给5 mg/kg,再12小时给10 mg/kg,直至血中检测不出甲醇为止。

3.纠正酸中毒

早期应用碱性药物有肯定的疗效。可用5%碳酸氢钠静脉滴注,用量可根据血CO_2CP或血气分析结果调整。

4.高压氧治疗

重度中毒和有双目失明者,应尽早行高压氧治疗,可使双目失明好转。

5.眼科治疗

不论患者视力如何,急性期均宜避免光线刺激,双眼应用纱布覆盖保护。皮质激素可减轻脑水肿和视神经损害,可用地塞米松10～20 mg或氢化可的松200～500 mg静脉滴注,每天1次。

6.对症支持疗法

给予高蛋白、高碳水化合物饮食。应用大剂量维生素及促进神经系统恢复的药物。

三、苯中毒

急性中毒多由于生产过程或意外事件中吸入高浓度苯蒸气所引起。一般吸入含苯浓度4～5 g/m³的空气,则会发生严重中毒。偶尔亦可因误服而中毒,口服2 mL即可迅速发生昏迷,10～15 mL可致死。

(一)诊断要点

1.病史

有毒物接触史。由于吸入的苯部分以原形由呼吸道排出,中毒者气息中有浓郁的苯的芳香味,对无明确接触史者,有参考诊断价值。除苯的中毒外,口服中毒者,尚需注意服入作为溶剂的苯之外,是否尚有作为溶质的其他毒物进入体内,招致"双重中毒"的可能性。

2.临床表现特点

急性中毒主要为中枢神经系统抑制症状。轻者有头痛、头晕、耳鸣、乏力、步如醉汉、幻觉和精神障碍;重者有意识障碍、昏迷、肌肉痉挛或抽搐、呼吸困难、血压下降、瞳孔散大、光反射消失,可因呼吸麻痹而死亡。苯对局部有刺激性,因而可侵入眼睛而致眼部炎症,流泪、畏光、结膜充血、视物模糊等;吸入时可产生呛咳、咽痛、气管分泌物增多,甚至喉头水肿、痉挛或窒息,急性期过后易合并肺炎;口服者可有明显消化道刺激症状如腹部不适、腹痛、恶心、呕吐、腹泻等。

慢性中毒除神经系统外,还影响造血系统。神经系统早期为神经衰弱和自主神经功能紊乱综合征;个别晚期病例可有感觉障碍和不全麻痹;也可引起多发性神经炎、脊髓炎、视神经炎、癫痫和精神病等。造血系统异常表现是慢性苯中毒的主要特征,以白细胞及血小板减少最常见,严重者表现为再生障碍性贫血;甚至发生苯中毒白血病,以急性粒细胞白血病为多,其次为急性淋巴细胞白血病和急性红白血病。

(二)治疗要点

1.清除毒物

吸入中毒者,迅速脱离有毒环境,换去被污染的衣物,温肥皂水(忌用热水)清洗皮肤。口服中毒者,以0.5%活性炭或2%碳酸氢钠溶液洗胃,随后注入硫酸钠30 g导泻,忌催吐。

2.维持呼吸功能

呼吸节律不规则、呼吸表浅或有缺氧表现者,吸氧,必要时行气管插管或气管切开术行气管内加压吸氧,应用呼吸兴奋剂。有条件者,宜选用高压氧舱治疗,可加速苯从呼吸道排出。

3.解毒剂

葡萄糖醛酸可与体内苯的代谢产物酚类结合,生成苯基葡萄糖醛酸酯而起解毒作用。用法:葡醛内酯(肝泰乐)100～200 mg,肌内注射或静脉滴注,轻症可口服,每天 2～3 次。同时可加用较大剂量维生素 C、B 族维生素等。

4.其他

对症支持处理。

四、家用清洁剂中毒

家用清洁剂主要有阴离子型、阳离子型、非离子型(非离子型清洁剂一般无毒性)及碱类或聚磷酸盐类,误服中毒主要引起消化道和黏膜的刺激症状。

(一)阴离子型清洁剂中毒

此类主要包括肥皂、洗衣粉、洗洁精和洗发香波等。对儿童最大安全量为 0.1～1.0 g/kg。急性中毒主要是误服所致,表现为恶心、呕吐、腹泻、腹痛、腹胀和消化道烧灼感等。严重者可导致低血钙而发生手足搐搦和惊厥。进入眼中可引起流泪、畏光、肿痛等眼刺激症状。长时间接触高浓度清洁剂可致皮肤黏膜刺激症状。偶有过敏而致哮喘。治疗要点:①误服者洗胃后口服牛奶、豆浆、双面体蒙脱石(思密达)等保护消化道黏膜。②有低血钙时静脉应用钙剂。③皮肤黏膜或眼中接触后用大量清水或生理盐水冲洗。

(二)阳离子型清洁剂中毒

阳离子型清洁剂主要成分是阳离子型表面活性剂,如十六烷基三甲基铵氯化物或溴化物、氯化苯甲羟胺和六氯酚等。阳离子型清洁剂的浓缩液易于吸收,1%的浓度对黏膜有损伤性,肥皂可迅速使其丧失作用。10%的浓度对食管黏膜有腐蚀性,20%的浓度可致消化道穿孔和腹膜炎。食入致死量为 1～3 g。急性中毒主要是误服所致,主要症状是恶心、呕吐、食管腐蚀性损伤、虚脱、血压下降、惊厥、昏迷,常在 1～4 小时死亡。治疗要点:①误服者洗胃后口服牛奶、豆浆、双面体蒙脱石(思密达)等保护消化道黏膜。如有食管损伤,不可催吐和洗胃。对未吸收的阳离子型清洁剂,普通肥皂即可为有效的解毒剂。②对症支持治疗。有高铁血红蛋白血症可给予小剂量亚甲蓝和大剂量维生素 C。

(三)碱类或聚磷酸盐类清洁剂中毒

此类清洁剂以强碱(去油污)和聚磷酸盐类(水软化剂)为主要成分,主要用于厨房灶具、水池、桌面、玻璃门窗、墙壁、地面、家具、厕所和一些机器等洗涤清洁。

五、其他有机毒物中毒

(一)汽油中毒

1.诊断要点

(1)有毒物接触或误服史(一般口服致死量 7.5 g/kg)。

(2)典型临床表现。①轻度中毒:头晕、头痛、乏力、恶心、呕吐、酒醉样步态、精神恍惚、兴奋状态。②重度中毒:昏迷型表现为迅速昏迷、抽搐、瞳孔扩大、脉细弱、呼吸不规则、血压下降或中枢性高热。中毒性精神病型表现为躁动不安、癔症样发作、哭笑无常、乱说乱动等。③吸入性肺炎:剧烈咳嗽、咯血痰、胸痛、发绀、肺啰音等。④误服时有剧烈的上腹痛、恶心、呕吐。

2.治疗要点

(1)吸入中毒速将患者移至新鲜空气处。口服者,一般不用催吐或洗胃,以免将汽油吸入肺内。如口服量大洗胃时先注入 150～200 mL 液体石蜡或花生油或橄榄油于胃中使之溶解,然后将油吸出,再用温水洗胃。活性炭 50～100 g 灌服,硫酸钠导泻。

(2)对症、支持治疗:抗感染、抗休克。重症患者应尽早高压氧疗。

(二)煤油中毒

1.诊断要点

(1)有毒物接触或误服史。

(2)经口中毒:恶心、呕吐、腹痛、腹泻等。

(3)吸入中毒:咳嗽、呼吸困难、胸痛、吸入性肺炎等。

(4)全身症状:乏力、酒醉状态、精神恍惚、烦躁、抽搐、昏迷。

2.治疗要点

同汽油中毒。

(三)酚类中毒

酚类中有多种制剂,为外用药,如苯酚(酚、石炭酸、羟基苯)、甲酚(煤酚、甲苯酚)、甲酚皂溶液(来苏尔)、煤焦油、间苯二酚、三氯苯酚等。甲酚皂溶液口服致死量为 3 g;石炭酸口服致死量为 8～15 g。

1.诊断要点

(1)有毒物吸入、口服史。

(2)局部表现:皮肤接触致皮炎;口服者,口腔、咽喉、食管与胃部灼热感,口渴、恶心、呕吐,腹痛、腹泻、血便。眼部溅入酚,致结膜炎、角膜炎、失明。

(3)全身中毒表现:头痛、眩晕、胸闷、乏力、呼吸减慢,体温、血压下降,抽搐、昏迷,呼吸、循环衰竭。

(4)24 小时尿酚＞20 mg 有助于诊断。

2.治疗要点

(1)口服者,应尽早洗胃,可用牛奶、生蛋清或植物油灌洗。植物油能溶解苯酚,而不使其吸收,忌用矿物油洗胃。反复洗胃至酚味消失,并留牛奶、生蛋清、米汤等,保护胃黏膜。有重度食管损伤者禁止洗胃。吸入者,脱离现场,清洗皮肤,吸氧。

(2)对症支持疗法,包括静脉输液、利尿等。

(四)碘中毒

碘制剂如碘酒、复方碘溶液和其他碘化物为医疗或家庭常备消毒剂,常因误服或用量过大致中毒。碘的成人中毒量约为 1.0 g,口服致死量 2～3 g,小儿服 3～4 mL 碘酊可致死。

1.诊断要点

(1)有误服或使用本药史。

(2)口服者,局部黏膜被染成棕色,呼吸有碘味。口腔、食管和胃有烧灼感、疼痛。恶心、呕吐、腹痛、腹泻等。严重者四肢震颤、发绀、惊厥、休克、昏迷等。吸入碘蒸气有明显呼吸道刺激症状。

2.治疗要点

(1)口服者,立即淀粉液洗胃。亦可在洗前给大量淀粉食物如藕粉、米汤、面粉糊等(因淀粉可与碘结合而成无毒物),再探咽催吐,反复进行,直至呕吐物不出现蓝色为止。洗胃后用硫酸钠导泻。口服豆浆、米汤牛乳或生蛋清保持胃黏膜。吸入者,移至新鲜空气处,吸氧。

(2)可口服硫代硫酸钠每次 5 g,重症可将 10%硫代硫酸钠 10 mL 稀释成 3%溶液静脉注射,3~4 小时 1 次或每天 1~2 次,使游离碘成为毒性低的碘化物。

(3)内服大量液体和生理盐水,或每天口服氯化钠 6~12 g,重症者每天静脉滴注生理盐水 1 000 mL。

(4)对症支持疗法。

(五)甲醛中毒

甲醛又称蚁醛,其 35%~40%水溶液又称福尔马林,是一种防腐剂,具有强烈的刺激气味。常因误服或吸入甲醛蒸气致中毒。工业用甲醛常混有甲醇,故可同时有甲醇中毒反应。甲醛在体内代谢而成甲酸,促使发生代谢性酸中毒;甲醛对中枢神经系统有抑制作用。成人口服致死量为 10~20 mL。

1.诊断要点

(1)有毒物吸入或口服史。

(2)口服者,口腔黏膜糜烂、上腹痛、呕血、休克;吸入者,致鼻炎、结膜炎、支气管炎;皮肤接触者有皮炎。

(3)神经系统症状:头痛、眩晕、乏力、恐慌不安、步态不稳、惊厥、昏迷等。

(4)可伴有肝、肾功能损害。

(5)过敏患者可有面部水肿、支气管哮喘等。

2.治疗要点

(1)口服者,立即用 0.1%氨水洗胃(因氨可与甲醛结合成毒性小的六次甲基四胺)。活性炭 50~100 g 灌服,硫酸钠导泻。口服豆浆、牛乳或蛋清保持胃黏膜。吸入者,移至新鲜空气处,吸氧。皮肤接触者用水或肥皂水冲洗。

(2)对症支持疗法,包括防治酸中毒、抗过敏等。

(六)甲紫中毒

甲紫又称龙胆紫,其 1%~2%溶液俗称"紫药水",常因内服剂量过大致中毒。轻度中毒有恶心、呕吐、腹痛、头痛、头晕等;重度中毒可形成高铁血红蛋白血症,患者可出现休克或呼吸衰竭。尿呈玫瑰紫色。

口服者清水洗胃,盐类泻药导泻。紫药水流入眼内要立即用自来水冲洗。高铁血红蛋白血症可用小剂量(1~2 mg/kg)亚甲蓝。对症支持治疗。

(七)松节油中毒

松节油是萜烯类混合物,主要由 α 和 β 松油精组成,可由口服、吸入或皮肤接触而发生中毒。中毒量:内服 8 mL 左右,小儿口服 15 mL 即可致死,成人口服 150 mL 即可产生致死性中毒反应。中毒主要表现为消化道刺激症状(口腔及食管灼痛、恶心、呕吐、腹痛、腹泻等)、肾脏损害(蛋白尿、血尿、肾功能不全等)及神经系统刺激症状(头痛、眩晕、兴奋、谵妄、共济失调、抽搐等)。吸入中毒表现为眼、鼻及呼吸道刺激症状。皮肤接触中毒可致过敏性皮炎。

吸入中毒者,迅速移离现场;皮肤接触者可用肥皂水或清水冲洗。口服中毒者,给予液状石蜡 100～200 mL 口服后再彻底洗胃,硫酸钠导泻。洗胃后给予润滑剂如鸡蛋清、米糊、豆浆等,勿给油类。对症支持治疗。

(八)四氯化碳中毒

1.诊断要点

(1)有毒物吸入或口服史。

(2)蒸气吸入有眼、鼻、咽、喉及呼吸道黏膜刺激症状;口服者,以消化道症状明显:恶心、呕吐、腹痛、腹泻。严重者出现神经系统症状:头痛、眩晕、精神恍惚、抽搐、意识障碍等。

(3)也可发生急性重型肝炎、急性肾衰竭、中毒性心肌损害、中毒性肺水肿。

(4)血、尿或呼气中四氯化碳浓度增高。

2.治疗要点

(1)脱离中毒环境,吸氧、保暖。误服者用2％碳酸氢钠溶液或1：5 000高锰酸钾溶液洗胃,用硫酸镁导泻。

(2)解毒剂:乙酰半胱氨酸。

(3)对症与支持疗法,如保肝、营养心肌等。

(九)三氯甲烷(氯仿)中毒

1.诊断要点

(1)有毒物吸入或口服史。

(2)吸入中毒初期,患者兴奋激动,随即头痛、头晕,之后呈抑制状态、昏迷、呼吸麻痹。

(3)口服者,口腔、食管与胃部黏膜均有烧灼感,恶心、呕吐、腹痛、腹泻。随后出现昏迷,又可引起周围循环衰竭或肝脏损害而死亡。

2.治疗要点

(1)口服者,立即洗胃及导泻;吸入者,立即撤离中毒环境,吸氧,必要时人工呼吸和应用呼吸兴奋剂。忌用吗啡与肾上腺素。

(2)对症、支持疗法。

(十)乙醚中毒

1.诊断要点

(1)有毒物吸入或口服史。

(2)吸入高浓度呈"醚醉"现象:眩晕、癔症样发作、精神错乱、嗜睡、昏迷、瞳孔散大、脉搏细弱、血压下降、呼吸抑制。

(3)可伴有恶心、呕吐、多汗、流涎、流泪、咳嗽等。

2.治疗要点

(1)迅速脱离现场,吸氧、保暖。口服者洗胃。

(2)防治呼吸、循环衰竭。

(3)对症与支持疗法。

(十一)甲苯中毒

1.诊断要点

(1)有毒物接触史。

(2)黏膜刺激症状:流泪、咳嗽、胸闷、结膜充血等。

(3)中枢神经症状:头痛、乏力、步态蹒跚、意识障碍。

(4)可有吸入性肺炎、肺水肿,血尿、蛋白尿。

2.治疗要点

同苯中毒。

(彭文建)

第五节　金属中毒

一、铅中毒

(一)诊断要点

1.铅接触史

急性铅中毒大多是口服可溶性铅无机化合物和含铅药物如黑锡丹、樟丹(是用于治疗癫痫和哮喘的偏方)等引起。慢性铅中毒多见于长期吸入铅烟、铅尘的工人。长期应用含铅的食具如锡器盘、铅壶、彩釉陶器、铅绘粉涂里的玻璃杯等盛饮料或食品,可引起慢性中毒。四乙铅主要用于汽油抗爆剂,可经呼吸道、皮肤、消化道吸收而中毒。

2.临床表现特点

铅中毒主要损害神经系统、消化系统、造血系统和肾脏。

(1)急性中毒:急性铅中毒多因误服引起。患者服含铅化合物4~6小时,个别长至1周出现恶心、呕吐,呕吐物为白色奶块状(含氯化铅),口内有金属味,腹绞痛,腹泻,解黑便(含硫化铅),血压升高,少数患者发生消化道出血和麻痹性肠梗阻。严重中毒数天后出现贫血(伴有嗜碱性点彩红细胞和网织红细胞明显增多)、中毒性肾炎、中毒性肝炎和多发性周围神经病变和铅毒性脑病(抽搐、高热、昏迷等)。其中,腹绞痛是急性中毒的早期突出症状,也可能是慢性铅中毒急性发作的症状。

(2)急性四乙铅中毒:由短期内大量吸入或皮肤吸收所致,平均潜伏期为6天,一般为6小时至11天(吸入高浓度者可立即昏迷)。轻者有头痛、头晕、噩梦、乏力、食欲缺乏、恶心、呕吐、关节疼痛;较重者出现自主神经系统症状,如多汗、唾液分泌增多、血压下降、脉缓慢,严重者有幻觉、妄想、烦躁、谵妄、全身抽搐甚至瞳孔散大、意识丧失。血压降低、脉率低、体温低为四乙铅中毒体检的"三低征"。发作可呈间歇性,间歇期间患者常表情痴呆,动作迟缓,说话含糊或呈木僵状态。

(3)慢性铅中毒:职业性铅中毒以慢性中毒居多。非职业性慢性中毒可因长期用含铅锡壶饮酒,服用含铅中成药及环境污染所致。典型表现如下。①腹绞痛;②周围神经炎:表现为运动和感觉障碍,重症患者可发生垂腕、垂足,称为铅中毒麻痹;③中毒性脑病:常有神经衰弱症状,几周或几个月后出现躁狂、谵妄、视力减退以至失明、失语、麻痹、幻觉、妄想、头痛、呕吐、昏迷等症状;④明显贫血。但近年来上述典型表现已罕见。多见的为轻度中毒患者,症状有头晕、乏力、食欲缺乏、腹胀、脐周隐痛、便秘和肌肉关节酸痛等非特异性症状。口中金属味和齿龈铅线已很少发现。有些患者可无明显症状,而仅有周围神经的感觉和运动神经传导速度减慢及尿中出现低分子量的β_2微球蛋白。

3.辅助检查

辅助检查手段如下：①血铅与尿铅测定。②驱铅试验可反映体内铅负荷。对怀疑为铅中毒，但尿铅测定正常者，可进行此试验。方法：依地酸钙钠 1 g 加入 5% 葡萄糖溶液 250～500 mL，静脉滴注 4 小时，从用药开始留 24 小时尿。不接触铅的正常人尿铅不超过 0.3 mg/24 h，铅接触者尿铅＞1 mg/24 h，提示为中毒的高危者。

(二)治疗要点

1.一般处理

皮肤污染宜彻底清洗，吸入中毒者宜迅速脱离有毒环境，口服中毒者应立即洗胃和导泻。洗胃可用 1% 硫酸钠或硫酸镁，以形成不溶性硫酸铅而免于吸收，口服硫酸镁(钠)20 g 导泻。亦可口服活性炭 50 g 以吸附胃内毒物。

2.驱铅治疗

驱铅治疗是治疗铅中毒成功的关键，常用药物如下。①依地酸钙钠：为目前驱铅治疗的首选药物。每天 1.0 g 加入 5% 葡萄糖溶液 250 mL 中静脉滴注；或 0.25～0.50 g，每天 2 次，肌内注射。连用 3 天，停 4 天为 1 个疗程，一般 2～4 个疗程。②喷地酸钙钠：驱铅作用比依地酸钙钠强。剂量、用法、疗程同依地酸钙钠。③巯基络合剂：二巯丁二钠每次 1 g 缓慢静脉注射；或二巯丁二酸 0.5 g，每天 3 次口服；两药疗程与依地酸钙钠相同。④巯乙胺：用于急性四乙铅中毒，剂量为 200～400 mg 加入 5% 葡萄糖溶液中静脉滴注。肝、肾功能损害者禁用。

急性铅脑病多见于儿童，宜采用联合疗法。剂量二巯丙醇 4 mg/kg，每 4～6 小时 1 次，肌内注射；依地酸钙钠 12.5 mg/kg，每天 2 次，加入 5% 葡萄糖溶液中滴注或肌内注射。两药同时用 3～5 天。

3.对症处理

腹绞痛用阿托品 0.5 mg 肌内注射或 10% 葡萄糖酸钙 10 mL 静脉注射。钙剂可将血中铅迅速移入骨内，解除急性中毒症状。可用 10% 葡萄糖酸钙 10 mL 静脉注射，每天 2～3 次；或口服乳酸钙或其他钙剂，每次 2 g，每天 3 次，待急性期过后，再作驱铅治疗。但若中毒症状不严重，驱铅则应是首要任务，则宜单独驱铅治疗。原因是不用钙剂，可避免第二次驱铅治疗时，使沉积于骨骼中的铅再度入血，引发高铅血症的腹痛等症状。

二、汞中毒

(一)诊断要点

1.毒物接触史

职业性急性中毒因意外事故、土法炼金、镏金、首饰加工等，多为个体生产，设备简陋，通风不良所致，均经呼吸道吸入。非职业性大多数是使用含汞中药偏方如轻粉(氯化亚汞)治病(如银屑病、湿疹、皮炎、哮喘等)，也有误服(升汞、甘汞)、自杀和他杀者。通过吸入其蒸气、口服或涂敷皮肤处而引起中毒。也有经静脉、皮下注入汞而中毒者。升汞致死量为 0.3～0.5 g，氧化汞为 1.0～1.5 g，甘汞为 2～3 g。

2.临床表现特点

(1)急性汞中毒：主要由口服升汞等汞化合物引起。患者在服后数分钟到数十分钟即引起急性腐蚀性口腔炎和胃肠炎。患者诉口腔和咽喉灼痛，并有恶心、呕吐、腹痛，继有腹泻。呕吐物和粪便常有血性黏液和脱落的坏死组织。口腔可见牙龈红肿、糜烂、出血，口腔黏膜溃疡，牙龈松动、流涎,口内腥臭味。患者常可伴有周围循环衰竭和胃肠道穿孔。在 3～4 天(严重的可在 24 小时内)可发生急性肾损伤,同时可有肝脏损害。吸入高浓度汞蒸气中毒潜伏期数小时、数天或数周不等,可引起咳嗽、咽痛、发热、咯血丝痰等刺激症状,严重者可并发间质性肺炎、急性肺水肿、呼吸衰竭。神经系统可出现头晕、头痛、倦怠、手抖、嗜睡或兴奋、衰弱等,个别严重病例可陷入昏迷,最后因休克而死亡。亦可发生中毒性肝病、急性肾损伤。皮肤接触汞及其化合物可引起接触性皮炎,具有变态反应性质。皮疹为红斑丘疹,可融合成片或形成水疱,严重者发生剥脱性皮炎。愈后遗有色素沉着。

(2)慢性汞中毒:主要是生产中长期吸入汞蒸气或汞化合物粉尘所致,少数患者亦可由于应用汞制剂引起。以精神神经异常、口腔炎、意向性震颤为主要症状,并可累及呼吸道、胃肠道、肾脏等脏器。精神-神经症状可先有头晕、头痛、失眠、多梦,随后有情绪激动或抑郁、焦虑和胆怯,以及自主神经功能紊乱的表现如脸红、多汗、皮肤划痕症等。肌肉震颤先见于手指、眼睑和舌,以后累及手臂、下肢和头部,甚至全身;在被人注意和激动时更为明显。口腔症状主要表现为黏膜充血、溃疡、齿龈肿胀和出血,牙齿松动和脱落。

3.汞中毒临床分型

(1)观察对象:患者有神经衰弱症状群,或呼吸道刺激症状,而无任何脏器损害的病征者。脱离接触后健康恢复。

(2)轻度中毒:表现为腹痛、腹泻、发热、汞毒性口炎,尿汞值明显超标。

(3)中度中毒:除上述症状外,表现为肢体感觉、运动障碍及肾功能损害病征者。

(4)重度中毒:表现为中毒性肺炎、肺水肿、肝衰竭、肾衰竭、中枢性高热、休克或其他严重并发症者。

4.辅助检查

辅助检查手段如下:①尿汞、血汞、发汞测定。②驱汞试验:可用二巯丙磺钠 0.25 g,肌内注射,或二巯丁二钠 0.5 g 静脉注射,如尿汞排出量明显增高,提示体内汞负荷过量。

(二)治疗要点

1.清除毒物

吸入中毒者立即搬离中毒环境,除去污染的衣服,卧床休息,保温,吸氧。口服中毒者及早洗胃,先口服或从胃管注入活性炭 50～100 g 混悬液,以吸附胃内的汞,随后可选用 2% 碳酸氢钠溶液、温水洗出,并继续彻底洗胃(注意:忌用生理盐水洗胃,尤其是升汞中毒时,因能增加其溶解度,增加吸收)。导泻用 50% 硫酸镁 40 mL 口服或胃管灌入,如腹泻已很重,则不必导泻。但是,若服毒时间较长,或消化道症状剧烈,或呕吐物有咖啡色胃内容物或血性呕吐物,则洗胃取慎重态度,以免招致胃穿孔。此时宜以多次口服牛奶、鸡蛋清,每次 300～500 mL,蛋白质既能保护黏膜,又能与汞结合而阻止汞的吸收。

2.驱汞治疗

(1)二巯丙磺钠:首次剂量为 5% 溶液 2～3 mL,肌内注射;以后每 4～6 小时 1 次,每次1.0～2.5 mL。1～2 天后,每天 1 次,每次 2.5 mL。一般治疗 1 周左右。必要时可在 1 个月后再行驱汞。

(2)二巯丙醇:首次剂量为 2.5～3.0 mg/kg 体重,每 4～6 小时深部肌内注射 1 次,共1～2 天。第 3 天按病情改为每 6～12 小时 1 次;以后每天 1～2 次。共用药 10～14 天。

(3)二巯丁二钠:首剂 2 g,溶入生理盐水 20～40 mL 中静脉注射;以后每天 1 g,共 4～5 天。

(4)乙酰消旋青霉胺：以上药物无效时可考虑用本药。用法：每天 1 g，分 4 次口服，同时加服维生素 B_6 100 mg/d。青霉素过敏者不用。

慢性汞中毒的驱汞治疗：5%二巯丙磺钠 2.5～5.0 mL 肌内注射，每天 1 次，连续 3 天，停药 4 天为 1 个疗程。一般用药 2～3 疗程。此外，二巯丁二酸钠和青霉胺亦为常用驱汞药物。硫胺-8-6-乙酰双氢硫辛酸甲酯硫化物，每天口服 400 mg，可使尿汞排泄量增加 2～6 倍。间-二巯基琥珀酸 0.5 g，每天 3 次，连服 5 天，可使尿汞排泄比治疗前增加 8 倍。

3.细胞活性药物的应用

复方丹参注射液、大剂量维生素 C、细胞色素 C、ATP、辅酶 A、葡醛内酯等，分别加入葡萄糖溶液中静脉滴注，每天 1～2 次。维生素 B_1、维生素 B_6 等，每天 1 次，肌内注射。借以保护神经、心、肾、肝等功能。

4.其他

对症处理。

三、砷中毒

(一)诊断要点

1.毒物接触史

砷为类金属元素。纯砷无毒，其氧化后生成的化合物有剧毒。常致中毒的砷化合物有三氧化二砷(砒霜、白砒、红矾、信石)、二硫化砷(AS_2S_2，雄黄)、三硫化二砷(AS_2S_3，雌黄)及砷化氢等。急性砷中毒主要见于生活性口服砒霜所致，其口服 0.01～0.05 g 即可发生中毒，致死量为 0.06～0.60 g。职业性砷化物中毒见于金属冶炼、玻璃、陶瓷、制笔、印染及制药等生产工人。长期接触砷化物可引起慢性中毒。

2.临床表现特点

(1)急性中毒。①口服中毒：口服砷化物后 10 分钟至 5 小时，即发生中毒症状，酷似急性胃肠炎。急性胃肠炎：初始恶心、呕吐，口内有金属味、烧灼感，以后有腹痛、腹泻，解水样便或米汤样便，混有血液，酷似霍乱。常伴有不同程度的失水和电解质丢失。休克：重症中毒可并发心肌损害，最后发生急性肾损伤。神经精神症状：部分重症病例在中毒后短时间内或 3～4 天发生急性中毒性脑病，出现眩晕、谵妄、抽搐、兴奋、躁动、发热甚至尿失禁、昏迷，最后可因呼吸中枢麻痹而死亡。中毒后 1～3 周可发生多发性神经炎和神经根炎，初起四肢乏力、麻木，自发性痛或感觉异常，继而出现四肢呈手套袜套样对称性疼痛，触觉迟钝或消失，四肢麻痹。中毒性肝损害：血清转氨酶常升高，可出现黄疸和肝大、脾大。②吸入中毒：主要表现为眼与呼吸道的刺激症状和神经系统症状，如流泪、眼刺痛、结膜充血、鼻塞、流涕、咳嗽、胸痛、呼吸困难，以及头痛头晕、眩晕、全身衰弱等症状。重者可发生昏迷、血压下降和出现发绀，甚至可因呼吸和血管舒缩中枢麻痹而死亡。消化道症状发生较晚也较轻。三氯化砷对呼吸道刺激更强，可引起咽喉、喉头水肿，以至窒息死亡。皮肤接触砷化合物可有瘙痒和皮疹。③砷化氢中毒：临床表现主要是急性溶血。吸入气体后 3～7 小时，患者畏寒、发热、恶心、呕吐和腰痛，随后出现血红蛋白尿和贫血症状，1～2 天后出现黄疸和肝脾大，2 天后可发生急性肾衰竭。

(2)慢性砷中毒：除有神经衰弱症状外，多见皮肤黏膜病变和多发性神经炎，胃肠道症状较轻。砷化合物粉尘可引起刺激性皮炎，尤其在胸背部、皮肤皱褶或湿润处，如口角、眼睑、腋窝、阴囊、腰部、腹股沟和指(趾)间。皮肤干燥、粗糙，可见丘疹、疱疹、脓疱，少数人有剥脱性皮炎。日后,皮肤呈黑色或棕黑色的散在色素沉着斑。毛发有脱落,手和脚掌有过度角化或脱皮。指甲失去光泽、变厚而脆。指(趾)甲出现 1～2 mm 宽的白色横纹,称米氏线,为砷吸收的证据。米氏线是在一次较多量的砷化合物进入体内才出现。砷化合物粉尘对黏膜有刺激,引起鼻咽部干燥、鼻炎、鼻出血甚至鼻中隔穿孔。砷还可引起结膜炎、齿龈炎、口腔炎和结肠炎。

3.实验室检查

(1)尿砷测定:急性砷中毒患者于服毒数小时或 12 小时后,尿砷即明显升高,升高程度与中毒严重度成正比。尿砷排泄甚快,停止接触 2 天,尿砷即可下降 19%～42%。一次摄入砷化物后,尿砷持续升高 7～10 天。

(2)血砷测定:急性中毒时可升高。

(二)治疗要点

1.清除毒物

经口急性中毒者,应尽早催吐、洗胃(可用温水或低温盐水或 1%碳酸氢钠溶液)。洗胃后应立即口服新配制的氢氧化铁解毒剂(12%硫酸亚铁溶液与 20%氧化镁混悬液,两者分别保存,临用时等量混合、摇匀),因其可与砷形成不溶性络合物砷酸铁($FeAsO_3$),而后者不易被肠道吸收。每 5～10 分钟一匙,直至呕吐停止。再给以 50%硫酸镁 30 mL 导泻。如无上述药物也可给牛乳、蛋白水(4 只鸡蛋清加水约 200 mL 搅匀),加以吸附、收敛。吸入中毒者,应迅速离开中毒现场并吸氧。

2.解毒剂

(1)二巯丙磺钠:可供肌内注射、皮下注射、静脉注射。急性中毒时,用 5%溶液,1 次 5 mL(或 5 mg/kg),第 1 天 3～4 次,第 2 天 2～3 次,第 3～7 天 1～2 次,共 7 天为 1 个疗程。慢性中毒时 1 天 2 次,用药 3 天,休息 4 天,为 1 个疗程,一般用 5～7 个疗程。

(2)二巯丁二钠(DMS):首剂 2 g 加入注射用水 10～20 mL 中注射(在 10～15 分钟注射完),以后每次 1 g,每天 1～3 次,连用 3～5 天;也可肌内注射,每天 2 次,每次 0.5 g。慢性中毒者,每天 1 次静脉注射,每次 1 g,用药 3 天,休息 4 天,为 1 个疗程,一般总量 6～8 g。

慢性中毒的治疗,除用上述解毒剂外,还可用 10%硫代硫酸钠 10 mL 静脉注射,以辅助砷排泄。

3.对症处理

针对休克、脱水、中毒性脑病、肾损伤等而采取相应措施。

4.砷化氢中毒的治疗

(1)首先应脱离有毒环境,卧床休息,多饮水,早期应用碱性药(口服碳酸氢钠,每天 8～12 g),利尿可减少肾损害。

(2)吸氧,静脉滴注氢化可的松 200～400 mg 抑制溶血反应。

(3)早期不宜行驱砷治疗,以免加重肾损害,宜在后期驱砷。

(4)重症患者宜尽早应用血液净化疗法。

四、铊中毒

铊是一种稍带蓝色的银白色稀有金属。金属铊单体基本无毒,溶于酸后形成的铊化合物无色无味,毒性剧烈。常见铊化合物有醋酸铊、硫酸铊、溴化铊与碘化铊等。铊化合物曾经作为杀鼠剂和治疗多汗症的药物广泛使用,但不久即发现其毒副作用剧烈而停止使用。铊化合物对人的急性毒性剂量为 6～40 mg/kg,儿童相对更为敏感,为 8.8～15.0 mg/kg,成人最小致死量为 12 mg/kg。目前常因人为投毒而致中毒。

(一)诊断要点

1.毒物接触史

职业性急性中毒因意外事故、矿石加工、工业生产等,以胃肠道摄入、皮肤接触为主,少数经呼吸道摄入。非职业性大多数是使用不明来源的中药偏方治病(如多汗症、毛发脱落),也有误服铊盐溶液及自杀者,极少数投毒事件当中中毒者被人经静脉注射中毒。

2.临床表现特点

(1)急性铊中毒:以胃肠道摄入起病多见,急性铊中毒一般于接触后 12～24 小时发病。早期表现主要为恶心、呕吐、腹部绞痛或隐痛、腹泻等;严重者可出现消化道出血,并于 2 天后出现对称性指(趾)端酸、麻、疼痛,逐渐加剧并向近心端进展,轻触皮肤即疼痛难忍,以致不能站立与行走。如未及时诊治,病情可发展为肢体瘫痪、肌肉萎缩。铊中毒时脑神经常受累,如视力减退、眼肌麻痹、周围性面瘫等。当中枢神经系统受损时,轻者有头痛、睡眠障碍、情绪不稳等表现;重者出现嗜睡、谵语、精神失常、抽搐甚至昏迷,部分中毒量大者可因呼吸、循环功能衰竭而死亡。

脱发是铊中毒的特异性表现,常于急性中毒后 1～3 周出现,头发呈簇状脱落,表现为斑秃或全秃,严重者在 10～20 天出现胡须、腋毛、阴毛和眉毛全部脱落,一般在毛发脱落后第 4 周开始再生,约 3 个月完全恢复。此外,皮肤干燥、脱屑,出现皮疹、痤疮、皮肤色素沉着、手掌及足跖部角化过度,指甲和趾甲于第 4 周可出现白色横纹,称为米氏纹。部分患者有肝、肾、心肌损害的临床表现。因此,人们将胃肠炎、多发性神经病和脱发三联征看作是铊中毒的典型症状。

(2)慢性铊中毒:由长期职业性接触铊及铊化合物导致,慢性铊中毒与急性铊中毒的症状基本相同,只是临床表现较为轻缓。非职业性慢性中毒大多是因为食用了生长在被铊污染过的土壤里的蔬菜水果或粮食等作物,或许是因饮用了被铊污染的水所致。慢性铊中毒常出现乏力、四肢发麻等症状,肌电图显示对称性周围神经损害;同样,在中毒后 4 周左右指甲和趾甲可出现白色横纹(米氏纹)。持续接触含铊化合物还可引起视网膜炎、球后视神经炎及视神经萎缩等。

3.血铊、尿铊测定

多数文献推荐正常人血铊<2 μg/L,当血铊>100 μg/L、尿铊>200 μg/L 时考虑为急性中毒;也有认为血铊>40 μg/L、尿铊>100 μg/24 h 即提示有中毒可能。

4.铊中毒临床分型

(1)观察对象:具有以下一项者。出现乏力、下肢无力、四肢发麻等症状;神经-肌电图显示有可疑的神经源性损害而无周围神经损害的典型症状及体征;尿铊增高。

(2)轻度中毒:具有以下一项者。双足跟、足底痛觉过敏,下肢对称性袜套样分布的痛觉、触觉或音叉振动觉障碍,同时有跟腱反射减弱;上述表现轻微或不明显,但神经-肌电图显示有神经源性损害;轻度视神经病或视网膜病;明显脱发。

(3)重度中毒:有以下一项者。四肢远端感觉障碍,跟腱反射消失,伴四肢肌力明显减退,影响运动功能;或四肢远端肌肉萎缩;肌电图显示神经源性损害,伴神经传导速度明显减慢或诱发电位明显降低;视神经萎缩;中毒性脑病;中毒性精神病。

(二)治疗要点

1.清除毒物

对铊中毒患者的救治首先要脱离毒源,避免再次中毒。对于吸入中毒者,要立即将患者移至空气新鲜处,吸氧,保持呼吸道通畅;对皮肤污染者应立即用肥皂水清洗;如有眼部接触时可用清水冲洗;对口服者要尽快清水洗胃,口服活性炭 50～100 g,同时给予 50％硫酸镁 40～60 mL 口服导泻。

2.驱铊治疗

常用药物如下:①碘化钾或碘化钠,可给予 1％碘化钾或碘化钠溶液 200～500 mL 口服,使铊变成不溶性的碘化铊,以减少胃肠吸收。②普鲁士蓝,有不溶性和可溶性两类,后者常用的为钾盐,即钾铁六氰高铁酸盐,2003 年 10 月美国 FDA 正式批准其用于铊中毒的救治。铊可置换普鲁士蓝上的钾离子后形成不溶于水的物质,随粪便排出,对治疗经口服致急、慢性铊中毒有一定疗效。服用方法为 250 mg/(kg·d),分 4 次口服,每次溶于 50 mL 15％(或 20％)甘露醇中。服用普鲁士蓝期间需适当补钾,以增加血钾的浓度而有利于铊的排泄,但补钾需谨慎,如补钾过量,钾离子可动员细胞内的铊移到细胞外,使血铊含量过高,造成患者病情加重,因此用药期间需定期监测血钾。孕妇及哺乳期妇女禁用。③二硫腙,可与铊形成无毒的络合物,从尿中排出,用量为 10～20 mg/(kg·d),分 2 次口服,5 天为 1 个疗程,因二硫腙有致糖尿病、甲状腺病变、眼损害的不良反应,须谨慎使用。

3.血液净化

对常规方法处理后病情仍恶化,或出现严重并发症者,应尽早行血液净化治疗。

4.其他

对症支持治疗。

(彭文建)

第六节　植物性毒物中毒

一、亚硝酸盐中毒

(一)诊断要点

1.病史

亚硝酸盐中毒既往多是由进食较多含有硝酸盐的蔬菜和苦井水、蒸锅水等引起的肠源性发绀,近年来则多见因误将亚硝酸钠当作食盐使用而致中毒,且常为群体性中毒。亚硝酸盐摄入量达 0.2～0.5 g 时即可引起中毒,最小致死量 1～5 g。

2.临床表现特点

发病常急骤,多在食后 0.5～3.0 小时发病(短者仅 10～15 分钟,长者可达 20 小时)。主要中毒症状为缺氧表现,如头晕、头痛、乏力、心慌、气促、恶心、呕吐及发绀(尤以口唇、指端更明显);继而可出现烦躁、嗜睡、呼吸困难、血压降低、肺水肿、心律失常、惊厥、昏迷、呼吸与循环衰竭。临床表现与高铁血红蛋白浓度有关:高铁血红蛋白达血红蛋白总量的 10％～15％时,口唇、指甲及全身皮肤黏膜呈紫黑色、蓝灰或蓝褐色,与呼吸困难不成比例;高铁血红蛋白达 30％以上时,主要表现为头痛、头晕、耳鸣、心动过速、反应迟钝,精神萎靡、乏力等;升至 50％时,患者可有心悸、气急、恶心、呕吐、腹痛腹泻、心动过速、出冷汗等;如进一步增加,患者可发生休克、心律失常、肺水肿、惊厥甚至昏迷,如不及时抢救,可危及生命。

若患者同时有沙门菌和致病性大肠埃希菌感染,则可合并存在亚硝酸盐食物中毒和细菌性食物中毒,诊断时应予注意。还应注意排除苯的氨基和硝基化合物,农药杀虫脒、氯酸钠、除草醚等能引起高铁血红蛋白血症的化合物中毒。必要时应检验残余食品。

(二)治疗要点

1.一般处理

置患者于空气新鲜而通风良好的环境中,吸氧,并使患者绝对卧床休息,注意保暖。如此,轻症患者(高铁血红蛋白量在30%以下)便能自行恢复,因高铁血红蛋白大都能在24～48小时完全转变为血红蛋白之故。

2.清除毒物

误服亚硝酸盐应及早洗胃及导泻,现场不能洗胃者,只要神志清楚,宜先作催吐。如中毒时间较长,可配合高位灌肠以清除残存毒物。

3.特效疗法

(1)亚甲蓝(美蓝):用法为1%亚甲蓝1～2 mg/kg溶入25%～50%葡萄糖溶液20～40 mL,于10～15分钟缓慢静脉注射,如症状仍不缓解,2小时后可重复1次。

(2)应用高渗葡萄糖溶液和大剂量维生素C:如用50%葡萄糖溶液60～100 mL加维生素C 1～2 g静脉注射,或用维生素C 2～4 g加入10%葡萄糖溶液500～1 000 mL中静脉滴注。

4.对症支持疗法

包括防治休克与呼吸衰竭等,病情危重经上述处理后发绀仍明显者,可输新鲜血300～500 mL,或行换血疗法。

二、毒蕈中毒

毒蕈又称毒蘑菇,我国已知的毒蘑菇有100多种,极毒蘑菇10种。常由于毒蘑菇与食用蘑菇不易区别而误食中毒,城市居民中则多因食用混杂的干蘑菇而发生中毒。

(一)诊断要点

1.病史

有进食干蕈史,是诊断毒蕈中毒的重要依据。由于本病发病时多有吐泻症状,如不注意询问食蕈史常易误诊为胃肠炎、菌痢或一般食物中毒等,故当遇此类患者,尤在夏秋季节呈一户或数户人同时发病者,应想到本病的可能性。如能从现场觅得毒蕈加以鉴定,则诊断更臻完善。

2.临床表现特点

由于每种毒蕈所含毒素不一,中毒的临床表现也各异,按主要表现大致可分为4型。

(1)胃肠炎型:几乎所有毒蕈中毒首先表现为轻重不一的胃肠炎。致严重胃肠炎的毒蕈有毒粉褶菌、小毒蝇菇、黄黏盖牛肝、密褶黑菇、肥脚环柄菇等。潜伏期0.5～1.0小时,表现为恶心、呕吐、腹痛、腹泻、头晕、头痛,可伴有水和电解质失衡与周围循环衰竭。患者可因失水、电解质失衡、昏迷、休克致死。但单纯胃肠炎型毒蕈中毒经积极治疗后可迅速恢复,死亡率极低。

(2)神经精神型:由误食毒蝇伞、豹斑毒伞、红网牛肝、毒红菇、光盖伞属、假黑伞属、细网牛肝等毒蕈所引起。潜伏期为1～6小时,临床表现除胃肠炎外,尚有副交感神经兴奋症状,如多汗、流涎、流泪、脉缓、瞳孔缩小等;阿托品类药物疗效较佳。少数病情严重者出现头晕、谵妄、幻觉,甚至被迫害妄想,以致发生自杀或杀人行为,或类似精神分裂症表现。个别患者发生癫痫大发作。经过积极治疗,很快康复,死亡率较低。

(3)溶血型:因误食鹿花蕈、纹缘毒伞等所引起。潜伏期6~12小时。除引起胃肠炎症状外并引起溶血,导致贫血、肝大、脾大等。对中枢神经系统也有影响,可产生头痛等症状。给予皮质激素及输血等治疗多可康复,死亡率一般不高。

(4)中毒性肝炎型:因误食毒伞、白毒伞、鳞柄毒伞等所引起。此型中毒病情凶险,如无积极治疗死亡率可高达50%~90%。此型临床过程可分为以下6期。①潜伏期:6~72小时,多在24小时内发病。②胃肠炎期:患者可突然发生上腹部和腹部剧烈疼痛,随之出现与胃肠炎型相同的表现。症状持续1~2天缓解。③假愈期:胃肠炎症状自行缓解后,患者无明显症状,给人以病愈感觉。此期内进入脏器的毒素与靶细胞结合,逐渐损害脏器实质,导致进行性功能障碍。轻型患者肝损害不严重,可由此进入恢复期。④内脏损害期:中毒后1~5天(平均2~3天)出现以肝、肾、脑、心为主的内脏损害,肝脏损害最为严重,多表现为肝大、黄疸、肝功能改变,转氨酶增高,可导致急性或亚急性重型肝炎,肝缩小、黄疸加深、烦躁、意识模糊,甚至出现肝性脑病。可并发DIC。肾脏可同时受累,发生肾衰竭。⑤精神症状期:多在内脏损害后出现。患者烦躁不安、谵语、抽搐、惊厥、昏迷,多死于呼吸衰竭。部分患者出现精神失常,时哭时笑,日后逐渐安定。⑥恢复期:经2~3周,患者肝功能好转,症状逐渐减轻,4~6周多能痊愈。

部分病例于食后6小时发病,病情迅速恶化,初为胃肠道症状,继则出现休克、抽搐、呼吸衰竭、全身广泛性出血、昏迷等症状,称暴发型,常于1~2天突然死亡。这可能与急性重型肝炎、高度脑水肿、中毒性心肌病及全身广泛出血等严重中毒损害有关。

(二)治疗要点

1.清除毒物

应及时采用催吐、洗胃、导泻、灌肠等方法以迅速排出尚未吸收的毒物。选用1:5 000高锰酸钾溶液、3%~5%鞣酸溶液或0.5%活性炭混悬液等反复洗胃。无腹泻者,于洗胃完毕可经口服硫酸钠20 g导泻。如中毒时间已>8小时,可用温盐水行高位结肠灌洗,每次200~300 mL,连续2~3次。

2.血液净化疗法

血液净化治疗毒蕈中毒,疗效较肯定,对中、重型中毒患者应尽早采用血液灌流或血液透析治疗。

3.抗胆碱药

主要用于含毒蕈碱的毒蕈中毒,可解除副交感神经过度兴奋症状,对中毒性心肌炎所致的房室传导阻滞和中毒性脑炎所致的呼吸中枢衰竭具有治疗作用。可根据病情用阿托品0.5~1.0 mg皮下注射,每0.5~6.0小时1次,必要时可加大剂量或改用静脉注射。也可用盐酸戊乙奎醚1~6 mg肌内注射,每8~12小时1次。

4.巯基解毒药

用于中毒性肝炎型毒蕈中毒患者,即使在假愈期没有明显内脏损害时,也应给予此药。常用的如下。①二巯丁二钠:0.5~1.0 g释后静脉注射,每6小时1次,首剂加倍,症状缓解后改为每天注射2次,连用5~7天为1个疗程。②二巯丙磺钠:5%溶液5 mL肌内注射,每6小时1次,症状缓解后改为每天注射2次,5~7天为1个疗程。

5.肾上腺皮质激素

适用于溶血型毒蕈中毒及其他重症的中毒病例,尤其是有中毒性心肌炎、中毒性脑炎、严重的肝损害和出血倾向的病例。如用氢化可的松200～300 mg/d或地塞米松10～20 mg/d加入液体中静脉滴注,病情好转后改用泼尼松口服。

6.抗蕈毒血清的应用

对于白毒伞等毒性很强的毒蕈中毒,有条件时可用抗蕈毒血清治疗。

7.其他

对症支持疗法。

三、乌头碱类植物中毒

乌头属毛茛科,主根为乌头,支根为附子。同科野生的有草乌头、一枝蒿、落地金钱、搜山虎。乌头全株有毒,毒性依次为根、种子、叶。草乌头等比乌头毒性更大。一般中毒剂量:附子30～60 g,川乌3～90 g,草乌3.0～4.5 g,一枝蒿0.5～3.0 g,落地金钱1.0～2.5 g,搜山虎3 g。乌头类植物其有毒成分是乌头碱,口服0.2 mg即能使人中毒,口服3～5 mg即可致死。乌头碱煎煮时间越长,毒性越低,一般煎煮3～4小时,乌头碱几乎全部破坏。临床上常因对乌头生药的炮制或水煎不当而服用,引起中毒。

(一)诊断要点

1.病史

有用乌头碱类植物史。

2.临床表现特点

口服中毒者,首先表现口腔及咽部黏膜刺痛及烧灼感,舌及口腔周围有麻木感,言语笨拙。当药物被吸收后约0.5小时即可出现下述症状。

(1)神经系统:四肢麻木,特异性刺痛及蚁行感,麻木从上肢远端(指尖)开始向近端蔓延,继后为口、舌及全身麻木,痛觉减弱或消失,有紧束感。伴有眩晕、眼花、视物模糊。重者躁动不安、肢体发硬、肌肉强直、抽搐、意识不清甚至昏迷。

(2)循环系统:由于迷走神经兴奋及心肌应激性增加,可有心悸、胸闷、心动过缓、多源性和频发室性期前收缩、心房或心室颤动或阿-斯综合征等多种心律失常和休克。

(3)呼吸系统:呼吸急促、咳嗽、血痰、呼吸困难、发绀、急性肺水肿,可因呼吸肌痉挛而窒息,甚至发生呼吸衰竭。

(4)消化系统:恶心、呕吐、流涎、腹痛、腹泻、肠鸣音亢进,少数有里急后重、血样便、酷似痢疾。

(二)治疗要点

口服中毒者应立即洗胃,灌服活性炭50～100 g,硫酸钠20～30 g导泻。静脉补液,以促进毒物的排泄。同时,注射阿托品,一般用1～2 mg皮下注射或肌内注射,每4～6小时1次;对重症者可酌情增大剂量及缩短间隔时间,必要时可用0.5～1.0 mg静脉注射。如在应用阿托品后,仍有频发室性期前收缩、阵发性室性心动过速等,可选用利多卡因、胺碘酮、普罗帕酮等纠正之。如有呼吸衰竭及休克,应及时给予吸氧、呼吸兴奋剂、人工呼吸及抗休克治疗等。

四、发芽马铃薯中毒

马铃薯俗称土豆、山药蛋、洋山芋等,为人们普遍食用食物。未成熟或发芽的块根含有毒物质为龙葵碱、毒茄碱、胰蛋白酶、糜蛋白酶、胞质素和细胞凝集素等,而以龙葵碱最为重要,其具有腐蚀性、溶血性,并对运动中枢及呼吸中枢有麻痹作用。人食入龙葵碱 $0.2\sim0.4\,g$ 即可引起中毒。

(一)诊断要点

1.病史

有进食发芽或未成熟马铃薯史。

2.临床表现特点

一般在食后数十分钟至数小时发病。先有咽喉及口内刺痒或灼热感,继有恶心、呕吐、腹痛、腹泻等症状。轻者 $1\sim2$ 天自愈;重者因剧烈呕吐而有失水及电解质紊乱,血压下降;严重中毒患者有昏迷及抽搐,最后因呼吸中枢麻痹而导致死亡。

3.实验室检查

将剩余的马铃薯切开,在芽附近加浓硫酸或浓硝酸数滴,如变为玫瑰红色即证明有毒素存在。

(二)治疗要点

主要是对症处理。发现中毒后应立即洗胃、导泻、补充液体、纠正失水。呼吸困难时积极给氧和应用适量呼吸兴奋剂。呼吸中枢麻痹用人工呼吸机。

五、霉变甘蔗中毒

(一)诊断要点

霉变甘蔗中毒,多见于儿童。多在食后 15 分钟至 8 小时发病,亦有长至 48 小时。主要引起中枢神经系统损害。潜伏期越短,症状越重,预后越差。

1.轻度中毒

首先表现为一时性胃肠道功能紊乱(恶心、呕吐、腹痛等,无腹泻),并可出现神经系统症状(头痛、头晕、眼前发黑、复视),轻者很快恢复,较重者胃肠道症状加重,频繁恶心、呕吐,并可发生昏睡。

2.重度中毒

在上述症状出现后,很快出现抽搐、昏迷。抽搐表现为阵发性痉挛性,每次发作 $1\sim2$ 分钟,每天可多次发作。抽搐发作后便呈昏迷状态,且眼球向上看,瞳孔散大。尚可发生急性肺水肿和血尿。体温初期正常,$3\sim5$ 天可升高。一般在 $5\sim10$ 天疾病开始恢复。可有神经系统后遗症如全身性痉挛性瘫痪、去大脑皮质综合征等。

3.辅助检查

CT 扫描轻症患者大都正常,重症患者在亚急性期可见双侧苍白球、壳核、尾状核、豆状核等部位呈现低密度区,间以片状出血;后期可见弥漫性脑萎缩。脑电图可有广泛的轻、中度异常。

(二)治疗要点

1.清除毒物

用清水、生理盐水或 0.5% 活性炭混悬液洗胃,导泻。

2.对症支持疗法

静脉输液,给予大剂量维生素 C 及 B 族维生素,维持水、电解质平衡,保护肝、肾功能。应用糖皮质激素减轻中毒反应,增强机体应激性,可用氢化可的松 $200\sim300\,mg$ 静脉滴注,每天 1 次。

防治脑水肿、改善脑细胞代谢的药物的应用等。

3.其他

高压氧疗法。

六、菜豆角中毒

菜豆角又称梅豆角、四季豆、扁豆、刀豆、肉豆、泥鳅豆、豆角等。其含的毒性物质如下。①豆素:一种毒蛋白,含于各种食用豆类中,具有凝血作用;②皂素:对黏膜有强烈的刺激性,并含有能破坏红细胞的溶血素。急性中毒大多发生在秋季,常因进食大量贮存过久、烧煮不透的菜豆角所致。潜伏期1~5小时。主要表现有恶心、呕吐、腹痛、腹泻、腹胀、头痛、头晕,部分患者有胸闷、心悸、出冷汗、四肢麻木、畏寒等。主要是对症支持治疗。

七、白果中毒

白果又称银杏,为银杏科落叶乔木银杏的种子,可以煮食或炒食,但不可生食。常因食白果过量而致中毒,最小中毒量20粒;年龄越幼,体质越差,越易中毒。婴儿连吃10粒左右即可致死,3~7岁小儿连吃30~40粒则致严重中毒,甚至死亡。急性中毒主要表现为中枢神经系统损害(头晕、乏力、精神呆滞、反应迟钝、头痛、极度恐惧、怪叫、反复抽搐或惊厥、意识障碍等)及胃肠道症状,偶可发生末梢神经受损表现(如触觉、痛觉消失、双下肢弛缓性瘫痪、膝腱反射迟钝或消失)。重症患者尚可有气急、发绀、呼吸困难,常于1~2天因心力衰竭、呼吸衰竭而危及生命。治疗要点:口服者洗胃,导泻;静脉输液;对症支持治疗。

八、荔枝中毒

因荔枝含有 α-次甲基环丙基甘氨酸,具有降低血糖作用。因此,进食大量荔枝易致中毒,出现类似低血糖表现。以小儿多见。常有连续多天大量食用荔枝史。主要表现有头晕、乏力、出汗、心悸、面色苍白,部分患者有口干、饥饿感、腹痛、腹泻等症状,严重者有昏迷、抽搐、面肌或四肢瘫痪等。血糖降低。治疗要点:快速静脉注射25%~50%葡萄糖溶液40~60 mL,继之静脉滴注10%葡萄糖溶液,尿量多时适当补钾。应用大剂量B族维生素。对症支持治疗。

九、猫豆中毒

猫豆又称狗爪豆、虎豆、富贵豆、毛豆等。猫豆种子含猫豆毒苷,是一种类似毒扁豆碱的毒素,主要抑制胆碱酯酶,使 ACh 增多,副交感神经系统作用增强,类似 AOPP 的临床表现。中毒症状多出现在进食后4~8小时。治疗要点:口服者洗胃、活性炭50~100 g 灌服、导泻;静脉输液;重症患者可用阿托品每次 1~2 mg,或山莨菪碱每次 10~20 mg,或东莨菪碱每次 0.3~0.6 mg,静脉注射,以拮抗 M 样症状,但无须像治疗 AOPP 要求的阿托品化,以达到控制症状即可。对症支持治疗。

(李劭凝)

第七节　动物性毒物中毒

一、概述

动物性毒物中毒是指动物的毒素进入机体后，造成人体的中毒反应。本节重点介绍比较常见且危害性较大的几种动物性中毒。

(一)河豚毒素中毒

河豚毒素中毒是由进食河豚毒素污染的河豚肉所致。河豚毒素主要存在于河豚的睾丸、卵巢、卵、肝、肠等组织和血液中。有些河豚的肌肉也有毒素。河豚毒素加热也不能破坏，属于神经性毒素，其毒性比氰化物还要大 1 000 倍，致死量约 7 μg/kg。由于河豚肉嫩味美，每年均有因烹饪不当、贪享口福的食客死于非命。

(二)毒蛇咬伤

蛇咬伤是人体被蛇类咬伤后引起的一种急性生物毒性损伤。多发生在野外，少数在城市。人体被毒蛇咬伤后常引起局部和全身的广泛性中毒症状，甚至可很快致死。

(三)节肢动物蜇伤

节肢动物蜇伤是指被节肢动物蜇伤后，毒液注入人体所致的局部和全身的中毒伤害。常见包括蜂蜇伤、蜘蛛蜇伤、蝎子蜇伤、蜈蚣蜇伤。不要小看小小的昆虫，有些蝎子的毒液毒力相当于眼镜王蛇，每年全球报道死于节肢动物蜇伤的人数不下千人。

二、判断

由于不同动物毒素作用于人体后反应不一，治疗处置也不尽相同，这就需要大家对动物性中毒给予积极关注和高度重视，避免中毒之后错失良机、贻误治疗，甚至造成严重后果而遗憾终身。

(一)河豚毒素中毒

由于河豚毒素中毒发病快、病情进展迅速、病死率极高，故只要出现恶心、呕吐、腹泻、腹痛、血便等消化道症状，不必等到神经系统症状的出现，就应该在第一时间送往医院救治。

(二)节肢动物蜇伤

当被节肢动物如蜂、蜘蛛、蝎子、蜈蚣等蜇伤后，局部皮肤红、肿、疼痛。如果已经在现场进行了局部处理，仍然出现全身系统早期症状如荨麻疹、头痛、头晕、呕吐、腹泻等，就必须尽快送入医院救治。不必等到出现神经系统症状及休克后再转送，以免贻误抢救时机。

三、急救

根据不同动物性毒素的中毒表现，处置有所区别，大体分三种情况：一是需现场紧急处置后再送医院；二是仅需现场处置；三是不需现场处置，只能直接送入医院救治。

(一)河豚毒素中毒

此毒素为剧毒，无特殊解毒剂，无须现场处置，发病后应立即送往医院。

(1)立即催吐、洗胃、导泻。切勿因食入时间长而放弃。

（2）在血压稳定的前提下,使用高渗葡萄糖、甘露醇、呋塞米等药物加快毒物的排泄。

（3）尽早使用大剂量肾上腺皮质激素和抗胆碱药物。

（4）呼吸肌麻痹时,可使用呼吸机人工辅助呼吸。

（5）积极处理休克和心律失常等。

(二)毒蛇咬伤

人被毒蛇咬伤后,蛇毒迅速进入体内,故应争分夺秒地采取有效措施,防止毒液的吸收与扩散。

1.镇静制动

一旦发现被蛇咬伤后,伤员要保持冷静,就地休息,静止不动,把伤口置于较低水平。

2.及时绑扎

伤者或施救者应就地取材,可用细绳、鞋带、布条、绷带或止血带等结扎伤口的近心端5～10 cm处。若指(趾)被咬伤,应结扎根部或上一个关节的相应部位,每15～30分钟松绑1～2分钟。如果肿胀已超过结扎带子,要将带子按照上述方法将结扎位置上移。

3.局部冷敷

视现场条件,可用冰块敷于伤肢,或将伤肢、指(趾)浸入4 ℃的冷水中局部降温,3～4小时再改用冰袋冷敷。也可用大量流动清水或自来水等冲洗伤口,冲洗时间约5分钟,冲洗时动作要轻,不擦伤口,冲洗完毕用干布轻拍以使其干燥,在伤口上放一块干净的布或敷料。

4.灼烧伤口

若判断为毒性较强的毒蛇咬伤,现场条件所限,急救困难时,应果断地进行。可用几根火柴捆齐,点燃后对准伤口烙下去,直至伤口皮肉发白变硬为止。此法必须在伤后几分钟内处理才能达到破坏蛇毒的目的。

5.切开排毒

越早越好,将局部消毒后,以毒蛇牙痕为中心,将伤口作"＋"或"＋＋"形切口1～2 cm,以连贯两牙痕为限。如果发现伤口中有折断的毒牙应立即拔除。若局部有水疱,可在其周围做小"＋"字形切口,切口深达真皮,用1∶5 000呋喃西林液、1∶1 000高锰酸钾溶液、3％过氧化氢溶液充分冲洗,然后用2％的盐水纱布敷在伤口上;如有条件,应以5％的依地酸钙钠液冲洗,抑制蛇毒中的蛋白水解酶的活性。如为血液循环毒类毒蛇咬伤,伤口出血不止,则忌用扩创排毒,应在结扎后用上述溶液,或用清水、盐水冲洗后,用30％硫酸镁或5％依地酸钙钠溶液湿敷,保持创面湿润。如果现场没有清创的条件,可用刃具在伤口周围划几道口子引流排毒,也可用缝衣针、三棱针等穿刺引流。实在不能实施时,应采取吸吮的方法排毒。最简单的就是用嘴吸吮,每吸吮一次要用清水漱口,边吸边吐,吸吮者口腔应没有破溃、伤口或龋齿。

6.局部封闭

为减轻疼痛和变态反应,对抗炎症,可用0.25％普鲁卡因注射液5 mL加地塞米松10 mg或2％利多卡因5 mL加地塞米松10 mg或甲泼尼龙40 mg于伤肢肿胀上方3～4 cm处,或在绑扎上方做环形局部封闭,如伤口离关节较远,也可在伤口周围局部封闭。有条件时,还应用以下方法之一进行处理。

（1）胰蛋白酶:是一种强有力的蛋白水解酶(肽链内切酶),能迅速中和蛇毒中的毒性蛋白,使蛇毒失去活性。对各种蛇毒均有效。用法:结晶胰蛋白酶2～4 mg加0.5％普鲁卡因溶液20～50 mL,溶解后在伤口周围皮下及基底层做浸润注射,并在伤口肿胀上方做环状封闭。

(2)依地酸钙钠:可中和蛇毒的脂酶。用法:依地酸钙钠 0.4 g 加入 0.25% 普鲁卡因溶液 5~10 mL 在伤口周围做局部封闭。

(3)糜蛋白酶:性能与胰蛋白酶相同,但作用较弱。方法:糜蛋白酶 5~10 mg 加入生理盐水 5~10 mL 在伤口周围或肿胀上方做环状封闭。

7.中和蛇毒

抗蛇毒血清是治疗蛇毒的特效药,能直接中和未对靶器官起效应的游离蛇毒抗原,使蛇毒失去毒性。若蛇毒已和组织器官结合,则对受损器官功能无恢复作用,也不能改善已有的中毒症状。因此抗蛇毒血清的疗效取决于给药时间,越早效果越好,受伤后 2 小时内足量使用疗效较好,超过 24 小时效果不肯定。

(1)使用的原则:根据毒蛇咬伤的种类使用对应的抗蛇毒血清。如不能明确蛇种,可按蛇毒的临床表现来选用同种属毒蛇的抗蛇毒血清。有神经毒素表现者用抗银环蛇毒血清。有血液循环毒表现则用抗蝮蛇或抗五步蛇毒血清。有混合毒素表现则用抗银环蛇毒血清加抗五步蛇毒血清或抗蝮蛇毒血清。海蛇伤则用抗银环蛇毒血清、抗眼镜蛇毒血清及抗蜂蛇毒血清 3 种联用。

(2)使用的剂量:应根据临床类型和严重程度及被蛇咬伤的时间来决定。轻型患者应用 1~2 个剂量,重或危重型患者首剂用 2~4 个剂量,并加强观察,若症状逐渐加重应在 1~2 小时追加 1~2 个剂量。成人与小孩剂量相同。

(3)使用的方法:早期在伤口局部封闭注射能较好中和伤口周围的蛇毒,阻断蛇毒进入血液循环,故应采取局部封闭和全身静脉给药相结合的方法。局部封闭,一般用 1/2 支抗蛇毒血清加 2% 利多卡因 5 mL 及地塞米松 10 mg 加生理盐水 10 mL 稀释后在伤口近心端上关节处行环形封闭。

静脉给药时应开放两条静脉通路,一条先静脉滴注地塞米松 10~20 mg 或甲泼尼龙 120~240 mg,另一条静脉滴注抗蛇毒血清,同时肌内注射苯海拉明 20 mg。

为争取时间也可采取分段稀释静脉滴注法。抗蛇毒血清 1~2 支加入 5% 葡萄糖液 250 mL 中,先以 30 mL/h 静脉滴注,30 分钟后若无变态反应,其余的在 2 小时内滴完。

无论采取哪种方法,在使用抗蛇毒血清的过程均应严密观察,一旦出现严重不良反应要立即处理。

8.中医中药

目前已制成的蛇药片有 10 余种,既可口服也可外敷,各有一定的特异性,疗效肯定。使用时首先要弄清所用药片对哪种蛇毒有效,其次用药要早,剂量要大。必须有针对性地配合西医的治疗措施。

(1)南通蛇药片:主治蝮蛇及血液循环毒类蛇咬伤。伤后便立即服 20 片,服法先将药片捣碎用米酒 50 mL 加适量白开水调匀内服。以后每隔 6 小时服 10 片直至中毒症状减轻,患肢肿胀消退为止。在服药的同时将药片加温开水调成半糊状涂在伤口周围及肢体肿胀的上端 3~4 cm 处,但切忌直接涂于伤口处。

(2)蛇伤解毒片:主治华南地区常见的各种毒蛇咬伤。首次服 20 片,以后每小时服 1 次,每次服 7 片。

(3)广东蛇药片:主治银环蛇、金环蛇、海蛇、蝮蛇、烙铁头、竹叶青蛇咬伤。首次 14~20 片,以后每小时服 7~14 片。

(4)广西蛇药片:主治各种毒蛇咬伤。首次 15 片,每 4 小时服 10 片。

(5)上海蛇药片：主治蝮蛇、五步蛇、竹叶青蛇咬伤,也可治眼镜蛇、银环蛇等。首次服 10 片后每 4 小时服 5 片。

(6)草药：常用鲜白花蛇舌草、重楼、半边莲、地丁草、两面针、水黄连、青木香、开口箭、韩信草、滴水珠等一种或数种洗净捣烂取汁口服,也可外敷。

9.支持后送

毒蛇咬伤,病情凶险,一旦完成现场初步急救,就应该尽快转送伤病者至医院进一步抢救。

(三)节肢动物蜇伤

常见节肢动物如蜂、蜘蛛、蝎子、蜈蚣等蜇伤的现场处理大同小异。

1.局部结扎

蜇伤后,立即结扎被蜇伤肢体的近心端,15～20 分钟放松 1 次,每次放松 1～2 分钟,结扎时间不超过 2 小时。

2.拔出毒刺

局部结扎后,立即寻找遗留在伤口的毒刺和毒囊,用针挑除。或者切开伤口取出毒刺。

3.伤口处理

由于节肢动物的毒液呈酸性者不少,故大都可选用弱碱性溶液,如肥皂水,5％碳酸氢钠,或者 1∶5 000 高锰酸钾溶液冲洗伤口,并可局部冷敷;或者用普鲁卡因做环状封闭。

四、注意

动物性中毒种类繁多,现场救治要注意以下几点。

(一)现场镇定

如被毒蛇咬伤,最好捕获或打死毒蛇,为下一步选择特效的单价抗蛇毒血清提供支持。

(二)抗过敏治疗

多数动物性中毒一定要早期抗过敏性治疗,往往有些动物性中毒不是死于本身的毒性反应,而是抗过敏不及时,死于喉水肿或过敏性休克(特别是在节肢动物蜇伤)。另外,在使用抗蛇毒血清时,本身也有可能出现过敏,所以处置中要注意观察患者的生命体征变化。

(三)争分夺秒

各类动物性中毒,在现场简单处置后,都应尽快到医院进一步处理,以免贻误治疗。

(杜洪洋)

第六章　急性创伤

第一节　头部创伤

一、病史采集

抢救人员和急诊人员所见到的患者情况多种多样,仔细询问病史方可避免遗漏严重的病情。要从患者和目击者那里获得重要的信息,确定创伤发生的原因和机制。

目击者会证实患者出现意识丧失,其意识状态是否发生变化(例如,事故当时患者清醒,之后出现昏迷)。同样重要的是要明确患者是不是先出现意识丧失,接着发生了事故。

需要补充的病史包括是否出现惊厥发作,患者在指令下,不自主地或是在强刺激下出现肢体活动,是否表现出特殊的姿势。

如果患者意识清醒,应当询问其是否有疼痛,尤其注意询问颈椎疼痛。要向患者询问事故的细节,如果患者不能说出,应当认为患者当时出现了意识丧失。

如果可能的话,应获取患者以往详细的就医资料。精神状态的变化可能由急性低血糖及摄入药物或乙醇引起。如果患者既往有心血管疾病病史,那么他的机动车事故可能由急性心肌梗死发作引起。

二、体格检查

对于头部创伤患者最重要的就是意识状态的观察。意识状态的恶化是不良的信号,提示有危及生命的颅内出血。对患者的意识状态用描述性词语进行记录,反映出患者自主的动作,对指令或疼痛的反应,这一点非常重要。

对患者的颈椎进行检查,触摸脊柱,注意明显的缺损和异常柔软的区域。意识障碍或在乙醇、药物影响中的患者,如果其受伤方式可能引起颈椎损伤,要按照颈椎损伤来处置,除非已排除该损伤。

进行全面快速的神经系统检查,观察伤者双侧瞳孔的大小、对称性和对光反射灵敏性。可以用以下三种方法的一种来检查眼外肌的运动情况:观察自发眼球运动、直接要求患者活动眼球或者眼外肌。查体:对于创伤患者要待排除颈椎损伤后再进行。在急诊室中应快速进行第Ⅱ～Ⅻ脑神经的检查,四肢活动、肌力和感觉检查,注意生理反射是否健存,程度如何,是否存在病理反射,如足底的巴宾斯基征。急诊室中要进行肛诊,评价括约肌的张力和感觉。

检查患者的耳道和鼓膜。耳鼓后或耳道内出血可能提示颅底骨折,耳道中可见脑脊液则有诊断意义。同时检查鼻腔,是否存在脑脊液瘘。但是对于无法坐起的患者,脑脊液瘘的存在很难判断。

为了统一评价标准,为不同的观察者提供判断依据而制定的格拉斯哥昏迷评分,提供了一组固定的观察指标。格拉斯哥昏迷评分与生存和认知功能的预后相关。得分低的患者(<5分)死亡率高,认知功能恢复差,而高分的患者(>8分)则预后良好。

婴幼儿头部创伤的一个重要原因是儿童虐待,急诊科医师需要考虑到这一点。通常受伤儿童是被提起肩部或上臂剧烈摇晃,造成颅内血管破裂出血。直接创伤也可出现,造成颅骨骨折,伴或不伴颅内出血。

当然,除上述神经系统检查外,全面的体格检查应同时进行。检查患者的呼吸道,并保持通畅,维持患者的循环状态。应考虑并排除严重的胸部、腹部及盆腔创伤。检查患者的四肢,明确是否存在骨折及神经血管情况。应当仔细检查是否存在尿道和排泄道断裂。对男性患者进行前列腺位置检查,因为严重创伤往往伴有膀胱和尿道损伤。如果肛诊指套染血,则应注意直肠或结肠损伤,但并不常见。

三、治疗

(一)院前阶段

对于明确头部创伤患者最首要的处置是呼吸道管理,有两方面原因:第一,控制呼吸道,保持肺部足够的通气是降低颅内压最迅速的治疗方法;第二,要避免患者因血液、呕吐物和分泌物而窒息。某些地方仅仅可以实施抬高下颌,口咽通气的简单操作。理想的方式是气管内插管。对于呼吸存在但无反应的患者可经鼻气管插管,它的优点在于可以保持颈部固定,不需要头颈部后伸。不能经鼻腔插管或是发现时即出现呼吸停止的患者可采用经口插管,尽量减少颈部的移动。插管后应给予过度通气以迅速降低二氧化碳分压。

对于重大面部创伤,无法进行常规的经鼻腔、口腔气管插管的患者,可给予环甲膜切开。

如果有可能出现颈椎损伤,必须给予妥善固定。意识清醒的患者,诉说颈部疼痛,或触诊可及异常柔软的部位,应当以下列手段固定:硬颈托、头部一侧垫沙袋、将头部绑于夹板或担架上。昏迷的患者,应当按照颈椎损伤来处置,直至排除颈椎损伤。患者一旦被固定,护理人员应当准备好吸引器,随时使用。如果必须要移动患者或者调整体位,应将患者整体转向一侧,保持头部固定,尽可能维持颈部的制动。

抢救现场可开始静脉输液,如果抢救人员判定患者除头部创伤外无其他的创伤,可以给予生理盐水维持静脉通路。如果伴有其他严重创伤,或出现低血容量的表现,应立即给予生理盐水或乳酸林格液扩充血容量。尽管头部创伤的治疗原则是尽量减少液体摄入,但应首先给予足够的液体以维持血压和脉搏。

严重头部创伤的患者往往伴有面部创伤,这为患者的现场处置和搬运造成了困难。意识清醒、没有颈椎损伤或其他严重创伤的患者,在运送过程中往往采取坐位,以便将血液排入容器。有颈椎损伤或意识状态不良的患者要采取颈部制动、侧卧位或俯卧位运送,以利于血液流出,否则这些分泌物会被重新吸收。

(二)急诊室阶段

如果在现场尚未采取上述的措施,可以在急诊室中进行。患者到达急诊室后,应快速并尽可能同时进行下列处置:重新进行一次神经系统查体,包括之前所述的各个方面;检查患者的呼吸道;判断颈椎的情况。排除颈椎损伤后,可以进行其他诊断性检查,必要时可以给予经口腔气管插管。

在患者需要积极的呼吸道干预,而没有足够时间排除颈椎损伤时,就会遇到矛盾。一些情况下,面罩手动通气可以坚持到影像学排除颈椎损伤。如果必须立刻进行干预,则应在保持头颈部制动的前提下小心地给予经鼻腔或口腔气管插管,如果插管不成功则选择环甲膜切开。

如前所述,对于单纯的头部创伤,可在现场开放静脉通路,给予生理盐水或乳酸林格液慢滴。如果其他创伤引起了低血容量的表现,则应当马上给予补液治疗,维持患者的液体平衡要优先于头部创伤的处置。

患者到达急诊室后,应当立即留置经鼻腔胃肠减压管和 Foley 尿管,置管的原因包括缓解急性胃扩张,避免胃内容物反流,清空胃内容物防止窒息。置管后应检查这两个管中是否有血液。一种罕见的但是致死率非常高的胃管并发症可能出现在筛板骨折的患者身上。如果插管时稍有不慎,胃管可能经过骨折处,吸出颅内容物而非胃内容物。

脑水肿的控制和颅内压的降低依靠下列几种手段。首先最有效的手段也是过度通气,降低循环中的二氧化碳分压使脑血管床收缩,进而降低颅内压。反复监测动脉血气分析,应将二氧化碳分压控制在 2.7～4.0 kPa(25～30 mmHg)。最近有报道称潮气末二氧化碳张力监测可以提供快速有效的指导,同时可经血气分析来验证。

应用利尿药是第二种手段。给予患者 20% 的甘露醇,按 0.25～1 g/kg 静脉滴注,进行渗透性利尿,之后可每 6 小时给予 20 g 静脉滴注,后期需要增大剂量方可达到之前的利尿效果。大剂量利尿药可对体液平衡和胶体渗透压带来重大的影响。在颅内压监测的指导下,小剂量反复应用利尿药(0.18～0.25 mg/kg)效果良好,并且可以避免并发症的出现。

接受甘露醇治疗的患者可能出现反跳现象,因此一些医师更倾向于选择静脉滴注呋塞米。最近有临床试验支持了呋塞米的治疗作用。

类固醇皮质激素的应用仍然是降低颅内压的常规手段。有证据表明类固醇皮质激素可有效缓解脑肿瘤伴发的脑水肿,但并没有结论证明它们对头部创伤后脑水肿同样有效,其效果也逐渐开始被怀疑。尽管如此,一般我们推荐静脉应用地塞米松,起始剂量为 10 mg,之后的 48 小时内每 6 小时给予 4 mg,接下来的 5～7 天里减量。

巴比妥疗法是控制颅内压升高的有效措施。一般来说,这项措施的应用要求持续颅内压监测,因此不作为首选,而是在神经系统检查完成后进行。

在急诊室里患者可能出现一次或多次惊厥发作,但这并非创伤后经常遇到的。惊厥多见于脑组织结构性损伤、贯通伤、脑内出血和压缩性颅骨骨折患者。与其他患者相同,病情的评估和处置要尽快进行,并需要控制惊厥发作。最理想的是在不影响意识状态的情况下控制惊厥,这样可以避免忽略其他危及生命的颅内病变。按照常规负荷量和维持量静脉滴注苯妥英钠,惊厥持续状态则需要静脉滴注地西泮来缓解。如果这些药物作用不足可加用苯巴比妥,但它会改变患者的意识状态,干扰对病情的进一步判断。无论如何,终止惊厥发作是首要的。

对于严重创伤患者,要仔细检查是否有其他部位创伤。尽快行胸片检查以排除气胸、血胸、肺不张和肋骨骨折。如果受伤方式可能造成骨折应同时拍骨盆片。四肢摄片也很必要,但并不优先。

主流的诊断方法是 CT 检查,这项检查为头部创伤的诊断带来了革命性的变化。头部创伤患者如果有意识状态的改变,应立刻进行 CT 检查。有学者建议即使没有神经系统症状,颅骨骨折患者也应接受 CT 检查,因为并发症往往发生在这些患者身上。这项检查的优势在于快速和无创。急性创伤中,X 线片的对比并不足以诊断颅内出血。新鲜的或最近出现的出血灶比脑组织的衰减值大,表现为硬膜外、硬膜下或颅内密度增高区域。2 周后血肿吸收,不易与周围脑组织区分。对于急性出血,不应用造影剂即可定位出血部位;但怀疑亚急性硬膜下出血时,要应用造影剂使原本等密度的液体聚集区增强显示。当然这项检查也不是完全保险的,少数情况下双侧血肿的患者中线不发生移动,进而可能遗漏诊断。此外,每台机器都会有某个部位的颅骨扫描不佳,称为"死点",医师应当注意到每台机器的特点。

大量研究表明 MRI 检查对创伤后的颅内病理改变很有诊断意义,尤其是针对 CT 检查不能显示的亚急性硬膜下血肿,但它不能显示颅内骨折,而且检查时间比 CT 检查时间长。

腰椎穿刺不用于头部损伤的患者。抽取小脑幕下压迫圆锥的脑脊液会形成脑疝使患者病情恶化。另外,对诊断也无帮助。压力计不能反映颅内压增高,脑脊液中不含血液会使医师误认为没有颅内血肿,脑脊液中有血液也没有意义,因为脑挫伤、蛛网膜下腔出血及脑膜撕裂伤会造成血液检验呈阳性反应。

四、常见的头部创伤

(一)头皮裂伤

头皮裂伤是急诊科日常处理较为常见的损伤。头皮血运丰富,其血管位于帽状腱膜和真皮层之间。相比较身体的其他部位,头皮比较坚韧,血管收缩困难,这就造成一个小缺损会引起大出血。若不及时采取止血措施的话,患者失血量很大,会使血细胞比容下降 10～15 点。止血措施会减少大出血并充分暴露创口,以下几种止血措施:肾上腺素利多卡因局部浸润伤口、压迫颅骨;如果帽状腱膜撕裂,钳夹住腱膜反折到真皮上以填塞血管。

止血后,应充分冲洗残留在伤口中的异物,一方面要充分检查伤口,检查帽状腱膜和外板的受损情况,一方面要清除残余的异物或凝血块。

隔层缝合修补撕裂伤部位,表皮、真皮、皮下组织和帽状腱膜单层缝合。缝合修补帽状腱膜很重要,若肌肉没有完全贴附的话,以后可能再次出血,秃顶男子可不修补该层。若考虑到美容效果,2～3 层可采用整形外科技术。

腱膜下疏松结缔组织的撕裂或断裂造成了头皮裂伤,大块头皮撕裂能够得到修复,因为头皮血管位于皮下和真皮层及帽状腱膜层之间。

(二)脑震荡

脑震荡定义为由于头部钝伤造成的大脑一过性神经系统紊乱。许多医师认为有意识丧失的患者可诊断为该病,但是一些文献指出神经系统症状紊乱表现多样,包括意识模糊、头晕、健忘、恶心、呕吐,若出现了上述症状即使没有意识丧失也可诊断。

一般来说,当出现神经系统紊乱症状时,常持续时间较短,几秒钟、几分钟或几个小时;意识丧失可能是由于肾素血管紧张素系统紊乱引起,该系统起着维持人体觉醒的功能。

从解剖上看,没有关于人脑受损方面的研究。但从动物试验来看,有文献指出可表现为中央性尼氏小体溶解,还有文献认为没有改变。在目前的诊断水平上没有发现什么病理改变。

处理这些患者主要是观察,一些症状轻微、神经系统检查正常的患者可在家观察,身边需有一个人负责观察患者的症状变化。意识丧失时间较长的患者(>10 分钟)、持续出现呕吐的患者、家庭条件不允许等患者可收入院。给予非麻醉性镇痛剂镇痛。

相当一部分患者在病后的数周、数月甚至数年仍有一些后遗症表现,主要表现为头痛。72 小时如果头痛持续存在且非麻醉性镇痛剂不能缓解的话,可给予麻醉性镇痛剂。其他一些常见后遗表现为头晕眼花、疲劳、精神不集中、失眠、焦虑等。关于这些患者的症状及持续时间是器质上的还是功能上的存在争议。这些患者需要专门的神经科医师长期随访评估治疗。若头痛剧烈,不可等待症状继续恶化,需行 CT 检查。

(三)脑挫裂伤

挫裂伤即为脑组织的损伤,受伤的部位有出血,临床表现为意识减退(嗜睡)并有神经系统阳性症状。这些症状因部位而不同,有的表现为受伤的同侧出现异常,有的为对侧出现异常。

这些患者需要仔细检查,行 CT 检查以排除手术指征,有必要时可收入院。需重复检查以免症状加重,护理要得当。

(四)颅骨骨折

颅骨骨折的影响不是骨折本身而是骨折吸收及其伴随的脑部损伤和继发血肿形成。一般来说,颅骨骨折患者需入院观察 24 小时。

穿过脑膜中动脉的线性骨折需特别注意,可能会影响动脉的血运,产生硬膜外血肿。另外,横穿脑膜中动脉的骨折因持续的颅内出血造成意识改变。凹陷性骨折通常需收入院手术处理骨折片。开放性骨折需要在手术室行冲洗清创术。

若发现鼓膜后有血的患者,即使颅骨 X 线片表现为正常,也疑似诊断为颅底骨折。通常,颅底骨折的唯一影像学表现为蝶窦的液气平。极少可能的情况,蝶窦的液气平是由于面骨骨折而不是颅底骨折引起。

骨折涉及筛板或至中耳可引起脑脊液耳漏或鼻漏。一般针对这些脑脊液漏的患者需观察 1~2 周。如果漏没有自行愈合的话,需手术修补漏。报道称 90% 的漏无须手术即可自行愈合。这些患者的风险主要为感染而不是漏本身。这些患者可预防性服一些能够穿透血-脑屏障的抗生素预防感染直到漏愈合。青霉素 500 mg 口服,6 小时一次或氯霉素每天 50 mg/kg,分四次口服。发热患者行腰椎穿刺检查以确诊是否存在脑脊液感染并行细菌学检查。枕骨骨折有 33% 出现并发症,包括蛛网膜下腔出血、后颅窝血肿、脑挫伤、顶叶和枕叶损伤、对冲性损伤、脑神经损伤。

(五)颅内出血

1.硬膜外出血

硬膜外出血表现为患者头部受到创伤,短暂意识丧失后恢复正常,然后于几分钟或几小时后出现颅内压增高的症状。血肿由动脉出血造成,故硬脑膜向内凸。CT 上硬膜外出血表现为双凸透镜样高密度影。逐渐表现为意识减退、瞳孔扩大、偏瘫等,硬膜下出血或颅内出血也可以出现。另外,大多数患者症状不会加重。一些小的创伤的患者意识没有丧失,仅表现为硬膜外血肿形成,1/5 的硬膜外血肿患者意识丧失,昏迷不醒。

头部损伤出现硬膜外血肿占 1%~2%,虽然采取治疗措施,一经诊断,硬膜外出血仍有 25%~50% 的死亡率,这是由于部分患者创伤较小,5%~10% 不伴随颅骨骨折,所以急诊科医师早期不能确诊,直到出现明显脑疝症状后方能确诊。

2.硬膜下出血

与硬膜外出血相比,尽管也有许多小的皮质动脉出血,但其原因主要是由于静脉阻塞所致。血液在硬膜内,扩散至整个硬膜区域,而不是像硬膜外出血那样在局部形成凸起。CT检查表现为颅骨和脑之间的新月形高密度影,脑组织向内移位,常伴随脑组织受损。一般血肿在7~21天变成等密度,之后形成低密度灶。

这与典型的硬膜外出血相似,伴有意识丧失的头部损伤症状更典型,患者意识可有一定程度的好转但不能完全恢复正常。头痛、瞳孔扩大、性情改变及颈强直等是主要的症状和体征。硬膜下出血根据临床症状出现的早晚主要分为三大类:急性、亚急性和慢性。急性需出现症状、意识改变后24小时内进行处理,亚急性时间在2~14天,慢性为14天之后。

急性硬膜下出血的死亡率在60%~80%。若受伤后4小时内发现血肿并行手术治疗,可将死亡率降至30%。亚急性死亡率在12%~25%,慢性死亡率在3%~15%。儿童的硬膜下出血患者尤其需要重视,这是儿童发病率和死亡率的重要原因。婴儿可通过硬膜下穿刺治疗。

3.脑内出血

脑内出血主要发生在颞叶前部和额叶后部,这些区域的脑实质容易坏死,颞叶容易发生水肿通过小脑幕疝出,这就需要尽早作出诊断,及时手术。头部损伤有1%~2%发生脑内出血,死亡率约为55%。

损伤48小时后出血颅内血肿,早期CT检查表现为脑挫伤,这些患者可出现神经系统症状急剧恶化,这时需立即再次行CT检查,手术引流血肿以减少发病率和死亡率。

4.蛛网膜下腔出血

蛛网膜下腔是急性头部损伤最易出血的部位,蛛网膜下腔出血患者一般都有头痛和颈强直,通常不需手术。

(六)颅脑贯通伤

颅脑贯通伤通常为子弹伤,是一种极为严重的脑部损伤。由于脑组织大面积损伤,死亡率极高。大多数患者到达急诊室时处于昏迷状态,就像其他的损伤一样,维持气道通畅、控制颅内压是抢救的关键。检查和诊断的关键是子弹是否穿过中线,造成大脑两侧损伤,若是这种情况的话,患者一般无法抢救。一般很少存在单侧损伤。患者就算存活下来,也会遗留程度不同的神经系统症状。

一些极少数的情况下,颅脑贯通伤的患者到达急诊室时是清醒的,虽然经常迷糊,但还能够说话。此时需要及时清理呼吸道、机械通气。急诊科医师不要误认为这样的患者病情较轻,这些患者很快出现症状恶化,需要及时行CT检查。

(杨瀚君)

第二节　脊髓损伤

脊髓损伤在全身损伤中约占0.3%,但在自然灾害中,如房屋倒塌、矿山、坑道塌陷中,脊髓损伤发生率要高得多。多发于年轻人,80%为40岁以下男性。好发部位是中颈椎及胸腰段脊柱部,大量统计表明,胸腰段脊柱损伤的发生率最高,颈椎损伤有上升趋势,占第2位。在脊柱火器损伤则以胸椎发生率为最高,在一些发达国家,火器伤已居交通事故、高处坠落伤之后的第 3 位原因。脊柱损伤并发脊髓损伤的发生率各家报道差异较大,约为 20%。

一、发生机制

脊髓损伤主要由外力作用所致,但亦受脊柱脊髓内在因素影响,内在因素包括如先天性发育性椎管狭窄、椎间盘退变、脊柱先天畸形及其他脊柱疾病等,可加重脊髓损伤。主要致伤暴力如下。

(一)间接暴力

间接暴力指外力不直接作用于脊髓而致脊髓损伤。多为闭合性损伤,见于房屋倒塌、矿井塌方、高处坠落、跳水意外、交通事故或运动中的物体直接打击脊柱,其导致脊髓损伤的主要因素如下。

1.椎体骨折

爆裂性骨折,骨折片进入椎管压迫脊髓,也可见于单纯椎体后缘骨折向后移位导致脊髓受压,造成脊髓神经细胞和传导束直接损伤,或引起脊髓血运障碍、继发脊髓灰质和传导束损伤等。

2.脊椎脱位

向前脱位椎的椎板或原位椎的椎体后上缘压迫脊髓。脊髓损伤主要决定于暴力作用于脊柱发生脊椎骨折或骨折脱位的瞬间骨性结构对脊髓的毁灭性打击,但在复位前骨折片或骨组织压迫也是重要因素。

3.关节突骨折

如向椎管内移位可破坏椎管形态,使其容积减小,出现脊髓压迫。

4.脊椎附件骨折

如椎板、椎弓、棘突骨折等,骨折块向椎管内移位。

5.软组织压迫

(1)椎间盘因素:损伤后致破裂、突出或膨出并突向椎管压迫脊髓。普通 X 线检查常无明显改变。常见于屈曲性颈椎损伤。

(2)韧带因素:黄韧带皱褶突向椎管压迫脊髓,多见于颈椎过伸性损伤。

(3)血管因素:脊髓或硬膜外血管损伤致硬膜外出血和血肿压迫。更重要的是供养脊髓的血管损伤,致脊髓缺血损伤。

(4)脊髓因素:传导暴力作用造成脊髓震荡或脊髓挫裂伤,损伤后继发脊髓水肿、出血,椎管容积进一步减小,加重脊髓自身损伤。

(二)直接暴力

直接暴力指外力直接作用于脊髓而致的损伤,多为开放性脊髓损伤。

1.脊髓火器伤

脊髓火器伤多见于战时子弹或弹片入椎管损伤脊髓,或损伤脊髓其近旁。冲击压力波损伤脊髓,特别是椎旁者,X 线检查脊髓未见异常但脊髓损伤。

2.锐器性损伤

锐器性损伤多由金属刀刃穿透椎体或椎板间隙等进入椎管损伤脊髓,偶见木、竹器致伤。在平时和战时都可发生。

（三）影响因素

1.椎管的容积

椎管的容积若损伤前已有椎管狭窄存在,轻微外伤即可致脊髓损伤,如先天性椎管狭窄、骨质或韧带增生等引起的继发性椎管狭窄。

2.脊柱的稳定性

脊柱的稳定性若原有韧带损伤、松弛、脊柱不稳,则外伤易致椎管形态破坏,损伤脊髓。如先天性齿状突缺如、类风湿性脊柱炎等。

3.脊柱、脊髓原有疾病

强直性脊柱炎患者因病椎间融合,脊柱活动度差,受外伤时不能缓冲外力,易发生脊髓损伤,多见于颈椎。椎间盘退变患者常因脊柱外伤而突出导致脊髓损伤,中年以上椎间盘已有退变性改变者可同时出现多个椎间盘突出。

4.脊柱畸形

如短颈畸形、齿状突发育不全、颅底凹陷、脊柱侧凸畸形、先天性或获得性脊柱后凸畸形等。

二、病理变化

根据伤后病理改变演变趋势分为完全性和不完全性两种,两者在开始时都表现为脊髓灰质出血,前者出血早而多,并逐渐出现中心坏死,进而发展到脊髓坏死,后者出血而少,且很快停止发展,并逐渐恢复正常。

（一）原发性病理改变

1.脊髓震荡

脊髓损伤后出现短暂性功能抑制状态。大体病理尤明显器质性改变,显微镜下仅有少许水肿,神经细胞和神经纤维未见破坏现象,可以完全恢复。

2.脊髓挫伤

各种机械性因素所致的脊髓损伤,主要病理改变如下。

(1)髓内出血、血肿、血管痉挛或血栓,组织坏死。

(2)神经细胞破坏:胞体肿胀、染色体溶解、胞核消失、尼氏小体聚集、胞质无定形或呈空泡状。

(3)神经传导束变化:轴突变性、分离、轴索间隙增宽形成空泡;脱髓鞘、轴索裸露;髓鞘、轴索断裂,缩成球状。

(4)脊髓挫伤的轻重程度相差较大,造成该型损伤后脊髓恢复的结果不一,挫伤严重,灰质和传导束广泛性损伤,继发大片坏死者,最终完全纤维化,为完全损伤而不能恢复,轻者为不完全损伤,如脊髓小面积挫伤、少量出血,可有不同程度恢复。

3.脊髓断裂

两断端间常有间隙,神经元、胶质成分及经过断裂区的轴突的缺损是永久性的,也是不可修复的。脊髓断端呈现完全脊髓损伤改变,数小时后灰质中央出现片状出血、坏死,并逐渐被巨噬细胞吞噬,24小时后完全损坏,并出现白质坏死,3天后达到高峰,这种由于轴索断裂,髓鞘空泡形成,断端自溶、坏死、脱落,全过程约需3周时间。最后断端形成空腔,并为瘢痕组织所填充。

(二)继发性创伤改变

1.出血

出血是脊髓损伤后最早的反应,也是直接损伤的一部分,由于脊髓特别是灰质的供血系统丰富,其损伤后常导致大量动、静脉的破裂而引起广泛的出血,并波及一定范围,出血在达到高峰后5～10分钟减慢,并逐渐停止,出血区常发生坏死。

2.水肿

脊髓损伤后可因创伤反应、脊髓缺氧或压迫突然解除等因素而发生不同程度的水肿。水肿是紧随出血的病理变化,一般持续4～7天达到高峰,然后静止并逐渐消退。水肿消退后脊髓功能可以恢复,但不一定全部恢复。

3.缺血

出血、水肿与供血障碍均可致脊髓缺血,如大动脉损伤,可致脊髓数节段缺血,缺血常导致坏死。

4.血管收缩

脊髓损伤后,病变区坏死组织释放大量的儿茶酚胺和前列腺素,使脊髓滋养血管痉挛,脊髓血运障碍,损伤面积。

5.缺氧、微循环障碍、神经递质改变、阿片类、氧自由基、正肾素代谢物质改变等

试验研究证实上述各种因素均对脊髓损伤后的病理变化产生促进作用,加重原发损伤的程度。

三、临床表现

常在脊髓损伤的不同程度出现不同的临床症状,脊髓损伤的轻重程度不一,出现的症状也各不相同。

(一)脊髓休克期

脊髓遭受创伤和病理损害时即可发生功能的暂时性抑制,表现出运动、感觉、反射和自主神经系统的一系列变化,称为脊髓休克期。脊髓休克期持续时间长短不同,在脊髓震荡及不完全脊髓损伤,可无休克其其为短暂,至临床检查时,已无休克表现,脊髓损伤平面越广,持续时间越长,最常可达6周,休克期表现如下。

(1)损伤平面以下运动障碍,一般表现为瘫痪,其范围与损伤部位和程度有关,第4颈椎以上平面损伤时表现为四肢瘫痪,胸髓以下脊髓损伤表现为双下肢瘫痪。瘫痪多为弛缓性,即肌张力低下或完全无张力。

(2)损伤平面以下深浅感觉完全丧失。

(3)损伤节段以下腱反射多消失。

(4)脊髓休克后期,反射逐渐恢复,根据其表现可判断脊髓损伤的严重程度,即脊髓完全性或不完全性损伤。

(二)脊髓休克后期

1.完全性脊髓损伤

(1)损伤平面以下完全瘫痪,肌力0级,肢体运动功能完全丧失。

(2)损伤平面以下深、浅感觉完全丧失,包括肛门周围与肛门内感觉丧失。

(3)在四肢瘫出现总体反射,肌张力增高,呈痉挛性瘫痪,即损伤平面以下肢体受到刺激表现为上肢及下肢肌肉痉挛,下肢内收,屈髋屈膝,踝跖屈,腹肌痉挛,反射性排尿及阴茎勃起,肢体反射性屈曲后并不立即伸直,呈单相反射。

(4)在颈胸椎损伤,下肢腱反射亢进,出现病理反射,阴茎海绵体反射与肛门反射出现,表明脊髓休克期的结束。

2.不完全性脊髓损伤

(1)运动障碍:依脊髓损伤节段水平和范围不同有很大差别,重者可仅有某些运动,而这些运动不能使肢体出现有效功能,轻者可以步行或完成某些日常工作。运动功能在损伤早期即可开始恢复,其恢复出现越早,预后越好。

(2)不完全性感觉丧失,其范围和部位根据损伤严重程度和部位不同有明显差异,损伤平面以下常有感觉减退、疼痛和感觉过敏等表现。

(3)肢体受刺激出现屈曲反射后又可伸展原位,呈双相反射。

3.脊髓不完全损伤综合征

(1)中央脊髓综合征:常见于颈椎过伸性损伤。临床表现为上肢重于下肢的四肢瘫痪,也可以是上肢单侧瘫痪,双下肢无瘫痪,损伤平面2～3节段支配区上肢表现为下运动神经元性损害,下肢为上运动神经元性损害。手部功能障碍明显,严重者有手内在肌萎缩,恢复困难。可同时出现损伤平面以下触觉和深感觉障碍,有时会出现括约肌功能丧失。

(2)脊髓半侧损伤综合征:又称脊髓半横断损伤,损伤侧脊髓上行和下行传导束损伤。临床表现为损伤平面以下同侧肢体上运动神经元性瘫痪和触觉、深感觉丧失,同侧肢体表现为痉挛性瘫痪,深反射亢进,并出现病理反射;对侧肢体痛、温觉消失或损伤略高水平节段有感觉过敏。

(3)前脊髓综合征:由于脊髓前动脉支配区脊髓受损所致,脊髓后柱和后角未受损。主要病因:椎体压缩、爆裂骨折,碎骨块突入椎管或椎间盘突出压迫脊髓前方;脊髓前动脉损伤或受压致脊髓相应部分供血障碍。临床表现为损伤平面以下肢体瘫痪,浅感觉如痛觉、温度觉减退或丧失,深感觉如位置觉、震动觉存在。括约肌功能也有障碍。

(4)脊髓后部综合征:由于脊髓后结构和脊神经后根受损所致。主要病因是脊柱过伸性损伤致后结构破坏陷入椎管。临床表现感觉障碍和神经根刺激症状为主。即损伤平面以下深感觉障碍,躯干及肢体对称性疼痛,少数病例可出现运动障碍和锥体束征。

(5)神经根损伤综合征:由于一侧神经挫伤所致,可仅伤及脊神经前根、后根或同时伴有脊髓前角、后角损伤。常见病因有脊柱侧屈损伤骨折脱位及椎间盘突出。临床表现为损伤节1～2个神经根支配区功能区功能障碍,可无感觉障碍,亦可出现麻木、疼痛或感觉过敏,或同时伴有运动障碍。

(6)马尾圆锥损伤综合征:由马尾神经或脊髓圆锥损伤所致,主要病因是胸腰段或其下方脊柱的严重损伤。临床特点:表现为弛缓性瘫痪,其支配区所有感觉丧失,骶部反射部分或全部丧失,膀胱和直肠呈下运动神经元瘫痪,因括约肌张力降低,出现大小便失禁。马尾损伤程度轻时可和其他周围神经一样再生,甚至完全恢复,但损伤重或完全断裂则不易自愈。

(三)迟发性脊髓损害脊柱损伤

早期无神经症状,经数周或数月后,出现脊髓受压和脊髓损伤表现者为迟发性脊髓损害。常见病因有:椎间盘损伤、突出致脊髓受压;脊柱不稳、成角、移位致脊髓磨损;椎体骨折,骨块向椎管内移位或骨痂向椎管内生长压迫脊髓;脊柱损伤后椎管内囊肿形成或发生慢性蛛网膜炎。患者在脊柱损伤当时未发生截瘫或虽曾发生过损伤平面以下截瘫,但随后症状又有所减轻,经数周、数月或数年后逐渐出现脊髓受累症状,表现出相应的运动、感觉、反射和自主神经功能障碍,严重者表现为截瘫。

1.诊断要点

(1)判断有无脊柱损伤,其部位、程度和性质如何。

(2)判断有无脊髓损伤。

(3)确定脊髓损伤的部位:包括横截面和纵向范围。

(4)判断脊髓损伤性质:压迫、震荡、挫裂伤、离断伤等。

(5)判断脊髓损伤程度:属于完全性或不完全性损伤。

(6)检查有无合并伤:如颅脑外伤、胸腹脏器损伤、大血管损伤、休克、中毒及四肢骨折等。

2.诊断方法

(1)了解外伤史和损伤机制:详细的外伤史可为诊断提供重要线索。临床症状和体征主要根据局部疼痛、肢体瘫痪等主诉及局部压痛和肢体运动、感觉、反射障碍等体征进行分析判断。对于合并颅脑损伤、昏迷、休克、中毒而无局部疼痛主诉者,除了解受伤机制外尚可借助其他辅助检查。

(2)定位诊断:美国脊柱损伤协会列出了判断运动损伤水平的关键肌肉和感觉损伤水平的关键感觉分布区。正常四肢肌肉,均由2个或更多神经根支配,肌力在Ⅳ级以上,当支配的下位神经根损伤,则肌力降为Ⅲ级或以下,此即为运动损伤平面,感觉分为减弱、障碍与消失,障碍即为损伤平面。

4分级诊断临床上简单分为完全性和不完全性损伤。完全性损伤指损伤平面以下感觉、运动、反射和自主神经功能完全丧失;不完全损伤指神经损伤平面以下存在非反射性神经功能。

Frankel系统分级法是根据神经损伤水平以下神经功能保留程度来判断脊髓损伤程度,分级标准如下。①Frankel A:完全性损伤,第4～5骶节,无任何感觉或运动功能。②Frankel B:损伤平面以下保留有感觉功能,并扩展到第4～5骶节,但无运动功能。③Frankel C:损伤平面以下保留运动功能,大部分关键肌的肌力<Ⅲ级。④Frankel D:损伤平面以下保留了运动功能,大部分关键肌肉肌力至少Ⅲ级。⑤Frankel E:运动和感觉功能正常。

3.辅助检查

(1)影像学检查。①普通X线检查:常用的是颈、胸、腰椎正位片和侧位片,必要时加拍左、右斜位及颈椎张口位片。观察椎体及附件有否骨折、移位及椎旁阴影是否增宽等。②脊柱体层摄片:可更精确了解脊椎骨折情况,尤其是骨折块突入椎管、颈2齿状突及侧块骨折、关节突骨折等。一般在普通X线片不能明确时进行。③脊髓造影:判断脊髓是否遭受骨块、突出之椎间盘或血肿等压迫,提示脊髓损伤平面和范围。但对急性颈椎损伤进行脊髓造影有一定危险性,随着MRI设备的普及,应用越来越少。④CT扫描:可用于判断椎管容积,有否骨折或骨折块突入椎管,有否椎间盘突出和了解脊髓损伤的间接资料,其优点是可以在避免反复搬动患者情况下获得清晰的椎管内图像,为治疗提供可靠依据。⑤MRI检查:是检查脊髓损伤检查方法,除可观察椎骨及椎间盘损伤外,尚可判断脊髓损伤情况,如压迫、挫伤、断裂、水肿、出血及空洞形成等。

(2)腰椎穿刺:在确定无颅内高压情况下行腰椎穿刺,若脑脊液内含有血液或脱落的脊髓组织,说明脊髓有实质损伤,至少蛛网膜下腔有出血。若奎肯试验提示梗阻,则说明脊髓受压。两者都为早期手术提供依据。

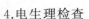

4.电生理检查

(1)体感诱发电位:可记录周围神经到脊髓的诱发电位,在脊髓损伤时用以判断脊髓功能和结构的完整性,并对预后的估计起一定的帮助作用。

(2)肌电图和神经传导速度检查:常用于补充不足,很少单独用于估计脊髓损伤的预后。

5.治疗选择

(1)现场救护:脊髓损伤常合并其他脏器损伤,病情严重,单纯高位颈髓损伤常合并呼吸困难,危及生命。正确快速的现场救护可降低病死率和残废率。①保持呼吸道通畅:因颈、胸髓损伤伴有呼吸肌麻痹、通气功能障碍,在现场行气管插管,最好是经鼻插管,或给予面罩给氧,监测血氧饱和度如现场患者呼吸窘迫,血氧饱和度持续低于80%,即可现场给予气管切开、置管、球囊辅助呼吸,快速搬运至医院。②凡疑有脊柱、脊髓损伤者一律按有此损伤处理。③制动:脊髓损伤和脊柱损伤的制动具有同等重要的意义。脊髓损伤可采用简易支具及沙袋制动,制动越早,二次损伤越轻。④正确搬运:在脊柱、脊髓损伤未处理之前不宜随意转动或搬动,应尽可能在采用支具或临时固定器材固定后方可搬动。搬患者要求:至少需要3个人,动作轻柔,平抬平放,避免扭曲或转动,采用无弹性担架,防止过伸、过屈。运输途中注意观察生命体征,如有休克应用低足高位,并注意保暖,但应避免使用热水袋,以免烫伤,还应注意预防褥疮。

(2)急诊处理:①快速准确的全身检查。②急救复苏:保持气道通畅并给氧,必要时建立通气管道给予辅助呼吸;维持血液循环和有效灌注,有条件时行中心静脉置管和肺动脉楔压置管,以利血压监测。③神经系统检查:只要病情允许,可检查患者的双臂、双手、双腿、双足的运动及括约肌张力,判断其与脊髓损伤的关系。④若患者在急救现场未得到制动,到急诊室后应及时采取有效制动措施。除各种支具外,牵引也是有效的制动方法。⑤脱水剂使用:确定脊髓损伤后可使用激素、呋塞米等脱水剂。⑥影像学检查:病情许可者可行X线、CT或MRI检查,以明确损伤节段和损伤程度。

(3)脊柱骨折复位、固定。①复位:整复脊柱骨折脱位,恢复椎管形态是脊髓减压最有效的途径,在脊柱复位前没必要进行脊髓造影或其他特殊检查。常用脊柱复位方法如下:颈椎稳定性损伤可采用Glisson枕颌带牵引。颈椎不稳定性损伤常采用颅骨牵引,一些学者采用Halo头盆环牵引装置,认为具有高度稳定功能和牵引作用。颅骨牵引重量按年龄、体型和体重酌情考虑,通常在中下颈椎以每椎节15~20 kg,例如,第6~7颈椎骨折脱位牵引重可用9~14 kg,牵引方向视损伤机制和复位节段而定,牵引过程中,床旁应有医师持续观察,每半小时摄床旁X线一次检查骨折复位情况。寰枕联合处高位颈椎损伤,头颅在脊柱上方保持中位,如有颅颈畸形,则不应一次性复位,可在轻重量持续牵引下缓慢复位,复位过快可引起呼吸、心搏骤停,危及生命。胸腰椎骨的脱位可根据不同情况采用卧床休息、悬吊牵引、闭合手法复位和体位复位法。手术开放复位:若牵引和手法复位不成功或牵引过程中神经症状加重,则采取手术开放复位。②固定:建立和维持脊柱的稳定性直到骨性愈合非常重要,稳定的骨性环境才能为脊髓损伤的修复创造必须的条件。颈椎损伤通常在3~4周通过牵引维持,待软组织和骨性结构初步愈合后采用头颈胸石膏或颈部石膏围固定。有颈髓损伤者应持续牵引或用Halo牵引固定架制动。待骨伤愈合后方可解除。如脊柱损伤经复位后仍有不稳定者可采取脊柱融合或内固定术。常用的脊柱融合方法有枕颈融合术、前路椎体间融合术、后路椎板间、关节突间或横突间融合术。

(4)椎管减压:在脊柱复位后通过脊髓造影、CT扫描、MRI检查手术中或确定仍有脊髓受压,如碎骨块、椎间盘突入椎管内或异物残留,需行减压取除,以恢复椎管的正常容积。常用的减压方法如下。①前路减压术:适用于脊髓损伤伴有椎间盘突出或碎骨块突入椎管压迫脊髓前方导致运动功能丧失、感觉功能尚存者,多用于颈髓损伤。②侧前方减压术:适用于胸椎或胸腰椎损伤,从椎管前方压迫脊髓者。术中应避免器械直接进入椎管内操作,以免加重脊髓损伤。③后路椎板切除减压术:适用于椎板骨折下陷或脱位前移压迫脊髓后方者;原有颈椎病、椎管狭窄、强直性脊柱炎,脊髓受压症状迅速恶化者;腰椎骨折脱位或疑有马尾损伤者;有硬膜外出血,需行血肿清除者;腰椎骨折脱位伴马尾断裂者,在行骨折脱位复位内固定时尽量吻合神经,注意要在神经束排列整齐的状况下端对端吻合。椎板切除操作要点:椎板骨折者应先咬下位椎板,然后用神经剥离子托起骨折椎板,再用椎板咬骨钳咬除;椎板脱位前移者应先整复脱位,在未完全复位前咬除椎板,再完全复位;有条件时可在持续牵引下用气钻切除椎板,可避免椎板下放置任何器械。

6.药物治疗

(1)类固醇皮质激素:能维持细胞膜和溶酶体膜的稳定性及体液、电解质平衡,防止细胞受损、溶酶体释放,保持血管的完整性;防止和减轻脊髓水肿,减少神经组织损害对抗氧自由基等。宜在伤后8小时内应用,尽可能选用大剂量。常用甲泼尼龙,在伤后8小时内应用,首次冲击量30 mg/kg,静脉滴注15分钟,45分钟后5.4 mg/(kg·h),静脉滴注,持续23小时,伤后8小时以外不用。伤后3小时内应用则应维持24小时;伤后3~8天应用,维持时间应到48小时。此外还可采用地塞米松20 mg,3天内每6小时重复1次,3天后逐渐减量,7~10天停药,以免长期大剂量使用激素出现并发症。

(2)利尿剂:脊髓损伤因局部细胞外液过多,发生不同程度的水肿,受压加重,因此受伤后应限制水、钠的摄入量,减少水、钠潴留,减轻脊髓水肿,保持脊髓功能。另外尚可选用或交替使用以下利尿剂。①呋塞米:20 mg静脉滴注,1~2次/天,持续3~6天。②20%甘露醇:1~2 g/kg,快速静脉滴注,1次6小时,持续3~6天。③50%葡萄糖液:60 mL静脉推注,每4~6小时1次。④其他利尿剂:可选用氢氯噻嗪、氯胺酮及乙酰唑胺等。

(3)东莨菪碱:可通过调整微循环改善脊髓损伤后毛细血管破裂出血和堵塞造成的微循环障碍,减轻脊髓缺血、坏死,有利于脊髓功能恢复。使用越早越好,宜在伤后当天使用,0.3 mg肌内注射,每3~4小时1次,持续3天。

(4)痉挛状态:脊髓损伤后痉挛状态是指损伤平面以下反射弧高度兴奋,脊髓基本反射(包括牵张反射、屈肌反射、血压反射、膀胱反射、排便反射、阴茎勃起反射)亢进。①巴氯芬:抑制性神经递质γ氨基丁酸(GABA)的协同剂,成人初始剂量为15 mg/d,逐渐增至有效剂量,维持量30~70 mg/d,儿童初始量为0.75~0.25 mg/(kg·d)。②地西泮:作用于中枢,起类似于下行麻痹抑制运动系统的作用,初始剂量2 mg,2次/天,可逐渐加大到20 mg/d,有些患者可耐受10 mg,4次/天。③可乐定:中枢性α肾上腺素能阻滞剂。剂量0.1~0.5 mg/d,口服或经皮肤给药。④丹曲林:外周性抑制肌浆网钙离子释放,减低骨骼肌收缩力。初始剂量25 mg,2次/天,逐渐增加到有效剂量,最大量100 mg,4次/天。⑤封闭治疗:解痉药物无效时可选择性对某些运动点或神经采用局麻药行封闭,如产生疗效,可改用长效2%~5%石炭酸或无水乙醇,多能取得疗效。硬膜外腔或蛛网膜下腔注射无水乙醇可破坏圆锥反射、脊神经根或合并截瘫平面上升,应慎用。⑥肉毒毒素:注入痉挛肌肉内可缓解痉挛约3个月。

7.高热与低温处理

高位脊髓损伤特别是颈髓完全性损伤四肢瘫痪患者,常因各种因素导致机体产热和散热失衡,出现体温异常,少数为高热,多数为低体温,导致机体生理功能紊乱,严重者可死亡。

(1)高热的处理。①物理降温：大血管走行浅表处放置冰袋，如颈部、腋下、腹股沟、肘部；50%乙醇擦浴，除上述部位，尚可轻擦额、面颊、胸背部、臀部或股部；调节室温，可用空调将室温维持于 20 ～22 ℃，并用电扇通风。②输液：补充水、电解质、糖和氨基酸，补偿高热消耗（输入经降温处理的液体）。③药物降温：必要时使用冬眠药物。降温时应注意不能过快、过低，以免造成体温过低而引起机体功能衰竭。

(2)低温的处理。①物理复温：提高室温，保持环境温度，提高体内温度。具体措施有热水袋、电热毯、电热器及加温液体输入等。复温达 34 ℃后即停止继续升温，继用被盖保持升温至 36 ～37 ℃。②纠正水、电解质紊乱，监测心、肺功能，保持足够供氧，及时处理异常情况。

8.高压氧治疗

高压氧治疗可以增加血氧饱和度，改善组织供氧，使受伤脊髓的缺氧得以缓解或改善，减轻脊髓的充血和水肿，对脊髓功能的恢复有良好作用。另外，组织氧含量的增加可以促进损伤部位新生的成纤维细胞的胶原合成，增加受伤脊髓的胶原形成。目前多主张在脊髓损伤后早期4～6 小时开始用高压氧治疗，2～3 次/天，每次 90～120 分钟，连续 3 天。但必须注意，高压氧治疗有氧中毒的可能，一旦出现全身不适、耳鸣、恶心、头痛、嗜睡及其他氧中毒症状，应及时中断治疗，伤后超过 8 小时再使用高压氧治疗的效果不佳。

9.康复指导

康复治疗可提高脊髓损伤患者的生存质量，延长寿命，应自脊髓损伤后即开始，贯穿在治疗的全过程。包括心理康复、护理康复、理学康复（包括理疗、按摩、被动运动训练和医疗体育等）、生活和社会活动训练等内容。应遵守循序渐进的原则，有计划有步骤地进行。

10.预后

脊髓损伤的节段、范围和严重程度不同，其预后差别显著。

(1)伤死率：脊髓损伤节段愈高，病死率愈高，颈第 1～2 节段损伤多于损伤当时死亡；颈第 3～4 节段损伤也极易因呼吸功能障碍早期残废，即使早期存活者也可因各种原因或并发症死亡，其伤死率约 50%。单纯胸脊髓或腰脊髓损伤较少发生早期死亡。

(2)功能恢复：可借助体感诱发电位判断脊髓损伤的功能恢复趋势。非完全性损伤，SEP 波形、波幅和潜伏期正常者，脊髓功能可望恢复；非完全损伤，SEP 潜伏长波幅降低者预后也较好；SEP 消失，表示脊髓休克或完全性脊髓损伤，预后不良，也可能是脊髓后部损伤，运动功能可能有部分恢复。

11.研究进展

脊髓损伤是致残率很高的疾病，近几十年对脊髓损伤的治疗有了很大的进步，主要表现在临床上对脊柱骨折脱位的复位固定及解除脊髓压迫的方法有了不少发展，由于康复治疗的改进，使截瘫患者的活动及生活自理程度有了很大的发展，大量针对脊髓损伤病理生理机制的研究，使得脊髓损伤机制的理论及治疗方法不断丰富和发展。脊髓损伤的病理机制决定脊髓损伤的性质与脑损伤不一样脊髓损伤除损伤前、后角神经细胞外，还损伤脊髓长传导束，神经细胞的损伤导致其支配节段的感觉、运动障碍长传导束损伤则导致损伤平面以下所有感觉、运动、反射障碍。因此，从某种意义上讲，脊髓损伤的修复主要是传导束即神经纤维损伤的修复，已有较多的体内外试验研究证实神经细胞轴突具有再生能力，目前较多的试验研究主要集中在通过外科手术的方法恢复或重建脊髓神经传导功能，并有望取得突破，这些研究包括胚胎神经组织、脊髓组织、周围神经组织移植，但研究的结果令人沮丧；异体或自体于细胞移植是近年来研究的一个热点，并取得了许多令人鼓舞的成果,但距离成功再造脊髓组织及功能尚有漫长的道路。

常规治疗方面,由于继发性脊髓损伤的过程为渐进性,为药物治疗脊髓损伤提供了机会,及时有效的治疗可使病变局限,促进神经功能恢复,目前的研究多集中在如何阻止继发性损伤的发生和发展上。由于继发性脊髓损伤是多种机制综合作用的结果,因而针对各种机制均有不同的旨在逆转继发性脊髓损伤过程的治疗方法,有些治疗方案尚未应用于临床,但给临床治疗脊髓损伤带来了希望。脑源性神经生长因子是近年来发现并已克隆其基因的一种神经生长因子,属于转化生长因子 B 超家族成员,尽管对保护损伤神经元及促进修复作用研究较多,而且其应用已进入 Ⅱ 期临床,但对作用机制目前仍了解甚少。

(杨瀚君)

第三节　脾　脏　外　伤

脾是人体最大的淋巴器官,位于胃左侧与膈之间,相当于第 9～11 肋的深面,其长轴与左侧第 10 肋平行。脾的体积为(12～14)cm×(7～10)cm×(3～4)cm,正常人脾重为 100～250 g。脾毗邻胃、膈、胰尾、左肾和左肾上腺、结肠脾曲等重要结构,故脾的位置可因体位、呼吸和胃的充盈程度而有所变化(图 6-1)。

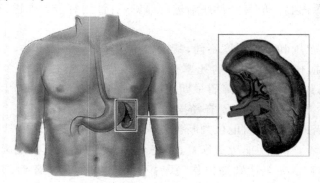

图 6-1　脾脏位置和解剖

脾色暗红,质软而脆。左季肋区受暴力时,常导致脾脏破裂。脾是腹部内脏中最容易受损伤的器官,其发病率在开放性损伤中约为 10%,在闭合性损伤中为 20%～40%。病理情况下(如血吸虫病、疟疾、黑热病、传染性单核细胞增多症、淋巴瘤等)的脾脏更容易破裂。根据病理解剖,脾破裂可以分为中央型破裂(破损在脾实质深部)、被膜下破裂(破损在脾实质周边)和真性破裂(破损累积被膜)3 种。

一、病因

主要病因有创伤性脾破裂、自发性脾破裂和医源性脾损伤 3 种。创伤性脾破裂占绝大多数,往往都有明确的外伤史,破裂部位主要取决于暴力作用的方向和部位,又可分为开放性和闭合性两类。开放性脾破裂多由刀刺、子弹贯通和爆炸等所致。闭合性脾破裂多由交通事故、坠落伤、左胸外伤和左上腹挫伤等引起。自发性脾破裂极少见,主要发生在病理性肿大的脾脏,多数有一定的诱因,如剧烈咳嗽、打喷嚏或突然体位改变等。医源性脾损伤主要是指手术操作或医疗器械使用不当造成的脾损伤。此损伤一旦发生,将影响手术过程,甚至会因此行脾切除。

二、病理生理

根据脾破裂的临床特点,一般分为4级。Ⅰ级,脾被膜下破裂或被膜及实质轻度损伤,脾裂伤长度<5.0 cm,深度≤1.0 cm;Ⅱ级,脾裂伤总长度>5.0 cm,深度>1.0 cm,或脾段血管受累,但脾门未累及;Ⅲ级,脾破裂伤及脾门或脾部分离断,或脾叶血管受损;Ⅳ级,脾广泛破裂或脾蒂、脾动静脉主干受损。

脾破裂由于病因和损伤程度不同,病理生理变化差异较大。中央型破裂和被膜下破裂,因脾脏包膜完整,出血受到限制,故临床上并无明显内出血征象而不易被发现。如未被发现,可形成血肿而最终被吸收。但有些血肿(特别是包膜下血肿)在某些微弱外力的影响下,可以突然破裂,应予警惕。脾实质深处的血肿也可逐渐增大而发生破裂,少数可并发感染而形成脾脓肿。

真性脾破裂时破损累积脾脏被膜,破裂部位较多见于脾上极及膈面,有时也发生在脏面。当脏面破裂,尤其邻近脾门时,有撕裂脾蒂的可能。这种类型的脾破裂出血量大,患者可迅速发生休克,导致生命危险。真性脾破裂的患者往往出现有效循环血容量锐减及组织灌注不足的病理生理改变,同时还伴随微循环改变、血液流变学改变、细胞代谢改变及器官功能的改变。

三、临床表现

脾破裂的临床症状轻重取决于脾脏损伤程度、就诊早晚、出血量多少及合并伤的类型。出血量少而慢者症状轻微,除左上腹轻度疼痛外,多无恶心,呕吐等表现。随着出血量越来越多,才会出现休克前期的表现,继而发生休克。出血量大而速度快的很快就出现低血容量性休克,出现烦躁、口渴、心慌、心悸、乏力、呼吸急促、神志不清等症状;严重者可因循环衰竭而死亡。由于血液对腹膜的刺激而有腹痛,起初在左上腹,慢慢涉及全腹,但仍以左上腹最为明显。有时因血液刺激左侧膈肌而有左肩牵涉痛,深呼吸时牵涉痛可以加重。

四、辅助检查

(一)血常规检查

可以发现红细胞数和血红蛋白含量下降,呈急性贫血表现,伤后早期也可有白细胞升高,为急性出血反应。

(二)腹部 X 线检查

可以发现肋骨骨折,并观察脾脏轮廓、形态、大小和位置改变。

(三)腹部超声

可以显示脾脏轮廓不整齐,表面欠光滑,脾包膜及实质性组织连续性中断,并可见脾脏进行性肿大和双重轮廓影,同时在脾周、肝前间隙、肝肾间隙、左右髂窝可探及液性暗区。

(四)腹部 CT 检查

CT 检查能清楚地显示脾脏形态,对诊断脾脏实质裂伤或包膜下血肿具有非常高的敏感性和特异性。

(五)放射性核素显像

一般用于病情稳定后或病情复杂时,对了解受损脾脏的功能状况有特殊价值。

(六)诊断性腹腔穿刺和腹腔灌洗

从腹腔内抽出不凝血,是判断内出血最简单易行的方法,积血 500 mL 时阳性率可达 80%。腹腔灌洗用于发现腹腔内少量出血,可提高对内出血诊断的阳性率至 90% 以上。方法是向腹腔内放置一根塑料软管,注入 500～1 000 mL 生理盐水,抽出灌洗液观察其性状并进行生化检测。

(七)选择性腹腔动脉造影

能明确显示脾脏受损的血管和部位,对脾损伤诊断的准确率可高达 100%。一般用于伤情稳定而其他方法未能明确诊断的闭合性损伤。该检查既可以明确诊断,又可以同时进行栓塞治疗。

五、诊断

(一)病史

多有胸部或腹部损伤史,左上腹或左季肋部外伤常致脾脏破裂,尤其在肋骨骨折时更易发生。有此类损伤时必须想到和排除脾脏损伤。

(二)临床表现

腹痛以左上腹为主,为持续性疼痛,部分患者伴左肩部疼痛。伴有腹膜刺激征,压痛以左上腹为显著,往往伴有轻度肌紧张和明显反跳痛。出血量大时有内出血或出血性休克的临床表现。

(三)辅助检查

包括血常规监测、腹部 X 线检查、超声检查、CT 检查、放射性核素显像、诊断性腹腔穿刺和腹腔灌洗及选择性腹腔动脉造影,有助于明确诊断。

六、治疗

随着医学免疫学的发展,人们已认识到脾脏是免疫系统的重要组成部分,在体液免疫和细胞免疫中发挥重要作用。1919 年 Morris 和 Bullock 通过详细的临床观察,认识到脾切除术后患者对感染的易感性增加。1952 年 King 和 Schumacker 首先提出脾切除后可导致严重的全身性感染,即脾切除术后凶险感染(overwhelming postsplenectomy infection,OPSI)。OPSI 主要发生于儿童,尤其是血液病患儿。目前,大家普遍认同的脾脏外伤处理原则:①抢救生命第一,保留脾脏第二。②年龄越小,保脾价值越大。③根据脾脏损伤程度和患者病情选择最佳手术方式,全部或部分地保留脾脏。④不主张保留病理性脾脏。

(一)保守治疗

对于一些包膜下或浅层脾破裂的患者,如出血不多,生命体征稳定,又无合并伤,可在严密监视血压、脉搏、腹部体征、血细胞比容及影像学变化的条件下行保守治疗。主要措施:绝对卧床、禁食水、胃肠减压、输血补液、止血、抗炎及对症治疗等,2 周后可下床轻微活动,恢复后 1 个月内应避免剧烈活动。住院期间如出现继续出血,应及时手术治疗。

(二)保脾治疗

1.脾栓塞术

脾栓塞可以栓塞脾动脉主干,也可以选择性栓塞脾动脉分支,现在以后者为主。栓塞材料包括吸收性明胶海绵、聚乙烯醇颗粒、可脱球囊、无水乙醇、碘化油、鱼肝油酸钠等。脾栓塞术保留了脾组织结构的完整,符合现代外科保留脾脏及其功能的要求。脾部分栓塞术(partial splenic embolization,PSE)降低了全脾栓塞后的严重并发症,同时也可避免脾切除术后导致严重感染。一般在局麻下,于腹股沟下方经皮行股动脉穿刺,选择性插管至脾动脉分支,将栓塞剂注入血管进行栓塞,即可以达到脾部分切除的效果。脾栓塞术后常见并发症有穿刺部位血肿、栓塞后综合征(包括腹痛、发热、恶心、呕吐等)、肺炎、肺不张、胸腔积液、脾脓肿、脾静脉或门静脉血栓形成等。

　　2.脾破裂修补术

　　脾破裂修补术适用于小而浅的脾脏裂口。选择左侧经腹直肌切口或左肋缘下斜切口进腹,吸尽腹腔积血,探查腹腔脏器。如发现脾破裂处大量出血,可以先捏住脾蒂控制出血。充分显露脾脏破裂处后,用不可吸收缝线和肝针间断缝合,打结前可以用吸收性明胶海绵或大网膜填塞裂口。缝合裂口时缝线应穿过裂口底部,以免残留无效腔,打结时要松紧适度。缝合完毕后应该仔细检查有无其他裂口,以免遗漏。如果缝合修补失败,应立即行脾部分切除术或全脾切除术。

　　3.脾破裂物理凝固止血

　　脾破裂物理凝固止血是通过微波、红外线、激光等物理方法使脾破裂处表面凝固而达到止血目的。该方法可以单独应用,也可与其他保脾手术联合应用。

　　4.脾破裂生物胶黏合止血

　　主要是用快速医用 ZT 胶、PW 喷雾胶等生物胶在脾脏裂口处形成薄膜,堵塞血管裂口而止血。主要适用于表浅且未伤及大血管的裂伤。

　　脾动脉临时阻断可减少脾脏血流量,使脾脏体积缩小、表面张力降低,以利于协同缝合、黏合或其他方法来共同达到止血目的。

　　5.脾部分切除术

　　分为规则性和不规则性两种。规则性脾部分切除术主要是指根据脾脏血管的分布规律所施行的脾段切除、脾叶切除和半脾切除术。不规则性脾部分切除术是指根据脾破裂的实际情况,而非一定按照脾脏血管分布规律所施行的脾部分切除术。脾部分切除术主要适用于脾脏某一部分重度破裂,无法缝合修补的情况。目前普遍认为脾切除不应超过全脾的 2/3,否则将不能维持正常脾脏功能。进入腹腔后,探查脾破裂的情况,拟定预切线,切开脾被膜,用电刀或超声刀切断脾实质,所遇血管钳夹离断,近心端用丝线双重结扎。断面可用肝针和不可吸收缝线间断缝合。有空腔脏器损伤时不应行脾部分切除术。

　　6.脾破裂捆扎术

　　脾破裂捆扎术是通过压迫脾脏周边,减少脾门向裂口的供血,从而达到止血目的。手术方法是用肠线沿脾脏的横轴与纵轴进行多道捆扎,捆扎后肠线形成"♯"形分布,应有捆扎线靠近裂口或跨越其上,从而达到压迫止血的目的。对捆扎止血效果不理想的,可用吸收性明胶海绵或大网膜填塞裂口之后再行捆扎。

　　(三)自体脾组织大网膜内移植

　　脾脏功能的重要性越来越多地被认识,自体脾组织大网膜内移植对行脾切除术后保留脾脏功能有重要意义。通常将相对完整的 1/3 脾脏剪切成硬币大小的脾片,再将脾片缝合固定在大网膜内放回腹腔。该方法可以减少 OPSI 和血栓形成的发生率,但应根据患者综合病情制订方案,必须遵循生命第一、移植脾片第二的原则。另外,移植脾片的大小和数量也是手术成败的关键,移植脾片太多会引起腹腔粘连,数量太少又不能有效发挥脾脏功能。通常将相对完整的 1/3

脾脏剪切成硬币大小的脾片,移植数量从 5 片、10 片至几十片到 100 余片,报道不一,尚无统一标准。

(四)脾切除术

对于开放性脾损伤,合并空腔脏器破裂的脾损伤,病理脾自发性破裂,年老体弱、全身情况差,不允许行保脾手术的情况,应行急诊脾切除术。脾切除术可以分为开腹手术和腹腔镜手术。

1.开腹脾切除术

可以选用上腹正中切口、左旁正中切口、左肋缘下斜切口等。进腹后,首先用手指捏住脾蒂,控制出血,同时吸尽腹腔内游离血液,清除血凝块,确认脾损伤程度。探查中如果发现脾脏裂口内有血凝块,切勿取出,以防增加出血。经简单分离后用粗线或血管钳阻断脾蒂,将脾脏由腹腔左外侧翻向内侧,并托出腹壁切口外,在脾窝内置入纱布垫,防止脾脏回缩。向下分离脾结肠韧带,所遇血管结扎后切断,游离脾下极;分离脾肾韧带,再向上分离脾上极的脾膈韧带;分离脾胃韧带,结扎切断胃短血管及其分支,直至脾上极。脾脏游离后,将其托起并仔细分离胰尾和脾蒂,用血管钳钳夹脾蒂,切断脾蒂,移除脾脏,脾蒂残端先用 7 号丝线结扎,再用 4 号丝线贯穿缝扎。如果脾脏动、静脉较粗大,需将其分别结扎后再切断。腹腔彻底止血后,于脾窝处放置腹腔引流管一根,关腹术毕。若脾脏较大时,则不需将脾脏托出切口外,上述操作全部在腹腔内进行。

2.腹腔镜脾切除术

腹腔镜技术已经越来越多地应用于腹部外科急诊手术中,当发生脾脏破裂时,如果患者生命体征平稳,心肺功能无明显异常,能够耐受二氧化碳气腹,则可以考虑行全腹腔镜下脾切除术或手助腹腔镜下脾切除术。

(1)体位与套管位置:患者取头高右倾体位,监视器置于患者头侧,术者、扶镜手及第一助手均位于患者右侧,术者居中,扶镜手位于其右侧,第一助手位于其左侧。取脐与左肋缘中点连线的中点放置 10 mm 套管(A 点)为观察孔,建立气腹后在腹腔镜直视下于剑突左侧肋缘下 2 cm 处放置 5 mm 套管(B 点)及左腋前线肋缘下 2 cm 处放置 12 mm 套管(C 点)为主操作孔,剑突右侧肋缘下 2 cm 处放置 5 mm 套管(D 点)为辅助操作孔(图 6-2~图 6-3)。

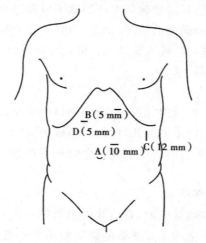

图 6-2　全腹腔镜下脾切除术套管位置

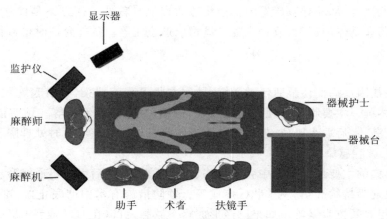

图 6-3　全腹腔镜下脾切除术手术室布局

如果施行手助腹腔镜下脾切除术,则首先做上腹正中切口或右侧腹直肌旁辅助切口,长度约为 6 cm,置入蓝碟手助器,术者左手置入患者腹腔后,再放置观察孔及操作孔套管。

(2)探查腹腔:首先吸尽腹腔内游离血液和血凝块,探查脾脏的膈面、脏面、上极、下极和脾门等处,找到出血部位。脾脏探查完毕后,还应探查其他脏器有无损伤破裂。

(3)阻断脾动脉:用超声刀或双极电凝刀自幽门下方向胃近端离断胃结肠韧带、脾胃韧带和胃短血管,在胰尾上缘游离暴露脾动脉主干,用丝线结扎阻断,或用血管夹夹闭,不必切断。

(4)处理脾脏韧带:通常从脾脏下极开始,用超声刀分离脾结肠韧带、脾胃韧带中下部及脾肾韧带,显露脾蒂。第一助手将脾下极抬起,在脾门处自下而上逐支分离出脾蒂血管分支,用丝线结扎或用血管夹夹闭后离断。最后处理胃脾韧带上部及脾膈韧带,移除脾脏。处理脾蒂时也可以用腔内切割缝合器夹闭并离断脾动静脉。腹腔彻底止血后,于脾窝处放置腹腔引流管一根,关腹术毕。

七、术后处理

(一)术后注意事项

术后应严密观察血压、脉搏、呼吸和引流液性状,注意有无活动性出血、胰漏、胃肠漏等并发症。动态监测血小板数量,如血小板过高应及时给予抗凝治疗,避免长时间卧床导致的下肢深静脉血栓形成。给予液体支持和营养支持,应用抗生素预防感染,对儿童及衰竭患者要注意 OPSI。患者清醒后应取半卧位,鼓励并协助患者深呼吸和咳痰,以防止膈下积液和肺部感染的发生。排气后可以拔除胃管,从流质饮食过渡到半流质饮食、普食。

(二)术后并发症防治

1.出血

术后腹腔内出血一般发生在术后早期,常为术中止血不彻底、结扎线脱落或凝血机制障碍引起的手术创面渗血。对于肝硬化和血液病患者,应针对性地纠正凝血功能。对于怀疑结扎线脱落的患者,应立刻再次手术止血。

2.上消化道大出血

对于肝硬化门静脉高压症患者,脾切除术破坏了门体静脉间的侧支循环,使门脉系统的血流更为集中地经过胃冠状静脉流向胃底和食管下段,更容易发生食管胃底静脉曲张破裂、门静脉高压性胃炎、应激性溃疡,从而导致严重的上消化道大出血。首选治疗方案是保守治疗,补足循环血量,应用抑酸药和垂体加压素,放置三腔二囊管压迫止血等。条件允许时也可行内镜治疗或介入治疗。

3.肺部感染

患者术后往往因疼痛而使膈肌活动受限,导致左膈下积液感染,并引起胸腔内炎症反应、肺不张,继发肺部感染。主要临床表现是咳嗽咳痰、持续发热、呼吸不畅等。预防措施主要是术中减少对膈肌的刺激、术后取半卧位、鼓励患者咳嗽咳痰,以及深呼吸、及时处理膈下积液。

4.膈下积液、腹腔感染

膈下积液感染的主要原因是术中胰腺损伤、止血不彻底、术后引流不通畅及患者免疫功能低下等。其临床表现为持续高热、左季肋区疼痛等。预防措施有术中彻底止血、避免损伤胰尾、保持引流通畅、使用有效抗生素等。如果已经形成膈下脓肿,可以在 B 超或者 CT 引导下穿刺置管引流。

5.脾热

脾切除术后 2～3 周,患者持续低热,体温波动在 38 ℃左右,常常可自行缓解。脾热的发生机制尚不明确,可能与脾静脉血栓形成、腹腔包裹性积液、免疫因素等有关。对这些患者首先要排除全身性感染,其次要排除局部感染,如切口感染、膈下感染、肺部感染等常见术后并发症。对于脾热症状不明显者,可采取精神安慰及对症治疗,发热多可自行消退。对于体温较高,持续时间较长者,可以首选足量广谱抗生素,短期应用观察疗效。如效果不明显,可加用适量肾上腺皮质激素。如效果仍不满意,可试用中医中药调理或全面停药观察。

6.血栓形成

脾切除术后血小板迅速升高,一般在 2 周达到高峰。血小板计数升高至 $600×10^9/L$ 时为血栓形成危险因素,栓塞发生于肠系膜上静脉、门静脉残端及主干时可造成严重后果。临床表现多为上腹疼痛、恶心、呕吐、发热、血便等。脾切除术后应常规监测血小板,及时给予肠溶阿司匹林、双嘧达莫(潘生丁)等药物处理。静脉血栓形成多用抗凝、祛聚治疗,肠系膜上静脉血栓形成应根据病情积极给予介入或手术治疗。

7.伤口感染

部分患者由于免疫功能低下、营养状况不良,易发生伤口感染、全层或部分裂开。主要预防措施是及时改善患者营养状况,重视伤口换药,发现感染后及时充分敞开引流,治疗糖尿病等合并症。

8.肠梗阻

脾切除术后,因腹腔内积血积液、脾窝空虚、下床活动时间晚等原因,可导致肠粘连、肠梗阻的发生。患者主要表现为恶心、呕吐、腹胀、腹痛、排气排便减少或停止等症状。治疗措施以胃肠减压、禁饮食、灌肠等保守治疗为主,如果肠梗阻症状不能缓解,则应该考虑手术治疗。

9.肝性脑病

重症肝硬化患者,由于术前就存在肝功能不良、黄疸、腹水等症状,又遭受大量失血、手术应激等因素的影响,极易诱发肝性脑病,以内科治疗为主。

10.OPSI

OPSI 的发病率因不同脾切除原因而异,外伤所致脾切除的 OPSI 发病率最低(0.5%～1%),血液系统疾病所致脾切除的 OPSI 发病率最高(1%～25%)。OPSI 在切脾后数天至终身均可发病,但多在术后2~3年。儿童易患,主要是婴幼儿,其发病率虽然不高,但发病急、死亡率高。OPSI的临床特点是起病隐匿、发病突然、来势凶猛,症状包括骤起寒战、高热、头痛、腹泻、恶心、呕吐、昏迷、休克、弥漫性血管内凝血(DIC)和多器官功能障碍综合征(MODS)等。50%患者的致病菌为肺炎链球菌,其次为脑膜炎奈瑟菌、大肠埃希菌、流感嗜血杆菌。对已诊断为OPSI的患者,应及时进行细菌培养及药敏试验,同时给予积极有效的抗感染、抗休克治疗,维护重要脏器功能,可以获得较好的疗效。为预防脾切除术后OPSI的发生,在坚持"抢救生命第一,保留脾脏第二"的原则下尽量保留脾脏(特别是儿童)已被越来越多的外科医师所接受,应缩小全脾切除术的适应证,提倡脾修补术、脾脏部分切除术及脾脏移植术等保脾手术。另外,预防OPSI可用多价肺炎球菌疫苗,丙种球蛋白及中药(如人参、黄芪、白花蛇舌草等)。

八、延迟性脾破裂

延迟性脾破裂(delayed rupture of the spleen,DRS)是创伤性脾破裂的一种特殊类型,临床上不多见。DRS的临床诊断标准是腹部钝性创伤后(48小时内,隐匿期)无腹内损伤的临床证据,或B超等特殊检查正常,后来又发生脾破裂。DRS出现症状的时间距离受伤时间长短不一,大部分患者在受伤2周内,个别病例长达数周或数月,甚至更长。DRS早期症状不典型,病情变化快,如果不能得到及时有效的诊治,病死率较高。

DRS多见于交通事故、钝器伤、坠落伤、挤压伤、摔伤等。其发生机制:①脾实质损伤而脾包膜完整,包膜下出血及血肿经过一段时间后张力增大,包膜破裂,出现腹腔内大出血。②脾包膜裂伤后,局部血凝块与周围组织嵌顿包裹裂口,在轻微外力影响下,血凝块脱落,导致腹腔内大出血。③脾包膜破裂较小,出血少,持续一段时间后才表现出腹腔大出血症状。

DRS的临床表现往往有左上腹疼痛、左肩放射痛,深呼吸时加重,另外可以出现脉搏细速、皮肤苍白、四肢厥冷、尿量减少、烦躁不安、神志模糊等休克表现。也有患者在轻度左季肋部或左上腹外伤后局部疼痛或体征很快消失,或轻度损伤后无明显不适,而在伤后2周左右因咳嗽、打喷嚏等腹内压突然增高,或无任何先兆而突然出现全腹剧痛、休克等脾破裂症状。DRS容易发生诊断延迟和误诊,应注意以下几点:①左上腹及左季肋区有外伤史的患者,应在伤后密切观察病情变化,定期监测血常规等常规检查。②定期检查血压、脉搏,进行体格检查,了解腹部体征。③动态监测B超、CT等影像学检查,B超简便易行,是DRS的主要检查方法,可发现脾脏背面覆盖一层不均等回声组织带,与脾脏界限清楚,是包膜下积血和血凝块的反射层,称为超声"被覆征",是脾破裂出血尤其是DRS的特有图像,CT检查能更准确的评估脾脏损伤程度及部位。④借助其他检查来完善诊断,包括选择性腹腔动脉造影、诊断性腹腔穿刺和腹腔灌洗等。⑤有条件的医院也可以用腹腔镜进行探查,其优点是直观可靠,并且可以同时采取有效的治疗措施。

DRS治疗需根据脾脏损伤程度决定,主要分为保守治疗和手术治疗。保守治疗包括绝对卧床休息、暂禁食,禁止增加腹压的咳嗽与排便,维持正常血容量,必要时输血治疗,另外给予抗感染、止血药及对症治疗。定期监测血压、脉搏、尿量、血常规、B超、CT等检查,严密观察病情变化及腹部体征。通过动态观察评估病情变化及保守治疗效果。若病情加重应及时手术治疗。因保守治疗疗效不确定且治疗时间较长,选择保守治疗时应充分告知患者及家属利弊。手术治疗主要包括脾修补术、脾部分切除术、脾动脉结扎术及脾切除术等。对生命体征平稳、血流动力学稳定的患者,有条件的医院可以开展腹腔镜下手术治疗,但术中必须注意气腹压力不宜过高,以免造成气体栓塞。在诊治腹部外科急症患者时应重视DRS的可能性,提高警惕。

九、医源性脾损伤

医源性脾损伤主要指手术操作或医疗器械使用不当造成的脾损伤。医源性脾损伤多发生于食管癌、十二指肠溃疡、胃溃疡、胃癌、结肠癌、胰腺肿瘤等手术中。引起医源性脾损伤的原因：①麻醉效果不理想，手术视野暴露不良；②拉钩用力不当或角度不适；③特殊的体形与体位。医源性脾损伤多数在术中或手术结束检查腹腔时发现，也有极少数病例是在关腹后发现。其治疗同样遵循"抢救生命第一、保留脾脏第二"的原则。其次应根据脾脏损伤的程度进行适当处理，切忌为避免医疗纠纷而对重度脾破裂的患者行保脾手术，从而导致更严重的后果。医源性脾损伤的治疗包括脾脏局部电凝、脾动脉结扎、生物胶粘合、大网膜或吸收性明胶海绵填塞、脾部分切除或全脾切除术等。对于医源性脾破裂的预防应注意以下几点：术野暴露清楚、精细轻柔操作；术中维持良好的麻醉状态；拉钩牵拉适度，及时调整角度；手术全程应时刻注意保护脾脏。

（杨瀚君）

第四节 骨 创 伤

一、骨折

骨的完整性、连续性发生部分或完全断裂者称为骨折。其原因多为外伤，亦可因骨骼病变而引起病理骨折。外伤可造成多部位骨折及合并伤，亦可并发内脏、神经及血管损伤，或骨折断端与外界相通而成为开放性骨折，严重者可发生休克、脂肪栓塞综合征、呼吸窘迫综合征、筋膜间室综合征、深静脉血栓形成及败血症等。故应注意全身及局部情况，尤其颅脑、胸腹部脏器、重要神经血管及伤口情况，如早期处理不当或忽略，常导致严重后果，甚至危及生命。

(一)临床表现和诊断

1.病史

一般有外伤史，应注意有无引起骨骼改变的全身或局部性病变，以排除病理性骨折。

2.主要症状体征

局部疼痛、肿胀、瘀斑、局部压痛、畸形和功能障碍，可有异常活动与骨擦音、伤口出血及骨折端外露、骨传导音改变等。青枝、嵌入、裂纹骨折，或有较多肌肉包绕的部位，如股骨颈骨折等，体征常不明显，应警惕漏诊。

3.影像学检查

影像学检查包括正侧位透视及摄片，必要时摄斜位片或健侧对称部位 X 线片，亦可在 2 周后摄片以确定诊断。尚可明确骨折类型，移位情况，为治疗提供依据。CT 扫描应是 X 线检查后的进一步检查手段，以明确骨折移位、骨片大小和分布等细节，并可获得三维重建影像。

4.其他检查

检查有无因骨折而引起的并发症及合并伤。

(二)急救措施

急救是骨折治疗的重要环节。现场处理原则，首先是防治休克，并防止进一步损伤重要神经、血管、脏器及由闭合性骨折转变为开放性骨折,预防感染,为以后治疗创造良好条件。疑骨折者按骨折处理。

1.一般处理

迅速了解病情,询问病史及检查勿费时过多。

(1)防治休克局部固定、吸氧、补充血容量。

(2)保持呼吸道通畅。

(3)镇静止痛:口服止痛片或三七片,剧痛者注射哌替啶、吗啡或苯巴比妥钠。脑震荡和老年、小儿患者不得用吗啡。

(4)保暖,但勿热敷局部。

2.伤口处理

(1)止血剪开衣或裤,用无菌敷料或干净布类覆盖伤口加压包扎,或用止血钳钳夹、结扎止血。如无效,则用止血带。应用气囊止血带需加衬垫,且松紧合适,一般上肢置于上臂上部、下肢置于大腿上部,每次0.5~1小时,然后放松3~5分钟。上止血带后必须有明显标记,并正确记录上止血带时间、压力大小与时间,注意交班,以免发生严重后果。

(2)外露骨折端不应复位,以无菌敷料或干净布类包扎。

(3)注射破伤风抗毒素(TAT),口服磺胺药或注射抗生素预防感染。

3.骨折固定

(1)迅速固定伤肢或躯干部,防止进一步损伤。可就地取材,就地固定。勿急于搬动或扶患者站立行走。固定物有三角巾、绷带、棉垫、夹板、托马斯夹板等,亦可以包袱布、头巾、薄木板、竹板、硬纸板、棍棒、枪支等作为替代物。固定前对患肢稍加牵引。

(2)上肢固定:锁骨骨折以三角巾悬吊患侧上肢,屈肘90°位。肩部、上臂与肘部骨折用三角巾做颈腕带悬吊,屈肘90°,腋下置一小棉垫,上臂贴近胸壁。前臂与腕部骨折用三角巾或托板固定,颈腕带悬吊,屈肘90°。手部骨折使手握绷带卷后固定。

(3)下肢固定:髋部与大腿骨折用托马斯夹、长木板于后侧或外侧进行固定,亦可利用健肢做固定物,立即将两下肢捆扎在一起。小腿骨折用托马斯夹板、木板固定,超过上下关节即可。踝与足骨折可用枕头紧围于小腿、踝足部进行临时应急固定。

4.转运患者

迅速转运患者到有条件的医院治疗。

二、脱位

构成关节的各骨之间的关节面失去正常相互位置而彼此移位者称为脱位。其原因多为外伤,以青壮年常见,亦可因关节结核、化脓性关节炎等病变导致病理性脱位。先天性脱位不在此列讨论。关节脱位与骨折之比约为1:18,有时脱位可合并骨折。大关节脱位中以肘关节最多,其次为肩、髋关节。其主要病理变化是关节囊、韧带损伤,关节面移位,亦可因关节面外露而成为开放性脱位,错位之骨端偶可伤及内脏、重要神经血管而致严重后果。

(一)临床表现和诊断

(1)病史:一般有外伤史,注意早已存在的关节病变。

(2)主要症状体征:局部疼痛、肿胀、瘀斑、关节盂空虚、畸形、肢体缩短、弹性固定和功能障碍,可于脱位关节附近触及不正常的骨性突起及骨性标志的关系改变,亦可有伤口出血、骨端外露。

（3）影像学检查：包括正侧位 X 线摄片，必要时摄斜位或轴位以明确诊断，并确定脱位类型、移位情况及有无骨折等，为治疗提供依据。相对位置不明，或有骨片、软组织嵌塞时，CT 扫描可提供帮助，尤其认识半脱位、骨片嵌塞等。

（4）注意有无其他部位合并伤或因脱位而引起的重要神经血管及内脏损伤等合并发生。

（二）急救措施

（1）复位越早，功能恢复越好。

（2）镇静止痛：口服止痛片、三七片，剧痛者注射哌替啶、吗啡或苯巴比妥钠。脑震荡者不用吗啡。

（3）伤口处理：用无菌敷料、干净布类覆盖伤口并加压包扎，或用止血钳钳夹、结扎止血，如无效且位于肢体远端者可应用止血带。

（4）开放性脱位注射破伤风抗毒素，口服磺胺药或注射抗生素预防感染。

（5）固定：迅速固定伤肢或躯干部，防止进一步损伤，可就地取材就地固定。勿急于搬动或扶患者站立。固定物有三角巾、绷带、棉垫、夹板、托马斯夹板等，亦可以包袱布、头巾、薄板、竹板、硬纸板、大本杂志等作为临时替代物。肩、肘关节脱位以三角巾做颈腕带悬吊伤肢，屈肘位。髋关节脱位以托马斯夹板固定，或用长木板于外侧进行固定，从腋下达足跟部。

（6）迅速转运患者到有条件的医院治疗。

三、肢体大血管损伤

肢体大血管损伤多为外伤如爆炸、刺伤、枪弹伤、骨折、脱位或软组织挫裂伤所致，常发生肢体坏死。一般分为开放性和闭合性两类。局部损伤的轻重与血管损伤程度不一定相平行，有时可因误诊而导致严重后果。血管可以因受压痉挛，亦可为挫伤后血管内膜层断裂、外膜下断裂，甚至血管部分或完全断裂。

（一）临床表现和诊断

早期诊断是减少截肢和降低病死率的关键。

（1）典型外伤史，可合并骨折、脱位。

（2）失血性休克表现。

（3）局部症状体征。①早期肢体疼痛，晚期因神经缺血，疼痛消失。②损伤远侧动脉搏动减弱或消失。③局部可有伤口、搏动性出血或闻及血流杂音。④损伤动脉远侧肢体苍白、发绀、无力或瘫痪，皮温降低，感觉减退或消失，可有水肿。

（4）X 线检查及血管造影可供参考。MRA 有助于血管损伤部位的确定。多普勒亦有助于寻找血流中断定位。

（二）治疗

肢体外伤后出现血液循环障碍时，应紧急处理，必要时手术探查。

（1）止血：用无菌敷料、干净布类覆盖伤口并加压包扎，亦可用手指、手掌压迫伤口或其近侧动脉主干数分钟后再绷扎，如仍不能止血，即于肢体近侧使用止血带并做标记。

（2）合并骨折、脱位者予以固定，以减轻疼痛，并防止进一步损伤。宜尽早复位以减轻对动脉的压迫。

（3）闭合性动脉损伤应拆除过紧的包扎物、石膏管型，并屈肘（膝）以减少血管的牵拉张力。

（4）合并骨折者,在修复动脉之前可行内固定,或术后行石膏、夹板外固定。

（5）骨折和严重软组织损伤后肢体明显肿胀或有深筋膜下血肿形成,致血管受压时可行筋膜切开减压。

（6）手术探查血管。在伤后 6～8 小时,血液完全中断者需立即手术修复血管,如有部分侧支循环而出现供血不足症状,应择期手术修复血管,前臂或小腿一条动脉损伤,可不需手术修复。如为血管痉挛,给予麻醉或以 0.25％罂粟碱溶液纱布湿敷以解除痉挛,必要时切除后吻合,注意勿将血管内膜损伤、撕(断)裂、血栓堵塞等误为血管痉挛。

探查指征。①肢体远端脉搏减弱或消失。②有活动性或动脉出血史。③巨大或继续增大的血肿。④大出血伴休克。⑤血管邻近的神经损伤。⑥伤口附近有较大动脉。⑦某些部位的骨折脱位应怀疑血管损伤,如锁骨下动脉、肱动脉、腘动脉等。

酌情进行下列 5 种血管手术。①血管缝合术:动脉壁仅有一线形裂口,内膜无挫伤,可单纯缝合。②静脉片移植修补术:动脉壁有缺损,缝合后易发生狭窄者。③血管对端吻合术:动脉大部或完全断裂者。④血管移植术:动脉完全断裂并有较长缺损,两断端不能对合或对合后张力较大者。可移植自体大隐静脉,人造血管及异体血管。⑤血管结扎术:侧支循环丰富的部位可用不吸收缝线双重结扎损伤动脉。

（7）应用抗生素,开放性者注射破伤风抗霉素。

（8）应用抗凝药与血管扩张药:静脉滴注右旋糖酐-40 等 7 天,每天 500～1 000 mL。罂粟碱 60 mg,6 小时肌内注射 1 次,用 5～7 天,亦可与托拉苏林合用,6 小时 1 次,每次肌内注射 25 mg。

四、脊柱骨折脱位合并脊髓损伤

脊柱骨折与脱位多为外伤如跌伤、压伤或扭伤所致,且多见于青壮年。其严重性在于它可引起脊髓损伤而致截瘫,甚至可因延髓损伤而迅速死亡,因此脊柱损伤首先应注意神经系统情况,骨折居于次要地位。脊柱损伤的现场急救、运送及急症处理比以后任何治疗环节均重要。

(一)病理

脊柱骨折脱位以第 1、2、5、6 颈椎,第 11、12 胸椎及第 1、2 腰椎为多见,占脊柱骨折脱位总数的 90％,其中屈曲型占 90％。常致脊髓损伤而发生水肿、出血、局部细胞浸润、神经组织破坏及神经胶质增生等病理变化。根据损伤程度可分为以下几种。

（1）脊髓休克(脊髓震荡)为暂时性传导功能抑制,出现暂时性弛缓性瘫痪。3 周后逐渐恢复,预后良好。

（2）脊髓受压:因碎骨片、韧带、椎间盘或血肿压迫脊髓,可致脊髓变性、缺血和萎缩而发生不完全瘫痪,脑干可因缺血而发生功能紊乱。较轻的急性压迫如在 24 小时内解除,神经损伤可以恢复。

（3）脊髓出血程度不等,可出现神经根刺激症状、皮肤感觉过敏与灼痛等,预后较好。中央灰质出血可向上、下方延伸而使病情恶化。进行性瘫痪是脊髓内出血的结果。脊髓中央部分出血及其周围水肿称为急性颈脊髓中央损伤综合征,上肢受累较下肢为重,预后较好。

（4）脊髓挫裂伤使微循环变慢甚至血流停止,导致缺血、缺氧而坏死。一般伤后 4 小时即开始坏死,24 小时内伤区脊髓大部发生坏死,即使脊髓未横断,功能亦不能恢复。脊髓部分或完全横断后,出现弛缓性瘫痪,6 周后渐变为痉挛性瘫痪,预后不佳。

(5)开放性脊髓损伤多为爆炸伤或刺伤,易致感染、脑脊液漏、异物存留、骨片压迫或脊髓损伤。

(二)临床表现和诊断

1.典型外伤史

注意受伤时的姿势。昏迷者应考虑有颅脑和颈椎损伤的可能。

2.可能伴有休克表现

动脉血压下降为血管扩张所致。

3.脊柱

局部疼痛、肿胀、瘀斑、血肿、压痛、肌肉痉挛、后突畸形、棘突间距增宽及功能障碍。

4.神经系统症状

可出现四肢、躯干的运动、感觉及功能障碍,如肢体不全或完全瘫痪、相应节段平面皮肤感觉减退或消失,踝、膝及腹壁反射消失、胸式呼吸消失、尿潴留、大小便失禁等。

5.影像学

(1)X线检查:包括正侧位片,必要时摄斜位片或点片,明确脊柱骨折脱位的部位、类型、移位情况、椎管畸形、椎间隙及椎间孔改变,有无椎板、椎弓、关节突骨折,骨片是否进入椎管内。对"挥鞭"损伤应提高警惕。

(2)CT显示骨折部移位情况,对了解骨片压迫脊髓神经的程度,是决定是否需要早期手术减压的重要依据。

(3)MRI有助于确认脊髓损伤、程度和减压后效果与预后等。

6.腰椎穿刺和奎肯斯特试验

确定脑脊液通畅程度,作为诊断及手术探查减压的参考。

(三)急救

目的在于保护脊髓不受损伤或不加重脊髓损伤。

1.初步诊断

迅速询问病史及检查,初步确定有无脊柱骨折脱位或合并脊髓损伤,可疑者按骨折脱位处理。若脊椎损伤不能确定,最好按颈椎损伤处理。

2.防治休克

止痛,但禁用吗啡、可待因等呼吸抑制药物,保暖防湿冷,局部忌用热敷,必要时吸氧。

3.就地固定

禁坐起或站立行走。平卧于木板担架上,门板、铺板均可为替代物,上铺薄垫。搬动时慎勿扭转头颈及躯干,数人同时用力平抬或滚动患者身体上担架,颈椎损伤者,需一人牵引颈部,保持中立位,仰卧时颈两侧各置一沙袋,或用四头带、海绵橡胶领固定。转运途中定时(2~3小时)翻身,防止压疮。担架抬移患者时不宜太软垫入,若呼吸无碍时,俯卧位最好。

4.伤口处理

用无菌敷料或干净布类覆盖伤口并包扎,注射破伤风抗毒素及抗生素。

5.保持呼吸道通畅,维持呼吸功能

必要时气管内插管或气管切开,辅以呼吸器,以挽救高位颈脊髓损伤患者的生命。

6.车中或水中急救

最重要的是复苏并防止脊柱活动。如从车中或狭窄处移出患者,需有一人将头颈托稳并维持于中立位,稍加牵引,其他人托躯干及肢体,或用一脊柱木板将头背部固定后再搬动。跳水后疑有脊柱损伤者,复苏时颈部勿过伸。

(高　广)

第五节　多发严重创伤

多发严重创伤指一次创伤暴力引起两处解剖部位或脏器的较严重创伤。所导致的创伤病理学影响深重。临床创伤上有时漏诊,故需注意全身状况变化和轻重缓急,循序有度处理。

一、临床表现

(一)全身症状
严重的损伤引起的全身性反应是综合性的,是十分复杂的。

1.休克

在伤后 1～4 天,可出现休克现象,表现为神志淡漠、面色苍白、四肢厥冷、出虚汗、脱水、烦躁不安或昏睡不动、口干、尿量少、脉搏细速、血压偏低,体温可升高。

2.早期易发生各种并发症

如呼吸窘迫综合征、急性肾衰竭等而表现相应的临床征象。

(二)局部症状
则依据其损伤的部位和范围决定。

1.颅脑损伤

(1)意识障碍:是颅脑损伤的共同特点。脑震荡多半历时较短,很少超过半小时,苏醒后有明显的近事遗忘症(逆行性遗忘)。脑挫裂伤和脑干损伤,出现昏迷可达数天或更长,颅内血肿常表现在伤后有短暂昏迷,继之一段时间清醒或意识好转,以后又出现烦躁不安与再度昏迷。中间清醒期最初于伤后 1～2 小时,较长可达数天。硬脑膜下血肿可表现有持续昏迷。

(2)颅压增高症状:依据损伤的性质和严重程度不同,表现轻重不同,可有嗜睡、意识丧失、头痛、呕吐等症状。

(3)瞳孔变化:两侧瞳孔散大或固定,多表示将近死亡或脑干损伤。两侧瞳孔缩小为中脑、延髓损伤。单侧瞳孔散大,常见于同侧的硬脑膜外或硬脑膜下出血、颞叶沟回小脑幕切迹疝等。

(4)锥体束征:脑挫裂伤及颅内血肿在伤后可立即出现神经系统阳性体征(如偏瘫、失语),脑干损伤可表现为去大脑僵直。

(5)呼吸循环紊乱:以脑干损伤最为显著,重者短期内表现有呼吸、循环停止。

2.胸部损伤

较严重的胸部损伤一般均伴有休克及血气胸,临床突出表现为呼吸系统症状,不同程度呼吸困难、胸痛、气急、咯血、发绀,重者在伤后 24～48 小时出现急性呼吸窘迫综合征。

3.腹部损伤

腹部损伤表现有腹痛、压痛和肌紧张。腹壁损伤多限于受伤部位,以后扩展到全腹;实质性脏器损伤,腹膜刺激症状较轻;出血量多有移动性浊音,并伴有休克、胆汁性腹膜炎或空腔脏器损

119

伤,腹膜刺激症状颇为明显,腹壁可呈"板样"强直。

4.骨关节损伤

特别是多节段、多部位、粉碎、开放性骨折,或伴脊髓损伤,见骨关节损伤有关内容。

二、诊断

(一)诊断基本要求

(1)患者多半有严重创伤的病史,平时以工伤和交通事故为主。

(2)患者多半病况危急,意识障碍,不能合作回答问题和配合检查,因而体检应是全面细致、反复检查,以免发生延误诊断或漏诊。急救的判断首先应注意下列周身情况:①呼吸道梗阻和呼吸状况;②心脏的功能;③神志意识变化;④休克;⑤活动性大出血。

(二)各部位损伤诊断

1.脑部损伤

凡疑有颅脑损伤患者除做详细的临床检查,询问病史,观察意识状况、瞳孔大小、锥体束征、颅压增高等体征外,可做下列特殊检查。

(1)腰椎穿刺:脑震荡者,脑脊液不含血,压力和细胞数正常。脑挫裂伤,脑脊液可由粉红色至血色。颅内血肿时,若是硬膜外血肿,脑脊液可呈清亮,但压力高,而硬膜下或颅内血肿则为血性。

(2)颅骨 X 线检查:可明确头颅有无骨折,硬膜外血肿骨折线常在颞部,顶部穿过硬脑膜中动脉沟;硬脑膜下血肿多在枕部;颅内血肿则可见凹陷骨折或贯通伤。

(3)脑超声检查:颅内血肿可见中线波向病对侧移位,并有助于鉴别脑挫伤。

(4)脑血管造影:在外伤患者前后位上发现大脑皮质与颅骨内板分离,即可诊断为硬膜外或硬膜下血肿。

2.胸部损伤

(1)体检应注意呼吸困难状况,胸廓两侧是否对称,有无反常呼吸,气管是否偏斜,有无皮下气肿,听诊呼吸音是否消失或减弱。

(2)X 线检查可明确有无肋骨骨折的血气胸。有呼吸衰竭者,X 线检查可见双侧肺野有散在片状浸润阴影。CT 和 MRI 检查可交互应用或作复查。

(3)严密做血气分析监护,观察呼吸功能状况。

3.腹部损伤

(1)体检:注意受伤部位的形状、大小,有无肋骨、脊柱或骨盆骨折。腹部体征决定腹部膨胀程度,腹式呼吸是否存在;有无压痛、反跳痛、腹肌紧张等部位及其程度;肝浊音界是否消失;有无移动性浊音及肠鸣音;直肠指检了解有无直肠或骶部损伤,指检时有无触痛,指套是否带血。

(2)血液学检查:内出血时红细胞数、血红蛋白含量下降,白细胞计数增高。腹腔内有炎症时,白细胞计数和中性粒细胞比例增高,但必须反复检查血象,观察其改变。胰腺损伤早期或小肠破裂后,血胰淀粉酶会升高。泌尿系统损伤时可出现血尿。

(3)影像学检查:了解有无气腹、膈肌位置和运动、肠积气和积液等。内脏穿孔直立位膈下或左侧卧位肋缘下有游离气体。腹膜后脏器破裂,腰肌边缘清晰度消失或是在肠管界限外有气泡。横膈破裂,空腔脏器可在胸腔内发现。心脏与纵隔右移,左下叶肺不张,应考虑到创伤性膈疝。病情稍稳定可平卧者可以行 CT 扫描观察损伤部位及炎症、积气、积液累及范围。

(4)腹腔穿刺:对早期诊断内出血或膈下游离气体的胃肠道破裂很有价值,对于伴有颅脑损伤的昏迷患者,更属必要。

(5)腹腔灌洗检查:有很高的准确性,可使用在怀疑腹内损伤者或诊断困难的病例。操作方法可在脐下 5.0～7.5 cm 区域用 2% 利多卡因浸润麻醉,并于中线切开,通过皮肤及腹膜把一个套管向盆腔内插入腹腔里。马上流出不凝的鲜血,表明腹腔内有出血,而且是手术指征。否则用 1 L 0.9% 氯化钠注射液滴入腹腔中,保留 1 分钟,1 分钟后用虹吸方法吸出,鉴别流出液体。但它不能确定损伤部位,还可引起并发症,如液体灌入腹壁、出血、回流液引不出来、大网膜静脉刺破或刺破膀胱。

(6)腹腔镜检查:可发现损伤部位和类型,少数可在镜下修补破损部位。

三、治疗

(一)休克

伴有休克的患者,必须进行抗休克疗法,补充有效循环血容量。如伴有内脏或肢体广泛挤压伤,有巨大伤口大出血时,就应在积极治疗休克的同时,进行紧急手术。

(二)窒息

窒息往往是急性多发损伤的严重症状,缺氧能导致伤势加重,故清除呼吸道内阻塞物、保持呼吸道通畅是首要措施。在有意识障碍、面颈部及胸部损伤的患者,必要时应行气管插管或气管切开,并应在血气分析监护下合理供氧。

(三)不同部位的损伤

对多发性损伤,需根据不同部位的损伤分清主次、轻重、缓急进行处理,先处理危及生命较大的损伤,其余的可先做必要的初步急救处理。

1.颅脑损伤

(1)预防脑水肿:在伤后 2～3 天给 50% 葡萄糖溶液 60～100 mL,静脉滴注,每天 3～4 次,并可与 20% 甘露醇交替使用。

(2)饮食及补液:限制补液量,成人每天以 1 500～2 000 mL 为宜,以免加重脑水肿。

(3)高热或严重脑挫裂伤及脑干损伤患者,可行人工冬眠降温治疗。

(4)脑细胞激活剂与抗脑水肿的其他药物,如静脉注射氢化可的松 100～300 mg 或地塞米松 5～10 mg,及使用氨乙基异硫脲、细胞色素 C 等。

(5)严重脑挫裂伤,保守治疗无效,可考虑行减压术(包括内减压术、切除部分脑组织)。颅内血肿患者,钻孔发现血肿后应立即清除,以期迅速解除脑受压,然后再根据情况采用扩大骨孔办法或骨瓣开颅。

2.胸部创伤

(1)有反常呼吸的患者,小范围可使用厚棉垫压于伤处的薄弱胸壁上,然后用胶布或绷带固定,一般可采用肋骨悬吊及骨折内固定术,并可使用呼吸机辅助呼吸。

(2)血胸、气胸、乳糜胸等,必须根据具体情况采用穿刺抽液、闭式引流或开胸手术,使伤侧肺尽快地膨胀,清除纵隔摆动。

(3)气管支气管破裂的急性期患者,首先进行胸腔穿刺或肋间插管闭式引流,严重者应立即进行手术。

(4)纵隔气肿:凡有纵隔内组织损伤者,应立即给予手术修补,伴有高压性气胸,即做胸腔闭式引流;急性呼吸和循环系统功能紊乱者,应在胸骨切迹上行紧急横行小切口,切开气管前筋膜,引流排气;一般局限的轻度纵隔气肿不需特殊处理,多可自行吸收。

(5)肺挫裂伤:若肺有大量出血,可用升压素 10 U 加入 5% 葡萄糖溶液或生理盐水 200 mL 中静脉滴注,于 20 分钟内注完,必要时可每 2~4 小时重复 1 次。如肺裂面大,肺门血管有破裂,出血严重,病情危急,应考虑施行紧急开胸手术,做修补缝合或肺叶、肺段切除术。

3.腹部损伤

(1)单纯腹壁损伤,可按一般软组织损伤处理。

(2)有内脏损伤应及早控制出血,修复内脏和防止感染。

(3)经各种检查和严密观察,仍不能排除内脏损伤时,尽早剖腹探查。

(4)内脏损伤伴有腹膜炎,受伤 48 小时以上,腹腔感染已趋局限化者,可考虑非手术治疗。

(5)合并其他部位的腹部损伤或多处损伤者,根据损伤严重程度,有步骤地进行积极治疗。

4.其他

预防和控制继发感染,适当补充营养,加强护理工作,防止并发症,增强患者战胜疾病的信心。

（杨瀚君）

第七章　　神经系统常见急危重症

第一节　癫痫持续状态

癫痫持续状态是神经科急危症,包括小发作持续状态、部分性癫痫发作持续状态,而以大发作持续状态最为多见和严重。大发作持续状态是指强直-阵挛发作的持续和频繁发作,发作间期意识不恢复;或者指一次癫痫发作持续30分钟以上。如不及时治疗,可因生命功能衰竭而死亡,或造成持久性脑损害后遗症。癫痫持续状态的急诊治疗主要是指大发作持续状态的治疗,为本节主要介绍内容,其他临床类型持续状态的治疗均可参照之。

一、病因

长期服用抗癫痫药物过程中突然停药是引起癫痫持续状态的最常见原因,约占本症的30%。其次为脑炎、脑膜炎。脑血管意外如脑出血、蛛网膜下腔出血、脑栓塞、动脉硬化性脑梗死,头颅外伤引起的颅内血肿、脑挫伤等,颅内肿瘤、脑囊虫病等颅内疾病也是常见的原因。此外,颅外感染的高热感染中毒状态、低血糖、低血钙、高钠血症、药物、食物中毒等也可引起癫痫持续状态。

二、诊断

(一)临床表现特点

癫痫大发作的特点为意识丧失及全身抽搐。患者突然意识丧失,跌倒在地,全身肌肉发生持续性收缩、头向后仰、上肢屈曲或伸直、两手握拳、拇指内收、下肢伸直、足内翻,称强直性抽搐期,持续约20秒。随后患者的肌肉呈强烈的屈伸运动,称阵挛性抽搐期,约40秒。在强直期至阵挛期间,可出现下列情况:开始时多有尖叫一声,是由于呼吸肌和声带肌同时收缩,肺内空气从变窄的声门挤出所致。由于呼吸肌强烈收缩,呼吸暂停,皮肤自苍白转为发绀;由于咀嚼肌收缩而咬破舌头,口吐带血泡沫。膀胱及腹壁肌肉强烈收缩可发生尿失禁。同时,在惊厥期中出现心率增快,血压升高,汗液、唾液和支气管分泌物增多,瞳孔散大、对光反射消失和深浅反射消失。此后由昏迷转为睡眠渐清醒,或先有短暂意识模糊后才清醒。自发作开始至意识恢复历时5~15分钟。如有延长性睡眠,可以数小时才清醒。

全面性强直-阵挛发作(generalized tonic-clonic seizure,GTCS)在短时间内频繁发生,发作

间期意识不清者,称为癫痫大发作持续状态。大发作持续状态超过 20 分钟,可使大脑皮质氧分压(PO_2)降低,也可引起脑水肿和选择性脑区细胞死亡。如果大发作持续状态超过 60 分钟,则可出现继发性代谢障碍并发症,乳酸增高,高血糖后的低血糖,脑脊液压力升高,高热、大汗、失水,继高血压后出现低血压,终至休克。由于肌肉极度抽搐引起肌细胞溶解,肌球蛋白尿,导致下肾单位变性,最后发生心血管、呼吸与肾衰竭。癫痫大发作持续状态的病死率为 10%～33%。发作持续时间在 60 分钟以内者,可望免于造成严重、持久的脑损害或死亡;发作持续时间达 10 小时者常留有神经系统后遗症,达 13 小时以上者可能致死。

(二)诊断要点

根据典型病史及观察到的发作状态即可诊断,必要时可做脑电图检查以帮助诊断。

进一步寻找病因。特发性癫痫的患者脑部并无可以导致症状的结构性变化或代谢异常,而与遗传因素有较密切的关系。症状性癫痫由多种脑部病损和代谢障碍引起,如颅脑外伤、各种脑炎、脑膜炎、脑脓肿、脑寄生虫、颅内肿瘤、脑血管畸形、蛛网膜下腔出血、脑出血、脑梗死等。胰岛细胞瘤所致的低血糖、糖尿病、甲状腺功能亢进及甲状旁腺功能减退等也可以导致发作。

对疑为症状性癫痫的患者,可选择行颅脑 CT 或 MRI 检查,并行脑电图、放射性核素脑扫描(SPECT)、脑血管造影、心电图及有关生化检查以助诊断。

三、治疗

(一)一般治疗

(1)使患者平卧,头偏向一侧,让分泌物流出,以免窒息;松解衣领、腰带,适当扶持而不是按压抽搐肢体,以免发生骨折或脱臼。

(2)用裹上纱布的压舌板或毛巾、手帕塞入齿间,以防咬伤舌头。应取出义齿。

(3)供给氧气,保持呼吸道通畅。

(二)药物治疗

在选用药物时,应考虑患者的年龄、全身情况、抽搐的严重程度及引起持续状态的原因,以求尽快控制发作。

1.安定类药物

(1)地西泮:首剂 10～20 mg,注射速度<2 mg/min,以免抑制呼吸。1 次静脉注射剂量不得超过 20 mg。地西泮静脉注射后数分钟即达有效浓度,在 30～60 分钟血药浓度降低 50%。如发作未能控制,半小时后可重复 1 次。如仍控制不好,可将 100～200 mg 地西泮溶于 5% 葡萄糖氯化钠液 500 mL,于 12～24 小时缓慢静脉滴注,根据发作的情况调整滴速,如发作已控制,剩余药液不必继续滴入。24 小时内地西泮总入量不得超过 200 mg。

(2)氯硝西泮:一般用量为每次 1～4 mg,肌内注射或静脉注射。本药起效快,常可控制发作达数小时。也可将氯硝西泮 4～8 mg,加入生理盐水 500 mL,缓慢静脉滴注。本药注射可使脑电图的癫痫放电立即停止。本药可出现嗜睡或肌弛缓的不良反应,要注意观察呼吸及循环的改变。24 小时内总入量不超过 10 mg。

2.联合用药

应用地西泮 2 次后症状不缓解者,可合并使用苯巴比妥或水合氯醛,常可奏效。

(1)巴比妥类:较安定类易产生呼吸抑制和血压下降。①苯巴比妥钠:本药起效慢,但作用持久,常于地西泮控制发作后作为长效药物起维持作用。常用量0.1～0.2 g,肌内注射,4 小时后可重复使用,24 小时总量不超过 0.4 g,使用中要注意观察呼吸改变。②硫喷妥钠及异戊巴比妥(阿米妥钠):为快效作用的巴比妥类药物,其呼吸抑制作用较明显,在地西泮及其他药物无效时可谨慎试用。并需事先准备好气管插管及人工呼吸机,注射过程需严密观察呼吸情况,如出现呼吸抑制需马上停药,并进行人工辅助呼吸。常用量:异戊巴比妥 0.3～0.5 g,溶于 10 mL 注射用水中,以 0.1 g/min 的速度静脉注射,直至发作停止,剩余药液不再推入。儿童用量,1 岁为0.1 g,5 岁为 0.2 g。

(2)苯妥英钠(大仑丁):作用持久,多与其他药物配合。本药为脂溶性,静脉用药后 15 分钟即可在脑内达高峰浓度。由于苯妥英钠 70%～95% 与蛋白质结合,只有 10% 有抗惊厥作用,所以需用较大剂量,首剂负荷量为 15～20 mg/kg,溶于生理盐水 500 mL 中缓慢静脉滴注,12 小时后给维持量,按每天 5 mg/kg 计算,24 小时给维持量 1 次。静脉用药速度要慢,不宜超过50 mg/min,若注射太快可使血压下降、呼吸减慢、心率变慢,甚至心跳停止。注射时要有心电监护,观察心率及血压变化。糖尿病患者忌用。

(3)水合氯醛:作为辅助抗癫痫持续状态药物,成人用 10% 水合氯醛,每次 10～20 mL,保留灌肠或鼻饲。儿童用量为 0.4～0.5 mL/kg。大剂量使用可引起呼吸抑制或血压下降,可抑制心肌收缩力。

(4)丙戊酸钠注射液:常用剂量每天 600～2 000 mg。首剂 400～800 mg,3～5 分钟缓慢静脉注射,30 分钟左右继以 1 mg/(kg·h),静脉滴注维持,并根据临床效果调整剂量。

3.全身麻醉

经上述药物治疗仍不能控制发作且危及生命者,可考虑全身麻醉控制抽搐。

抽搐停止后,若患者未清醒,可给予苯巴比妥钠 0.1～0.2 g,肌内注射,每 8～12 小时 1 次维持,或鼻饲抗癫痫药,以后应进行长期抗癫痫治疗

(三)并发症及其防治

治疗过程中应密切观察生命体征,维持正常呼吸、循环、体温,注意供给足够热量及液体,维持水、电解质平衡,纠正酸中毒,避免低血糖加重脑损害,防治肺部感染。

1.呼吸衰竭

严重的癫痫持续状态及某些抗癫痫药可引起呼吸衰竭;吸入呕吐物或呼吸道分泌物可引起呼吸道阻塞,加重呼吸困难。保持呼吸道通畅,吸氧,适当应用呼吸中枢兴奋剂可改善呼吸功能,必要时可行气管切开或插管,应用人工呼吸机辅助呼吸。

2.脑水肿

癫痫持续状态可引起严重的脑水肿,加重昏迷,并使抗癫痫药物难以进入脑组织,发作更难控制。可使用甘露醇、呋塞米,必要时可给予肾上腺皮质激素以减轻脑水肿。

3.其他

出现循环衰竭时给予抗休克治疗;高热时物理降温及使用退热药,必要时予亚冬眠疗法;另应注意防压疮及做好大小便护理,还可应用三磷酸腺苷(ATP)、辅酶 A、细胞色素 C 等以减轻或防止癫痫持续状态后的智力障碍。

(四)病因治疗

应寻找诱发癫痫持续状态的原因,对症治疗。同时应努力寻找可能存在的器质性脑损害,如脑脓肿、硬膜下血肿、出血性梗死等,并采取必要的诊断措施,以便进行相应的治疗。

(刘 伟)

第二节 流行性乙型脑炎

流行性乙型脑炎简称乙脑,是由乙脑病毒引起的以脑实质炎症为主要病变的急性传染病。通过蚊虫叮咬传播,流行于夏、秋季,多发生于儿童,近年来由于疫苗的普遍应用,我国本病已少见。

一、病因

乙脑病毒属黄病毒科,黄病毒属。直径为 20～40 nm,电镜下观察呈球形,有核心、包膜和表面突起三种不同的结构,核心为单股 RNA,外层有脂蛋白套膜,其表面含血凝素刺突,能凝集鸡、鸽等红细胞。人和动物受感染后均可产生血凝抑制抗体,补体结合抗体及中和抗体。带病毒的蚊虫叮咬人后,病毒即侵入人体,在单核-巨噬细菌内繁殖,继而进入血液循环,引起病毒血症,如不侵入中枢神经系统则呈隐性感染或轻型感染。当机体防御功能降低或感染病毒数量多,毒力强时,病毒可通过血-脑屏障进入中枢神经系统,引起脑炎。人感染乙脑病毒后,仅少数人发病,大多数为隐性感染,两者的比例为 1：200～1：1 000。

二、诊断要点

(一)流行病学

发病有明显的季节性,约 90% 的病例发生在 7～9 月份。发病多见于 10 岁以下儿童,其中 2～6 岁组发病率高,近年成年和/或老年发病有逐渐增加的趋势。

(二)临床表现

潜伏期 4～21 天,一般为 10～14 天。临床症状轻重不一,轻者呈一过性发热,重者急性起病,有高热、头痛、恶心、呕吐、抽搐、意识障碍、出现病理反射及脑膜刺激征,严重者出现呼吸衰竭表现。典型病例病程可分 4 个阶段。

1.初期

病程第 1～3 天,起病急,体温在 1～2 天升至 39～40 ℃,伴头痛、恶心、呕吐。此时常无神经系统症状,常误为上呼吸道感染。

2.极期

病程第 4～10 天。

(1)持续高热,热度越高、病程越长、病情则越重。

(2)意识障碍、嗜睡、烦躁或昏迷。

(3)抽搐,先有局部的小抽搐,随后出现全身性或阵发性强直性抽搐,抽搐是病情严重的表现,频发抽搐常引起呼吸衰竭,表现为呼吸节律不整,最后呼吸停止。

(4)可出现颈项强直,脑膜刺激征,不同程度脑水肿,颅内压增高。

3.恢复期

极期过后体温降至正常,精神神经症状逐渐好转,2 周左右完全恢复。

4.后遗症期

5％～30％的重症者经治疗6个月仍留有精神神经症状,称为后遗症。

(三)实验室检查

1.血常规

白细胞总数可达(10～20)×10⁹/L,中性粒细胞比例增至0.80以上。

2.脑脊液

压力增高,外观清亮或微混,白细胞计数多在(50～500)×10⁶/L,早期以中性粒细胞为主,蛋白略增,糖及氯化物正常。

3.血清学检查

(1)补体结合试验:阳性出现较晚,一般只用于回顾性诊断和当年隐性感染者的流行病学调查。

(2)血凝抑制试验:抗体出现较早,敏感性高,持续时间长,但特异性较差。可用于诊断和流行病学调查。双份血清效价呈4倍及以上增高才有诊断意义。

(3)中和试验:特异性较高,但方法复杂,抗体可持续10余年,仅用于流行病学调查。

(4)特异性IgM抗体测定:特异性IgM抗体在感染后3～4天即可出现,2～3周达高峰,血或脑脊液中特异性IgM抗体在3周内阳性率达70％～90％,可作早期诊断,与血凝抑制试验同时测定,符合率可达95％。

4.病毒分离

发病1周内死亡病例,在死后6小时内取脑组织分离病毒,阳性率为20％～30％,脑组织荧光抗体法阳性率可达59.2％。

三、病情判断

乙脑的病死率为5％～10％,极重型病死率可达30％,后遗症发生率高。乙脑预后与流行年份、临床类型密切相关,具有起病急、高热或超高热、昏迷、反复或持续抽搐,伴有呼吸衰竭的重型及极度重型患者病死率高。老年患者预后差,病死率高。

四、治疗

重点是及时处理高热、抽搐、呼吸衰竭等危重症状,加强护理。

(一)一般治疗

患者应住院隔离治疗,病房保持安静,备有防蚊、通风、降温设备。密切观察病情变化,对有抽搐者防止舌咬伤,昏迷者经常翻身拍背,保护好皮肤,防止褥疮发生,保持呼吸道通畅,注意口腔卫生。应给予足够的营养,不能进食者应鼻饲高热量流质或静脉补液。

(二)对症治疗

1.高热

以物理降温为主,将体温控制在38℃左右(小儿肛温38.5℃),可冰敷头部或带冰帽,体表大血管区(颈、腋下、腹股沟等),用冰敷或50％乙醇擦浴,冷盐水灌肠。药物降温可给小剂量吲哚美辛、复方氨基比林,儿童可用布洛芬,重症患者可应用地塞米松5～10 mg,每天2～3次静脉滴注,体温降至38℃以下,持续2天即可渐减量,以用3～5天为宜。

2.抽搐

针对抽搐的原因治疗,高热所致者迅速降温,可配合亚冬眠疗法,以氯丙嗪、异丙嗪每次各0.5～1.0 mg/kg,肌内注射,4～6 小时 1 次。脑水肿所致者应以脱水、给氧为主。呼吸道分泌物阻塞、通气不畅、脑组织缺氧者,应及时清除呼吸道分泌物及氧气吸入。脑实质病变引起的抽搐,应用镇静剂,如地西泮、水合氯醛等。

3.呼吸衰竭

依其产生的原因及时治疗。

(1)保持呼吸道通畅,必要时气管切开,应用呼吸机辅助呼吸,给予氧气吸入。

(2)应用呼吸兴奋剂,山梗菜碱(洛贝林)成人每次 3～6 mg 静脉注射,或尼可刹米(可拉明)成人每次0.375～0.750 g,静脉注射,血管扩张剂如东莨菪碱、山莨菪碱、阿托品可改善脑微循环,可酌情选用。

4.脑水肿

(1)头部降温。

(2)脱水疗法:用 20％甘露醇或 25％山梨醇每次 1～2 g/kg,静脉注射,每 4～8 小时 1 次,直至症状改善,减量,延长给药时间,至停药。可在脱水的同时合用地塞米松,降低脑血管通透性,防止脑水肿及脱水反跳。

(三)抗病毒及其他治疗

1.利巴韦林(病毒唑)

病程早期可用广谱抗病毒药利巴韦林,静脉滴注,15 mg/(kg·d)加入 0.9％生理盐水,连用3～7 天。也有联用 α 干扰素者,但后者临床应用的有效性尚待进一步研究。

2.乙脑病毒单克隆抗体

已有使用乙脑病毒单克隆抗体治疗乙脑的临床报道,其临床应用有效性尚需进一步深入研究。

3.纳洛酮

纳洛酮是吗啡受体的拮抗剂,而乙脑极期患者血中 β 内啡肽含量明显升高,纳洛酮可有效地拮抗吗啡样物质介导的各种效应,而具退热、止痉、神志转清、防治呼吸衰竭、改善预后等疗效。每次 0.01～0.03 mg/kg,静脉注射,间隔 2 小时重复给药,一般用 3 次。

(四)中医中药

高热、惊厥可加用牛黄抱龙丸、羚羊角粉;昏迷或惊厥可用安宫牛黄丸、石菖蒲、醒脑静静脉注射可起苏醒作用,可每隔 2～4 小时 1 次。

(彭文建)

第三节　暴发型流行性脑脊髓膜炎

流行性脑脊髓膜炎简称流脑,是由脑膜炎奈瑟菌引起的化脓性脑膜炎,多见于冬春季节,以儿童发病居多。根据临床表现可分为普通型、暴发型、慢性败血症型。暴发型虽然少见,临床主要表现为剧烈头痛、呕吐、惊厥、昏迷、呼吸衰竭,但病情发展迅速,病势凶险,病死率较高,应引起高度重视。

一、病因

脑膜炎奈瑟菌又称脑膜炎球菌,属奈瑟菌属,革兰染色阴性,多成对排列,细菌在繁殖过程中释放内毒素是致病的主要因素。该细菌仅存在于人体,可从带菌者鼻咽部及患者鼻咽部、血液、脑脊液、皮肤瘀点中检出。

人为本病唯一的传染源。带菌者及患者鼻咽部分泌物中的病原菌借咳嗽、喷嚏等由飞沫直接从空气中传播。人群易感性与抗体水平有关,以6个月至2岁的婴幼儿发病率最高。

脑膜炎奈瑟菌通常在机体免疫力降低或细菌毒力较强时,由呼吸道侵入血液,在血液中生长繁殖,并释放内毒素,继而侵犯脑脊髓膜,形成化脓性炎症。暴发型流脑休克型的发病原理,主要是细菌产生的内毒素引起全身小血管痉挛,血管壁通透性增加,血浆外渗、血液淤滞,有效循环血容量减少,所致的周围循环衰竭,在血管内皮受损的基础上,内毒素及组织损伤时释放的促凝物质的作用,可导致弥散性血管内凝血(DIC)。Ⅲ型变态反应可能在发病机制中起某些作用,如在受损的血管壁内可以见到免疫球蛋白、补体及脑膜炎球菌抗原的沉积。爆发型流脑脑膜炎型,其微循环障碍主要发生于脑部血管,血管通透性增加,血浆外渗,继发脑水肿,颅内压增高,病变继续发展肿胀的脑组织向颅内两个裂孔(枕骨大孔、小脑幕裂孔)嵌入而形成脑疝。

二、诊断要点

(一)流行病学资料
冬春季节发病,儿童多见。

(二)临床表现
根据临床表现的特征不同,可分为3种类型。

1.爆发型流脑败血症休克型

败血症休克型过去称"华-弗综合征"。多见于儿童。以高热、头痛、呕吐起病,中毒症状严重,精神极度萎靡及烦躁不安,不同程度的意识障碍。常于起病12小时内出现遍及全身的广泛瘀点、瘀斑,且迅速扩大融合成大片瘀斑伴皮下坏死。循环衰竭是本型的主要表现,面色苍白,出冷汗,四肢发凉,口唇及肢端发绀,脉搏细弱,血压明显下降,脉压变小,后期下降甚至测不到,尿量减少或无尿。脑膜刺激征大都缺如。实验室检查多有DIC证据。

2.爆发型流脑脑膜炎型

脑膜炎型亦多见于儿童。脑实质损害是本型的主要临床表现。除高热、瘀斑外,早期有剧烈头痛、频繁呕吐、烦躁、惊厥、迅速进入昏迷,肌张力增高,视盘水肿,可出现脑疝的表现,如瞳孔改变、呼吸不规则等。

3.爆发型流脑混合型

具有上述两型的临床表现,常同时或先后出现,是本病最严重的一种类型。

(三)实验室检查
1.血常规

白细胞总数增高,一般在 20×10^9/L,高者可达 40×10^9/L,分类中性粒细胞比例增高,核左移。

2.脑脊液检查

脑脊液压力增高,浑浊或脓样,白细胞计数在 $1\times10^9/L$ 以上,以中性粒细胞为主,蛋白增加,糖和氯化物减少。败血症休克型患者脑脊液改变可不明显。

3.细菌学检查

(1)涂片检查:皮肤瘀点和脑脊液沉淀涂片可检出脑膜炎奈瑟菌。

(2)细菌培养:血和脑脊液培养阳性率不高。如获阳性,应做细菌分群分型和药敏试验。

4.免疫学检查

(1)抗原检测:是近年开展的流脑快速诊断方法。脑脊液中抗原的检测敏感性高,特异性强。常用测定方法有对流免疫电泳、反向间接血凝试验、酶联免疫吸附、放射免疫法等。一般在病程3 天内易于阳性。

(2)抗体检测:敏感性、特异性差,临床应用日渐减少。方法有:对流免疫电泳法、放射免疫法、间接血凝试验等。

三、病情判断

暴发型流脑病势凶险,病情发展迅速,预后较差,早期应用有效抗生素及阿托品、山莨菪碱治疗后,病死率有所下降,但仍在 $5\%\sim15\%$。以下因素与预后有关:①2 岁以下幼儿和老年患者预后差。②流行高峰的发病者预后差。③有反复惊厥、持续昏迷者预后差。④治疗晚或治疗不彻底者预后不良,易有并发症和后遗症。

四、治疗

(一)护理和支持治疗

加强护理和必要的支持治疗,密切观察病情。

(二)迅速控制感染

1.青霉素 G

到目前为止,青霉素对脑膜炎球菌仍为一种高度敏感的杀菌药物,可为首选,每天 800 万 U以上或20 万~40 万 $U/(kg \cdot d)$,静脉滴注,疗程 5~7 天,青霉素 G 不宜做鞘内注射。

2.氯霉素

不能应用青霉素者可用氯霉素,静脉滴注,成人为 50 $mg/(kg \cdot d)$,儿童 50~75 $mg/(kg \cdot d)$,疗程 5~7 天,应密切观察氯霉素对骨髓的抑制作用。

3.氨苄西林

氨苄西林适于病原菌未明确的患者,用法为 200 $mg/(kg \cdot d)$,分次肌内注射或静脉滴注。

4.第三代头孢菌素

头孢噻肟、头孢呋辛适用于不能应用青霉素 G 和氯霉素的患者。

(三)爆发型流脑败血症休克型的治疗

1.抗休克

(1)扩充血容量:成人首选右旋糖酐-40,首次剂量 500 mL 快速静脉滴注,24 小时内可用1 000 mL,以后可输入生理盐水、葡萄糖溶液,24 小时输液 3 000 mL 左右。在输液的过程中应密切观察有无心功能不全出现,并测中心静脉压(CVP)进行监护。血容量补足的依据:①组织灌注良好,神志清、口唇红润、肢端温暖、发绀消失;②血压回升,收缩压>12.0 kPa(90 mmHg),

脉压>4.0 kPa(30 mmHg);③脉率<100 次/分,尿量>30 mL/h;④血红蛋白恢复至基础水平,血液浓缩现象消失。

(2)纠正酸中毒:成人首选碳酸氢钠,先补充 5%碳酸氢钠 200 mL,以后可根据血液生化或血气分析酌情补充。如根据二氧化碳结合力(CO₂CP)测定结果计算,则 5%碳酸氢钠 0.5 mL/kg,提高 CO₂CP 0.449 mmol/L。

(3)血管活性药:经过扩容,纠正酸中毒后休克仍未纠正,可选用血管活性药。山莨菪碱、东莨菪碱、阿托品对改善微循环有良好的效果,可早期选用。山莨菪碱每次 0.3～0.5 mg/kg,重症患者可增加至 1～2 mg/kg,东莨菪碱每次 0.01～0.03 mg/kg,阿托品每次 0.03～0.05 mg/kg,静脉注射,每 10～30 分钟注射 1 次,病情好转后逐渐延长给药时间,如连续用药 5～10 次无效,可改用异丙肾上腺素、间羟胺与多巴胺联合或酚妥拉明与去甲肾上腺素联合。

β受体兴奋药可选用多巴胺,剂量为 20～40 mg/100 mL,静脉滴注,滴速为 2～5 μg/(kg·min)。亦可与间羟胺联合应用,间羟胺 10～20 mg/100 mL,静脉滴注,滴速为 20～40 滴/分。

α受体阻滞剂适用于在充分扩容的基础上,CVP 回升至正常,心功能无明显异常,而休克无明显改善(多因阻力血管高度收缩,肺循环阻力增高所致者)。酚妥拉明 0.1～0.5 mg/kg,加入 100 mL 液体,静脉滴注,有解除阻力血管痉挛的作用。

(4)纠正心功能不全:CVP 高于正常(正常 5～12 cmH₂O)而休克仍未纠正,可给予快速洋地黄制剂毒毛花苷 K 或毛花苷 C。

(5)肾上腺糖皮质激素:氢化可的松 500～1 000 mg/d,静脉滴注。休克纠正及血压稳定后,减量及停药,一般用药不超过 3 天。

2.DIC 的治疗

DIC 的诊断一经确立,应在抗休克,改善微循环及迅速有效地控制感染的基础上及早给予肝素治疗。肝素主要作用于抑制凝血酶,具有较强的抗凝作用,剂量一般为 0.5～1 mg/kg,每 4～6 小时静脉注射或静脉滴注 1 次,使部分凝血活酶时间(APTT)延长至正常的 2～3 倍,等 DIC 完全控制及休克的病因控制后停用。使用肝素后,可输血浆,以补充消耗的凝血因子。

(四)爆发型流脑脑膜炎型的治疗

1.应用脱水剂

20%甘露醇,剂量每次 1～2 g/kg,使用越早效果越好。一般 4～6 小时快速静脉注射 1 次,同时应用大剂量肾上腺糖皮质激素(地塞米松 20～40 mg/d)以减轻毒血症和降低颅内压,一般用 2～4 天待颅内压增高症状好转,逐渐减量或延长给药时间至停药。

2.呼吸衰竭的处理

除积极脱水外,应及时给氧、吸痰、头部放置冰袋降温,应用呼吸兴奋剂。呼吸停止应立即进行人工呼吸、气管插管或切开,应用呼吸机辅助呼吸。

3.亚冬眠疗法

亚冬眠疗法主要用于高热、频繁惊厥及明显脑水肿者,可用氯丙嗪与异丙嗪各 1～2 mg/kg,肌内注射或静脉注射,置冰袋于枕后、颈部、腋下及腹股沟,使体温下降至 36 ℃左右,以后每 4～6 小时再肌内注射 1 次,共2～3 次。

(彭文建)

第四节 脑 出 血

脑出血(ICH)是指原发性非外伤性脑实质和脑室内出血,占全部脑卒中的20%～30%。从受损破裂的血管可分为动脉、静脉及毛细血管出血,但以深部穿通支小动脉出血为最多见。常见者为高血压伴发的脑小动脉病变在血压骤升时破裂所致,称为高血压性脑出血。

一、临床表现

(一)脑出血共有的临床表现

(1)高血压性脑出血多见于50～70岁的高血压患者,男性略多见,冬春季发病较多。多有高血压病史。

(2)多在动态下发病,如情绪激动、过度兴奋、排便用力过猛时等。

(3)发病多突然急骤,一般均无明显的前驱症状表现。常在数分钟或数小时内致使患者病情发展到高峰。

(4)发病时常突然感到头痛剧烈,并伴频繁呕吐,重症者呕吐物呈咖啡色。继而表现意识模糊不清,很快出现昏迷。

(5)呼吸不规则或呈潮式呼吸,伴有鼾声、面色潮红、脉搏缓慢有力、血压升高、大汗淋漓、大小便失禁,偶见抽搐发作。

(6)若患者昏迷加深、脉搏快、体温升高、血压下降,则表示病情危重,生命危险。

(二)基底节区出血的临床表现

基底节区出血约占全部脑出血的70%,壳核出血最常见。由于出血常累及内囊,并以内囊损害体征为突出表现,又称内囊区出血;壳核出血又称为内囊外侧型,丘脑出血又称内囊内侧型。本征除具有以上脑出血的一般表现外,患者的头和眼转向病灶侧凝视和偏瘫、偏身感觉障碍及偏盲。病损如在主侧半球可有运动性失语。个别患者可有癫痫发作。三偏的体征多见于发病早期或轻型患者,如病情严重意识呈深昏迷状,则无法测得偏盲,仔细检查可能发现偏瘫及偏身感觉障碍。因此,临床一定要结合其他症状与体征,切不可拘泥于三偏的表现。

(三)脑桥出血的临床表现

脑桥出血约占脑出血的10%,多由基底动脉脑桥支破裂所致。出血灶多位于脑桥基底与被盖部之间。大量出血(血肿>5 mL)累及双侧被盖和基底部,常破入第四脑室。

(1)若开始于一侧脑桥出血,则表现交叉性瘫痪,即病变侧面瘫和对侧偏瘫。头和双眼同向凝视病变对侧。

(2)脑桥出血常迅速波及双侧,四肢弛缓性瘫痪(休克期)和双侧面瘫。个别病例有去脑强直的表现。

(3)因双侧脑桥出血,头和双眼回到正中位置,双侧瞳孔极度缩小,呈针尖状,是脑桥出血的特征之一。此为脑桥内交感神经纤维受损所致。

(4)脑桥出血因阻断丘脑下部的正常体温调节功能,而使体温明显升高,呈持续高热状态,此是脑桥出血的又一特征。

（5）双侧脑桥出血由于破坏或阻断上行网状结构激活系统,常在数分钟内进入深昏迷。

（6）由于脑干呼吸中枢受到影响,表现呼吸不规则或呼吸困难。

（7）脑桥出血后,如出现两侧瞳孔散大、对光反射消失、脉搏血压失调、体温不断上升或突然下降、呼吸不规则等为病情危重的表现。

（四）小脑出血的临床表现

小脑出血的临床表现较复杂,临床症状和体征多种多样,因此,常依其出血部位、出血量、出血速度,以及对邻近脑组织的影响来判断。

1.临床特点

（1）患者多有高血压、动脉硬化史,部分患者有卒中史。

（2）起病凶猛,首发症状多为眩晕、头痛、呕吐、步态不稳等小脑共济失调的表现,可有垂直性或水平性眼球震颤。

（3）早期患者四肢常无明显的瘫痪,或有的患者仅感到肢体软弱无力,可有一侧或双侧肢体肌张力低下。

（4）双侧瞳孔缩小或不等大,双侧眼球不同轴,角膜反射早期消失,展神经和面神经麻痹。

（5）脑脊液可为血性,脑膜刺激征较明显。

（6）多数患者发病初期并无明显的意识障碍,随着病情的加重而出现不同程度的意识障碍,甚至迅速昏迷、瞳孔散大、眼-前庭反射消失、呼吸功能障碍、高热、强直性或痉挛性抽搐。

2.分型

根据小脑出血的临床表现将其分为3型。①暴发型（闪电型或突然死亡型）:约占20%,患者暴发起病,呈闪电样经过,常为小脑蚓部出血破入第四脑室,并以手抓头或颈部,表示头痛严重剧烈,意识随即丧失而昏迷,亦常出现双侧脑干受压的表现,如出现四肢瘫、肌张力低下、双侧周围性面瘫、发绀、脉细、呼吸节律失调、瞳孔散大、对光反射消失。由于昏迷深,不易发现其他体征。可于2小时内死亡,病程最长不超过24小时。②恶化型（渐进型或逐渐恶化型或昏迷型）:此型约占60%,是发病最多的一型。常以严重头痛、不易控制的呕吐、眩晕等症状开始,一般均不能站立行走,逐渐出现脑干受压三联征:瞳孔明显缩小,时而又呈不等大,对光反射存在;双眼偏向病灶对侧凝视;周期性异常呼吸。更有临床意义的三联征:肢体共济失调;双眼向病灶侧凝视麻痹;周围性面瘫。迅速发生不同程度的意识障碍,直至昏迷。此时患者瞳孔散大、去大脑强直,常在48小时或数天内死亡。③良性型（缓慢进展型）:此型约占20%,多数为小脑半球中心部小量出血,病情进展缓慢,早期小脑体征表现突出,如头痛、眩晕、呕吐、共济失调、眼震、角膜反射早期消失,如出血停止,血液可逐渐被吸收,使之完全恢复,或遗留一定程度的后遗症;如继续出血病情发展转化为恶化型。

（五）脑室出血的临床表现

一般为脑实质内的出血灶破入脑室,引起继发性脑室出血。由于脑室内脉络丛血管破裂引起原发性脑室出血非常罕见。较常见的是由内囊、基底节出血破入侧脑室或第三脑室。脑干或小脑出血则可破入第四脑室。出血可限于一侧脑室,但以双侧侧脑室及第三四脑室即整个脑室系统都充满了血液者多见。脑室出血的临床表现通常是在原发出血的基础上突然昏迷加深,阵发性四肢强直,脑膜刺激征阳性,高热、呕吐、呼吸不规则,或呈潮式呼吸,脉弱且速,眼球固定,四肢瘫,肌张力增高或减低,腱反射亢进或引不出,浅反射消失,双侧病理反射阳性,脑脊液为血性。如仅一侧脑室出血,临床症状缓慢或较轻。

二、辅助检查

(一)腰椎穿刺

如依据临床表现脑出血诊断明确,或疑有小脑出血者,均不宜做腰椎穿刺检查脑脊液,以防因穿刺引发脑疝。如出血与缺血性疾病鉴别难以明确时,应慎重地进行腰椎穿刺(此时如有条件最好做 CT 检查)。多数病例脑压升高 2.0 kPa(200 mmH$_2$O)以上,并含有数量不等的红细胞和蛋白质。

(二)颅脑 CT 检查

CT 检查可以直接显示脑内血肿的部位、大小、数量、占位征象,以及破入脑室与否。从而为制订治疗方案、疗效的观察和预后的判断等提供直观的证据。脑出血的不同时期 CT 表现如下。

1.急性期(血肿形成期)

发病后 1 周以内。血液溢出血管外形成血肿,其内含有大量的血红蛋白,血红蛋白对 X 线吸收系数高于脑组织,故 CT 呈现高密度阴影,CT 值达 60~80 HU。

2.血肿吸收期

此期从发病第 2 周到 2 个月。自第 2 周血肿周围的血红蛋白逐渐破坏,纤维蛋白溶解,使其周围低密度带逐渐加宽,血肿高密度影像呈向心性缩小,边缘模糊,一般于第 4 周变为等密度或低密度区。在此期若给予增强检查,约有 90% 的血肿周围可显示环状强化。此环可直接反映原血肿的大小和形状。

3.囊腔形成期

发病 2 个月后血肿一般完全吸收,周围水肿消失,不再有占位表现,呈低密度囊腔,其边缘清楚。

关于脑出血病因诊断问题:临床上最多见的病因是动脉硬化、高血压所致,但是应想到除高血压以外的其他一些不太常见引起脑出血的病因。尤其对 50 岁以下发病的青壮年患者,更应仔细地考虑有无其他病因的可能。如脑实质内小型动静脉畸形或先天性动脉瘤破裂;结节性动脉周围炎、病毒、细菌、立克次体等感染引起动脉炎,导致血管壁坏死、破裂;维生素 C 和 B 族维生素缺乏、砷中毒、血液病;颅内肿瘤侵犯脑血管或肿瘤内新生血管破裂,抗凝治疗过程中等病因。

三、诊断与鉴别诊断

(一)诊断要点

典型的脑出血诊断并不困难。一般发病在 50 岁以上,有高血压、动脉硬化史,在活动状态时急骤发病,病情迅速进展,早期有头痛、呕吐、意识障碍等颅内压增高症状,短时内即出现严重的神经系统症状如偏瘫、失语及脑膜刺激征等,应考虑为脑出血。

如果腰椎穿刺脊液呈血性或经颅脑 CT 检查即可确诊。当小量脑出血时,特别是出血位置未累及运动与感觉传导束时,症状轻微,常需要进行颅脑 CT 检查方能明确诊断。

(二)鉴别诊断

对于迅速发展为偏瘫的患者,首先要考虑为脑血管疾病。以昏迷、发热为主要症候者应注意与脑部炎症相鉴别;若无发热而有昏迷等神经症状,应与某些内科系统疾病相鉴别。

1.脑出血与其他脑血管疾病的鉴别

(1)脑血栓形成:本病多在血压降低状态如休息过程中发病。症状出现较迅速但有进展性,常在数小时至 2 天而达到高峰。意识多保持清晰。如过去有过短暂性脑缺血发作,本次发作又在同一血管供应区,尤应考虑本病。若临床血管定位诊断可局限在一个血管供应范围之内(如大脑中动脉或小脑后下动脉等)或既往有过心肌梗死、高脂血症者也有助于血栓形成的诊断。本症患者脑脊液检查,肉眼观察大多数皆为无色透明,少数患者检有红细胞$(10\sim100)\times10^6/L$,可能是出血性梗死的结果。脑血管造影可显示血管主干或分支闭塞,脑 CT 显示受累脑区出现界限清楚的楔形或不规则状的低密度区。

(2)脑栓塞:多见于有风湿性瓣膜病的年轻患者,也可见于有严重全身性动脉粥样硬化的老年人。发病急骤,多无前驱症状即出现偏瘫等神经症状。意识障碍较轻。眼底有时可见栓子,脑脊液正常,脑 CT 表现和脑血栓形成引起的脑梗死相同。

(3)蛛网膜下腔出血:多见于青壮年因先天性动脉瘤破裂致病。老年人则先有严重的动脉硬化,受损的动脉多是脑实质外面的中等粗细动脉形成动脉瘤,一旦此瘤破裂可导致本病。起病急骤,常在情绪激动或用力时诱发,表现为头部剧痛、喷射性呕吐及颈项强直。意识障碍一般较轻。多数无局限性体征而以脑膜刺激征为主。由于流出的血液直接进入蛛网膜下腔,故皆可引起血性脑脊液。CT 显示蛛网膜下腔,尤其外侧沟及环池中出现高密度影可以确诊。

(4)急性硬膜外血肿:本病有头部外伤史,多在伤后 24~48 小时进行性出现偏瘫,常有典型的昏迷-清醒-再昏迷的所谓中间清醒期。仔细观察,患者在第 2 次昏迷前,往往有头痛、呕吐及烦躁不安等症状。随偏瘫之发展可有颅内压迅速升高现象,甚至出现脑疝。脑 CT 多在颞部显示周边锐利的梭形致密血肿阴影。脑血管造影在正位片上,可见颅骨内板与大脑皮质间形成一无血管区,并呈月牙状,可确诊。

2.当脑出血患者合并高热时,应注意和下列脑部炎症相鉴别

(1)急性病毒性脑炎:本病患者先有高热、头痛,以后陷入昏迷。常有抽搐发作。查体可有颈项强直及双侧病理征阳性,腰椎穿刺查脑脊液,多数有白细胞尤其是单核白细胞比例升高。如患者有疱疹性皮肤损害,更应考虑本病的可能。

(2)结核性脑膜炎:少数患者因结核性脑血管内膜炎引起小动脉栓塞或因脑底部蛛网膜炎而导致偏瘫,临床颇似脑出血。但患者多先有发热、头痛,脑脊液白细胞数增多,氯化物及糖含量降低可助鉴别。

3.当脑出血患者已处于昏迷状态,尤其老年人应与下列疾病相鉴别

(1)糖尿病性昏迷:患者有糖尿病病史,常在饮食不加控制或停止胰岛素注射时发病。临床出现酸中毒表现如恶心、呕吐、呼吸深而速,呼吸有酮体味,血糖升高>33.6 mmol/L,尿糖及酮体呈强阳性,因无典型的偏瘫及血性脑脊液可与脑出血鉴别。

(2)低血糖性昏迷:常因应用胰岛素过量或严重饥饿引起。除昏迷外,尚有面色苍白、脉速而弱、瞳孔散大、血压下降、出汗不止及局部或全身抽搐发作,可伴有潮式呼吸。血糖在 3.4 mmol/L 以下,又无显著的偏瘫及血性脑脊液,可以排除脑出血。

(3)尿毒症:患者有肾脏病史,昏迷多呈渐进性,皮肤黏膜干燥呈慢性病容及失水状态,可有酸中毒表现。眼底动脉痉挛,可在黄斑区见有棉絮状弥散样白色渗出物。血压多升高,呼吸有尿素味,血 BUN 及 CR 明显升高,无显著偏瘫可以鉴别。

(4)肝性脑病:有严重的肝病史或因药物中毒引起,可伴黄疸、腹水及肝大,可出现病理反射,但偏瘫症状不明显,可有抽搐,多为全身性。根据血黄疸指数增高、肝功异常及血氨增高、脑脊液无色透明不难鉴别。

(5)一氧化碳中毒性昏迷:老年患者常出现轻偏瘫,但有明确的一氧化碳接触史,体温升高,皮肤及黏膜呈樱桃红色,检测血中碳氧血红蛋白明显升高可助鉴别。

四、治疗与预后

在急性期,特别是已昏迷的危重患者应采取积极的抢救措施,其中主要是控制脑水肿,调整血压,防止内脏综合征及考虑是否采取手术消除血肿。采取积极合理的治疗,以挽救患者的生命,减少神经功能残废程度和降低复发率。

(一)稳妥运送

发病后应绝对休息,保持安静,避免频繁搬运。在送往医院途中,可轻搬动,头部适当抬高15°,有利于缓解脑水肿及保持呼吸道通畅,并利于口腔和呼吸道分泌物的流出。患者可仰卧在担架上,也可视情况使患者头稍偏一侧,使呕吐物及分泌物易于流出,途中避免颠簸,并注意观察患者的一般状态包括呼吸、脉搏、血压及瞳孔等变化,视病情采取应急处理。

(二)控制脑水肿,常为抢救能否成功的主要环节

由于血肿在颅内占一定的空间,其周围脑组织又因受压及缺氧而迅速发生水肿,致颅内压急剧升高,甚至引起脑疝,因此,在治疗上控制脑水肿成为关键。常用的脱水药为甘露醇、呋塞米及皮质激素等。临床上为加强脱水效果,减少药物的不良反应,一般均采取上述药物联合应用。常用者为甘露醇+激素、甘露醇+呋塞米或甘露醇+呋塞米+激素等方式,但用量及用药间隔时间均应视病情轻重及全身情况,尤其是心脏功能及有否高血糖等而定。20%甘露醇为高渗脱水药,体内不易代谢且不能进入细胞,其降颅内压作用迅速,一般用量成人为 1 g/kg 体重,每 6 小时静脉快速滴注 1 次。呋塞米有渗透性利尿作用,可减少循环血容量,对心功能不全者可改善后负荷,用量为每次 20～40 mg,每天静脉注射 1～2 次。皮质激素多采用地塞米松,用量 15～20 mg,静脉滴注,每天 1 次。有糖尿病史或高血糖反应和严重胃出血者不宜使用激素。激素除能协助脱水外,并可改善血管通透性,防止受压组织在缺氧下自由基的连锁反应,免使细胞膜受到过氧化损害。在发病最初几天脱水过程中,因颅内压力可急速波动上升,密切观察瞳孔变化及昏迷深度非常重要,遇有脑疝前期表现如一侧瞳孔散大或角膜反射突然消失,或因脑干受压症状明显加剧,可及时静脉滴注 1 次甘露醇,一般滴后 20 分钟左右即可见效,故初期不可拘泥于常规时间用。一般水肿于 3～7 天达高峰,多持续 2 周至 1 个月之久方能完全消散,故脱水药的应用要根据病情逐渐减量,再减少用药次数,最后终止,由于高渗葡萄糖溶液静脉注射的降颅内压时间短,反跳现象重,注入高渗糖对缺血的脑组织有害,故目前已不再使用。

(三)调整血压

脑出血后,常发生血压骤升或降低的表现,这是由于直接或间接损害丘脑下部等处所致。此外,低氧血症也可引起脑血管自动调节障碍,导致脑血流减少,使症状加重。临床上观察血压,常采用平均动脉压,即收缩压加舒张压之和的半数(或舒张压加 1/3 脉压)来计算。正常人平均动脉压的上限是 20.0～26.9 kPa(150～200 mmHg),下限为 8.0 kPa(60 mmHg),只要在这个范围内波动,脑血管的自动调节功能正常,脑血流量基本稳定。如果平均动脉压降到 6.7 kPa(50 mmHg),脑血流就降至正常时的 60%,出现脑缺血缺氧的症状。对高血压患者来讲,如果平均动脉压降到平常的 30%,就会引起脑血流的减少;如血压太高,上限虽可上移,但同样破坏自动调节,引起血管收缩,出现缺血现象。发病后血压过高或过低,均提示预后不良,故调整血压甚为重要。一般可将发病后的血压控制在发病前血压数值略高一些的水平。如原有高血压,发

病后血压又上升至更高水平者,所降低的数值也可按上升数值的 30％左右控制。常用的降压药物如利舍平每次 0.5～1 mg 或 25％硫酸镁每次 10～20 mg,肌内注射。注意不应使血压降得太快和过低。血压过低者可适量用间羟胺或多巴胺静脉滴注,使之缓慢回升。

(四)肾上腺皮质激素的应用

脑出血患者应用激素治疗,其价值除前述可有改善脑水肿作用外,还可增加脑脊液的吸收,减少脑脊液的生成,对细胞内溶酶体有稳定作用,能抑制抗利尿激素的分泌,促进利尿作用,具有抗脂过氧化反应,而减少自由基的生成,此外,尚有改善细胞内外离子通透性的作用,故激素已普遍用于临床治疗脑出血。但也有认为激素不利于破裂血管的修复,可诱发感染,加重消化道出血及引起血糖升高,而这些因素均可促使病情加重或延误恢复时间。故激素应用与否,应视患者具体情况而定。如无显著消化道出血、高血糖及血压过高,可在急性期及早应用。常用的激素有地塞米松静脉滴注 10～20 mg,1 次/天;或氢化可的松静脉滴注 100～200 mg,1 次/天。一般应用 2 周左右,视病情好转程度而逐渐减量和终止。

(五)关于止血药的应用

由于脑出血是血管破裂所致,凝血机制并无障碍,且多种止血药可以诱发心肌梗死,甚至弥漫性血管内凝血。另外,研究发现高血压性脑出血患者凝血、抗凝及纤溶系统的变化与脑梗死患者无差异,均呈高凝状态;再者,高血压性脑出血血管破裂出血一般在 4～6 小时停止,几乎没有超过 24 小时者;还有研究发现应用止血药者,血肿吸收比不用者慢,故目前多数学者不同意用止血药。

(六)急性脑出血致内脏综合征的处理

急性脑出血致内脏综合征包括脑心综合征、急性消化道出血、中枢性呼吸形式异常、中枢性肺水肿及中枢性呃逆等。这些综合征的出现,常常直接影响预后,严重者导致患者死亡。综合征的发生原因,主要是由于脑干或丘脑下部发生原发性或继发性损害。脑出血后急性脑水肿而使颅压迅速增高,压力经小脑幕中央游离所形成的"孔道"而向颅后窝传导,此时,脑干背部被迫向尾椎推移,但脑干腹侧,由于基底动脉上端的两侧大脑后动脉和 Willis 动脉环相互联结而难以移动,致使脑干向后呈弯曲状态。如果同时还有颞叶钩回疝存在,则将脑干上部的丘脑下部向对侧推移。继而中脑水管也被挤压变窄,引起脑脊液循环受阻,加重了脑积水,使颅内压进一步增高,这样颅压升高形成恶性循环,脑干也随之扭曲不断加重而受到严重损害。可导致脑干内继发性出血或梗死,引起一系列严重的内脏综合征。

1.脑心综合征

发病后 1 周内做心电图检查,常发现 ST 段延长或下移,T 波低平倒置,以及 Q-T 间期延长等缺血性变化。此外,也可出现室性期前收缩、窦性心动过缓、过速或心律不齐及房室传导阻滞等改变。这种异常可以持续数周之久,有人称作"脑源性"心电图变化。其性质是功能性的还是器质性的,尚有不同的认识,临床上最好按器质性病变处理,应根据心电图变化,给予氧气吸入,服用异山梨酯(消心痛)、门冬酸钾镁,甚至毛花苷 C(西地兰)及利多卡因等治疗,同时密切随访观察心电图的变化,以便及时处理。

2.急性消化道出血

经胃镜检查,半数以上出血来自胃部,其次为食管,少数为十二指肠或小肠。胃部病变呈急性溃疡,多发性糜烂及黏膜下点状出血。损害多见于胃窦部、胃底腺区或幽门腺区。临床上出血多见于发病后 1 周之内,重者可在发病后数小时内就发生大量呕血,呈咖啡样液体。为了了解胃内情况,对昏迷患者应在发病后24~48小时置胃管,每天定时观察胃液酸碱度及有否潜血。若胃液酸碱度在5以下,即给予氢氧铝胶凝胶15~20 mL,使酸碱度保持在6~7,此外,给予西咪替丁(甲氰咪胍)鼻饲或静脉滴注,以减少胃酸分泌。如已发生胃出血,应局部止血,可给予卡巴克洛(安络血)每次20~30 mL与氯化钠溶液50~80 mL,3次/天,此外,云南白药也可应用。大量出血者应及时输血或补液,以防发生贫血及休克。

3.中枢性呼吸异常

中枢性呼吸异常多见于昏迷患者。呼吸快、浅、弱及呼吸节律不规则,潮式呼吸,中枢性过度换气和呼吸暂停。应及时给予氧气吸入,人工呼吸器进行辅助呼吸。可适量给予呼吸兴奋药如洛贝林或二甲弗林(回苏灵)等,一般从小剂量开始静脉滴注。为观察有否酸碱平衡及电解质紊乱,应及时送检血气分析,若有异常,即应纠正。

4.中枢性肺水肿

中枢性肺水肿多见于严重患者的急性期,在发病后36小时即可出现,少数发生较晚。肺水肿常随脑部变化加重或减轻,又常为病情轻重的重要标志。应及时吸出呼吸道中的分泌物,甚至行气管切开,以便给氧和保持呼吸通畅。部分患者可酌情给予强心药物。此类患者呼吸道颇易继发感染,故可给予抗生素,并注意呼吸道的雾化和湿化。

5.中枢性呃逆

呃逆可见于病程的急性期或慢性期,轻者偶尔发生几次,并可自行缓解;重者可呈顽固持续性发作,后者干扰患者的呼吸节律,消耗体力,以致影响预后。一般可采用针灸处理,药物可肌内注射哌甲酯(利他林),每次10~20 mg,也可试服奋乃静,氯硝西泮每次1~2 mg也有一定的作用,但可使睡眠加深或影响对昏迷患者的观察。膈神经刺激常对顽固性呃逆有缓解作用。部分患者可试用中药治疗如柿蒂、丁香及代硝石等。

近来又发现脑出血患者可引起肾脏损害,多表现为血中尿素氮升高等症状,甚至可引起肾衰竭。脑出血患者出现两种以上内脏功能衰竭又称为多器官功能衰竭,常为导致死亡的重要原因。

(七)维持营养

注意酸碱平衡及水、电解质平衡及防治高渗性昏迷。初期脱水治疗时就应考虑这些问题,特别对昏迷患者,发病后24~48小时即可置鼻饲以便补充营养及液体。在脱水过程中,每天入量一般控制在1 000~2 000 mL,其中包括从静脉给予的液体。因需要脱水,故每天应是负平衡,一般水分以负500~800 mL为宜,初期每天热量至少为6 276 kJ(1 500 kcal),以后逐渐增至每天至少8 368 kJ(2 000 kcal)以上,且脂肪、蛋白质及糖等应配比合理,必要时应及时补充复合氨基酸、人血清蛋白及冻干血浆等。对于高热者尚应适当提高入水量。由于初期加强脱水治疗,或同时有呼吸功能障碍,故多数严重患者可出现酸碱平衡紊乱及水、电解质失衡,常见者为酸中毒、低钾及高钠血症等,均应及时纠正。应用大量脱水药和皮质激素,特别是对有糖尿病者应防止诱发高渗性昏迷,表现为意识障碍程度加重、血压下降、有不同程度的脱水症,可出现癫痫发作。高渗性昏迷的确诊还要检查是否有血浆渗透压增高提示血液浓缩。此外,高血糖、尿素氮及血清钠升高、尿比重增加也均提示有高渗性昏迷的可能。另外,低渗液不宜输入过多,过快;有高血糖者应尽早应用胰岛素,避免静脉注射高渗葡萄糖溶液。此外,应经常观察血浆渗透压及水、电解质的变化。

(八)手术治疗

当确诊为脑出血后,应根据血肿的大小、部位及患者的全身情况,尽早考虑是否需要外科手术治疗。如需要手术治疗,又应考虑采用何种手术方法为宜,常用的手术方法有开颅血肿清除术、立体定向血肿清除术及脑室血液引流术等。关于手术的适应证、手术时机及选用的手术方式目前尚无统一意见,但在下述情况,多考虑清除血肿:①发病之初病情尚轻,但逐步恶化,并有显著的颅压升高症状,几乎出现脑疝,如壳核出血、血肿向内囊后肢及丘脑进展者。②血肿较大,估计应用内科治疗难以奏效者,如小脑半球出血,血肿直径>3 cm;或小脑中线血肿,估计将压迫脑干者。③患者全身状况能耐受脑部手术操作者。

关于脑出血血肿清除治疗的适应证如下。

1.非手术治疗的适应证

(1)清醒伴小血肿(血肿直径<3 cm或出血的量<20 mL),常无手术治疗的必要。

(2)少量出血的患者,或较少神经缺损。

(3)GCS评分≤4分的患者,由于手术后无一例外的死亡或手术结果非常差,手术不能改变临床结局。但是,GCS≤4分的小脑出血的患者伴有脑干受压,在特定的情况下,手术仍有挽救患者生命的可能。

2.手术治疗的适应证

(1)手术的最佳适应证是清醒的患者,中至大的血肿。

(2)小脑出血量>3 mL,神经功能恶化、脑干受压和梗阻性脑积水的患者,尽可能快地清除血肿或行脑室引流,可以挽救生命,预后良好。即使昏迷的患者也应如此。

(3)脑出血合并动脉瘤、动静脉畸形或海绵状血管瘤,如果患者有机会获得良好的预后并且手术能达到血管部位,应当行手术治疗。

(4)年轻人中等到大量的脑叶出血,临床恶化的应积极行手术治疗。

立体定向血肿清除术与以往开颅血肿清除术比较更有优越性。采用CT引导立体定向技术将血肿排空器置入血肿腔内,采用各种方法将血肿粉碎并吸出体外。该方法定位准确,减少脑组织损伤,对急性期患者也适用。立体定向血肿抽吸术治疗壳核血肿效果较好。但一般位于大脑深部的血肿,包括基底节及丘脑部位的血肿,手术虽可挽救生命,但后遗瘫痪较重。脑干及丘脑出血也可手术治疗,但危险性较大。脑叶及尾状核区域出血,手术治疗效果较佳。

血肿清除后临床效果不理想的原因很多,但目前注意到脑出血后引起的脑缺血体积可以超过血肿体积的几倍,可能是重要原因之一,缺血机制包括直接机械压迫、血液中血管收缩物质的参与及出血后血液呈高凝状态等。因此,血肿清除后应同时应用神经保护药、钙通道阻滞剂等,以提高临床疗效。

(九)康复治疗

脑出血后生存的患者,多数遗留瘫痪及失语等症状,重者不能起床或站立。如何最大限度地恢复其运动及语言等功能,物理及康复治疗起着重要作用。一般主张只要可能应尽早进行,诸如瘫肢按摩、被动运动、针灸及语言训练等。有一定程度运动功能者,应鼓励其主动锻炼和训练,直到患者功能恢复到最好的状态。失语患者训练语言功能应有计划,由简单词汇开始逐渐进行训练。感觉缺失障碍,似难康复,但仍随全身的康复而逐渐好转。

病程依出血的多少、部位、脑水肿的程度及有否并发内脏综合征而各不相同。发病后生存时间可自数小时至几个月,除非大的动脉瘤破裂引起的脑出血,一般不会发生猝死。丘脑及脑干部位出血,出血量虽少,但容易波及丘脑下部及生命中枢故生存时间短。脑内出血量、脑室内出血量和发病后GCS评分是预测脑出血的病死率的重要因素。CT显示出血量≥60 cm³,

GCS 评分≤8,30 天死亡的可能性为 91%,而 CT 显示出血量≤30 cm³,GCS≥9 的患者,死亡的可能性为 19%。平均动脉压对皮质下、小脑、脑桥出血的预后无相关性;但影响壳核、丘脑出血的预后,平均动脉压越高,预后越差,血肿破入脑室有利于丘脑出血的恢复,但不利于脑叶出血的恢复。

(朱春霞)

第五节　脑　栓　塞

脑栓塞以前称栓塞性脑梗死,是指来自身体各部位的栓子,经颈动脉或椎动脉进入颅内,阻塞脑部血管,中断血流,导致该动脉供血区域的脑组织缺血缺氧而软化坏死及相应的脑功能障碍。临床表现出相应的神经系统功能缺损症状和体征,如急骤起病的偏瘫、偏身感觉障碍和偏盲等。大面积脑梗死还有颅内高压症状,严重时可发生昏迷和脑疝。脑栓塞约占脑梗死的 15%。

一、病因与发病机制

(一)病因

脑栓塞按其栓子来源不同,可分为心源性脑栓塞、非心源性脑栓塞及来源不明的脑栓塞。心源性栓子占脑栓塞的 60%～75%。

1.心源性

风湿性心脏病引起的脑栓塞,占整个脑栓塞的 50% 以上。二尖瓣狭窄或二尖瓣狭窄合并闭锁不全者最易发生脑栓塞,因二尖瓣狭窄时,左心房扩张,血流缓慢淤滞,又有涡流,易于形成附壁血栓,血流的不规则更易使之脱落成栓子,故心房颤动时更易发生脑栓塞。慢性心房颤动是脑栓塞形成最常见的原因。其他还有心肌梗死、心肌病的附壁血栓,以及细菌性心内膜炎时瓣膜上的炎性赘生物脱落、心脏黏液瘤和心脏手术等病因。

2.非心源性

主动脉及发出的大血管粥样硬化斑块和附着物脱落引起的血栓栓塞也是脑栓塞的常见原因。另外,还有炎症的脓栓、骨折的脂肪栓、人工气胸和气腹的空气栓、癌栓、虫栓和异物栓等。还有来源不明的栓子等。

(二)发病机制

各个部位的栓子通过颈动脉系统或椎动脉系统时,栓子阻塞血管的某一分支,造成缺血、梗死和坏死,产生相应的临床表现;还有栓子造成远端的急性供血中断,该区脑组织发生缺血性变性、坏死及水肿;另外,由于栓子的刺激,该段动脉和周围小动脉反射性痉挛,结果不仅造成该栓塞的动脉供血区的缺血,同时因其周围的动脉痉挛,进一步加重脑缺血损害的范围。

二、病理

脑栓塞的病理改变与脑血栓形成基本相同。但是,有以下几点不同:①脑栓塞的栓子与动脉壁不粘连;而脑血栓形成是在动脉壁上形成的,所以栓子与动脉壁粘连不易分开。②脑栓塞的栓子可以向远端移行,而脑血栓形成的栓子不能。③脑栓塞所致的梗死灶,有 60% 以上合并出血性梗死;脑血栓形成所致的梗死灶合并出血性梗死较少。④脑栓塞往往为多发病灶,脑血栓形成常为一个病灶。另外,炎性栓子可见局灶性脑炎或脑脓肿,寄生虫栓子在栓塞处可发现虫体或虫卵。

三、临床表现

(一)发病年龄
风湿性心脏病引起者以中青年为多,冠心病及大动脉病变引起者以中老年人为多。

(二)发病情况
发病急骤,在数秒钟或数分钟之内达高峰,是所有脑卒中发病最快者,有少数患者因反复栓塞可在数天内呈阶梯式加重。一般发病无明显诱因,安静和活动时均可发病。

(三)症状与体征
约有 4/5 的脑栓塞发生于前循环,特别是大脑中动脉,病变对侧出现偏瘫、偏身感觉障碍和偏盲,优势半球病变还有失语。癫痫发作很常见,因大血管栓塞,常引起脑血管痉挛,有部分性发作或全面性发作。椎-基底动脉栓塞约占 1/5,起病有眩晕、呕吐、复视、交叉性瘫痪、共济失调、构音障碍和吞咽困难等。栓子进入一侧或两侧大脑后动脉有同向性偏盲或皮质盲。基底动脉主干栓塞会导致昏迷、四肢瘫痪,可引起闭锁综合征及基底动脉尖综合征。

心源性栓塞患者有心慌、胸闷、心律不齐和呼吸困难等。

四、辅助检查

(一)胸部 X 线检查
胸部 X 线检查可发现心脏肥大。

(二)心电图检查
心电图检查可发现陈旧或新鲜心肌梗死、心律失常等。

(三)超声心动图检查
超声心动图检查是评价心源性脑栓塞的重要依据之一,能够显示心脏立体解剖结构,包括瓣膜反流和运动、心室壁的功能和心腔内的肿块。

(四)多普勒超声检查
多普勒超声检查有助于测量血流通过狭窄瓣膜的压力梯度及狭窄的严重程度。彩色多普勒超声血流图可检测瓣膜反流程度并可研究与血管造影的相关性。

(五)经颅多普勒超声(TCD)
TCD 可检测颅内血流情况,评价血管狭窄的程度及闭塞血管的部位,也可检测动脉粥样硬化的斑块及微栓子的部位。

(六)神经影像学检查
头颅 CT 和 MRI 检查可显示缺血性梗死和出血性梗死改变。合并出血性梗死高度支持脑栓塞的诊断,许多患者继发出血性梗死临床症状并未加重,发病 3～5 天复查 CT 可早期发现继发性梗死后出血。早期脑梗死 CT 难于发现,常规 MRI 假阳性率较高,MRI 弥散成像(DWI)和灌注成像(PWI)可以发现超急性期脑梗死。磁共振血管成像(MRA)是一种无创伤性显示脑血管狭窄或阻塞的方法,造影特异性较高。数字减影血管造影(DSA)可更好地显示脑血管狭窄的部位、范围和程度。

（七）腰椎穿刺脑脊液检查

脑栓塞引起的大面积脑梗死可有压力增高和蛋白含量增高。出血性脑梗死时可见红细胞。

五、诊断与鉴别诊断

（一）诊断

（1）多为急骤发病。

（2）多数无前驱症状。

（3）一般意识清楚或有短暂意识障碍。

（4）有颈内动脉系统或椎-基底动脉系统症状和体征。

（5）腰椎穿刺脑脊液检查一般不应含血，若有红细胞可考虑出血性脑栓塞。

（6）栓子的来源可为心源性或非心源性，也可同时伴有脏器栓塞症状。

（7）头颅 CT 和 MRI 检查有梗死灶或出血性梗死灶。

（二）鉴别诊断

1.血栓形成性脑梗死

血栓形成性脑梗死均为急性起病的偏瘫、偏身感觉障碍，但血栓形成性脑梗死发病较慢，短期内症状可逐渐进展，一般无心房颤动等心脏病症状，头颅 CT 很少有出血性梗死灶，以资鉴别。

2.脑出血

脑出血均为急骤起病的偏瘫，但脑出血多数有高血压、头痛、呕吐和意识障碍，头颅 CT 为高密度灶可以鉴别。

六、治疗

（一）抗凝治疗

对抗凝治疗预防心源性脑栓塞复发的利弊，仍存在争议。有的学者认为脑栓塞容易发生出血性脑梗死和大面积脑梗死，可有明显的脑水肿，所以在急性期不主张应用较强的抗凝药物，以免引起出血性梗死，或并发脑出血及加重脑水肿。也有学者认为，抗凝治疗是预防随后再发栓塞性脑卒中的重要手段。心房颤动或有再栓塞风险的心源性病因、动脉夹层或动脉高度狭窄的患者，可应用抗凝药物预防再栓塞。栓塞复发的高风险可完全抵消发生出血的风险。常用的抗凝药物有以下几种。

1.肝素

有妨碍凝血活酶的形成作用；能增强抗凝血酶、中和活性凝血因子及纤溶酶；还有消除血小板的凝集作用，通过抑制透明质酸酶的活性而发挥抗凝作用。肝素每次 12 500～25 000 U（100～200 mg）加入 5％葡萄糖注射液或 0.9％氯化钠注射液 1 000 mL 中，缓慢静脉滴注或微泵注入，以每分钟 10～20 滴为宜，维持48 小时，同时第 1 天开始口服抗凝药。

有颅内出血、严重高血压、肝肾功能障碍、消化道溃疡、急性细菌性心内膜炎和出血倾向者禁用。根据部分凝血活酶时间（APTT）调整剂量，维持治疗前 APTT 值的 1.5～2.5 倍，及时检测凝血活酶时间及活动度。用量过大，可导致严重自发性出血。

2.那曲肝素钙

那曲肝素钙又称低分子肝素钙，是一种由普通肝素通过硝酸分解纯化而得到的低分子肝素钙盐，其平均分子量为 4 500。目前认为低分子肝素钙是通过抑制凝血酶的生长而发挥作用。另外,还可溶解血栓和改善血流动力学。对血小板的功能影响明显小于肝素,很少引起出血并发症。因此,那曲肝素钙是一种比较安全的抗凝药。每次 4 000～5 000 U(WHO 单位),腹部脐下外侧皮下垂直注射,每天1～2 次,连用7～10 天,注意不能用于肌内注射。可能引起注射部位出血性瘀斑、皮下瘀血、血尿和过敏性皮疹。

3.华法林

华法林为香豆素衍生物钠盐,通过拮抗维生素 K 的作用,使凝血因子Ⅱ、Ⅶ、Ⅸ和Ⅹ的前体物质不能活化,在体内发挥竞争性的抑制作用,为一种间接性的中效抗凝剂。第 1 天给予 5～10 mg 口服,第 2 天半量;第 3 天根据复查的凝血酶原时间及活动度结果调整剂量,凝血酶原活动度维持在 25％～40％给予维持剂量,一般维持量为每天 2.5～5 mg,可用 3～6 个月。不良反应可有牙龈出血、血尿、发热、恶心、呕吐、腹泻等。

(二)脱水降颅压药物

脑栓塞患者常为大面积脑梗死、出血性脑梗死,常有明显脑水肿,甚至发生脑疝的危险,对此必须立即应用降颅压药物。心源性脑栓塞应用甘露醇可增加心脏负荷,有引起急性肺水肿的风险。20％甘露醇每次只能给 125 mL,静脉滴注,每天 4～6 次。为增强甘露醇的脱水力度,同时必须加用呋塞米,每次 40 mg,静脉注射,每天 2 次,可减轻心脏负荷,达到保护心脏的作用,保证甘露醇的脱水治疗;甘油果糖每次250～500 mL,缓慢静脉滴注,每天 2 次。

(三)扩张血管药物

1.丁苯酞

每次 200 mg,每天 3 次,口服。

2.葛根素注射液

每次 500 mg 加入 5％葡萄糖注射液或 0.9％氯化钠注射液 250 mL,静脉滴注,每天 1 次,可连用10～14 天。

3.复方丹参注射液

每次 2 支(4 mL)加入 5％葡萄糖注射液或 0.9％氯化钠注射液 250 mL,静脉滴注,每天 1 次,可连用 10～14 天。

4.川芎嗪注射液

每次 100 mg 加入 5％葡萄糖注射液或 0.9％氯化钠注射液 250 mL,静脉滴注,每天 1 次,可连用10～15 天,有脑水肿和出血倾向者忌用。

(四)抗血小板聚集药物

早期暂不应用,特别是已有出血性梗死者急性期不宜应用。当急性期过后,为预防血栓栓塞的复发,可较长期应用阿司匹林或氯吡格雷。

(五)原发病治疗

对感染性心内膜炎(亚急性细菌性心内膜炎),在病原菌未培养出来时,给予青霉素每次320 万～400 万单位加入 5％葡萄糖注射液或 0.9％氯化钠注射液 250 mL,静脉滴注,每天 4～6 次;已知病原微生物,对青霉素敏感的首选青霉素,对青霉素不敏感者选用头孢曲松钠,每次2 g加入 5％葡萄糖注射液250～500 mL 中静脉滴注,12 小时滴完,每天 2 次。对青霉素过敏和过敏体质者慎用,对头孢菌素类药物过敏者禁用。对青霉素和头孢菌素类抗生素不敏感者可应用去甲万古霉素,30 mg/(kg·d),分 2 次静脉滴注,每 0.8 g 药物至少加 200 mL 液体,缓慢静脉滴注 1 小时以上,可用4～6 周,24 小时内最大剂量不超过 2 g,此药有明显的耳毒性和肾毒性。

七、预后与预防

(一)预后

脑栓塞急性期病死率为 5%～15%,多死于严重脑水肿、脑疝。心肌梗死引起的脑栓塞预后较差,多遗留严重的后遗症。如栓子来源不消除,半数以上患者可能复发,约 2/3 在 1 年内复发,复发的病死率更高。10%～20% 的脑栓塞患者可能在病后 10 天内发生第 2 次栓塞,病死率极高。栓子较小、症状较轻、及时治疗的患者,神经功能障碍可以部分或完全缓解。

(二)预防

最重要的是预防脑栓塞的复发。目前认为对于心房颤动、心肌梗死、二尖瓣脱垂患者可首选华法林作为二级预防的药物,阿司匹林也有效,但效果低于华法林。华法林的剂量一般为每天 2.5～3.0 mg,老年人每天 1.5～2.5 mg,并可采用国际标准化比值(INR)为标准进行治疗,既可获效,又可减少出血的危险性。1993 年,欧洲 13 个国家 108 个医疗中心联合进行了一组临床试验,共入选 1 007 例非风湿性心房颤动发生 TIA 或小卒中的患者,分为 3 组,一组应用香豆素,一组用阿司匹林,另一组用安慰剂,随访 2～3 年,计算脑卒中或其他部位栓塞的发生率。结果发现应用香豆素组每年可减少 9% 脑卒中发生率,阿司匹林组减少 4%。前者出血发生率为 2.8%(每年),后者为 0.9%(每年)。

关于脑栓塞发生后何时开始应用抗凝剂仍有不同看法。有的学者认为过早应用可增加出血的危险性,因此建议发病后数周再开始应用抗凝剂比较安全。据临床研究结果表明,高血压是引起出血的主要危险因素,如能严格控制高血压,华法林的剂量强度控制在 INR 2.0～3.0,则其出血发生率可以降低。因此,目前认为华法林可以作为某些心源性脑栓塞的预防药物。

(邢 帅)

第六节 腔隙性脑梗死

腔隙性脑梗死是指大脑半球深部白质和脑干等中线部位,由直径为 $100～400\ \mu m$ 的穿支动脉血管闭塞导致的脑梗死。所引起的病灶为 $0.5～15.0\ mm^3$ 的梗死灶。大多由大脑前动脉、大脑中动脉、前脉络膜动脉和基底动脉的穿支动脉闭塞所引起。脑深部穿动脉闭塞导致相应灌注区脑组织缺血、坏死、液化,由吞噬细胞将该处组织移走而形成小腔隙。好发于基底节、丘脑、内囊、脑桥的大脑皮质贯通动脉供血区。反复发生多个腔隙性脑梗死,称多发性腔隙性脑梗死。临床引起相应的综合征,常见的有纯运动性轻偏瘫、纯感觉性卒中、构音障碍-手笨拙综合征、共济失调性轻偏瘫和感觉运动性卒中。高血压和糖尿病是主要原因,特别是高血压尤为重要。腔隙性脑梗死占脑梗死的 20%～30%。

一、病因与发病机制

(一)病因

真正的病因和发病机制尚未完全清楚,但与下列因素有关。

1.高血压

长期高血压作用于小动脉及微小动脉壁,致脂质透明变性,管腔闭塞,产生腔隙性病变。舒张压增高是多发性腔隙性脑梗死的常见原因。

2.糖尿病

糖尿病时血浆低密度脂蛋白及极低密度脂蛋白的浓度增高,引起脂质代谢障碍,促进胆固醇合成,从而加速、加重动脉硬化的形成。

3.微栓子(无动脉病变)

各种类型小栓子阻塞小动脉导致腔隙性脑梗死,如胆固醇、红细胞增多症、纤维蛋白等。

4.血液成分异常

如红细胞增多症、血小板增多症和高凝状态,也可导致发病。

(二)发病机制

腔隙性脑梗死的发病机制还不完全清楚。微小动脉粥样硬化被认为是症状性腔隙性脑梗死常见的发病机制。在慢性高血压患者中,在粥样硬化斑为 $100\sim400~\mu m$ 的小动脉中,也能发现动脉狭窄和闭塞。颈动脉粥样斑块,尤其是多发性斑块,可能会导致腔隙性脑梗死;脑深部穿动脉闭塞,导致相应灌注区脑组织缺血、坏死,由吞噬细胞将该处脑组织移走,遗留小腔,因而导致该部位神经功能缺损。

二、病理

腔隙性脑梗死灶呈不规则圆形、卵圆形或狭长形。累及管径在 $100\sim400~\mu m$ 的穿动脉,梗死部位主要在基底节(特别是壳核和丘脑)、内囊和脑桥的白质。大多数腔隙性脑梗死位于豆纹动脉分支、大脑后动脉的丘脑深穿支、基底动脉的旁中央支供血区。阻塞常发生在深穿支的前半部分,因而梗死灶均较小,大多数直径为0.2~15 mm。病变血管可见透明变性、玻璃样脂肪变、玻璃样小动脉坏死、血管壁坏死和小动脉硬化等。

三、临床表现

本病常见于 $40\sim60$ 岁的中老年人。腔隙性脑梗死患者中高血压的发病率约为 75%,糖尿病的发病率为 $25\%\sim35\%$,有 TIA 史者约有 20%。

(一)症状和体征

临床症状一般较轻,体征单一,一般无头痛、颅内高压症状和意识障碍。由于病灶小,又常位于脑的静区,故许多腔隙性脑梗死在临床上无症状。

(二)临床综合征

Fisher 根据病因、病理和临床表现,归纳为 21 种综合征,常见的有以下几种。

1.纯运动性轻偏瘫(pure motor hemiparesis,PMH)

PMH 最常见,约占 60%,有病灶对侧轻偏瘫,而不伴失语、感觉障碍和视野缺损,病灶多在内囊和脑干。

2.纯感觉性卒中(pure sensory stroke,PSS)

PSS 约占 10%,表现为病灶对侧偏身感觉障碍,也可伴有感觉异常,如麻木、烧灼和刺痛感。病灶在丘脑腹后外侧核或内囊后肢。

3.构音障碍-手笨拙综合征(dysarthric-clumsy hand syndrome,DCHS)

DCHS 约占 20%,表现为构音障碍、吞咽困难,病灶对侧轻度中枢性面、舌瘫,手的精细运动欠灵活,指鼻试验欠稳。病灶在脑桥基底部或内囊前肢及膝部。

4.共济失调性轻偏瘫(ataxic-hemiparesis,AH)

AH 病灶同侧共济失调和病灶对侧轻偏瘫,下肢重于上肢,伴有锥体束征。病灶多在放射冠汇集至内囊处,或脑桥基底部皮质脑桥束受损所致。

5.感觉运动性卒中(sensorimotor stroke,SMS)

SMS 少见,以偏身感觉障碍起病,再出现轻偏瘫,病灶位于丘脑腹后核及邻近内囊后肢。

6.腔隙状态

腔隙状态由 Marie 提出,由于多次腔隙性脑梗死后,有进行性加重的偏瘫、严重的精神障碍、痴呆、平衡障碍、二便失禁、假性延髓性麻痹、双侧锥体束征和类帕金森综合征等。近年由于有效控制血压及治疗的进步,现在已很少见。

四、辅助检查

(一)神经影像学检查

1.颅脑 CT

非增强 CT 扫描显示为基底节区或丘脑呈卵圆形低密度灶,边界清楚,直径为 $10\sim15$ mm。由于病灶小,占位效应轻微,一般仅为相邻脑室局部受压,多无中线移位,梗死密度随时间逐渐减低,4 周后接近脑脊液密度,并出现萎缩性改变。增强扫描于梗死后 3 天至 1 个月可能发生均一或斑块性强化,以 $2\sim3$ 周明显,待达到脑脊液密度时,则不再强化。

2.颅脑 MRI

MRI 显示比 CT 优越,尤其是对脑桥的腔隙性脑梗死和新旧腔隙性脑梗死的鉴别有意义,增强后能提高阳性率。颅脑 MRI 检查在 T_2WI 像上显示高信号,是小动脉阻塞后新的或陈旧的病灶。T_1WI 和 T_2WI 分别表现为低信号和高信号斑点状或斑片状病灶,呈圆形、椭圆形或裂隙形,最大直径常为数毫米,一般不超过 1 cm。急性期 T_1WI 的低信号和 T_2WI 的高信号,常不及慢性期明显,由于水肿的存在,使病灶看起来常大于实际梗死灶。注射造影剂后,T_1WI 急性期、亚急性期和慢性期病灶显示增强,呈椭圆形、圆形,也可呈环形。

3.CT 血管成像(CTA)、磁共振血管成像(MRA)

了解颈内动脉有无狭窄及闭塞程度。

(二)超声检查

经颅多普勒超声(TCD)了解颈内动脉狭窄及闭塞程度。三维B超检查,了解颈内动脉粥样硬化斑块的大小和厚度。

(三)血液学检查

了解有无糖尿病和高脂血症等。

五、诊断与鉴别诊断

(一)诊断

(1)中老年人发病,多数患者有高血压病史,部分患者有糖尿病史或 TIA 史。

(2)急性或亚急性起病,症状比较轻,体征比较单一。

（3）临床表现符合 Fisher 描述的常见综合征之一。

（4）颅脑 CT 或 MRI 发现与临床神经功能缺损一致的病灶。

（5）预后较好，恢复较快，大多数患者不遗留后遗症状和体征。

（二）鉴别诊断

1.小量脑出血

小量脑出血均为中老年发病，有高血压和急起的偏瘫和偏身感觉障碍。但小量脑出血头颅 CT 显示高密度灶即可鉴别。

2.脑囊虫病

CT 均表现为低信号病灶。但是，脑囊虫病 CT 呈多灶性、小灶性和混合灶性病灶，临床表现常有头痛和癫痫发作，血和脑脊液囊虫抗体阳性，可供鉴别。

六、治疗

（一）抗血小板聚集药物

抗血小板聚集药物是预防和治疗腔隙性脑梗死的有效药物。

1.肠溶阿司匹林（或拜阿司匹林）

每次 100 mg，每天 1 次，口服，可连用 6～12 个月。

2.氯吡格雷

每次 50～75 mg，每天 1 次，口服，可连用半年。

3.西洛他唑

每次 50～100 mg，每天 2 次，口服。

4.曲克芦丁

每次 200 mg，每天 3 次，口服；或每次 400～600 mg 加入 5％葡萄糖注射液或 0.9％氯化钠注射液 500 mL，静脉滴注，每天 1 次，可连用 20 天。

（二）钙通道阻滞剂

1.氟桂利嗪

每次 5～10 mg，睡前口服。

2.尼莫地平

每次 20～30 mg，每天 3 次，口服。

3.尼卡地平

每次 20 mg，每天 3 次，口服。

（三）血管扩张药

1.丁苯酞

每次 200 mg，每天 3 次，口服。偶见恶心、腹部不适，有严重出血倾向者忌用。

2.丁咯地尔

每次 200 mg 加入 5％葡萄糖注射液或 0.9％氯化钠注射液 250 mL，静脉滴注，每天 1 次，连用 10～14 天；或每次 200 mg，每天 3 次，口服。可有头痛、头晕、恶心等不良反应。

3.倍他司汀

每次 6～12 mg，每天 3 次，口服。可有恶心、呕吐等不良反应。

（四）内科病的处理

有效控制高血压、糖尿病、高脂血症等，坚持药物治疗，定期检查血压、血糖、血脂、心电图和有关血液流变学指标。

七、预后与预防

（一）预后

有学者认为腔隙性脑梗死一般预后良好，下述几种情况影响本病的预后。

（1）梗死灶的部位和大小，如腔隙性脑梗死发生在脑的重要部位——脑桥和丘脑，以及大的和多发性腔隙性脑梗死者预后不良。

（2）有反复 TIA 发作，有高血压、糖尿病和严重心脏病（缺血性心脏病、心房颤动、心脏瓣膜病等），症状没有得到很好控制者预后不良。据报道，1 年内腔隙性脑梗死的复发率为10％～18％；腔隙性脑梗死，特别是多发性腔隙性脑梗死半年后约有 23％的患者发展为血管性痴呆。

（二）预防

控制高血压、防治糖尿病和 TIA 是预防腔隙性脑梗死发生和复发的关键。

（1）积极处理危险因素。①血压的调控：长期高血压是腔隙性脑梗死主要的危险因素之一。在降血压药物方面无统一规定应用的药物。选用降血压药物的原则是既要有效和持久的降低血压，又不至于影响重要器官的血流量。可选用钙通道阻滞剂，如硝苯地平缓释片，每次20 mg，每天 2 次，口服；或尼莫地平，每次 30 mg，每天 1 次，口服。也可选用血管紧张素转换酶抑制剂（ACEI），如卡托普利，每次12.5～25 mg，每天 3 次，口服；或贝拉普利，每次5～10 mg，每天 1 次，口服。②调控血糖：糖尿病也是腔隙性脑梗死主要的危险因素之一。③调控高血脂：可选用辛伐他汀，每次 10～20 mg，每天1次，口服；或洛伐他汀，每次20～40 mg，每天 1～2 次，口服。④积极防治心脏病：要减轻心脏负荷，避免或慎用增加心脏负荷的药物，注意补液速度及补液量；对有心肌缺血、心肌梗死者应在心血管内科医师的协助下进行药物治疗。

（2）可以较长时期应用抗血小板聚集药物，如阿司匹林、氯吡格雷和中药活血化瘀药物。

（3）生活规律，心情舒畅，饮食清淡，适宜的体育锻炼。

（刘　伟）

第七节　重症肌无力危象

重症肌无力（MG）是一种自身免疫性疾病，是神经肌肉接头处传递发生障碍所引起的一组临床症候，主要表现为受累骨骼肌极易疲劳，经休息或服用抗胆碱药物后症状可获缓解。

重症肌无力危象是指重症肌无力患者因各种因素所致病情加重（如机体感染、过度劳累、妊娠分娩、手术、外伤、治疗不当、精神创伤等）而出现的严重呼吸困难、吞咽障碍状态。重症肌无力危象的发生率占重症肌无力患者总数的 9.8％～26％。重症肌无力患者是否发生了危象，主要依据是否出现了严重的呼吸困难的临床表现。危象通常分为 3 种，即因胆碱酯酶抑制剂用量不足所致的肌无力性危象；因胆碱酯酶抑制剂用量过大所致的胆碱能性危象及与胆碱酯酶抑制剂用量无关的反拗性危象。不同性质的危象处理方法不同,因此,尽快鉴别危象性质很有必要。

一、病因与发病机制

(一)病因

重症肌无力病程中,常因以下诱因发生肌无力危象。

(1)感染,尤以呼吸道感染最常见。

(2)突然停用抗胆碱酯酶类药物或用药过量。

(3)精神紧张、劳累过度、月经、妊娠和分娩。

(4)阻滞神经-肌肉传递的药物的应用如氨基苷类、多肽类抗生素等。

(5)大剂量皮质类固醇药物应用的初期。

(6)外伤包括外科手术的创伤及脱水、电解质紊乱等。

(二)发病机制

重症肌无力确切的发病机制尚未阐明,近年来的研究显示病变在突触后膜,主要是血清中抗乙酰胆碱受体(AChR)的抗体增加,并且沉积在突触后膜上,导致有效的 AChR 数目减少,从而使突触后膜传递障碍,导致肌无力。另外,10％～15％的 MG 患者合并胸腺瘤,推测可能有遗传因素的参与。在 MG 患者中,相当数量的患者合并有其他自身免疫性疾病,如甲状腺功能亢进、系统性红斑狼疮、类风湿关节炎、天疱疮等。

二、诊断

(一)临床表现

1.肌无力性危象

大多是由于疾病本身的发展所致。常发生于没有用过或仅用小剂量胆碱酯酶抑制剂的全身型重症患者,特别是Ⅲ型和Ⅳ型患者更易发生。有时患者尽管按以前用的剂量服用了胆碱酯酶抑制剂,但当存在某些危象诱发因素时,如合并感染、过度疲劳、精神刺激、月经、分娩、手术、外伤或应用了对神经肌肉传导有阻滞作用的药物,而未能相应适当增加胆碱酯酶抑制剂的剂量,也诱发危象。此时患者的肌无力症状突然变得极为严重,由于咽喉肌和呼吸肌无力,患者不能吞咽和咳痰,呼吸极为困难,常端坐呼吸,呼吸次数增多,呼吸动度变小,可见三凹征,严重时烦躁不安、大汗淋漓,甚至有窒息感,口唇和指甲发绀等。

2.胆碱能性危象

胆碱能性危象见于长期服用较大剂量的胆碱酯酶抑制剂的患者。胆碱能性危象在发生严重的呼吸困难和窒息感之前常先表现出明显的胆碱酯酶抑制剂的不良反应。

(1)毒蕈碱样不良反应。①平滑肌症状:上腹部不适、食欲缺乏、恶心、呕吐、腹痛、腹泻、肠鸣音亢进、尿频、二便失禁、里急后重、瞳孔缩小及支气管痉挛等。②腺体症状:多汗、流泪、皮肤湿冷、唾液及气管分泌物明显增多。

(2)烟碱样不良反应:表现骨骼肌症状,如肌束震颤、肌肉痉挛和肌肉无力(因过多的 Ach 与终板受体长时间结合,即过度去极化而不能复极化,使肌肉暂时不能接受神经冲动,无法产生适当的动作电位所致)。

(3)中枢神经的不良反应:激动、焦虑、失眠、噩梦、眩晕、头痛、精神错乱、晕厥、惊厥、昏迷等。

长期服用胆碱酯酶抑制剂的患者,特别是服用较大剂量者,在出现了上述不良反应的前提下,若突然出现全身极度无力,吞咽及咳痰不能,呼吸极度困难,唾液明显增多,全身大汗淋漓,瞳孔缩小,口唇发绀,甚至严重窒息者应考虑到胆碱能危象的可能。

但发生危象的患者大多是长期服用胆碱酯酶抑制剂的患者,即使是肌无力危象,因其毒蕈碱样不良反应也很明显,有时就好像是胆碱能危象;相反,有的患者由于并用了阿托品,其毒蕈碱样不良反应常被掩盖或削弱,尽管是胆碱能性危象,有时却看成是肌无力性危象。因此,不能仅仅根据临床表现鉴别,而应进一步做药物试验。

3.反拗性危象

胆碱酯酶抑制剂的剂量未变,但突然对该药失效而出现了严重的呼吸困难。常见于急性暴发型(Ⅲ型)的患者,或发生于胸腺切除术后数天,也可因感染、电解质紊乱或其他不明原因所致。通常无胆碱能不良反应。

以上三种危象中,肌无力性危象最常见,其次为反拗性危象,真正的胆碱能性危象甚为罕见。

(二)实验室及其他检查

1.依酚氯铵试验

依酚氯铵为作用时间极短的胆碱酯酶抑制剂。每支 1 mL(10 mg)。通常试验先缓慢静脉注射2 mg,若明显改善则停止注射,若无任何反应则可将另 8 mg 注完。该药在静脉注射中或静脉注射后立即发挥作用,4～5 分钟作用则消失。对危象患者若用药后肌无力改善则为肌无力危象,若反而加重则为胆碱能性危象。若依酚氯铵试验无法判断则可能为混合性(或反拗性危象)。Magyar 报道静脉注射 10 mg 依酚氯铵后尽管最大吸气量增加,肌力亦改善,但是最大呼气量反而减少。这是由于依酚氯铵的毒蕈碱样作用诱发支气管痉挛和分泌物增加,使总通气阻力增加。由于这一不良反应较抗肌无力作用更加持久,故应警惕用量过大的危险性,特别是对那些已合并肺部感染的患者尤应谨慎。另外,在危象时患者大多有焦虑、紧张,不能很好合作,再加上本药作用时间太短,判断常有一定困难,此亦为依酚氯铵的不足之处。对有严重的窦缓和二度以上房室传导阻滞的患者及哮喘病患者应慎用。

2.新斯的明试验

依酚氯铵试验难以断定时则可采用新斯的明试验。用甲基硫酸新斯的明 1.0～1.5 mg 肌内注射,为避免不良反应可并用阿托品 0.5～1.0 mg 肌内注射,10～30 分钟后若见呼吸、吞咽及四肢肌力明显好转时则为肌无力危象,反而加重则为胆碱能性危象。但对呼吸极度困难、口唇发绀,已处于窒息状态的患者,必须立即行气管插管或气管切开,千万不要因为药物试验而贻误了抢救时机。对于依酚氯铵试验或新斯的明试验均无明显反应也无显著加重者则为混合性危象。这种危象出现时常伴有感染,或用过禁忌药物,亦可发生在胸腺手术后数天内或大剂量激素治疗的早期。

3.心电图检查

发生了危象的患者必须注意对其心脏的监护。日本的武上俊彦报道在死亡的 MG 危象患者中有的与心脏损害有关,尸检证实为心肌炎。对危象患者严密观察心脏损害情况以便及时采取抢救措施至关重要。Berrouschot 等报道在 63 例肌无力危象中有 11 例(17％)发生了严重的心律失常,其中 6 例因此而致死。Saphir 等发现,在死亡的 67 例 MG 患者尸检发现有心肌炎改变者 26 例,高达 39％。

4.胸部 X 线检查

对危象患者抓紧时间拍正侧位胸片,不仅可及时发现有无肺炎或肺不张,还可发现有无新生物及有无胸腔积液或心包积液等。这些病变的存在常常是呼吸困难不易减轻、危象不易缓解的重要原因。

三、治疗

在危象的早期经依酚氯铵试验或新斯的明试验证实为肌无力性危象时应增加胆碱酯酶抑制剂的用量,可立即给予硫酸新斯的明 1 mg 肌内注射,必要时每 20～30 分钟重复 1 次。为减少毒蕈碱样不良反应,可合用少量阿托品,但不应常规地大剂量应用,因为它可以使支气管分泌物黏稠,容易堵塞支气管而造成肺不张的危险。当临床症状好转后可逐渐改为口服胆碱酯酶抑制剂。早期的肌无力危象经过上述处理有时可以解除。如果是胆碱能危象则应停用胆碱酯酶抑制剂,并立即给予阿托品 1～2 mg 静脉注射。若经上述药物处理不见好转,无论是肌无力危象还是胆碱能危象,以及难以判断的反拗危象,特别是当已经有发绀甚至已经发生窒息不允许再做试验时,均必须立即采取下列紧急抢救措施。

(一)确保呼吸功能

果断、迅速地行气管插管或气管切开,及时吸痰,确保呼吸道通畅最为重要。对呼吸微弱的患者必须给予正压人工呼吸,以保持足够的通气量,纠正缺氧状态。无论是胆碱能危象还是反拗危象,此项措施必须当机立断,不可稍微迟延,更不应该待昏迷以后再做。是否需要气管插管主要依赖临床表现,亦可参考下列实验室指标:①肺活量＜15 mL/kg。②最大吸力＜2.0 kPa(20 cmH$_2$O)。③最大呼力＜3.9 kPa(40 cmH$_2$O)。④血 PaO$_2$＜6.7 kPa(50 mmHg)(在不吸氧的情况下)。⑤血 PaCO$_2$＞6.7 kPa(50 mmHg)。⑥血 pH＜7.25,应立即气管插管。

如果呼吸困难极为严重,不能检查肺功能或血气分析结果尚未出来,则不必等待化验结果,应该立即行气管插管,插管的延误可能导致死亡。对未合并肺部感染、痰液不多的危象患者可行经鼻气管插管,若合并肺部感染,痰液较多,可行气管切开,切开前先插管。Thoma 等在 73 次危象中行气管切开 29 次,占 40%。丛志强等在 172 次危象中行气管切开 71 次,占 41.3%。呼吸困难改善后拔管不应太早,待吞咽和咳嗽反射恢复,而且经完全堵管 48～72 小时试验无不良反应时方可拔管。拔管过早有多次切开的危险。Osserman 在 15 例气管切开的患者中,计切开过 35 次(11 例切开过 2 次,3 例切开过 3 次,1 例切开过4 次)。对于有发热和肺部感染的患者应特别注意不要过早拔管。拔管的决定主要根据无呼吸困难的临床表现外,也需要参考一些必要的实验室指标:①平均肺活量达到 25 mL/kg(约 70 kg 体重的患者可达到1.75 L)。②最大吸力达到 3.9 kPa(40 cmH$_2$O)。③最大呼力达到 4.9 kPa(50 cmH$_2$O)。④血 PaO$_2$＞10.7 kPa(80 mmHg)。⑤血 PaCO$_2$＜6.7 kPa(50 mmHg)。⑥血 pH 正常(7.35～7.45)。

(二)暂停胆碱酯酶抑制剂

在做好气管插管或切开,装上人工呼吸器,建立适当的呼吸之后,在严密监护下应停用胆碱酯酶抑制剂 24～72 小时,待终板的 AChR 感受性恢复时,再从小剂量慢慢增加胆碱酯酶抑制剂。这样不仅对胆碱能危象和反拗危象有效,而且对肌无力危象也有益。因停用几天胆碱酯酶抑制剂可明显减少唾液和气管分泌物的分泌量,亦不必使用能引起分泌物黏稠的阿托品。文献报道使用胆碱酯酶抑制剂能使肺部阻力增加 2 倍,危象时的呼吸困难除因呼吸无力外,有时可能与使用了大剂量胆碱酯酶抑制剂使分泌物增多,支气管痉挛和肺阻力增加有关。停药 2 天后再重做依酚氯铵或新斯的明试验,若明显改善,则重新开始给予适量的新斯的明肌内注射。当患者能吞咽时尽快改为口服,口服溴吡斯的明应从小剂量开始,逐渐增至最佳剂量,在该药的帮助下力争早日解除吞咽困难和呼吸困难,早日停用人工呼吸器。

(三)积极控制感染

肺部感染或上呼吸道感染常常是肌无力危象的诱因或并发症,若不控制感染则危象难以解除。在尚未做气管插管或切开的患者,应尽量避免使用能引起神经-肌肉传导障碍而使危象进一步加重的抗生素,如氨基糖苷类抗生素、林可霉素等。当已行气管插管或切开,使用人工呼吸器后,则应该根据药敏试验结果,采用最有效的广谱抗生素,而且剂量和疗程均要足。对高热持续不退的顽固性肺炎,可采用抗生素气管内滴入的方法;对合并肺不张的危象患者可采用支气管肺泡灌洗,常可获得显著效果。

(四)迅速降温

发热可缩短突触后膜去极化时间和增加抗胆碱酯酶活力,而使神经肌肉传导障碍加重。短暂性的体温升高本身对危象的诱发和危象的持续时间均起重要作用。因此,在对病因治疗的基础上,应迅速采用冰袋、50%乙醇擦浴、冰盐水洗胃和冰毯等物理降温措施。

(五)大剂量糖皮质激素疗法

许多危象是由于 AchR 抗体增多所致,抓紧时机用大剂量糖皮质激素疗法,迅速抑制体液免疫反应,减少抗体的产生,是治疗危象的积极措施。但是,由于大剂量激素引起症状一过性加重,故在尚未做气管插管或切开的危象患者,暂时先不采用大剂量冲击疗法,若已经做了气管插管或切开,大多主张采用较大剂量。一般可用泼尼松 60～80 mg/d,晨顿服,或地塞米松 10～20 mg/d,静脉滴注。待呼吸困难恢复后再逐渐减量。最近,Arsma 等报道,用特大剂量甲泼尼龙(每次 2 000 mg,静脉滴注,每隔 5 天 1 次,可用 2～3 次)治疗 MG 危象均获迅速改善。亦可每天用甲泼尼龙 1 000 mg,静脉滴注,连用 3 天为 1 个疗程,若无效,1 周后可冲击第二疗程。每 1 个疗程后可用较小剂量泼尼松或地塞米松维持。每天的甲泼尼龙稀释于生理盐水 500 mL,缓慢静脉滴注 12 小时以上,滴注太快可引起不良反应。经冲击疗法使危象缓解后则改为较小剂量的泼尼松口服。

(六)血浆置换疗法

本法可将 AchR 抗体除掉,使 AchR 的功能恢复。有人发现,在治疗 MG 危象中一次交换 4.5 L 的血液可除去 71% 的 AchR 抗体,第 1 天危象明显改善。Dau 提出,解除危象是血浆交换疗法的第一个适应证。通常每次交换 2 000～3 000 mL 新鲜冰冻血浆,隔天 1 次,3～4 次为 1 个疗程。危象缓解后仍应口服泼尼松以维持疗效,因为血浆交换的有效期较短,仅为 1 周～2 个月。Stascker 等研究发现,抢救肌无力危象患者时血浆置换优于静脉注射丙种球蛋白。用丙种球蛋白治疗无效的患者用血浆置换仍可有效。本疗法不仅能迅速清除 AchR 抗体,而且能调节 T 细胞的功能,为治疗 MG 危象的一线疗法。

(七)换血疗法

当使用大剂量糖皮质激素疗法未能使危象迅速缓解时,可并用换血疗法。每次先放血 200～300 mL,然后输新鲜血 200～300 mL,每周 1～2 次,常可使危象期明显缩短,呼吸困难早期改善。最近试验研究发现,MG 患者的血中添加健康人的 T 细胞可抑制 AchR 抗体的产生,说明健康人血中的抑制性 T 细胞具有良好的抑制功能,而 MG 患者的抑制性 T 细胞的功能不足。

还有人用试验证明,若把健康人 T 细胞培养液的上清液加入 MG 患者的血中也有抑制患者产生 AchR 抗体的作用,说明这种上清液中有抑制因子存在。放血可放出一部分抗体及产生抗体的淋巴细胞;输血可输入对免疫反应有抑制作用的抑制性 T 细胞及抑制因子。该方法简便,价格便宜,在基层医院容易开展。

(八)大剂量免疫球蛋白疗法

免疫球蛋白每天 400 mg/kg,静脉注射,共 5 天。一般用于老年患者无法进行血浆交换者,或没有血浆交换设备时选用。

(刘 伟)

第八章　　循环系统常见急危重症

第一节　恶性心律失常

一、疾病特征

（一）一般临床表现

（1）患者自觉心脏跳动不适，如心悸、心慌、停搏感，时发时止；持续时间长短不一，短则几秒钟，长则几小时，甚至几天。

（2）患者可伴心前区疼痛、胸闷、头晕、乏力、黑蒙，严重者可出现晕厥、抽搐，甚至休克。

（3）患者多有心脏病（如冠心病、心肌炎、心包炎、心肌病、心力衰竭等）、内分泌疾病、贫血性疾病等病史。

（4）患者可有类似发作病史。

（二）体征

1.血压

心率过快或过慢时，血压可能出现降低，因此需要密切监测患者血压的变化。

2.心率、心律

心律失常发作时，患者心跳的节律及频率均会有所变化。

3.杂音

如果心脏瓣膜有狭窄或关闭不全时，常可在相应瓣膜听诊区闻及病理性杂音。

4.神志

重症恶性心律失常发作时，患者可出现嗜睡或意识模糊，甚至晕厥。

二、诊疗常规

（一）危险度评估

从血流动力学角度快速对心律失常的患者进行危险度评估。血流动力学不稳定时，患者可出现进行性低血压、休克的症状及体征、急性心力衰竭、进行性缺血性胸痛、意识障碍等，提示病情危重，预后不佳。此时应追求抢救治疗的效率，情况紧急时没有充足时间来详细询问病史和体检，应边询问边抢救。血流动力学相对稳定者，相对危险度较低。可根据心电图的特点、结合病史及体检进行诊断及鉴别诊断,选择相应治疗措施。

(二)辅助检查

1.心电图检查

心电图检查是诊断心律失常最常用、最重要的非侵入性检查,有助于心律失常的分类。动态心电图能提高心律失常诊断的阳性率,有助于检查患者症状的出现与心律失常有无关系。

2.超声心动图

超声心动图可观察心腔大小、室壁厚度、节段运动、瓣膜活动等,帮助确定有无器质性心脏病。

3.理化检查

如甲状腺功能、心肌标志物、电解质等,有助于病因诊断。

(三)常见恶性心律失常的诊断

恶性心律失常分为快速性心律失常和缓慢性心律失常。快速性心律失常包括非持续性室性心动过速、持续性室性心动过速、尖端扭转型室性心动过速、加速性室性自主心律、心室颤动、心房扑动、心房颤动等;缓慢性心律失常包括室内传导阻滞、病态窦房结综合征、高度房室传导阻滞等。

1.快速性心律失常

(1)心室扑动或心室颤动。①临床表现:意识丧失,颜面苍白,抽搐,呼吸停止,甚至死亡。②体征:心音消失、脉搏触不到、血压测不出。③心电图特点:QRS-T 波完全消失,出现大小不等、形态不一的心电波形;心室颤动频率为150～500 次/分的颤动波(图 8-1),心室扑动频率为150～300 次/分的扑动波。

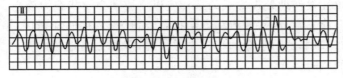

图 8-1　心室颤动

(2)室性心动过速。①临床表现:心慌、气促、胸闷、心绞痛、晕厥、低血压,严重者休克、急性左心衰竭、心室颤动。②心电图特点:3 个或以上室性期前收缩连续出现;QRS 波群宽大畸形,时限＞0.12 秒,T 波与 QRS 波主波方向相反;心室率100～250 次/分,心律齐或不齐,见图 8-2。

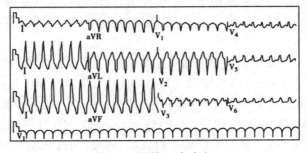

图 8-2　室性心动过速

(3)尖端扭转型室性心动过速(TdP)。①临床表现:意识丧失、晕厥、四肢抽搐。②心电图特点:基础心率时 Q-T 间期延长、T 波宽大、U 波明显、TU 波可融合;多于舒张早期的室性期前收缩诱发,发作时心室率多在 200 次/分;一系列增宽变形的 QRS 波群,以每 3~10 个不等的 QRS 波群围绕基线不断扭转其主波的正负方向,每次发作持续时间数秒到数十秒不等,易进展为心室颤动,危险度高,见图 8-3。

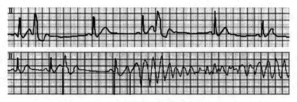

图 8-3 尖端扭转型室速

2.缓慢性心律失常

(1)临床表现:头晕、乏力、胸闷、心悸、黑蒙,甚至心源性晕厥及猝死。

(2)心电图特点。①病态窦房结综合征:严重而持续的心动过缓,可合并窦房传导阻滞,短暂窦性停搏,在 24 小时动态心电图心率可<35 次/分;在心动过缓的基础上,可以出现逸搏或逸搏心律;较常出现"慢快综合征",心率快时可为心房扑动、心房颤动或室上性心动过速,而平时为窦性心动过缓。②窦性停搏:也称窦性静止。因迷走神经张力增高或者窦房结功能障碍。窦房结一过性停止激动;心电图可见规则的 P-P 间距中突然出现 P 波的脱失,形成长 P-P 间距;长 P-P 间距与正常的 P-P 间距无倍数关系。③三度房室传导阻滞:P 波与 QRS 波毫无关系(P-R 间期不固定);心房率快于心室率;可出现交界性逸搏(QRS 形态正常,频率一般为 40~60 次/分)或室性逸搏心率(QRS 形态宽大畸形,频率一般为 20~40 次/分)。

(四)治疗

恶性心律失常急性发作期处理方式的选择应以血流动力学状态为核心。急性期处理的原则是尽快终止致命性心律失常,改善血流动力学状态,治疗原发疾病和诱因,追求抗心律失常治疗的有效性,挽救生命。对非威胁生命的心律失常处理,需要更多地考虑治疗措施的安全性,过度治疗反而可导致新的风险。

1.急救处理

如果判断患者出现心脏骤停,立即给予心肺复苏。

2.快速性心律失常

(1)心室扑动或心室颤动:立即给予非同步电除颤复律术,单向波除颤能量为 360 J,双相波除颤能量为 150~200 J,除颤后立即给予 5 个循环的心肺复苏,观察除颤是否成功,如果除颤无效后,在心肺复苏的同时注射肾上腺素 1 mg 后重复电除颤。一旦循环停止超过 4 分钟,电除颤的成功率极低。

(2)室性心动过速。①血流动力学不稳定:需立即行同步直流电复律,单向波除颤能量为 360 J,双相波除颤能量为 150~200 J,除颤无效后,可应用胺碘酮 300 mg 静脉推注后再重复除颤,电击能量同前。无脉性或多形性室速视同心室颤动。②血流动力学稳定:可选用药物复律。利多卡因:1~1.5 mg/kg 静脉注射,随后 1~4 mg/min,每 5~10 分钟以 0.5~0.75 mg/kg 弹丸式注射,最大剂量为 3 mg/kg。禁用于严重心力衰竭、休克、高度房室传导阻滞及肝肾功能严重受损者。胺碘酮:150 mg 静脉注射 10 分钟以上,然后 1 mg/min 持续 6 小时,随后 0.5 mg/min 维持超过 18 小时;如果为复发性或难治性心律失常,可以每 10 分钟重复 150 mg,24 小时最大剂量 1.2 g,禁用于严重心动过缓、高度房室传导阻滞的患者。③植入埋藏式自动复律除颤器:能明显减少恶性心律失常的猝死发生率。

（3）TdP：可分为获得性和先天性。①静脉补钾、补镁：维持血钾水平4.5～5.0 mmol/L；无论血清镁的水平如何，给予硫酸镁 2～5 g，用 5％葡萄糖液 40 mL 稀释后缓慢注射，然后以 8 mL/min 静脉滴注。②当 TdP 持续发作时，需按心搏骤停处理，有心室颤动倾向者，及时电复律，同时停用引起心律失常的药物，纠正电解质紊乱。③缓慢型心律失常或长间期引起的 TdP，应给予临时起搏，以起搏频率＞70 次/分为宜。可用提高心率的药物异丙肾上腺素 1～10 mg，加入 5％葡萄糖溶液 500 mL 中快速静脉滴注，有效后予以 2～10 μg/min 维持，使心室率维持在 70～100 次/分。也可给予阿托品等药物。

3.缓慢性心律失常

导致血流动力学紊乱时，需急救治疗，除给予提高心室率和促进传导的药物外，必要时置入临时起搏器对症治疗。积极寻找病因，针对病因治疗，如控制感染性疾病，纠正电解质紊乱，治疗洋地黄类药物中毒等。如病因去除后心率仍不能恢复者，考虑永久性心脏起搏器植入术。

（1）应用提高心室率和促进传导的药物。①异丙肾上腺素：心率较慢者给予异丙肾上腺素 5～10 mg，每 4～6 小时舌下含服。预防或治疗房室传导阻滞引起的阿-斯综合征发作，宜用 0.5％异丙肾上腺素溶液连续静脉滴注，1～2 μg/min。维持心率在 60～70 次/分。异丙肾上腺素可增加异位心律，扩大梗死面积。对于心绞痛、急性心肌梗死患者慎用或禁用。②阿托品：每 4 小时口服 0.3 mg，适用于房室束分支以上的阻滞，尤其是迷走神经张力增高者，必要时皮下注射 0.3～1.0 mg，每 6～8 小时 1 次，或静脉滴注。③肾上腺皮质激素：可消除房室传导系统水肿，有利于改善某些病因所致的传导阻滞。地塞米松 5～10 mg 静脉滴注，1～2 次/天，可连续应用 2～3 天。

（2）人工心脏起搏治疗：有起搏器植入指征者给予安置人工心脏起搏器治疗。

（马福燕）

第二节　急性病毒性心肌炎

急性病毒性心肌炎是指嗜心性病毒感染引起的，以心肌非特异性间质性炎症为主，伴有心肌细胞变性、溶解或坏死病变的心肌炎。病变可累及心脏传导和起搏系统，亦可累及心包膜。临床上以肠道病毒（如柯萨奇病毒 B 组 2、4 两型最多见，其次为 5、3、1 型及 A 组的 1、4、9、16、23 型，艾柯病毒和脊髓灰质炎病毒等）和流感病毒较为常见。此外，麻疹、腮腺炎、乙型脑炎、肝炎和巨细胞病毒等也可引起心肌炎。

一、发病机制

病毒如何引起心肌损伤的机制迄今尚未阐明，可能途径包括以下几种。

（一）病毒直接侵犯心肌

病毒感染后可引起病毒血症，经血流直接侵犯心肌，导致心肌纤维溶解、坏死、水肿及炎性细胞浸润。有人认为，急性暴发性病毒性心肌炎和病毒感染后 1～4 周猝死者，病毒直接侵犯心肌可能是主要的发病机制。

(二)免疫变态反应

对于大多数病毒性心肌炎,尤其是慢性心肌炎,目前认为主要是通过免疫变态反应而致病。参与免疫反应可能是病毒本身,也可能是病毒-心肌抗体复合物。既有体液免疫参与,又有细胞免疫参与。此外,患者免疫功能低下在发病中也起重要作用。

二、诊断

(一)临床表现特点

(1)起病前1～3周常有上呼吸道或消化道感染史。

(2)心脏受累表现:心悸、气促、心前区疼痛等。体检,轻者心界不扩大,重者心浊音界扩大,心率增快且与体温升高不相称,可出现舒张期奔马律,心律失常以频发期前收缩多见,亦可表现为房室传导阻滞,以至出现心动过缓、心尖区第一心音低钝。可闻及收缩期吹风样杂音。重症患者可短期内出现心力衰竭或心源性休克,少数因严重心律失常而猝死。

(3)老幼均可发病,但以儿童和年轻人较易发病。

(二)实验室检查及其他辅助检查特点

(1)心电图常有各种心律失常表现,以室性期前收缩最常见,其次为房室传导阻滞、束支及室内阻滞、心动过速等。心肌损害可表现为 ST 段降低、T 波低平或倒置、Q-T 间期延长等。暴发性病毒性心肌炎可有异常 Q 波、阵发性室性心动过速、高度房室传导阻滞,甚至心室颤动等。心电图改变对心肌炎的诊断并无特异性。

(2)血清酶学检查可有 CK 及其同工酶(CK-MB)、AST 或 LDH 及其同工酶(LDH1)增高。

(3)X 线、超声心动图检查示心脏轻至中度增大,搏动减弱,有时可伴有心包积液,此时称心肌心包炎。

(4)血白细胞可轻至中度增多,血沉加速。

(5)从咽拭、尿、粪、血液及心包穿刺液中分离出病毒,且在恢复期血清中同型病毒抗体滴度较初期或急性期(第一份)血清升高或下降 4 倍以上,可认为是新近有病毒感染。

诊断病毒性心肌炎必须排除可能引起心肌损害的其他疾病,常见的如风湿性心肌炎、中毒性心肌炎、结缔组织和代谢性疾病所致心肌损害,以及原发性心肌病等。

三、治疗

目前对急性病毒性心肌炎尚缺乏特异性治疗方法,但多数患者经过一段时间休息及对症治疗后能自行痊愈,少数可演变为慢性心肌炎或遗留不同程度心律失常表现,个别暴发型重症病例可导致死亡。本病主要治疗措施如下。

(一)充分休息,防止过劳

本病一旦确诊,应卧床休息,进食易消化和富含维生素、蛋白质的食物。充分休息在急性期应列为主要治疗措施之一。早期不重视卧床休息,可能会导致心脏进行性增大和带来较多的后遗症,一般需休息3个月左右。心脏已经扩大或曾出现过心功能不全者应延长至半年,直至心脏不再缩小、心功能不全症状消失后,在密切观察下逐渐增加活动量,恢复期仍应适当限制活动3～6个月。

(二)酌情应用改善心肌细胞营养与代谢的药物

(1)辅酶 A 50～100 U 或肌苷 200～400 mg,每天 1～2 次,肌内注射或静脉注射。

(2)细胞色素C 15～30 mg,每天1～2 次,静脉注射,该药应先皮试,无过敏者才能注射。

(3)ATP 或三磷酸胞苷(CTP)20～40 mg,每天 1～2 次,肌内注射,前者尚有口服或静脉制剂,剂量相同。

(4)辅酶 Q_{10}:每天 30～60 mg,口服;或 10 mg,每天 2 次,肌内注射及静脉注射。

(5)FDPY 5～10 g,每天 1～2 次,静脉滴注,对重症病毒性心肌炎可能有效。

一般情况下,上述药物视病情可适当搭配或联合应用 2 或 3 种即可,10～14 天为 1 个疗程。

此外,极化液疗法:氯化钾 1～1.5 g、普通胰岛素 8～12 U,加入 10%葡萄糖液 500 mL 内,每天 1 次,静脉滴注,尤适用于频发室性期前收缩者。在极化液基础上再加入 25%硫酸镁 5～10 mL,对快速型心律失常疗效更佳,7～14 天为 1 个疗程。大剂量维生素C,每天5～10 g 静脉滴注,以及丹参酮注射液40～80 mg,分 2 次加入 50%葡萄糖液 20 mL 内静脉注射或稀释后静脉滴注,连用 2 周,也有一定疗效。

(三)肾上腺皮质激素

激素有抑制炎性反应、降低血管通透性、减轻组织水肿及抗过敏作用,但可抑制免疫反应和干扰素的合成、促进病毒繁殖和炎症扩散、加重心肌损害,因此应用激素有利有弊。为此,多数学者主张病毒性心肌炎急性期,尤其是最初 2 周内,病情并非危重者不用激素。但短期内心脏急剧增大、高热不退、急性心力衰竭、严重心律失常、休克、全身中毒症状严重合并多脏器损害或高度房室传导阻滞者,可试用地塞米松,每天 10～30 mg,分次静脉注射,或用氢化可的松,每天200～300 mg,静脉滴注,连用 3～7 天,待病情改善后改口服,并迅速减量至停,一般疗程不宜超过2 周。若用药 1 周仍无效,则停用。激素对重症病毒性心肌炎有效,其可能原因与抑制了心肌炎症、水肿,消除过度、强烈的免疫反应和减轻毒素作用有关。

(四)抗生素

急性病毒性心肌炎可使用广谱抗生素,如氨苄西林、头孢菌素等,以防止继发性细菌感染,因后者常是诱发病毒感染的条件,特别是流感、柯萨奇及腮腺炎病毒感染,且可加重病毒性心肌炎的病情。

(五)抗病毒药物

疗效不肯定,因为病毒性心肌炎主要是免疫反应的结果。即使是由于病毒直接侵犯所致,但抗病毒药物能否进入心肌细胞内杀灭病毒也尚有疑问。流感病毒所致心肌炎可试用吗啉胍(ABOB)100～200 mg,每天 3 次;金刚烷胺 100 mg,每天 2 次。疱疹病毒性心肌炎可试用阿糖胞苷和利巴韦林(三氮唑核苷),前者剂量为每天 50～100 mg,静脉滴注,连用 1 周;后者为100 mg,每天 3 次,视病情连用数天至 1 周,必要时亦可静脉滴注,剂量为每天 300 mg。此外,中草药如板蓝根、连翘、大青叶、黄连、黄芩、虎杖等也具抗病毒作用。

(六)免疫调节剂

(1)人白细胞干扰素(1.5～2.5)×10^4U,每天 1 次,肌内注射,7～10 天为 1 个疗程,间隔 2～3 天,视病情可再用 1～2 个疗程。

(2)应用基因工程制成的干扰素 1×10^6U,每天 1 次,肌内注射,2 周为 1 个疗程。

(3)聚肌胞,每天 1～2 mg,每 2～3 天 1 次,肌内注射,2～3 个月为 1 个疗程。

(4)简化胸腺素 10 mg,每天肌内注射 1 次,共 3 个月,以后改为 10 mg,隔天肌内注射 1 次,共半年。

(5)免疫核糖核酸(IRNA)3 mg,每 2 周 1 次,皮下注射或肌内注射,共 3 个月,以后每月肌内注射3 mg,连续6～12个月。

(6)转移因子(TF)1 mg,加注射水 2 mL,每周 1～2 次,于上臂内侧或两侧腋部皮下或臀部肌内注射。

(7)黄芪有抗病毒及调节免疫功能,对干扰素系统有激活作用,在淋巴细胞中可诱生 γ 干扰素,还能改善内皮细胞生长及正性肌力作用,可口服、肌内注射或静脉内给药。用量为黄芪口服液(每支含生黄芪15 g)1 支,每天 2 次,口服;或黄芪注射液(每支含生黄芪 4 g/2 mL)2 支,每天 1～2 次,肌内注射;或在 5％葡萄糖液 500 mL 内加黄芪注射液 4～5 支,每天 1 次,3 周为 1 个疗程。

(七)纠正心律失常

基本上按一般心律失常治疗。对于室性期前收缩、快速型心房颤动可用胺碘酮0.2 g,每天3 次,1 周后或有效后改为每天 0.1～0.2 g维持。阵发性室性心动过速、心室扑动或颤动,应尽早采用直流电电击复律,亦可迅速静脉注射利多卡因 50～100 mg,必要时隔5分钟后再注,有效后静脉滴注维持24～72 小时。心动过缓可用阿托品治疗,也可加用激素。对于莫氏Ⅱ型和Ⅲ度房室传导阻滞,尤其有脑供血不足表现或有阿-斯综合征发作者,应及时安置人工心脏起搏器。

(八)心力衰竭和休克的防治

重症急性病毒性心肌炎可并发心力衰竭或休克。有心力衰竭者应给予低盐饮食、供氧,视病情缓急可选用口服或静脉注射洋地黄类制剂,但剂量应控制在常规负荷量的1/2～2/3,必要时可并用利尿剂、血管扩张剂和非洋地黄类正性肌力药物,同时注意水、电解质平衡。

(邢　帅)

第三节　急性冠脉综合征

急性冠脉综合征(acute coronary syndrome,ACS)是冠状动脉内存在不稳定的斑块,继而发生斑块破裂和血栓形成,或发生斑块内出血、血管痉挛等,导致完全或不完全性冠状动脉闭塞,以引起心肌缺血、坏死为主要表现的一组临床综合征。ACS 是临床常见的致死性心血管疾病之一。按心电图 ST 段抬高与否,分为 ST 段抬高的 ACS 非 ST 段抬高的 ACS。ST 段抬高的 ACS主要演变为 Q 波型急性心肌梗死,非 ST 段抬高的 ACS 包括非 ST 段抬高型心肌梗死和不稳定型心绞痛。

一、病因和发病机制

(一)病因

ACS 的基本病因是动脉粥样硬化,其共同病理基础是在冠状动脉内有不稳定动脉粥样硬化斑块的存在,偶为炎症、先天畸形、痉挛或其他原因,导致冠状动脉狭窄、不完全性或完全性冠状动脉闭塞,从而造成不同程度的心肌缺血,根据缺血的严重程度和持续时间不同而出现相应的临床表现。

（二）发病机制

1.易损斑块破裂、糜烂和钙化

美国心脏病学会根据动脉粥样硬化斑块进展过程将其分为 6 型，早期的粥样硬化病变，即所谓的脂肪条纹或Ⅲ型病变，在脂蛋白摄入和排出失衡时，演变为不稳定的Ⅳ型病变和容易破裂的Ⅴa 型病变，主要是由富含脂质的柔软粥状物质与覆盖其上的纤维帽组成。由于斑块内脂类物质含量高，病变部位比较软，容易破裂，导致血栓形成或成为Ⅵ型。ACS 便是Ⅳ和Ⅴ型斑块病变进展的结果，而斑块破裂、斑块糜烂和斑块钙化则是引起冠状动脉管腔闭塞的重要前提。

稳定斑块的纤维帽较厚，无脂质坏死核心或较小，平滑肌细胞多而炎症细胞少，胶原含量占70%以上，不易破裂。不稳定斑块发生破裂是多种因素相互作用的结果：①泡沫细胞凋亡后，在金属蛋白酶的作用下胶原降解产生脂质核心；②在蛋白水解酶的作用下，巨噬细胞削弱纤维帽，斑块破裂的进程被激活；③在血压波动、血流冲击、血管收缩等物理因素作用下，易损斑块即在其纤维帽最薄弱点发生破裂。除斑块破裂之外，斑块糜烂也是 ACS 发病的重要原因之一，在心肌梗死病例中有 25%存在斑块糜烂，而在冠心病猝死的患者中，斑块糜烂的检出率更高，且女性患者检出率高于男性，斑块糜烂发生后，在局部的炎症和血栓等因素作用下，粥样斑块发生迅速迁移和体积增大，最终导致 ACS 的发生。在血栓相关的猝死病例中，斑块钙化结节占冠脉病理类型的 2%～7%，虽然远低于斑块破裂、斑块糜烂的比例（分别为 60%、30%～35%），但仍被认为是冠脉闭塞形成的重要机制，动脉粥样硬化斑块钙化早在亚临床的早期就可以产生，并能检测到骨相关蛋白的表达，而当脂纹形成时，组织学上就已可以检测到钙化的存在。

2.急性血栓形成

ACS 急性血栓形成是在一定的病理基础上继发形成的，血栓形成的速度和血栓体积大小主要取决于斑块破裂的严重程度和机体的凝血纤溶状况。当斑块破裂时，大量暴露的脂质、胶原除可通过细胞因子介导促进大量血栓的形成外，还能激活血浆组织因子，启动外源性凝血系统而导致血栓形成；加之动脉粥样硬化导致的内皮功能障碍，使内皮细胞的抗血栓作用也减弱。此外，高胆固醇血症、吸烟、纤维蛋白原增加、纤溶能力减退、感染、外科手术，高交感活性等局部或全身因素均可能触发高凝状态，促进血栓形成。

通常情况下，血栓在斑块破裂处或糜烂处形成，引起血管狭窄程度加重，或导致血管完全或不完全性闭塞。在斑块破裂处形成的白色血栓在血流的冲击下可分裂成极小碎片，随血流漂移而造成下游小动脉及毛细血管的堵塞，引起小面积心肌坏死（极小的心肌梗死、微梗死），临床变现为不稳定型心绞痛或非ST 段抬高型心肌梗死。如果斑块破裂范围大，机体处于高凝状态，血栓形成速度快，形成巨大红色血栓或混合性血栓，冠状动脉完全闭塞，则导致较大面积的心肌梗死，临床常表现为 ST 段抬高型心肌梗死。

3.血管收缩

冠状动脉收缩在 ACS 的发生中具有重要作用。严重的动脉粥样硬化导致血管内皮功能发生障碍，生理性缩血管物质释放增多，舒血管物质和/或抗凝及纤溶物质的释放减少，容易导致血管收缩，甚至血栓形成；引起缺血发作的血管收缩或痉挛，可能是病变血管对内皮功能低下和较重动脉损伤或斑块破裂的一种反应。在 ACS 患者，病变血管对缩血管物质的反应性增强，血管壁张力增高，特别是在动脉粥样硬化病变严重的部位，其周围正常的动脉壁中平滑肌细胞可发生机械收缩，引起血管收缩甚至痉挛，使血管腔明显变窄，血流通过受阻。

(三)诱因

促使斑块破裂出血和血栓形成的常见诱因如下。

(1)晨起6～12时交感神经活性增高,机体应激反应性增强,心肌收缩力、心率、血压增高,冠状动脉张力亦增高。

(2)饱餐后特别是进食大量高脂饮食后,血脂增高,血黏度增高。

(3)重体力活动、情绪激动、血压大幅波动或用力大便时,致左心室负荷明显加重。

(4)脱水、休克、出血、外科手术或严重心律失常,导致心排血量下降,冠状动脉灌注锐减。

二、病理生理

ACS的共同病理基础是冠状动脉内的易损斑块发生斑块内出血、斑块破裂和血栓形成,导致冠状动脉管腔狭窄或阻塞,引起不同程度的心肌缺血;此外,由于斑块多为偏心性,因此病变血管只要轻度收缩,即可致血管中度以上狭窄,冠状动脉血流受阻。心肌缺血一方面导致左心室扩张,左心室充盈压与室壁张力增加;另一方面机体儿茶酚胺释放增加,血压上升与心率加快;两者均使心肌需氧量增加。心率增加时,心室舒张期缩短,冠状动脉灌注进一步减少,形成恶性循环。

斑块破裂后早期形成的血小板血栓在血流冲击下,可栓塞下游小动脉,引起局部心肌暂时性缺血、室性心律失常及CK或CK-MB的轻度升高;在不稳定型心绞痛患者,即使脂质斑块有极小裂隙或纤维斑块偶有溃烂,也可导致斑块结构急剧变化,冠脉血流减少,使心绞痛加重。同时血小板释放的血管活性物质(5-羟色胺、血栓素A_2)、凝血酶等的缩血管作用及血管内皮舒张功能障碍,可进一步减少冠状动脉血流。在非ST段抬高型心肌梗死患者,斑块破坏更严重,血栓阻塞更持久,可达半小时以上,如发生血栓自溶,血管舒张及侧支循环的建立可限制心肌缺血时间的延长。在急性ST段抬高型心肌梗死患者,比较大的斑块破裂导致巨大的红色血栓形成,致使冠状动脉血流灌注完全而持久的中断,从而出现心肌透壁性缺血坏死;一旦发生心肌透壁性缺血坏死,将出现心肌收缩力减弱、顺应性降低、心肌收缩不协调,左心室压力曲线最大上升速度(dp/dt)减低,左心室舒张末压升高,射血分数降低,心排血量降低,血压下降,或伴有心律失常;严重者动脉血氧含量降低;大面积心肌梗死者可发生泵衰竭出现急性肺水肿甚至心源性休克;右心室心肌梗死患者可出现右心衰竭,右房压升高,心排血量下降,血压降低;心肌梗死后出现的心室重塑,包括心腔增大、形状改变、梗死节段心肌变薄、非梗死节段心肌增厚等,将对心室的收缩功能和电活动产生持续影响,在心肌梗死急性期后的治疗中应注重对心室重塑的干预。

三、临床表现

(一)不稳定型心绞痛和非ST段抬高型心肌梗死

不稳定型心绞痛和非ST段抬高型心肌梗死临床表现相似但程度不同,主要的不同表现在缺血的严重程度及是否导致心肌损害。

1.症状

不稳定型心绞痛胸部不适的性质与典型的劳力性心绞痛相似,但通常程度更重,持续时间更长,可持续长达30分钟,可休息时发生。不稳定型心绞痛临床有三种表现形式:①静息型心绞痛,休息时发作,持续时间通常大于20分钟。②初发型心绞痛,新近发生(1～2个月)的心绞痛,通常很轻的体力活动即可诱发。③恶化型心绞痛,原有稳定型心绞痛近期内发生变化,如发作更频繁、程度更严重、时间延长、轻微活动甚至休息时发作。变异型心绞痛是心绞痛的特殊类型,常静息时发作,伴有心电图一过性 ST 段抬高,其机制多为冠状动脉痉挛。

患者的症状如出现下述特点,均提示发生了不稳定型心绞痛:①诱发心绞痛的体力活动阈值突然和持久的降低;②心绞痛发生频率、严重程度和持续时间增加;③出现静息型或夜间型心绞痛;④胸痛放射至附近或新的部位;⑤发作时伴有新的相关特征如出汗、恶心、呕吐、心悸或呼吸困难。常用的静息方法和舌下含服硝酸甘油的治疗方法能控制慢性稳定型心绞痛,而对于不稳定型心绞痛通常只能起暂时或不完全性的缓解作用。

2.体征

体格检查一般无特异体征。体检的主要目的是寻找诱发不稳定心绞痛的原因,如未控制的高血压、低血压、心律失常、肥厚型心肌病、贫血、发热、甲亢、肺部疾病等,并确定心绞痛对患者血流动力学的影响,如生命体征、心功能、乳头肌功能或二尖瓣功能等,以提示患者预后。心前区反常搏动、短暂的舒张期附加音(第三心音和第四心音)常提示左心功能障碍。缺血发生期间或其后,也可有急性乳头肌功能不全的表现,如一过性心尖部收缩期杂音、喀喇音等。这些体征均为非特异性,因为它们也可出现于慢性稳定型心绞痛或急性心肌梗死患者。如疼痛发作时伴有急性充血性心力衰竭或体循环血压过低的体征,则提示预后不良。体格检查对胸痛患者的鉴别诊断至关重要,如背痛、胸痛、心脏听诊主动脉瓣关闭不全的杂音,提示主动脉夹层;心包摩擦音提示急性心包炎;奇脉提示心脏压塞;气胸表现为气管移位、急性呼吸困难、胸痛和呼吸音改变等。

3.危险度分层

不稳定型心绞痛和非 ST 段抬高型心肌梗死由于冠状动脉病变的严重程度和范围不同,同时形成急性血栓(进展为 STEMI)的危险性不同,因此进行危险分层评估,有助于尽早确定个体化的治疗方案(表 8-1)。

表 8-1　不稳定型心绞痛的临床危险度分层

分组	心绞痛类型	发作时 ST 段下降幅度(mm)	持续时间(min)	TnI
低危组	初发、恶化劳累型,无静息时发作	≤1	<20	正常
中危组	A:1 个月内出现的静息心绞痛,但 48 小时内无发作 B:心梗后心绞痛	>1	<20	正常或轻度升高
高危组	A:48 小时内心绞痛反复发作 B:心梗后心绞痛	>1	>20	升高

注:(1)陈旧性心肌梗死患者其危险度上调一级,若心绞痛由非梗死区缺血所致,视为高危。

(2)LVEF<40%,视为高危组。

(3)若心绞痛发作时并发左心功能不全、二尖瓣反流、严重心律失常或低血压,视为高危组。

(4)若横向指标不一致时,按危险度高的指标分类,如心绞痛类型为低危组,但心绞痛发作时间大于 20 分钟,应归为高危组。

(二)急性 ST 段抬高型心肌梗死

1.先兆症状

急性心肌梗死约 2/3 的患者发病前数天有先兆症状,最常见为心绞痛,其次是上腹疼痛、胸闷憋气、上肢麻木、头晕、心慌、气急、烦躁等。其中 50% 的心绞痛为初发型心绞痛,其余 50% 原有心绞痛,突然发作频繁或疼痛程度加重、持续时间延长,诱因不明显,硝酸甘油疗效差,心绞痛发作时伴有恶心、呕吐、大汗、心动过速、急性心功能不全、严重心律失常或血压有较大波动,同时心电图示 ST 段一过性抬高或压低,T 波倒置或增高,应警惕近期内发生心肌梗死的可能。发现先兆,及时积极治疗,有可能使部分患者避免发生心肌梗死。

2.急性心肌梗死临床症状

(1)疼痛:是急性心肌梗死中最先出现和最突出的症状,典型的部位为胸骨后直到咽部或在心前区,向左肩、左臂放射。疼痛有时在上腹部或剑突处,同时胸骨下段后部常憋闷不适,或伴有恶心、呕吐,常见于下壁心肌梗死。不典型部位有右胸、下颌、颈部、牙齿、罕见头部、下肢大腿甚至脚趾疼痛。疼痛性质为绞榨样或压迫性疼痛,或为紧缩感、烧灼样疼痛,常伴有烦躁不安、出汗、恐惧,或有濒死感。持续时间常大于 30 分钟,甚至长达数小时或更长,休息和含服硝酸甘油一般不能缓解。少数急性心肌梗死患者无疼痛,而是以心功能不全、休克、猝死及心律失常等为首发症状。无疼痛症状也可见于以下情况:①伴有糖尿病的患者;②老年人;③手术麻醉恢复后发作急性心肌梗死者;④伴有脑血管病的患者;⑤脱水、酸中毒的患者。

(2)全身症状:主要是发热,伴有心动过速、白细胞计数增高和红细胞沉降率增快等,由于坏死物质吸收所引起。一般在疼痛发生后 24~48 小时出现,程度与梗死范围常呈正相关,体温一般在 38 ℃左右,很少超过 39 ℃,可持续 1 周左右。

(3)胃肠道症状:疼痛剧烈时常伴有频繁的恶心、呕吐和上腹胀痛,与迷走神经受坏死心肌刺激和心排血量降低、组织灌注不足等有关。肠胀气亦不少见,重症者可发生呃逆。

(4)心律失常:见于 75%~95%的患者,多发生在起病 2 周内,而以 72 小时尤其 24 小时内最多见,可伴乏力、头晕、昏厥等症状。室性心律失常最多见,尤其是室性期前收缩,若室性期前收缩频发(5 次/分以上),成对出现或呈短阵室性心动过速,多源性或落在前一心搏的易损期(R-on-T)时,常预示即将发生室性心动过速或心室颤动。

(5)低血压和休克:疼痛期常见血压下降,若无微循环衰竭的表现则称为低血压状态。如疼痛缓解而收缩压仍低于 10.6 kPa(80 mmHg),患者烦躁不安、面色苍白、皮肤湿冷、脉细而快、大汗淋漓、尿量减少(<20 mL/h)、神志淡漠,甚至昏厥者则为休克的表现。休克多在起病后数小时至 1 周内发作,见于 20%的患者,主要是心源性,为心肌广泛(40%以上)坏死,心排血量急剧下降所致,神经反射引起的周围血管扩张为次要因素,有些患者尚有血容量不足的因素参与。严重的休克可在数小时内死亡,一般持续数小时至数天,可反复出现。

(6)心力衰竭:发生率为 30%~40%,此时一般左心室梗死范围已>20%,为梗死后心肌收缩力明显减弱,心室顺应性降低和心肌收缩不协调所致。主要是急性左心衰竭,可在发病最初数天内发生或在疼痛、休克好转阶段出现,也可突然发生肺水肿。患者出现胸闷,窒息性呼吸困难、端坐呼吸、咳嗽、咳白色或粉红色泡沫痰、出汗、发绀、烦躁等,严重者可引起颈静脉怒张、肝大、水肿,浆膜腔积液等右心衰竭的表现。右心室心肌梗死者可一开始即出现右心衰竭表现,伴血压下降。临床常采用 Killip 分级法评估心功能:Ⅰ级,无明显的心力衰竭;Ⅱ级,有左心衰竭,肺部啰音范围<50%肺野,奔马律,窦性心动过速或其他心律失常,肺静脉压升高,肺淤血的 X 线表现;Ⅲ级,肺部啰音范围>50%肺野,可出现急性肺水肿;Ⅳ级,心源性休克,有不同阶段和程度的血流动力学障碍。

3.急性心肌梗死的体征

体征根据梗死大小和有无并发症而差异很大。梗死范围不大无并发症者常无异常体征,而左心室心肌细胞不可逆性损伤>40%的患者常发生严重左心衰竭、急性肺水肿和心源性休克。

(1)生命体征。①神志:小范围心肌梗死或无痛型心肌梗死患者,神志可清晰;剧痛者有烦躁不安、恐惧等；并发休克的患者神志可迟钝，甚至昏厥；并发肺梗死者可出现意识模糊、嗜睡、谵妄；并发脑血管意外或心搏骤停者，可出现昏迷。②血压：发病后半小时内，患者呈现自主神经失调，前壁梗死多表现为交感神经亢进，心率增快至 100 次/分，血压可升高到 21.3/13.3 kPa（160/100 mmHg）；心排血量明显降低者，则血压明显降低。下壁梗死多为副交感神经亢进，可出现心率减慢（<60 次/分），血压降低[收缩压<13.3 kPa（100 mmHg）]。以后随着心肌广泛坏死和/或血管扩张药的应用，几乎所有患者均有血压降低。伴有心动过缓、心动过速、心源性休克或右心室梗死及同时合并脑血管意外者，血压会降得更低。这种血压降低以后多不能再恢复到梗死前水平。③体温：梗死后多数患者出现低热（38 ℃左右）。此为心肌坏死物质吸收所致的全身反应，多持续 3～4 天，一般在1周内自行消退，如1周后体温仍高则可能发生再梗死或并发感染。④呼吸：急性心肌梗死患者多数呼吸较快，主要是由于疼痛、焦虑和紧张刺激交感神经活动亢进所致。急性左心衰竭伴肺水肿或心肌梗死并发急性肺栓塞、休克时，呼吸可达 40～50 次/分；并发脑血管意外可见潮式呼吸或比奥呼吸。应用吗啡、哌替啶时可出现呼吸抑制。⑤脉搏：心肌梗死患者脉搏可正常、增快或减慢，节律多整齐，严重左心衰竭时可出现交替脉，期前收缩时可有间歇脉，休克时脉搏细速触不到，出现心室扑动、心室颤动或电-机械分离时，脉搏消失。

（2）心脏体征：主要取决于心肌梗死范围及有无并发症。梗死范围不大，无并发症时可无阳性体征；望诊见心前区饱满时，提示有大量的心包积液；颈静脉间歇性巨大搏动波提示一度或三度房室传导阻滞；如梗死范围大，有心力衰竭、既往高血压心脏病者，心界可向左扩大，心尖冲动弥散，常可触到收缩期前充盈波（A 波），与听诊第四心音时间一致，早期左心室舒张期快速充盈波，与第三心音时间一致，常不能触到；范围较大的前壁透壁性梗死常在心尖冲动最明显的上内侧触到早期、中期或晚期收缩期搏动，此动力异常区域如持续至梗死发病后 8 周，表明可能存在心尖前部室壁瘤；若触及胸骨左缘新近出现的收缩期震颤，提示室间隔破裂穿孔，触及心前区摩擦感，提示心包炎。叩诊心界可正常或轻到中度扩大。

（3）肺部体征：最初观察时即应注意两肺有无湿性啰音。有些老年人或有慢性支气管炎的患者平时即有湿性啰音，在病程中密切观察对比，以便及时发现病情的变化。心功能不全时，肺部出现湿性啰音，继发于肺静脉压增高，漏出液进入肺间质或肺泡内，随体位而改变，侧卧时肺底侧啰音增多，向上的一侧肺啰音减少或消失。若单侧肺部局限性湿性啰音或双肺湿性啰音不对称，且不随体位的改变而变化，但因咳嗽而改变，则提示可能是由感染原因引起。

4.并发症

（1）乳头肌功能失调或断裂总发生率可高达 50%。造成不同程度的二尖瓣脱垂并关闭不全，引起心力衰竭。重症者可在数天内死亡。

（2）心脏破裂：少见，常在起病 1 周内出现，多为心室游离壁破裂，造成猝死。偶为心室间隔破裂造成穿孔，可因引起心力衰竭和休克而在数天内死亡。心脏破裂也可为亚急性，患者能存活数月。

（3）栓塞：发生率为 1%～6%，见于起病后 1～2 周，可为左心室附壁血栓脱落所致，引起脑、肾、脾或四肢等动脉栓塞。也可因下肢静脉血栓形成部分脱落所致，则产生肺动脉栓塞。

（4）心室壁瘤：主要见于左心室，发生率为 5%～20%。瘤内可发生附壁血栓而导致栓塞。

（5）心肌梗死后综合征：发生率约为 10%。于急性心肌梗死后数周至数月内出现，可反复发生，表现为心包炎、胸膜炎或肺炎，有发热、胸痛等症状，为机体对坏死物质的变态反应。

四、实验室和辅助检查

(一)实验室检查

1.血常规

不稳定型心绞痛和非 ST 段抬高型心肌梗死血常规检查可无变化,急性 ST 段抬高型心肌梗死起病 48 小时后白细胞数可增至 $(10\sim20)\times10^9/L$,中性粒细胞增多,嗜酸性粒细胞减少,红细胞沉降率增快,C 反应蛋白(CRP)增高,可持续 1~3 周,起病 2 天内血中游离脂肪酸水平增高。

2.血清心肌生物学指标

中、高危组不稳定型心绞痛血浆肌钙蛋白 cTnI 水平可升高,但不超过正常值上限 2 倍;急性心肌梗死心肌损伤标志物均会出现明显的升高,且其增高水平与心肌梗死范围及预后明显相关,①在心肌梗死后 1.5~2 小时即可增高,12 小时达高峰,24~48 小时恢复正常。②肌钙蛋白 I(cTnI)或 T(cTnT),起病 3 小时后升高,cTnI 于 11~24 小时达高峰,7~10 天降至正常,cTnT 于 24~48 小时达高峰,10~14 天降至正常。肌钙蛋白增高是诊断心肌梗死的敏感指标。肌酸激酶同工酶(CK-MB),起病后 4 小时内增高,16~24 小时达高峰,3~4 天恢复正常。

对心肌坏死标志物测定结果应进行综合评价,如肌红蛋白在急性心肌梗死后出现最早,敏感性高,但特异性低;cTnI 和 cTnT 出现稍延迟,但特异性很高,在胸痛症状出现 6 小时以内测定为阴性者,6 小时后应再次测定,其缺点是持续时间长达 10~14 天,对在此期间出现胸痛,判断是否有新的梗死不太有利。CK-MB 虽不如 TnT、TnI 敏感,但对早期(小于 4 小时)急性心肌梗死的诊断有重要价值。

既往沿用多年的心肌酶谱测定,包括肌酸激酶及其同工酶、谷草转氨酶、乳酸脱氢酶等,因其特异性及敏感性均不如上述心肌损伤标志物,目前已不作为用于诊断急性心肌梗死的常规检测项目,但在特定情况下仍有一定参考价值。

(二)辅助检查

1.心电图

UAP 患者中,常有伴随症状而出现的短暂 ST 段改变伴或不伴有 T 波改变,若变化持续超过 12 小时可能提示非 ST 段抬高型心肌梗死。另外,冠状 T 波高度提示急性心肌缺血,可能为前降支狭窄所致。需警惕心电图"假性正常化"。

非 ST 段抬高型心肌梗死是指心电图上无病理性 Q 波,仅有 ST-T 演变的急性心肌梗死,根据急性期心电图特征可分为 2 种类型。①ST 段压低型:无病理性 Q 波,发作时 ST 段呈水平型或下斜型压低≥1 mm,但 aVR 导联(偶见于 V_1 导联)ST 段抬高,可伴有对称性 T 波倒置,ST 段和 T 波常在数天至数周后恢复。②T 波倒置型:发作时 T 波对称性深倒置,无病理性 Q 波,也无明显 ST 段移位,T 波改变在1~6 个月恢复。

急性 ST 段抬高型心肌梗死心电图 ST 段弓背向上呈墓碑状,在面向坏死区周围心肌损伤区的导联上出现 ST 段抬高(肢体导联抬高≥2 mm,$V_1\sim V_4$ 导联抬高≥3 mm);在面向透壁心肌坏死区的导联上出现宽而深的 Q 波(病理性 Q 波);在面向损伤区周围心肌缺血区的导联上出现 T 波倒置;在背向心肌梗死区的导联则出现相反的改变,即 R 波增高、ST 段压低和 T 波直立并增高。ST 段抬高型心肌梗死心电图常出现动态性改变,在起病数小时内,心电图可无异常或出现巨大高耸的 T 波或斜升 ST 段;数小时后,ST 段明显抬高,呈弓背向上,与 T 波前支相连形成单向曲线,数小时至 48 小时出现病理性 Q 波,R 波振幅降低,是为急性期改变,Q 波在 3~4 天稳定不变,70%～80%的病理性 Q 波在心梗恢复后永久存在。心梗早期如不进行治疗干预,ST 段抬高持续数天至 2 周,逐渐回到基线,T 波变为平坦或倒置,是为亚急性期改变;数周或数月后,T 波对称性倒置,波谷尖锐,可永久存在,亦可在数月至数年内逐渐恢复,是为慢性期改变。

2.放射性核素检查

(1)^{201}Tl 心肌显像及负荷试验:^{201}Tl 随冠状动脉血流很快被正常心肌细胞摄取,静息状态下的灌注缺损区主要见于心肌梗死后的瘢痕区,可用于诊断慢性期或陈旧性心肌梗死、冠状动脉供血不足部位的心肌,则明显的灌注缺损仅见于运动后缺血区、不能运动的患者,可用腺苷或多巴酚丁胺做负荷试验,变异型心绞痛发作时缺血区常显示明显的灌注缺损。利用坏死心肌细胞中的钙离子能结合放射性锝焦磷酸盐或坏死心肌细胞中的肌凝蛋白可与其特异性抗体结合的特点,静脉注射^{99m}Tc-焦磷酸盐或^{111}In-抗肌凝蛋白单克隆抗体,进行心肌热点扫描或照相,可显示心肌梗死的范围,急性心肌梗死后 12 小时,坏死心肌开始摄取并持续 7 天左右,故一般用于诊断急性心肌梗死。

(2)心血池显像:是利用核素标记的蛋白或红细胞等从静脉注入,因其短期内不透过血管壁,均匀地分布在心腔与大血管内,通过闪烁照相可显示心脏房室腔的形态、大小、心室壁与室间隔的厚度、大血管形态及其功能状态、左室射血分数,以及显示室壁局部运动障碍等,常用的有两种方法。①门电路血池扫描:利用电脑装置的心电图门电路技术,将 R-R(心电图 R 波)间期分为若干部分,获得心动周期各个阶段的心室容积,可以计算出心脏射血分数(代表心脏收缩功能)和观察区域性室壁运动,并可以做运动试验,观察运动前后的变化。在心脏正常时,运动后射血分数增加,心肌同步收缩,不产生室壁运动异常。冠心病患者运动后射血分数下降,多数可见区域性室壁运动障碍。②首次通过技术:放射性核素首次通过心脏时,用高敏的多晶体 γ 照相可获得清晰的血池显像。心血池显像目前主要用来测定心脏功能。

(3)正电子发射心肌断层现象(PET):利用发射正电子的核素示踪剂^{18}F、^{11}C、^{13}N 等进行心肌显像,通过对心肌灌注、代谢显像匹配分析可准确评估心肌细胞的活力。

3.超声心动图

切面和 M 型超声心动图也有助于了解心室壁的运动和左心室功能,诊断室壁瘤和乳头及功能失调等。

4.冠状动脉造影

冠状动脉造影的主要目的是评价冠状动脉血管的解剖、数量和畸形,冠状动脉病变的有无、严重程度和病变范围,评价冠状动脉功能性的改变,包括冠状动脉的痉挛和侧支循环的有无,同时可以兼顾左心功能评价。在此基础上,可以根据冠状动脉病变程度和范围进行介入治疗,评价冠状动脉搭桥术和介入治疗后的效果,并可以进行长期随访和预后评价。UAP 有以下情况时为冠状动脉造影的适应证:①近期心绞痛反复发作,持续时间较长,药物治疗效果不满意。②原有劳力性心绞痛近期内突然出现休息时频繁发作者。③近期活动耐量明显减低。④梗死后心绞痛。⑤原有陈旧性心肌梗死,近期出现由非梗死区缺血所致的劳力性心绞痛。⑥严重心律失常、LVEF<40%或充血性心力衰竭。急性心肌梗死拟行冠状动脉介入治疗或冠状动脉搭桥手术者需行冠状动脉造影。冠状动脉造影一度被视为冠心病诊断的金标准,冠状动脉造影血管腔狭窄程度 50%以上冠心病即可确诊,75%以上的狭窄即可出现症状。

5.螺旋 CT 血管造影(CTA)

CTA 对冠状动脉狭窄病变、桥血管、开口畸形、支架管腔、斑块形态均显影良好,对钙化病变诊断率优于冠状动脉造影,但阴性者不能排除冠心病,阳性者应进一步行冠状动脉造影检查。CTA可作为冠心病高危人群无创性筛查及冠状动脉支架术后随访手段。

6.血管内超声(intravenous ultrasound,IVUS)

IVUS可以准确掌握血管的管壁形态及狭窄程度,尤其是在冠心病的介入性诊疗中有很高的指导价值。血管内超声是利用导管将一高频微型超声探头导入血管腔内进行探测,再经电子成像系统来显示心血管组织结构和几何形态的微细解剖信息。因此,血管内超声不仅可准确测量管腔及粥样斑块或纤维斑块的大小,更重要的是它可提供粥样斑块的大体组织信息,在显示因介入治疗所致的复杂的病变形态时明显优于造影(图8-4)。

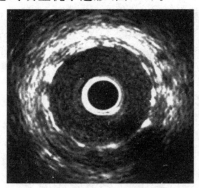

图8-4　冠状动脉IVUS影像图

在冠心病介入性治疗中,IVUS可用于指导确立最合适的治疗方案,正确选择器具的大小,确定介入性治疗的终点,确定网状支架的位置及扩张效果,预测术后再狭窄的发生等。

7.光学相干断层显像术(optical coherence tomography,OCT)

OCT是IVUS的光学同类技术,但与IVUS相比,高分辨率的OCT可在近似于组织学水平上诊断和评价冠状动脉斑块,从而更好地了解冠状动脉疾病的病理学特点,并针对不同患者的自身特点进行个体化治疗。OCT采用近红外光进行成像,其优势在于具有非常高的分辨率。OCT的轴向和横向分辨率分别为10 μm和20 μm,是IVUS的10倍。与IVUS相比,OCT可提供有关冠状动脉管壁更加细微和清晰的信息。在评价斑块纤维厚度、脂核大小、钙化存在及其面积,以及确定血栓的存在和性质等方面,OCT具有非常明显的优势。临床可用于分析斑块特性、识别易损斑块,指导介入治疗。随着OCT成像技术的进一步完善,OCT将对心血管疾病的诊断和治疗起到重要作用(图8-5)。

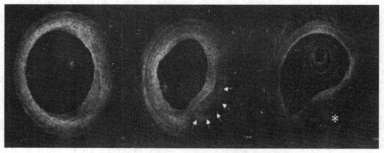

图8-5　OCT呈现的动脉粥样硬化斑块
左图为纤维性斑块,中图为纤维钙化(箭头所示)斑块,右图为脂质(＊所示)斑块

五、诊断和鉴别诊断

结合患者既往合并的冠心病危险因素、典型的临床表现、心电图检查、血清心肌生物学指标的检测,绝大多数 ACS 的诊断并不困难,部分患者因发病年龄小、临床心绞痛症状不典型或发作时很短心电图难以捕捉有意义的变化,则需进行动态心电图、运动心电图、核素显像,甚至冠状动脉造影方能确诊。

(一)不稳定型心绞痛及非 ST 段抬高型心肌梗死的诊断

不稳定型心绞痛和非 ST 段抬高型心肌梗死是病因和临床表现相似但严重程度不同的密切相关的临床情况,其主要不同表现在缺血是否严重到有足够量的心肌损害,以至于能够检测到心肌损害的标志物,肌钙蛋白 I(cTnI)、肌钙蛋白 T(cTnT)或 CK-MB。一旦确定没有心肌坏死的标志物释放(至少间隔 6 小时以上采集 2 次以上血标本),就可以将 ACS 患者诊断为不稳定型心绞痛。而标志物浓度超过正常值上限 2 倍以上则诊断非 ST 段抬高型心肌梗死。缺血性胸痛症状发作后数小时,可以在血液中检测到心肌损伤的标志物,借此可以鉴别不稳定型心绞痛和非 ST 段抬高型心肌梗死。

(二)急性 ST 段抬高性心肌梗死的诊断

(1)持续时间至少半小时以上的胸痛,疼痛符合冠心病心绞痛特点。

(2)心电图相邻的两个或两个以上导联 ST 段抬高呈弓背向上,继之出现病理性 Q 波,T 波倒置,心电图呈典型的动态演变且持续时间较长往往超过 24 小时(一过性心肌缺血发作的 ST-T 改变常在数小时恢复)。

(3)血清心肌生物学指标的改变符合心梗的变化规律和/或血清肌钙蛋白 T 或 I 升高≥正常值的 2 倍以上。

如有以上(1)或(2)和(3)两条即可诊断为 ST 段抬高的心梗;仅有胸痛发作而无(2)、(3)改变者不能确立心梗的诊断,高度怀疑者应在 6 小时后复查血清心肌生物学指标;具有典型的急性 ST 段抬高型心肌梗死的心电图改变及其演变规律者可直接确诊;既无胸痛发作,又无典型的心电图改变者,如血清心肌生物学指标的改变达标,仍应诊断急性心肌梗死。

对于胸痛合并的血流动力学不稳定,存在一过性昏厥、一过性心电图房室传导阻滞、一过性束支特别是左束支阻滞,要高度怀疑 ACS 的可能,应多次复查心电图并行血清心肌生物学指标检测,必要时行冠状动脉造影确诊。

(三)鉴别诊断

1.稳定型劳累性心绞痛

其病理基础是冠状动脉血管内斑块稳定,管腔呈固定狭窄,心绞痛程度较轻,持续时间较短,舌下含服硝酸甘油有效,心绞痛发作的频度和诱发心绞痛的体力活动和情绪激动的程度长期保持稳定,血压多无升高,全身症状少,发作时 ST 段一过性压低,血清心肌生物学指标检测无异常。

2.急性心包炎

疼痛与发热同时出现,呼吸、咳嗽时加重,早期即有心包摩擦音,心电图除 aVR 导联外,其余导联均为ST 段弓背向下的抬高,无异常 Q 波。

3.急性肺动脉栓塞

常表现为突发呼吸困难,可伴胸痛、咯血、严重低氧血症,以右心衰竭为主,心电图呈 I 导联

S波深,Ⅲ导联Q波显著,胸导联过渡区左移,右胸导联T波倒置等可资鉴别,D-二聚体监测和胸部CT检查帮助进一步明确诊断。

4.急腹症

急性胰腺炎、消化性溃疡及穿孔、急性胆囊炎、胆石症等,亦可出现上腹部疼痛,并伴有休克,通过详细询问病史、体格检查、心电图检查、肌钙蛋白和心肌酶检测可鉴别。

5.主动脉夹层

胸痛一开始即达高峰,为严重撕裂样疼痛伴有呼吸困难或昏厥,常放射到背、肋、腹、腰及下肢,两上肢的血压和脉搏可有明显差别。可有下肢一过性瘫痪,偏瘫、主动脉瓣关闭不全表现等有助于鉴别,急性起病的升主动脉夹层撕裂可累及左、右冠状动脉近段及大分支,导致冠状动脉急性严重缺血,可出现类似急性心肌梗死的心电图改变,血清心肌生物学指标检测亦可明显升高,部分患者还可出现心包积液,需仔细鉴别诊断,必要时行二维超声心动图、CT、MRI检查甚至主动脉血管造影等有助于明确诊断。

六、治疗

(一)非ST段抬高型ACS的治疗

1.治疗原则

不稳定型心绞痛和非ST段抬高型心肌梗死是具有潜在危险的严重疾病,治疗原则:①改善心肌缺血。②防止心肌梗死、再梗死及死亡等不良后果的发生。③根据患者的具体临床情况,结合危险度分层进行血运重建治疗。

2.一般治疗

(1)休息:患者应卧床休息1~3天,并进行24小时心电监护。

(2)吸氧:有呼吸困难、发绀者应给以氧气吸入,维持血氧饱和度90%以上。

(3)镇静止痛:烦躁不安、疼痛剧烈者可给予吗啡5~10 mg皮下注射。

(4)积极处理并发症:肺部感染、发热、低血压或高血压、心力衰竭、心律失常、贫血等均可能导致心肌耗氧量增加,需给予相应的处理。

(5)进行心肌损伤标志物检测,以帮助判断病情进展和临床预后。

3.抗缺血治疗

(1)硝酸酯类药物:通过扩张静脉血管,减少回心血量,降低左心室舒张末压、降低前负荷,降低心肌氧耗,并改善左心室功能,硝酸酯类药物还能通过扩张冠状动脉改善心肌血供。心绞痛发作时可舌下含服硝酸甘油0.5 mg,必要时可3~5分钟重复1次,连续3次无效者可静脉给予硝酸甘油或硝酸异山梨酯,症状消失后改口服制剂,常用的口服药物包括硝酸异山梨酯和单硝酸异山梨酯。用药过程中应注意硝酸酯类药物的耐药性和不良反应。

(2)β受体阻滞药:通过作用于心脏β_1受体,减慢心率、降低心肌收缩力、降低心室壁张力,缓解心肌缺血,对改善冠心病患者的近、远期预后均有重要作用。无禁忌证的ACS患者应尽早应用β受体阻滞药,目前常用选择性β受体阻滞药美托洛尔、比索洛尔,治疗剂量应个体化,以将患者静息心率控制在55~60次/分为宜。对于已经使用硝酸酯类药物和钙通道阻滞剂疗效不佳的患者,可联合应用β受体阻滞药。

(3)钙通道阻滞剂:钙通道阻滞剂用于左心功能尚好的不稳定型心绞痛和非ST段抬高型心肌梗死患者,从发病24~72小时开始应用,可显著降低再发心梗和心梗后心绞痛的发生率。钙通道阻滞剂对血管痉挛性心绞痛有特效,长效硝酸酯类药物和钙通道阻滞剂合用缓解症状的效果和单一药物治疗一样,且不能降低死亡率。二氢吡啶类钙通道阻滞剂不宜联合应用,以免对心肌收缩功能和传导功能产生严重的抑制作用而导致不良后果的发生。

4.抗血小板治疗

冠状动脉斑块破裂后血栓形成和血栓栓塞是导致 ACS 的主要病理生理学机制,而血小板活化是血栓形成和血栓栓塞过程中起决定性作用的关键环节,抗血小板治疗可降低 ACS 患者血栓事件的发生率,改善预后。目前临床上将阿司匹林、氯吡格雷双联抗血小板治疗方案作为 ACS 抗血小板治疗的基础,阿司匹林是目前临床应用最广泛的抗血小板药物,是冠心病抗血小板治疗的基石,长期应用可降低冠心病缺血事件的发生率,目前多数指南推荐阿司匹林负荷剂量 160～325 mg(水溶剂),维持剂量 100 mg/d,所有 ACS 患者均应在使用阿司匹林的基础上加用氯吡格雷,急性期患者或拟接受 PCI 的患者,应给予 300～600 mg 的负荷量,继以 75 mg/d 维持,目前推荐 PCI 术后双联抗血小板治疗至少维持12个月,12个月后如患者情况稳定,可考虑停用氯吡格雷。

在中、高危的 ACS 患者,尤其存在肌钙蛋白升高或糖尿病患者,可在双联抗血小板治疗的基础上加用血小板膜糖蛋白受体拮抗药(GPⅡb/Ⅲa 受体拮抗药),GPⅡb/Ⅲa 受体拮抗药还能使接受 PCI 的患者缺血、死亡事件的发生降低,且该类患者获益最大。临床常用的 GPⅡb/Ⅲa 受体拮抗剂包括阿昔单抗、依替巴肽、替罗非班等,前者为 ACS 接受 PCI 患者的首选。

此外,选择性磷酸二酯酶抑制药西洛他唑具有抗血小板聚集、扩血管、抗平滑肌细胞增生、改善内皮功能的作用,在阿司匹林或氯吡格雷存在禁忌的患者可考虑用于替代治疗,常用剂量50～100 mg,每天 2 次。

近年新研制的 ADP、P2Y12 抑制药类抗血小板药物还包括普拉格雷、替格雷洛,坎格雷洛等,也被逐渐用于临床。其中普拉格雷为新型噻吩吡啶类药物,抗血小板作用强于氯吡格雷,常用负荷剂量为60 mg,维持量 10 mg/d。

5.抗凝治疗

目前临床常用的抗凝药有两大类,一类为间接凝血酶抑制药,包括肝素、低分子肝素,黄达肝葵钠为人工合成的选择性 Xa 因子抑制药;另一类为直接凝血酶抑制药,包括水蛭素、比伐芦定、来匹芦定、阿加曲班等,对凝血酶激活因子 V、Ⅷ、Ⅻ 及凝血酶诱导的血小板聚集均有抑制作用。无论患者是否接受 PCI 和支架植入治疗,所有的非 ST 段抬高型 ACS 患者的急性期,在抗血小板治疗的同时,应尽快启动抗凝治疗,低分子肝素、黄达肝葵钠的抗凝治疗效果优于普通肝素,两者均不宜与普通肝素交叉应用。黄达肝葵钠被推荐为在抗凝治疗方面具有最好的疗效与安全性,常用剂量 2.5 mg/d,皮下注射,也可用低分子肝素 5 000 U,每天 2 次皮下注射,连用 8 天后停药。

6.调脂治疗

在冠心病的现代防治策略中,调脂治疗已成为不可或缺的重要策略之一,调脂治疗既是一种治疗选择,又是二级预防的重要干预措施。目前国内外血脂异常管理指南均明确指出低密度脂蛋白胆固醇(LDL-C)是调脂治疗干预的首要目标,主张将冠心病患者 LDL-C 降至 2.6 mmol/L 作为调脂治疗的目标值。常用药物包括辛伐他汀、洛伐他汀、普伐他汀、阿托伐他汀、瑞舒伐他汀等。在应用调脂药物方面有三点是必须要明确的:①要正确选择调脂药物,凡以胆固醇和LDL-C 为主的血脂异常,首选他汀类调脂药;以甘油三酯为主的血脂异常,首选贝特类调脂药;混合型血脂异常根据血脂增高的具体情况选择调脂药,必要时可两者联合应用。②要做到个体化和长期用药,依据血脂水平和心血管病状况决定药物选择和起始剂量,首次用药1个月后复查安全性指标和血脂水平,适当进行调整,以后每3~6个月复查1次。只要没有严重不良反应,调脂药物就要坚持服用,不要随意停药。③要将药物治疗与生活方式调理密切结合起来,在冠心病九大危险因素中,可控制的因素占一半多,这些可控制因素大都与生活方式有关,如吸烟、酗酒、肥胖、过多脂肪和缺乏蔬菜及缺乏运动等,纠正这些不良生活方式,并与药物治疗相结合,方能取得理想效果。

7.冠状动脉血运重建

(1)介入治疗:急性期选择保守治疗的患者,在病情稳定后根据患者的临床情况及危险度分层进行综合分析,在合理应用抗血小板药物、抗凝药、β受体阻滞药、硝酸酯类药物、非二氢吡啶类钙通道阻滞剂的基础之上,根据患者临床情况决定是否选择介入治疗。尽早介入治疗的指征:①在药物治疗的情况下,出现反复发作的静息性心绞痛或低活动量下的心绞痛;②CK-MB和/或cTnT升高;③新出现的ST段压低;④复发性心绞痛伴心功能不全(射血分数<40%)或低血压<12.0/8.0 kPa(90/60 mmHg);⑤低运动量下的运动试验阳性;⑥持续性室速;⑦6个月前接受过PCI或CABG治疗。

(2)冠状动脉旁路移植术:顽固性心绞痛,冠状动脉造影为左主干病变、多支血管病变,合并糖尿病、心功能不全,不宜行PCI或PCI治疗不成功的患者,可考虑行冠状动脉旁路移植术,可使患者获益。

(二)急性ST段抬高型心肌梗死的治疗

1.治疗原则

治疗原则:①改善心肌缺血,挽救濒死心肌;②缩小梗死范围,维持心脏功能;③防治并发症,挽救患者生命;④尽早进行冠状动脉血运重建;⑤控制危险因素,提高生活质量。

2.院前急救

随120出诊的急诊科医师应充分熟悉ACS的院前急救流程:①吸氧、建立静脉通道、心电监护;②生命体征,包括血压、心率、心律、呼吸的监测;③测定氧分压;④18导联心电图的动态观察;⑤询问病史、体格检查;⑥急诊医师应树立时间就是生命,时间就是心肌的观念,1旦急性ST段抬高型心肌梗死诊断确立,应充分做好转运前准备,并通知有介入治疗资质的心血管中心,及时开通急性心肌梗死急救绿色通道,命导管室做好手术准备,同时给予患者阿司匹林,氯吡格雷口服,如预计转运过程超过2小时,应于30分钟钟内给予尿激酶或rt-PA静脉溶栓治疗1次;疼痛剧烈者可给予吗啡5~10 mg静脉注射或哌替啶50~100 mg肌内注射;如患者于院前出现恶性致命性室性心律失常应立即给予电除颤,同时经静脉给予利多卡因、胺碘酮等抗心律失常药物;出现严重缓慢性心律失常者应给予阿托品1~2 mg静脉注射,有条件者可于当地医院植入临时心脏起搏器,以保证转运安全,并为下一步介入治疗拯救患者生命赢得机会。

3.急诊科处理措施

患者到达急诊科处理措施:①吸氧、建立静脉通道、心电监护;②坐命体征,包括血压、心率、心律、呼吸的监测;③测定氧分压;④18导联心电图的动态观察;⑤询问病史、体格检查;⑥血液生化检查,包括心肌酶谱、肌钙蛋白、电解质、凝血系列、血常规、血糖及肝肾功能等;⑦对于急性ST段抬高型心肌梗死患者,在有条件行急诊冠脉介入治疗的医疗单位,应立即经急性心肌梗死急救绿色通道,由急诊科直接进入导管室行介入治疗;急诊科处理应快速、高效,尽量节省时间,缩短就诊－球囊开通冠状动脉时间,以达到最大限度地挽救患者心肌的目的。

4.急诊治疗

(1)一般治疗:①卧床休息,有利于减轻心脏负荷,减轻心肌的缺氧;②给氧,通过吸氧改善症状;③口含硝酸甘油,随后则静脉滴注硝酸甘油;④充分的止痛治疗,可应用吗啡皮下注射或静脉注射3～5 mg或哌替啶(哌替啶)50～100 mg肌内注射,并同时选用硝酸甘油和β受体阻滞药;⑤嚼服阿司匹林,常规应用300 mg,同时口服他汀类药物及氯吡格雷;⑥抗凝治疗,应用低分子肝素皮下注射或静脉应用肝素;⑦防治心律失常,由于可出现各种心律失常,可根据患者的临床特点,进行评估并采取相应治疗措施;通过积极的紧急救治,可达到最大限度挽救濒死心肌、防治并发症、提高生存率、改善患者的预后的目的。

(2)再灌注治疗:再灌注治疗是急性ST段抬高型心肌梗死早期最重要的治疗措施,起病3～6小时使闭塞的冠状动脉再通,心肌得到再灌注,可挽救濒死心肌,缩小梗死范围,有利于心室重塑,能明显改善患者预后。

介入治疗(PCI):①能在患者住院90分钟内施行PCI;②心导管室每年施行PCI手术100例以上并有心外科待命;③术者每年独立施行PCI超过30例;④急性心肌梗死直接PTCA成功率超过90%;⑤在所有送到导管室的患者中,能完成PCI者达85%以上。在患者到达急诊科明确诊断后,在进行常规治疗的同时,做好术前准备,直接将患者送导管室。起病超过6小时,甚至72小时以内,如患者经治疗仍有反复发作的明显胸痛,仍可以考虑行PCI。非ST段抬高的ACS,可根据患者的具体情况择期行介入治疗。

溶栓治疗:对于急性ST段抬高型心肌梗死急性心梗发作6小时以内的患者,如无条件行介入治疗,应予尿激酶、链激酶或rt-PA溶栓治疗,常用尿激酶1 500 000～2 000 000 U 30分钟内静脉滴注;链激酶1 500 000 U 60分钟内静脉滴注,由于链激酶有变态反应发生,目前临床已基本不用;rt-PA 100 mg 90分钟内静脉给予:先静脉注入15 mg,随后30分钟内静脉滴注50 mg,其后60分钟内再静脉滴注35 mg,用rt-PA前需先用肝素5 000 U静脉注射,用药以继续以每小时肝素700～1 000 U持续静脉滴注48分钟。使用尿激酶或链激酶溶栓治疗的患者,在用药6分钟后开始监测APTT或ACT,在其下降到正常对照值2倍以内时开始给予肝素治疗。溶栓治疗前应仔细权衡治疗效果与潜在的危险性,以下患者禁用:①活动性内出血;②出血性脑卒中病史及6个月内的缺血性脑卒中;③新近(2个月内)颅脑或脊柱的手术及外伤史;④颅内肿瘤、动静脉畸形或动脉瘤;⑤已知的出血体质;⑥严重的未控制的高血压,判断溶栓治疗成功与否,对于决定下一步的治疗策略有重要的意义,溶栓治疗成功的标准包括:2小时内胸痛症状消失或明显缓解;2小时内每半小时前后对照,心电图ST段下降超过50%;再灌注心律失常,常见室性期前收缩、短阵室性心动过速、心室颤动、一过性房室传导阻滞或束支阻滞;CK-MB峰值前移(14小时内)。冠脉造影达TIMI血流3级。

急诊冠脉搭桥手术:介入治疗失败或溶栓治疗无效有手术指征者,应争取在6～8小时施行主动脉-冠状动脉旁路移植术。

5.急性期的治疗

(1)消除心律失常:ACS特别是急性心肌梗死的患者,可出现各种类型的心律失常,快速性室性心律失常常发生于前壁心肌梗死的患者,下壁心肌梗死常出现心动过缓、房室传导阻滞等缓慢性心律失常,及时消除心律失常,可避免演变为严重心律失常甚至猝死。①发生心室颤动或持续性多形性室性心动过速,应尽快采用非同步直流电除颤,室性心动过速药物治疗效果不佳时也应尽早同步直流电复律。②对于室性期前收缩或室性心动过速,立即用利多卡因 50～100 mg 静脉注射,5～10 分钟重复 1 次,直至心律失常消失或总量已达 300 mg,继以 1～3 mg/min 的速度维持;经治疗室性心律失常仍反复发作可用胺碘酮。③缓慢性心律失常可用阿托品 0.5～1.0 mg,肌内注射或静脉注射。④并发二度Ⅱ型或三度房室传导阻滞,且血流动力学不稳定或患者出现昏厥、阿-斯综合征发作,宜尽快经静脉植入临时心脏起搏器,待传导阻滞恢复后撤出。⑤室上性快速性心律失常发作,可用美托洛尔、洋地黄、胺碘酮、普罗帕酮,如无心功能不全亦可用维拉帕米、地尔硫䓬等,药物治疗无效,可行同步直流电转复。

(2)纠正心力衰竭:缺血或濒死心肌得到及时再灌注,是改善心功能最有效的措施,缺血或梗死面积过大,未能及时再灌注或再灌注失败,常导致心力衰竭的发生。纠正心力衰竭主要是治疗急性左心衰竭,以应用吗啡(哌替啶)和利尿药为主,亦可使用血管扩张药扩张冠状动脉,减轻心肌负荷,必要时可考虑使用多巴酚丁胺 10 μg/(kg·min)静脉滴注或使用小剂量血管紧张素转化酶抑制剂,洋地黄类药物在急性心肌梗死早期(24 小时内)疗效欠佳,且容易诱发室性心律失常,应尽量避免使用。药物治疗无效的急性左心衰竭,在有条件的医院应行主动脉内球囊反搏治疗,以帮助患者度过危险期。有右心室心梗的患者,应慎用利尿药。

(3)控制休克。①补充血容量:对血容量不足,中心静脉压或肺动脉楔压低者,用右旋糖酐-40 或 5%～10% 葡萄糖液静脉滴注,维持中心静脉压>1.8 kPa(18 cmH_2O),肺小动脉楔压>2.0 kPa(15 mmHg);右心室心梗时,中心静脉压升高并非是补充血容量的禁忌,此时应适当增加补液量,以维持右心室足够的前负荷,提高心排血量。②应用升压药:补充血容量后血压不升,而肺动脉楔压(PCWP)和心排血量正常时,提示周围动脉张力不足,可给予升压药物,常用多巴胺,起始剂量 3～5 μg/(kg·min)或去甲肾上腺素 2～8 μg/(kg·min);亦可用多巴酚丁胺,起始剂量 3～10 μg/(kg·min)静脉滴注。③应用血管扩张药:经上述处理血压仍不升,而肺动脉楔压增高,心排血量低或周围血管收缩、四肢厥冷、发绀,用硝普钠 15 μg/min 开始静脉滴注,每 5 分钟增加剂量直至 PCWP 降至 2.0～2.4 kPa(15～18 mmHg);亦可用硝酸甘油 10～20 μg/min 开始静脉滴注,每 5～10 分钟增加剂量 5～10 μg/min 直至左心室充盈压下降。④维持水、电解质、酸碱平衡,保护重要脏器功能;有条件的医院可行主动脉内球囊反搏进行循环支持,同时进行冠状动脉造影及 PCI,可能挽救部分危重患者的生命。

6.常规药物治疗

(1)抗血小板治疗:抗血小板治疗方案同 UA/NSTENI 患者。

(2)调脂治疗:调脂治疗方案同 UA/NSTENI 患者。

(3)其他治疗。①β 受体阻滞药和钙通道阻滞剂:急性 ST 段抬高型心肌梗死早期,如无禁忌证,均应尽早使用 β 受体阻滞药,尤其前壁心肌梗死伴交感神经活性亢进或快速性心律失常者,可防止梗死范围扩大,减少恶性心律失常的发生,改善近、远期预后。β 受体阻滞药如有禁忌而无明显心功能不全者,可考虑使用地尔硫䓬等钙通道阻滞剂,可能达到类似效果。②血管紧张素转化酶抑制剂治疗:血管紧张素转化酶抑制剂能够逆转急性心肌梗死患者心室重塑,降低心力衰竭的发生率,改善血管内皮功能,特别适用于 ACS 合并高血压的患者;除非有禁忌,所有患者均应使用。一般从小剂量开始,如能耐受,24～48 小时逐渐增加到目标剂量。血管紧张素转化酶抑制剂不能耐受者可用血管紧张素Ⅱ受体阻滞剂替代。③抗凝治疗:急性 ST 段抬高型心肌梗死的患者,如接受溶栓治疗,其肝素的使用见前述,肝素治疗 48 小时后改用低分子肝素或黄达肝葵钠,连用 8 天后停药;对于接受 PCI 治疗的患者,如术前 12 小时内已使用低分子肝素皮下注射,则 PCI 手术过程中不需要再交叉使用普通肝素,而用黄达肝葵钠抗凝治疗的患者,PCI 手术过程中需要使用普通肝素 85 U/kg,或 60 U/kg 联合 GP Ⅱb/Ⅲa 受体拮抗药;直接凝血酶抑制药与凝血酶发生不可逆结合而将凝血酶灭活,对凝血酶诱导的血小板聚集有抑制作用,但不影响血小板功能,不引起外周血中血小板数减少,可用于血小板数减少又需要抗凝治疗的患者。急性心肌梗死的后期,下列情况需口服抗凝剂治疗:超声心动图提示心腔内活动性血栓,口服华法林 2~6 个月,合并心房颤动者,长期口服华法林,维持 INR 2~3,并在早期重叠使用肝素或低分子肝素,直到华法林充分显效。④极化液治疗:氯化钾 1.5 g,胰岛素 10 U 加入 10% 葡萄糖液 500 mL 中,静脉滴注,每天 1~2 次,疗程 7~14 天。可促进心肌摄取和代谢葡萄糖,使钾离子进入细胞内,恢复细胞极化状态,有利于减少心律失常,保证心脏正常收缩,并使心电图上抬高的 ST 段回到等电位线。

7.右心室心肌梗死的治疗

右心室心肌梗死常引起右心衰竭伴低血压,可无明显左心功能不全,此时宜扩张血容量。在血流动力学监测下静脉输液,直到低血压纠正或 PCWP 达 2.0~2.4 kPa(15~18 mmHg)。如输液 1~2 L 低血压仍未纠正者可用正性肌力药物,首选多巴酚丁胺。不宜使用利尿药。伴有严重心动过缓或房室传导阻滞者可予临时心脏起搏。

七、预防

正常人群预防动脉粥样硬化和冠心病,属一级预防,一级预防的主要措施在于控制危险因素。①戒烟。②控制体重至理想体重。③坚持有计划的适量运动。④进食低盐、低脂、低糖饮食。⑤控制血压。⑥治疗糖尿病。⑦控制血脂水平,使 LDL 达标(<2.6 mmol/L)。已有冠心病患者预防再梗死和其他心血管事件的发生,属二级预防。为便于记忆,可归纳为 ABCDE 五个方面。

(1)Aspirin 抗血小板治疗(或氯吡格雷)(A):血管紧张素转化酶抑制剂/血管紧张素Ⅱ受体阻滞剂;Anti-anginal therapy 抗心绞痛治疗,硝酸酯类药物。

(2)β-blocker 控制血压(B):Blood pressure control 控制血压。BMI control 控制体重。

(3)Cigarette quitting 戒烟(C):Cholesterol-lowering 控制血脂水平。

(4)Diet 控制合理饮食(D):Diabetes treatment 控制糖尿病。

(5)Exercise 运动,有计划的适量运动(E):Education 教育:患者及家属冠心病知识教育。

(邢　帅)

第四节　急性心力衰竭

急性心力衰竭(acute heart failure,AHF)又称急性心力衰竭综合征,是指心力衰竭的症状和/或体征的急剧发作或在平时症状、体征基础上急剧恶化,常危及生命、需要立即予以评估和治疗,甚至急诊入院。AHF 既可以是急性起病(先前不知有心功能不全的病史)、也可以表现为慢性心力衰竭急性失代偿(acute decompensated heart failure,ADHF),其中后者更为多见,约占 80%。临床上最为常见的 AHF 是急性左心衰竭,而急性右心衰竭较少见。

急性左心衰竭是指急性发作或加重的左心功能异常所致的心肌收缩力明显降低、心脏负荷加重,造成急性心排血量骤降、肺循环压力突然升高、周围循环阻力增加,从而引起肺循环充血而出现急性肺淤血、肺水肿,以及伴组织器官灌注不足的心源性休克的一种临床综合征。急性右心衰竭是指某些原因使右心室心肌收缩力急剧下降或右心室的前后负荷突然加重,从而引起右心排血量急剧减低的临床综合征。

AHF 已成为年龄>65 岁患者住院的主要原因,严重威胁生命,需紧急医疗干预;AHF 预后很差,住院病死率为 3%,6 个月的再住院率约 50%。

一、病因和诱因

AHF 一般为原处于代偿阶段的心脏由某种或某些诱因引起突然恶化,或原有不同程度心功能不全者病情突然加重,但原来心功能正常者亦可以突然发生(如首次发生大面积急性心肌梗死、急性重症心肌炎、外科手术后等)。急性右心衰竭的常见病因为急性右心室梗死或急性肺栓塞。

(一)感染

AHF 的常见诱发因素包括感染、心律失常、输液过多或过快、过度体力活动、情绪激动、治疗不当或依从性不好、贫血、妊娠与分娩等。是最常见的诱发因素,其中以肺部感染尤为多见,这不仅由于呼吸道感染是多发病,更由于多数充血性心力衰竭患者有程度不同的肺淤血,易于发生肺部感染。

(二)心律失常

房颤是慢性心脏瓣膜病、冠心病等器质性心脏病最常见的并发症之一,而快速心房颤动同时也是诱发心力衰竭或使充血性心力衰竭急性加重的重要因素,这不仅因为心室率增快,心室充盈不足,也由于心房失去规律性收缩,从而失去对心脏排血量贡献的 20%~30%血量。其他快速性心律失常由于心率突然加快,使心脏的负荷、心肌的耗氧量急剧增加,心排血量减少。严重的缓慢心律失常如二度或三度房室传导阻滞,心排血量也有明显的下降,均可诱发或加重心力衰竭。

(三)血容量增加

由于对患者潜在的心脏病或其边缘心功能状态认识不足,在治疗其他疾病时,静脉输入液体过多、过快,使心脏在短时间内接受高容量负荷的冲击,易于诱发或加重心力衰竭甚至出现急性肺水肿。饮食中盐量不适当的增加,摄入钠盐过多,也是增加血容量的原因。

(四)过度体力活动或情绪激动

过度体力活动是常见的突然发生心力衰竭的诱因,这种情况多发生在原来不知道自己有心脏病或者虽然知道有心脏病但平时症状不多的患者。

情绪激动致交感神经兴奋性增高,心率增快,心肌耗氧增加,也是并不少见的诱因。停用洋地黄是充血性心力衰竭反复或加重的常见原因之一,这种情况多见于出现洋地黄毒性反应,停服后未能及时恢复应用。停用抗高血压药更是高血压治疗中存在的常见且重要的问题,在高血压心脏病或伴有心力衰竭者,不恰当停用治疗药物可使血压重新升高,心脏负担加重。

(五)治疗不当或依从性不好

原有心脏病变加重如慢性风湿性心脏瓣膜病出现风湿活动,或并发其他疾病如甲状腺功能亢进、贫血等。妊娠与分娩也是重要的诱发因素。

二、分类

既往根据临床表现将 AHF 分成六类。此外，Alexandre 等人根据靶器官的病理生理改变和 AHF 的初始临床表现，分为"血管性"和"心脏性"AHF。

2016 欧洲心脏病学会（ESC）《急、慢性心力衰竭诊断和治疗指南》（简称 2016 ESC 指南）给出 AHF 的主要分类方法：①根据血压水平分类，大多数 AHF 患者表现为收缩压正常[12.0～18.7 kPa(90～140 mmHg)]或升高[>18.7 kPa(140 mmHg)，高血压性 AHF]，仅有 5%～8% 患者表现为低收缩压[<12.0 kPa(90 mmHg)，低血压性 AHF]，该类患者预后不良，特别是同时伴有组织低灌注者。②根据需要紧急干预的病因分类，如急性冠脉综合征、高血压急症、心律失常、急性机械性因素及急性肺栓塞。③AHF 的临床分级，主要基于床旁对于充血（即"干"或"湿"）和/或外周组织低灌注（即"暖"或"冷"）相关症状和体征的综合评估，共分四组：暖/湿（最常见）、冷/湿、暖/干、冷/干，该分类有助于指导 AHF 的早期治疗及预后评估。④急性心肌梗死合并心力衰竭可采用 Killip 分级方法。

2016 ESC 指南重新强调以 AHF 的症状和体征等临床资料来定义和分类，未重申"伴血浆脑钠肽（BNP）水平的升高"，这提示在 AHF 的诊断中要重视患者的临床症状和体征，迅速给予初步诊断和分类，以指导早期治疗及预后评估。

三、病理生理

正常心脏有丰富的储备力，使之能充分适应机体代谢状态的各种需要。当心肌收缩力减低和/或负荷过重、心肌顺应性降低时，心脏储备力明显下降，此时机体首先通过代偿机制，包括 Frank-Starling 机制（增加心脏前负荷，回心血量增多，心室舒张末容积增加，从而增加心排血量及提高心脏做功量）、心肌肥厚、神经体液系统的代偿（包括交感-肾上腺素能神经兴奋性增强和肾素-血管紧张素-醛固酮系统激活）等，从而增加心肌收缩力和心率来维持心排血量。此外心房利钠肽（ANP）和脑利钠肽（BNP）、精氨酸加压素和内皮素等细胞因子也参与了心力衰竭的发生与发展。

虽然在心力衰竭发生时心脏有上述代偿机制，但是这些代偿机制所产生的血流动力学效应是很有限的，甚至在一定程度上可能会有害，当心脏出现失代偿状态时即发生心力衰竭。正常人肺毛细血管静水压一般不超过 1.6 kPa(12 mmHg)，血浆胶体渗透压为 3.3～4.0 kPa(25～30 mmHg)，由于二者压差的存在，有利于肺毛细血管对水分的重吸收，肺毛细血管的水分不能进入肺泡和肺间质。当急性左心衰竭发生时，左心室舒张末压（LVEDP）和左心房平均压升高，当肺静脉压大于2.4 kPa(18 mmHg)时，产生肺淤血；当肺毛细血管压超过血浆胶体渗透压时，血液中的水分即可从肺毛细血管渗透到肺间质。开始时通过淋巴流的增加引流肺间质内的液体，但是随着肺毛细血管压的继续升高，肺间质的淋巴循环不能引流过多的液体，此时的液体积聚于肺间质，在终末支气管和肺毛细血管周围形成间质性肺水肿；当间质内液体继续聚集，肺毛细血管压继续增加大于 3.3 kPa(25 mmHg)以上时，肺泡壁基底膜和毛细血管内皮间的连接被破坏，血浆和血液中的有形成分进入肺泡，继而发生肺水肿。原有慢性心功能不全的患者如二尖瓣狭窄，其肺毛细血管壁和肺泡基底膜增厚，肺毛细血管静水压需大于 4.7～5.3 kPa(35～40 mmHg)才发生肺水肿，此类患者肺毛细血管静水压突然升高可因一时性体力劳动、情绪激动或异位性心动过速（如房颤）引起肺循环血流量突然增多。在肺泡内液体与气体形成泡沫后，表面张力增大,妨碍通气和肺毛细血管从肺泡内摄取氧,可引起缺氧;同时肺水肿可减低肺的顺应性,引起换气不足和肺内动静脉分流,导致动脉血氧饱和度减低,组织乳酸产生过多而发生代谢性酸中毒,使心力衰竭进一步恶化,甚至引起休克、严重心律失常而致死。

急性左心衰竭时,心血管系统的血流动力学改变包括:①左心室顺应性降低、dp/dt降低,LVEDP升高(单纯二尖瓣狭窄例外);②左心房压(LAP)和容量增加;③肺毛细血管压或肺静脉压增高;④肺淤血,严重时急性肺水肿;⑤外周血管阻力(SVR)增加;⑥肺血管阻力(PVR)增加;⑦心率加速;⑧心脏每搏量(SV)、心排血量(CO)、心脏指数(CI)降低;⑨动脉压先升高后下降;⑩心肌耗氧量增加。

四、诊断

(一)病史

病史可提供与急性左心衰竭病因或诱因有关的信息。患者先前有较轻的充血性心力衰竭的症状如易疲劳、劳力性呼吸困难或阵发性夜间呼吸困难,或体循环淤血如双下肢水肿的征象,遇有感染、慢性阻塞性肺疾病(COPD)急性加重、心律失常、输液过多或过快等因素,致使心力衰竭短时间内恶化或加重,即慢性心力衰竭急性失代偿;原无症状者"突然"发生 AHF 常提示冠心病急性心肌梗死或其机械并发症如腱索断裂、急性重症心肌炎、快速心律失常等。

(二)临床表现特点

1.基础心血管疾病的病史和表现

AHF 发作迅速,可以在几分钟到几小时(如 AMI 引起的急性心力衰竭),或数天至数周内恶化。患者的症状也可有所不同,从呼吸困难、外周水肿加重到威胁生命的肺水肿或心源性休克,均可出现。急性心力衰竭症状也可因不同病因和伴随临床情况而不同。大多数患者有各种心脏疾病史,存在引起急性心力衰竭的各种病因。老年人中主要病因为冠心病、高血压和老年性退行性心瓣膜病,年轻人中多由风湿性心瓣膜病、扩张型心肌病、急性重症心肌炎等所致。

2.早期表现

原来心功能正常的患者出现原因不明的疲乏或运动耐力明显减低,以及心率增加 15～20 次/分,可能是左心功能降低的最早期征兆。继续发展可出现劳力性呼吸困难、夜间阵发性呼吸困难、不能平卧等;检查可发现左心室增大、舒张早期或中期奔马律、P$_2$亢进、两肺尤其肺底部有湿性啰音,还可有干啰音和哮鸣音,提示已有左心功能障碍。

3.急性肺水肿

起病急骤,病情可迅速发展至危重状态。突发呼吸困难、呼吸浅快、频率达 30～40 次/分或以上,端坐呼吸,咳嗽、咳大量白色或粉红色泡沫样痰,甚至可从口腔或鼻腔中涌出,烦躁不安或有恐惧感,口唇发绀、皮肤湿冷、大汗淋漓、湿啰音始于肺底部,迅速布满全肺,具有"突然发生、广泛分布、大中小湿啰音与哮鸣音并存、变化快"的特点。心音快而弱,心尖部闻及第三和/或第四心音奔马律。

4.心源性休克

主要表现:①持续性低血压,收缩压降至 12.0 kPa(90 mmHg)以下,且持续 30 分钟以上,需要循环支持;②血流动力学障碍:肺毛细血管楔压(PCWP)≥2.4 kPa(18 mmHg),心脏指数≤2.2 L/(min·m^2)(有循环支持时)或 1.8 L/(min·m^2)(无循环支持时);③组织低灌注状态,可有皮肤湿冷、苍白和发绀,尿量显著减少(<30 mL/h),甚至无尿,意识障碍,代谢性酸中毒。

（三）辅助检查

1. 生物学标志物

（1）血浆 B 型利钠肽（B-type natriuretic polypeptide，BNP）或 N-末端利钠肽原（N-terminal pro-brain natriuretic peptide，NT-proBNP）：血浆 BNP/NT-proBNP 水平能够很敏感的反映血流动力学变化，并且能在急诊室或床旁快速检测，操作便捷，BNP/NT-proBNP 水平升高在急性心源性（心力衰竭）与非心源性呼吸困难的诊断与鉴别诊断中作用日益突出，具有卓越的应用价值。需要强调的是，年龄、体重指数、肾功能、严重脓毒症和肺血栓栓塞性疾病等都是影响 BNP 或 NT-proBNP 水平的重要因素，诊断 AHF 时 NT-proBNP 水平应根据年龄和肾功能不全分层：50 岁以下的成人血浆 NT-proBNP 浓度＞450 ng/L，50 岁以上血浆浓度＞900 ng/L，75 岁以上应＞1 800 ng/L，肾功能不全（肾小球滤过率＜60 mL/min）时应＞1 200 ng/L。相对于 BNP/NT-proBNP 水平升高有助于诊断心力衰竭，BNP/NT-proBNP 水平不高特别有助于除外心力衰竭，BNP＜100 ng/L、NT-proBNP＜300 ng/L 为排除 AHF 的切点。

BNP 或 NT-proBNP 还有助于心力衰竭严重程度和预后的评估，心力衰竭程度越重，BNP 或 NT-proBNP 水平越高；NT-proBNP＞5 000 ng/L 提示心力衰竭患者短期死亡风险较高，＞1 000 ng/L 提示长期死亡风险较高。尽管从总体上讲，不同心功能分级病例的 BNP 或 NT-proBNP 升高幅度有较大范围的交叉或重叠，难以单次的 BNP 或 NT-proBNP 的升高水平来对个体心力衰竭的程度做出量化判断，但连续动态的观察对于个体的病情与走势的判断是有很大帮助的，甚至于有指导临床治疗的作用。当然，BNP 或 NT-proBNP 也不能判断心力衰竭的类型属收缩性（EF 降低）或舒张性（EF 保留）心力衰竭。一种心脏疾病状态时常会有多种病理与病理生理变化。

（2）心肌肌钙蛋白 I/T（cTnI/T）：充血性心力衰竭时，长期慢性的心肌缺血缺氧必然导致心肌损伤，这种损伤会在诸多应激状态下急性加重，因此 AHF 患者 cTnI/T 多有增高；重要的是，心肌细胞损伤与心功能恶化或加重往往互为因果。研究认为，cTnI/T 也是心力衰竭独立预后因素，与低的 TnI 患者相比，增高的 TnI 患者的病死率和再住院率明显增高，治疗期间 TnI 水平增加的患者与 TnI 水平稳定或降低的患者相比有更高的病死率。若是联合检测 cTnT 和 BNP 则更有助于充分地评估心力衰竭患者的危险。

（3）可溶性 ST2（sST2）：ST2 属于 IL-1 受体家族的新成员，作为 IL-33 的诱骗受体，可以与 IL-33 结合，从而阻断 IL-33 与 ST2L 结合，继而削弱 IL-33/ST2L 信号通路的心血管保护作用。在心肌受到过度牵拉造成损伤的过程中，大量可溶性 ST2（sST2）生成使心肌缺乏足够的 IL-33 的保护，从而加速心肌重构和心室功能障碍，导致死亡风险增高。

（4）其他生物学标志物：有研究证实，中段心房利钠肽前体（MR-proANP，分界值为 120 pmol/L）用于诊断 AHF，其效能不差于 BNP 或 NT-proBNP，也是一个较好的生物学标志物。

伴有肾功能不全的 AHF 或是 AHF 治疗中出现急性肾损伤是预后不良的危险因素。与血肌酐（Scr）相比，半胱氨酸蛋白酶抑制剂 C 不受年龄、性别、肌肉含量等因素的影响，能更好的反映肾小球滤过率及敏感地反映早期肾损害，是评价急、慢性肾损伤的理想生物学标志物之一。近期的研究还证明，中性粒细胞明胶酶相关脂质运载蛋白（NGAL）也是急性肾损伤的早期标志物，对急性肾损伤的早期有良好价值。疑似急性肺血栓栓塞需检测 D-二聚体。

2.胸部 X 线检查

X 线胸片显示肺淤血(肺上野血管纹理增多、粗乱,肺门角平直)、间质性肺水肿(Kerley B 线)、肺泡性肺水肿(两肺门见大片云雾状蝶翼形阴影),心影增大;可以伴有少量胸腔积液。

3.心电图检查

特别有助于了解有无心律失常、急性心肌缺血或梗死等表现,也可提示原有基础心脏病情况,以及严重电解质紊乱如低钾或高钾血症等。

4.超声心动图

可准确评价心脏结构与功能变化,如室壁变薄或增厚、左心室舒张末径增大或容量增加、心室壁运动幅度减弱或不协调,左室射血分数减低或保留,以及基础心脏病表现等。

5.胸部与腹部超声

床旁胸部超声可发现肺间质水肿的征象(B 线);腹部超声可检查下腔静脉直径和腹水。

6.血气分析

急性左心衰竭时,PaO_2 常不同程度降低,并且由于组织缺氧产生无氧代谢,致代谢性酸中毒;$PaCO_2$ 在病情早期多因过度换气而降低,但在病情晚期 $PaCO_2$ 升高可出现混合性酸中毒。血气分析对于 AHF 的诊断价值不如其评价病情严重程度的意义大。

2016 ESC 指南:动脉血气分析不需要常规检测,除非 SpO_2 异常;静脉血气分析也可接受(pH 和 $PaCO_2$)。

7.血流动力学监测

血流动力学监测适用于血流动力学状态不稳定、病情严重且治疗效果不理想者,尤其是伴肺水肿或心源性休克的患者。主要方法有右心导管、连续脉搏波心排量测定(PiCCO)等。不推荐常规有创血流动力学监测。

8.其他检查

降钙素原:用于 AHF 与肺部感染的鉴别和指导抗生素的应用。

肝脏功能:AHF 患者因血流动力学异常(心排血量降低、静脉回流受阻)导致肝功能异常,预后不良。

甲状腺功能:甲状腺功能异常可导致 AHF,新发 AHF 应注意检查。

其他生化指标:如血常规、肾功能、电解质、血糖等,必要时复查。

(四)病情评估与严重程度分级

根据上述临床表现与检查,对患者病情的严重程度进行评估,评估时应尽快明确:①容量状态;②循环灌注是否不足;③是否存在急性心力衰竭的诱因和/或并发症。强调动态观察、动态评估。

急性左心衰竭严重程度分级主要有临床程度床边分级、Killip 法和 Forrester 法 3 种。Killip 法主要用于 AMI 患者,根据临床和血流动力学状态分级。Forrester 法适用于监护病房,及有血流动力学监测条件的病房、手术室。临床程度床边分级根据 Forrester 法修改而来,主要根据末梢循环的观察和肺部听诊,无须特殊的监测条件,适用于一般的门诊和住院患者。以 Forrester 法和临床程度床边分级为例,自Ⅰ级至Ⅳ级的急性期病死率分别为2.2%、10.1%、22.4%和55.5%。

五、治疗

急性左心衰竭的抢救治疗目标是迅速改善氧合(纠正缺氧),改善症状,稳定血流动力学状态,维护重要脏器功能,同时纠正诱因和治疗病因,避免 AHF 复发,改善远期预后。

应当明确,"及时治疗"的理念对 AHF 极其重要。一些诊断和治疗的方法可以应用于院前阶段(救护车上),包括 BNP 的快速检测、无创通气(可降低气管插管的风险,并改善急性心源性肺水肿的近期预后)、静脉应用呋塞米及硝酸酯类药物。

2016 ESC 指南将 AHF 治疗分为 3 个阶段,各有不同的治疗目标。①立即目标(急诊室、CCU 或 ICU):改善血流动力学和器官灌注,恢复氧合,缓解症状,减少心肾损伤,预防血栓栓塞,缩短 ICU 停留时间;②中间目标(住院期间):针对病因及相关并发症给予优化规范的药物治疗,对适宜辅助装置治疗的患者应考虑机械装置治疗并进行评估;③出院前和长期管理目标:制订优化药物治疗的时间表,对适宜辅助装置治疗者的实施进行再评估;制订长期随访管理计划。纳入疾病管理方案,进行患者教育并启动和调整适宜的生活方式,防止早期再住院,改善症状、生活质量和生存率。

2016 ESC 指南强调:在首次就医紧急阶段,对疑诊为急性心力衰竭患者的管理应尽可能缩短所有诊断和治疗决策的时间;在起病初始阶段,如果患者存在心源性休克和/或通气障碍,需尽早提供循环支持和/或通气支持;在起病 60~120 分钟的立即处理阶段,应迅速识别合并的威胁生命的五个临床情况和/或急性病因(简写为 CHAMP),并给予指南推荐的相应特异性治疗。①急性冠脉综合征:推荐根据 STEMI 和 NSTE-ACS 指南进行处理。②高血压急症:推荐采用静脉血管扩张剂和襻利尿剂。③心律失常:快速性心律失常或严重的缓慢性心律失常,立即应用药物、电转复或起搏器。电转复推荐用于血流动力学不稳定、需要转复以改善临床症状的患者。持续性室性心律失常与血流动力学不稳定形成恶性循环时,可以考虑冠脉造影和电生理检查。④急性机械并发症:包括急性心肌梗死并发症(游离壁破裂、室间隔穿孔、急性二尖瓣关闭不全)、胸部外伤或心脏介入治疗后,继发于心内膜炎的急性瓣膜关闭不全,主动脉夹层或血栓形成,以及少见的梗阻性因素(如心脏肿瘤)。心脏超声可用于诊断,外科手术或 PCI 术常需循环支持设备。⑤急性肺栓塞:明确急性肺栓塞是休克、低血压的原因后,立即根据指南推荐予以干预,包括溶栓、介入治疗及取栓。

(一)一般处理

1.体位

允许患者采取最舒适的体位。静息时明显呼吸困难者应半卧位或端坐位,双腿下垂以减少回心血量,降低心脏前负荷。端坐位时,两腿下垂,保持此种体位 10 分钟后,可使肺血容量降低约 25%(单纯坐位而下肢不下垂收益不大)。

2.吸氧(氧疗)

氧疗适用于低氧血症和呼吸困难明显,尤其指端血氧饱和度<90%的患者。无低氧血症的患者不应常规应用,这可能导致血管收缩和心排血量下降。如需吸氧,应尽早采用,使患者 SaO_2≥95%(伴 COPD 者 SaO_2≥90%)。可采用以下几种不同方式。①鼻导管吸氧:是常用的给氧方法,适用于轻中度缺氧者,氧流量从 1~2 L/min 起始,根据动脉血气结果可增加到 4~6 L/min。②面罩吸氧:适用于伴呼吸性碱中毒的患者。③消除泡沫:严重肺水肿患者的肺泡、支气管内含有大量液体,当液体表面张力达到一定程度时,受气流冲击可形成大量泡沫,泡沫妨碍通气和气体交换,加重缺氧。因此,可于吸氧的湿化器内加入 50%的乙醇以降低泡沫张力,使之破裂变为液体而易咳出,减轻呼吸道阻力。经上述方法给氧后 PaO_2 仍<8.0 kPa(60 mmHg)时,应考虑使用机械通气治疗。

3.出入量管理

肺淤血、体循环淤血及水肿明显者应严格限制饮水量和静脉输液速度。无明显低血容量因素(大出血、严重脱水、大汗淋漓等)者,每天摄入液体量一般宜在 1 500 mL 以内,不要超过 2 000 mL。保持每天出入量负平衡约 500 mL,严重肺水肿者水负平衡为 1 000～2 000 mL/d,甚至可达 3 000～5 000 mL/d,以减少水钠潴留,缓解症状。3 天后,如肺淤血、水肿明显消退,应减少水负平衡量,逐渐过渡到出入量大体平衡。在负平衡下应注意防止发生低血容量、低钾血症和低血钠等。同时限制钠摄入＜2 g/d。

(二)药物治疗

1.吗啡

是治疗急性左心力衰竭肺水肿的有效药物,其主要作用是抑制中枢交感神经,反射性地降低周围血管阻力,扩张静脉而减少回心血量,起"静脉内放血"的效果;其他作用有减轻焦虑、烦躁、抑制呼吸中枢兴奋、避免呼吸过频,直接松弛支气管平滑肌改善通气。急性左心衰竭患者往往存在外周血管收缩情况,吗啡从皮下或肌内注射后,吸收情况无法预测,宜 3～5 mg/次缓慢静脉注射,必要时每 15 分钟重复 1 次,共 2～3 次。同时也要注意,勿皮下或肌内注射后,短期内又静脉给药,以免静脉注射后可能与延迟吸收的第一剂药同时发挥作用而致严重不良反应。吗啡的主要不良反应是低血压与呼吸抑制。神志不清、伴有慢性阻塞性肺病或 CO_2 潴留的呼吸衰竭、肝功能衰竭、颅内出血、低血压或休克者禁用,年老体弱者慎用。

急性失代偿心力衰竭国家注册研究(ADHERE)中,147 362 例 AHF 患者应用吗啡者(14.1％)机械通气比例增多、在 ICU 时间和住院时间延长、病死率更高,加之目前没有证据表明吗啡能改善预后,因而不推荐常规使用,需使用时应注重个体化。

2016 ESC 指南:AHF 不推荐常规应用阿片类药物,但出现严重呼吸困难伴肺水肿时可考虑应用,其是否潜在增加死亡风险仍存争议。

抗焦虑和镇静药物:用于伴有焦虑和谵妄的 AHF 患者,可考虑使用小剂量苯二氮䓬类(地西泮或劳拉西泮)。

2.快速利尿

选用高效利尿剂(襻利尿剂)。呋塞米(速尿)在发挥利尿作用之前即可通过扩张周围静脉增加静脉床容量,迅速降低肺毛细血管压和左心室充盈压并改善症状。静脉注射后 5 分钟出现利尿效果,30～60 分钟达到高峰,作用持续约 2 小时。一般首剂量为 20～40 mg 静脉注射,继以静脉滴注 5～40 mg/h,其总剂量在起初 6 小时不超过 80 mg,起初 24 小时不超过 160 mg;对正在使用呋塞米或有大量水钠潴留或高血压或肾功能不全的患者,首剂量可加倍。应注意由于过度利尿可能发生的低血容量、休克与电解质紊乱如低钾血症等。也可以用布美他尼(丁尿胺)1～2 mg 或依他尼酸 25～100 mg 静脉注射。伴有低血容量或低血压休克者禁用。

新型利尿剂托伐普坦是血管升压素受体拮抗剂,选择性阻断肾小管上的精氨酸血管升压素受体,具有排水不排钠的特点,能减轻容量负荷加重的患者呼吸困难和水肿,并使低钠血症患者的血钠正常化,特别适用于心力衰竭合并低钠血症的患者。

3.氨茶碱

推荐用于充血性心力衰竭、常规利尿剂治疗效果不佳、有低钠血症或有肾功能损害倾向患者,对心力衰竭伴低钠的患者能降低心血管病所致病死率。建议剂量为 7.5～15.0 mg/d 开始,疗效欠佳者逐渐加量至 30 mg/d。其不良反应主要是血钠增高。特性:①扩张支气管改善通气,特别适用于伴有支气管痉挛的患者;②轻度扩张静脉,降低心脏前负荷,增强心肌收缩力;③增加肾血流与利尿作用。成人一般首剂 0.125~0.25 g 加入 25%葡萄糖液 40 mL 内,10~20 分钟缓慢静脉注射;必要时 4~6 小时可以重复 1 次,但每天总量不宜超过 1.5 g。因其会增加心肌耗氧量,急性心肌梗死和心肌缺血者不宜使用。老年人与肝肾功能不全者用量酌减。常见不良反应有头痛、面部潮红、心悸,严重者可因血管扩张致低血压与休克,甚至室性心律失常而猝死。目前,临床已相对少用。

主要作用机制:可降低左、右心室充盈压和全身血管阻力,也降低收缩压,从而减轻心脏负荷,但没有证据表明血管扩张剂可改善预后。应用指征:此类药可用于急性心力衰竭早期阶段。收缩压水平是评估此类药是否适宜的重要指标。收缩压>12.0 kPa(90 mmHg)即可在严密监护下使用;收缩压>14.7 kPa(110 mmHg)的患者通常可安全使用;收缩压<12.0 kPa(90 mmHg),禁忌使用,因可能增加急性心力衰竭患者的病死率。此外,HF-PEF 患者因对容量更加敏感,使用血管扩张剂应小心。注意事项:下列情况下禁用血管扩张药物:收缩压<12.0 kPa(90 mmHg),或持续低血压伴症状,尤其有肾功能不全的患者,以避免重要脏器灌注减少;严重阻塞性心瓣膜疾病,如主动脉瓣狭窄或肥厚型梗阻性心肌病,有可能出现显著低血压;二尖瓣狭窄患者也不宜应用,有可能造成心排血量明显降低。

4.血管扩张剂

其作用主要是扩张静脉容量血管、降低心脏前负荷,较大剂量时可同时降低心脏后负荷,在不减少每搏排出量和不增加心肌耗氧的情况下减轻肺淤血,特别适用于急性冠脉综合征伴心力衰竭的患者。硝酸甘油用法。①舌下含化:首次用 0.3 mg 舌下含化,5 分钟后测量血压 1 次,再给 0.3~0.6 mg,5 分钟后再测血压,以后每 10 分钟给 0.3~0.6 mg,直到症状改善或收缩压降至 12.0~13.3 kPa(90~100 mmHg);②静脉给药:一般采用微量泵输注,从 10 μg/min 开始,以后每 5 分钟递增 5~10 μg/min,直至心力衰竭的症状缓解或收缩压降至 12.0~13.3 kPa(90~100 mmHg),或达到最大剂量100 μg/min 为止。硝酸异山梨醇静脉滴注剂量 5~10 mg/h。病情稳定后逐步减量至停用,突然终止用药可能会出现反跳现象。硝酸酯类药物长期应用均可能产生耐药。

(1)硝酸酯类:能均衡的扩张动脉和静脉,同时降低心脏前、后负荷,适用于严重心力衰竭、有高血压及伴肺淤血或肺水肿患者。宜从小剂量 10 μg/min 开始静脉滴注,以后酌情每 5 分钟递增5~10 μg/min,直至症状缓解、血压由原水平下降 4.0 kPa(30 mmHg)或血压降至 13.3 kPa(100 mmHg)左右为止。由于具有强的降压效应,用药过程中要密切监测血压,调整剂量;停药应逐渐减量,以免反跳。通常疗程不超过 72 小时。长期用药可引起氰化物和硫氰酸盐中毒。

(2)硝普钠:主要阻断突触后 α_1 受体,使外周阻力降低,同时激活中枢 5-羟色胺 1A 受体,降低延髓心血管中枢的交感反馈调节,外周交感张力下降。可降低心脏前、后负荷和平均肺动脉压,改善心功能,对心率无明显影响。通常

(3)乌拉地尔:静脉注射 25 mg,如血压无明显降低可重复注射,然后 50~100 mg 于 100 mL 液体中静脉滴注维持,速度为 0.4~2.0 mg/min,根据血压调整速度。是一重组人 BNP,具有扩张静脉、动脉和冠状动脉,降低前、后负荷,增加心排量,增加钠盐排泄,抑制肾素-血管紧张素系统和交感神经系统的作用,无直接正性肌力作用。多项随机、安慰剂对照的临床研究显示,AHF 患者静脉输注奈西立肽可获有益的临床与血流动力学效果:左心室充盈压或 PCWP 降低、心排量增加,呼吸困难和疲劳症状改善,安全性良好,但对预后可能无改善。该药可作为血管扩张剂

单独使用,也可与其他血管扩张剂(如硝酸酯类)合用,还可与正性肌力药物(如多巴胺、多巴酚丁胺或米力农等)合用。给药方法:1.5～2.0 μg/kg 负荷剂量缓慢静脉注射,继以 0.01 μg/(kg·min)持续静脉滴注,也可不用负荷剂量而直接静脉滴注,给药时间在 3 天以内。收缩压<12.0 kPa(90 mmHg)或持续低血压并伴肾功能不全的患者禁用。

(4)奈西立肽:一种血管活性肽激素,具有多种生物学和血流动力学效应。RELAX-AHF 研究表明,该药治疗 AHF 可缓解患者呼吸困难,降低心力衰竭恶化病死率,耐受性和安全性良好,但对心力衰竭再住院率无影响。

(5)重组人松弛素-2。①应用指征和作用机制:适用于低心排血量综合征,如伴症状性低血压[≤11.3 kPa(85 mmHg)]或 CO 降低伴循环淤血患者,可缓解组织低灌注所致的症状,保证重要脏器血液供应。②注意事项:急性心力衰竭患者应用此类药需全面权衡:是否用药不能仅依赖1、2 次血压测量值,必须综合评价临床状况,如是否伴组织低灌注的表现;血压降低伴低心排血量或低灌注时应尽早使用,而当器官灌注恢复和/或循环淤血减轻时则应尽快停用;药物的剂量和静脉滴注速度应根据患者的临床反应进行调整,强调个体化治疗;此类药可即刻改善急性心力衰竭患者的血流动力学和临床状态,但也可能促进和诱发一些不良的病理生理反应,甚至导致心肌损伤和靶器官损害,必须警惕;用药期间应持续心电、血压监测,因正性肌力药物可能导致心律失常、心肌缺血等情况;血压正常又无器官和组织灌注不足的急性心力衰竭患者不宜使用。

5.正性肌力药物

(1)洋地黄类制剂:主要适应证是有快速室上性心律失常并已知有心室扩大伴左心室收缩功能不全的患者。近两周内未用过洋地黄的患者,可选用毛花苷 C 0.4～0.6 mg 加入 25%～50%葡萄糖液 20～40 mL 中缓慢静脉注射;必要时 2 小时后再给 0.2～0.4 mg,直至心室率控制在80 次/分左右或 24 小时总量达到 1.2～1.6 mg。也可静脉缓注地高辛,首剂 0.5 mg,2 小时后酌情 0.25 mg。若近期用过洋地黄,但并非洋地黄中毒所致心力衰竭,仍可应用洋地黄,但应酌情减量。此外,使用洋地黄之前,应描记心电图确定心律,了解是否有急性心肌梗死、心肌炎或低钾血症等;床旁 X 线胸片了解心影大小。单纯性二尖瓣狭窄合并急性肺水肿时,如为窦性心律不宜使用洋地黄制剂,因洋地黄能增加心肌收缩力,使右心室排血量增加,加重肺水肿;但若二尖瓣狭窄合并二尖瓣关闭不全的肺水肿患者,可用洋地黄制剂。对急性心肌梗死早期出现的心力衰竭,由于发生基础为坏死心肌间质充血、水肿致顺应性降低,而左心室舒张末期容量尚未增加,故梗死后 24 小时内宜尽量避免用洋地黄药物,此时宜选用多巴酚丁胺[5～10 μg/(min·kg)]静脉滴注。常用者为多巴胺和多巴酚丁胺。

多巴胺:小剂量[<3 μg/(kg·min)]应用有选择性扩张肾动脉、促进利尿的作用;大剂量[>5 μg/(kg·min)]应用有正性肌力作用和血管收缩作用。个体差异较大,一般从小剂量起始,逐渐增加剂量,短期静脉内应用。可引起低氧血症,应监测 SaO_2,必要时给氧。

多巴酚丁胺:主要通过激动 β_1-受体发挥作用,具有很强的正性肌力效应,在增加心排血量的同时伴有左室充盈压的下降,且具有剂量依赖性,常用于严重收缩性心力衰竭的治疗。短期应用可增加心排血量,改善外周灌注,缓解症状。对于重症心力衰竭患者,连续静脉应用会增加死亡风险。用法:2～20 μg/(kg·min)静脉滴注。使用时监测血压,常见不良反应有心律失常、心动过速,偶尔可因加重心肌缺血而出现胸痛。但对急重症患者来讲,药物反应的个体差异较大,老年患者对多巴酚丁胺的反应显著下降。用药 72 小时后可出现耐受。正在应用 β 受体阻滞剂的患者不推荐应用多巴酚丁胺和多巴胺。

(2)儿茶酚胺类:选择性抑制心肌和平滑肌的磷酸二酯酶同工酶Ⅲ,减少 cAMP 的降解而提高细胞内 cAMP 的含量,发挥强心与直接扩血管作用。常用药物有米利农、依诺昔酮等,米力农首剂 $25\sim75~\mu g/kg$ 静脉注射(>10 分钟),继以 $0.375\sim0.750~\mu g/(kg\cdot min)$ 滴注。常见不良反应有低血压和心律失常,有研究表明米力农可能增加不良事件和病死率。

(3)磷酸二酯酶抑制剂:属新型钙增敏剂,通过与心肌细胞上的 TnC 结合,增加 TnC 与 Ca^{2+} 复合物的构象稳定性而不增加细胞内 Ca^{2+} 浓度,促进横桥与细肌丝的结合,增强心肌收缩力而不增加心肌耗氧量,并能改善心脏舒张功能;同时激活血管平滑肌的 K^+ 通道,扩张组织血管。其正性肌力作用独立于 β 肾上腺素能刺激,可用于正接受 β 受体阻滞剂治疗的患者。多项随机、双盲、平行对照研究结果提示,该药在缓解临床症状、改善预后等方面不劣于多巴酚丁胺,患者近期血流动力学有所改善,并且不增加交感活性。

(4)左西孟旦:左西孟旦宜在血压降低伴低心排血量或低灌注时尽早使用,负荷量 $12~\mu g/kg$ 静脉注射(>10 分钟),继以 $0.1\sim0.2~\mu g/(kg\cdot min)$ 滴注,维持用药 24 小时。左西孟旦半衰期长达 80 小时,单次 $6\sim24$ 小时的静脉注射,血流动力学改善的效益可持续 $7\sim10$ 天(主要是活性代谢产物延长其效)。对于收缩压 <13.3 kPa(100 mmHg)的患者,不需负荷剂量,可直接用维持剂量,防止发生低血压。应用时需监测血压和心电图,避免血压过低和心律失常的发生。

6.β受体阻滞剂

有关 β 受体阻滞剂治疗 LVEF 正常的心力衰竭的研究资料缺乏,其应用是经验性的,主要基于减慢心率和改善心肌缺血的可能益处。

尚无随机临床试验使用 β 受体阻滞剂治疗 AHF 以改善急性期病情。若 AHF 患者发生持续的心肌缺血或心动过速,可考虑谨慎地静脉使用美托洛尔或艾司洛尔。

7.血管收缩药物

对外周动脉有显著缩血管作用的药物,如去甲肾上腺素、肾上腺素等,多用于尽管应用了正性肌力药物仍出现心源性休克,或合并显著低血压状态时。这些药物可以使血液重新分配至重要脏器,收缩外周血管并提高血压,但以增加左心室后负荷为代价。这些药物具有正性肌力活性,也有类似于正性肌力药的不良反应。

8.预防血栓药物

2016 ESC 指南指出:除非有禁忌证或不必要(如正在口服抗凝药物),推荐使用肝素或其他抗凝药物预防血栓形成。

9.口服药物的管理

AHF 患者除合并血流动力学不稳定、高钾血症、严重肾功能不全以外,口服药物应继续服用。2016 ESC 指南指出,服用 β 受体阻滞剂在 AHF 发病期间(除心源性休克)仍然是安全的,停用 β 受体阻滞剂可能增加近期和远期的病死率。

(三)非药物治疗

1.机械通气治疗

可改善氧合和呼吸困难,缓解呼吸肌疲劳、降低呼吸功耗,增加心排血量,是目前纠正 AHF 低氧血症、改善心脏功能的有效方法。

(1)无创正压通气(NPPV):当患者出现较为严重的呼吸困难、辅助呼吸肌的动用,而常规氧疗方法(鼻导管和面罩)不能维持满意氧合或氧合障碍有恶化趋势时,应及早使用 NPPV。临床主要应用于意识状态较好、有自主呼吸能力的患者,同时,患者具有咳痰能力、血流动力学状况相对稳定,以及能与 NPPV 良好配合。不建议用于收缩压<11.3 kPa(85 mmHg)的患者。

采用鼻罩或面罩实施 0.7～1.3 kPa(5～10 mmHg)的 CPAP 治疗,可以改善心率、呼吸频率、血压及减少气管插管的需要,并可能减少住院病死率;也可以考虑采用 BiPAP 作为 CPAP 的替代治疗,不过有关 BiPAP 使用和心肌梗死间的关系怎样尚不清楚。

(2)有创机械通气:患者出现以下情况,应及时气管插管机械通气:①经积极治疗后病情仍继续恶化;②意识障碍;③呼吸严重异常,如呼吸频率>35 次/分或<6 次/分,或呼吸节律异常,或自主呼吸微弱或消失;④血气分析提示严重通气和/或氧合障碍,尤其是充分氧疗后仍<6.7 kPa(50 mmHg);$PaCO_2$ 进行性升高,pH 动态下降。

初始宜用间歇正压通气给氧,它能使更多的肺泡开放,加大肺泡平均容量,以利气体交换,一般将吸气相正压控制在 30 cmH_2O 以下。若仍无效,可改用呼气末正压通气(PEEP)给氧,PEEP 改善换气功能的作用和左心功能的作用随其大小的增加而增强。适当增加的 PEEP 可减少回心血量,减轻心脏前负荷,可增加心排血量。

2.血液净化治疗

(1)适应证:出现下列情况之一时可采用超滤治疗:高容量负荷如肺水肿或严重的外周组织水肿,且对利尿剂抵抗;低钠血症(血钠<110 mmol/L)且有相应的临床症状如神志障碍、肌张力减退、腱反射减弱或消失、呕吐及肺水肿等。超滤对 AHF 有益,但并非常规手段。UNLOAD 研究证实,对于心力衰竭患者,超滤治疗和静脉连续应用利尿剂相比,排水量无明显差异,但超滤治疗能更有效地移除体内过剩的钠,并可降低因心力衰竭再住院率;但 CARRESS-HF 研究表明在急性失代偿性心力衰竭合并持续淤血和肾功能恶化的患者中,在保护 96 小时肾功能方面,阶梯式药物治疗方案优于超滤治疗,2 种治疗体重减轻类似,超滤治疗不良反应较高。

2016 ESC 指南指出:尚无证据表明超滤优于利尿剂成为 AHF 的一线治疗。不推荐常规应用超滤,可用于对利尿剂无反应的患者。

(2)肾功能进行性减退,血肌酐>500 μmol/L 或符合急性血液透析指征的其他情况可行血液透析治疗。可有效改善心肌灌注,降低心肌耗氧量和增加心排血量。适应证:①AMI 或严重心肌缺血并发心源性休克,且不能由药物纠正;②伴血流动力学障碍的严重冠心病(如 AMI 伴机械并发症);③心肌缺血或急性重症心肌炎伴顽固性肺水肿;④作为左心室辅助装置(LVAD)或心脏移植前的过渡治疗。对其他原因的心源性休克是否有益尚无证据。

3.主动脉内球囊反搏(IABP)

2016 ESC 指南指出:心源性休克患者在多巴胺和去甲肾上腺素联合基础上加用左西孟旦可改善血流动力学,且不增加低血压风险,但对 IABP 不推荐常规使用。

4.心室机械辅助装置

AHF 经常规药物治疗无明显改善时,有条件的可应用该技术。此类装置有体外模式人工肺氧合器(ECMO)、心室辅助泵(如可置入式电动左心辅助泵、全人工心脏)。根据 AHF 的不同类型,可选择应用心室辅助装置,在积极纠治基础心脏疾病的前提下,短期辅助心脏功能,也可作为心脏移植或心肺移植的过渡。ECMO 可以部分或全部代替心肺功能。临床研究表明,短期循环呼吸支持(如应用 ECMO)可明显改善预后。

(四)病因和诱因治疗

诱因治疗包括控制感染、纠正贫血与心律失常等,病因治疗如极度严重的二尖瓣狭窄或主动脉瓣狭窄,或 AMI 并发严重二尖瓣反流的患者可能需要外科治疗才能缓解肺水肿,可行急诊手术治疗。

(五)急性心力衰竭稳定后的后续处理

1.病情稳定后监测

入院后至少第 1 个 24 小时要连续监测心率、心律、血压和 SaO_2，之后也要经常监测。至少每天评估心力衰竭相关症状（如呼吸困难），治疗的不良反应，以及评估容量超负荷相关症状。

2.病情稳定后治疗

无基础疾病的急性心力衰竭：在消除诱因后，并不需要继续心力衰竭的相关治疗，应避免诱发急性心力衰竭，如出现各种诱因要及早、积极控制。

伴基础疾病的急性心力衰竭：应针对原发疾病进行积极有效的治疗、康复和预防。

原有慢性心力衰竭类型：处理方案与慢性心力衰竭相同。

（邢　帅）

第五节　慢性心力衰竭

心力衰竭（heart failure，HF）是指由于各种器质性或功能性心脏疾病导致的以心室收缩或舒张功能受损为特征的一组临床综合征。心力衰竭是各种原因心脏疾病发展的终末阶段。2012 年欧洲心脏病学会制订的指南中心力衰竭的定义更侧重于心力衰竭的临床表现，包含以下特点：①典型症状，休息或运动时呼吸困难、乏力、踝部水肿；②典型体征，心动过速、呼吸急促、肺部啰音、胸腔积液、颈静脉压力增高、外周水肿、肝大。慢性心力衰竭（chronic heart failure，CHF）是指在原有慢性心脏疾病基础上逐渐出现心力衰竭症状、体征。慢性心力衰竭症状、体征稳定 1 个月以上称为稳定性心力衰竭。

据国外资料统计，在发达国家的成年人群中，1%～2% 有心力衰竭，在 70 岁及以上的人中患病率升高到≥10%。在美国，40 岁及以上的美国人终身发生心力衰竭的风险是 20%，心力衰竭的发生率随年龄增加而增高，60～69 岁的人群中约为 20 例/1 000 人，而在 85 岁以上的人群中则超过80 例/1 000 人。在美国，约 510 万人表现为有临床症状的心力衰竭，且患病率继续上升。我国对35～74 岁城乡居民共 15 518 人随机抽样调查的结果显示心力衰竭患病率为 0.9%。据我国部分地区 42 家医院，对 10 714 例心力衰竭住院病例回顾性调查发现，各年龄段心力衰竭病死率均高于同期其他心血管病。在美国，诊断 5 年内的心力衰竭绝对病死率高达约 50%，心力衰竭住院后 30 天、1 年和 5 年的病死率分别为 10.4%、22% 和 42.3%。

近年来，心力衰竭的发病机制、治疗策略等方面有较大进展，国际上也不断有新临床指南更新发布，临床医师对心力衰竭的认识越来越深入，在心力衰竭治疗上也趋向规范。本节主要介绍慢性心力衰竭的新进展及临床实践。

一、慢性心力衰竭的病因及发病机制

（一）病因与诱因

心力衰竭可由心肌功能异常、瓣膜异常、心包疾病或心律失常等原因引起，如冠心病、原发性高血压、心肌病、心脏瓣膜病变、心包疾病等。随着医疗技术的发展，心力衰竭的病因组成也有了明显的变化。据调查显示风湿性瓣膜病引起的心力衰竭逐渐下降,而冠心病引起的心力衰竭上升逐渐,成为各类心力衰竭病因之首。这与生活水平、医疗条件、社会因素等改变密切相关。在西方发达国家中,单发的冠状动脉疾病和伴随着高血压的冠状动脉疾病被认为是心力衰竭的首要原因。但对于存在多种潜在原因(如冠状动脉疾病、高血压、糖尿病、心房颤动)的心力衰竭患者,其首发病因难以判断。

心力衰竭常在心脏原发疾病基础上,由一些增加心脏负荷的因素诱发或加重,如过度运动、急性缺血、贫血、肾脏功能衰竭或甲状腺功能异常和使用抑制心脏的药物等,因此在治疗心力衰竭特别是难治性心力衰竭时,寻找并处理诱因十分重要。心力衰竭的常见诱发因素如下。①感染:以呼吸道感染最为常见,尤以老年、长期卧床患者更为多见;感染性心内膜炎是慢性心瓣膜病和某些先天性心脏病如室间隔缺损、动脉导管未闭等心功能恶化的重要原因。②出血和贫血:大量出血可使血容量减少,回心血量和心排血量降低,冠脉灌流量减少和反射性心率加快,使心肌耗氧量增加。慢性贫血使循环血量代偿性增加和心脏负荷加大,导致心肌缺氧,严重时可致贫血性心脏病。③心律失常:尤其是快速性心律失常可诱发和加重心力衰竭。快速型心律失常时,心肌耗氧量增加,心排血量下降,冠脉有效灌注不足。严重的缓慢性心律失常也可导致心力衰竭。④水、电解质紊乱和酸碱平衡失调:输入液体过多过快可使血容量剧增,心脏负荷加大而诱发心力衰竭,尤其对于老年患者及心功能储备差者。钠盐摄入过多、酸中毒、低钾血症等也可诱发心力衰竭。⑤药物影响:一些药物通过直接影响心肌收缩力、增加心脏前、后负荷等途径引起心力衰竭或使原有的心力衰竭加重,其中包括心血管治疗药物和非心血管治疗药物,如洋地黄、β受体阻滞剂、某些抗心律失常药、抗肿瘤药(阿霉素、环磷酰胺、柔红霉素等)及有保钠潴水作用的药物等。同时,常规药物不规律服用或停用也是诱发心力衰竭的原因之一。⑥体力活动过度和情绪激动及气候变化:体力活动过度和情绪激动可引起交感神经兴奋、儿茶酚胺分泌增加及RAAS激活,使率加快,心脏负荷增大和心肌耗氧量增加。妊娠和分娩是育龄妇女(尤其是原有瓣膜性心脏病患者)发生心力衰竭的最常见原因。此外,天气炎热、骤寒、潮湿也可诱发心力衰竭。

(二)发病机制

1.病理生理机制

各种原因均可导致心脏收缩功能和/或舒张功能下降,而出现心力衰竭,据此分为收缩性和舒张性心力衰竭,其发病机制也有所不同。各种原因导致的心肌收缩力减退是收缩性心力衰竭的主要原因。

(1)心肌收缩功能异常。

收缩相关蛋白质的破坏:各种损伤因素[如严重的缺血缺氧、细菌、病毒感染、中毒(锑、阿霉素等)],作用于心脏,导致心肌细胞的坏死或凋亡,心肌收缩蛋白及调节蛋白也被破坏,心肌收缩力下降或丧失,其下降的程度与心肌细胞丧失的数量呈正相关。通常当心肌坏死面积达25%时便可发生心力衰竭。心肌细胞的凋亡与氧化应激、细胞因子的过度激活(TNF-α、IL-1、IL-6、干扰素等)、钙稳态失衡、线粒体功能异常等有关。

心肌能量代谢紊乱:心肌的收缩依赖于ATP的供应,而ATP的缺乏或利用障碍亦可影响心肌的收缩性。ATP缺乏可致肌球蛋白头部的ATP酶水解ATP将化学能转变为供肌丝滑行的机械能减少,Ca^{2+}转运和分布异常,收缩相关蛋白质的合成和更新减少,从而直接影响心肌的收缩性。长期心脏负荷过重而引起的心肌过度肥大,导致心肌细胞肌球蛋白头部ATP酶活性下降,ATP不能被正常水解,心肌收缩力也随之下降。

心肌兴奋-收缩耦联障碍:在心肌兴奋-收缩耦联中,Ca^{2+}起着非常重要的作用,任何影响Ca^{2+}的储存、转运、分布及其与肌钙蛋白结合、解离的因素都会影响兴奋-收缩耦联,如肌浆网Ca^{2+}处理功能障碍、胞外Ca^{2+}内流障碍、肌钙蛋白与Ca^{2+}结合障碍等,均可引起心肌收缩功能减低。

心肌肥大的不平衡生长:指过度肥大的心肌使心肌重量的增加与心功能的增强不成比例。心肌肥大是维持心功能的重要代偿方式,可使心脏在很长一段时间内维持机体对心排血量的需要,而不出现心力衰竭的症状。当病因持续存在时,过度肥大的心肌(成人心脏重量≥500 g,或左心室重量≥200 g)可因心肌重量的增加与心功能的增强不成比例而发生心力衰竭。其发生机制可能与以下因素有关:①心肌重量的增加超过心脏交感神经元的增长,使单位重量心肌的交感神经分布密度下降;肥大心肌去甲肾上腺素合成减少,消耗增多。②心肌线粒体数量不能随心肌肥大成比例增加,以及肥大心肌线粒体氧化磷酸化水平下降,导致能量生成不足。③因毛细血管数量增加不足或心肌微循环灌流不良,肥大心肌常处于供血供氧不足的状态。④肥大心肌肌浆网Ca^{2+}利用障碍及肌球蛋白ATP酶活性下降,使心肌能量利用障碍,兴奋-收缩耦联受阻。

心肌顿抑或冬眠:常见于冠状动脉缺血再灌注后,表现为心肌功能延迟恢复,是一种可逆性损害。在心肌血流灌注减少时静息状态下心肌功能持续低下,但心肌细胞仍存活,这部分心肌细胞称为"冬眠"心肌。血供恢复后,此部分心肌功能可能有所改善,对心力衰竭症状的缓解和预后可能产生潜在的有益效应。

(2)心室舒张功能障碍:包括心肌主动性舒张减退和被动性心肌活动僵硬所致的左室灌注容量受损,血流动力学表现为左室舒张末压力-容量关系曲线向上向左移动,以及舒张期机械运动障碍所致左室僵硬度增加。心室舒张功能障碍发生的确切机制目前尚不明确,可能与下列因素有关:①Ca^{2+}离子复位延缓:各种损伤因素致心肌能量供应不足,肌膜上的Ca^{2+}泵不能将胞质中的Ca^{2+}转运出细胞外,肌浆网也不能将胞质中的Ca^{2+}重新充分摄取,而且Na^+/Ca^{2+}交换障碍,Ca^{2+}外排减少,导致心室舒张期细胞内的Ca^{2+}超载,肌钙蛋白与Ca^{2+}处于结合状态,致使心肌在舒张期处于不同程度的收缩状态。②肌球-肌动蛋白复合体解离障碍:肌球-肌动蛋白复合体解离也是心肌舒张过程中的重要一环,其发生在Ca^{2+}与肌钙蛋白解离之后。当能量供应不足时,肌球-肌动蛋白复合体解离困难,造成心肌舒张功能障碍。③心室舒张势能减少:心室舒张势能来自心室的收缩,心室收缩末期由于几何构型的变化,可使心室产生一种复位的舒张势能。心室收缩越好,几何构型变化越大,这种舒张势能也越大。所有可能降低心肌收缩性的因素均可通过减少舒张势能影响心肌舒张。④心室顺应性降低:心肌肥大引起的室壁肥厚、心肌炎、水肿、纤维化及间质增生等都可引起心肌僵硬度增加,心室的顺应性下降,导致心室舒张期充盈受限,心排血量减少。心功能的稳定依赖于左右心之间,房室之间及心室本身各区域的舒缩活动的高度协调状态。如心脏舒缩活动的协调性被破坏,心泵功能出现紊乱将导致心排血量下降。

(3)心脏各部分舒缩活动的不协调:最常见的原因是各种类型的心律失常。心肌炎、甲状腺功能亢进、严重贫血、高血压、肺心病,特别是冠心病、心肌梗死等疾病时,其病变区和非病变区的心肌在兴奋性、自律性、传导性、收缩性方面存在巨大差异,易诱发心律失常,使心脏各部舒缩活动的协调性遭到破坏。

(三)机体代偿机制

心力衰竭的代偿机制十分复杂,多种因素参与其中,包括心脏本身、心脏以外的血容量改变及神经体液等。

1.心脏代偿反应

(1)心率加快:心力衰竭时,心排血量减少引起动脉血压下降,颈动脉窦、主动脉弓压力感受器传入冲动减少,压力感受性反射活动减弱,迷走神经紧张性减弱;心室舒张末期容积增大,心房淤血,刺激容量感受器,反射性引起交感神经兴奋,心率加快。心率加快在一定范围内可提高心排血量,但当心率增加到一定限度时(成人>180次/分),心肌耗氧量明显增加;舒张期压力-时间指数(DPTI)减少,冠状动脉灌注减少;心室充盈不足直接使心搏量减少,导致心力衰竭症状加重。

(2)心脏扩大:根据Frank-Starling机制,心肌收缩力在一定范围内与肌小节初长度成正比,在一定范围内,心室舒张末期容积越大,心肌收缩力越强,心排血量也越大。这种代偿是有一定限度的,心室过度扩张可引起严重的二尖瓣、主动脉瓣反流,心排血量反而下降;心力衰竭时常伴有心肌肾上腺素储备减少和β受体下调,对肾上腺素能神经刺激的反应性减弱,心肌收缩力相应减弱。

(3)心肌重塑与心肌肥厚:心室重构是导致心力衰竭持续进展的病理生理基础。心肌细胞肥大、凋亡,胚胎基因和蛋白的再表达及基质中成纤维细胞增生等,导致室壁肥厚,心室收缩末期容积增大,心室腔扩大,心室形态呈球形改变。原发性心肌损害和心脏负荷过重可引起室壁应力增加,可能是心室重构的始动机制。长期压力负荷增大,可引起心肌纤维变粗,心室壁厚度增加,心腔无明显扩大,室腔直径与室壁厚度的比值小于正常,称为心肌的向心性肥大;如果长期前负荷增加,则可引起心肌离心性肥大,心肌纤维长度增加,心腔明显扩大,室腔直径与室壁厚度的比值等于或大于正常。心室容量的增加和心室几何形状的改变,可增加心室壁的张力,从而加重瓣膜反流的程度,反过来又加速心肌重塑的过程。

2.心脏外代偿反应

(1)血容量增加:心力衰竭时机体分别通过心脏及肾脏代偿机制,使心排血量及循环血容量增加,起一定的代偿作用,相应地也加重了心脏的前、后负荷,心肌耗氧量增加,促进心力衰竭的发展。血容量增加主要有以下两个方面。①肾小球滤过率降低:心力衰竭时心排血量减少,动脉血压下降,肾血液灌注减少;交感神经兴奋和肾血流减少可刺激肾近球细胞释放肾素,激活肾素-血管紧张素-醛固酮系统(RAAS),血液中血管紧张素Ⅱ(AngⅡ)含量增加,引起肾动脉强烈收缩,使肾小球滤过率降低;肾缺血导致具有肾血管扩张作用的前列腺素合成和释放减少,肾血流进一步减少,水钠排出随之减少,血容量增加。②增加肾小管对水钠的重吸收:心力衰竭时,肾血流重新分布,大量的血流从皮质肾单位转入髓质肾单位;血液中非胶体成分滤出相对增多,流经肾小管周围毛细血管的血液胶体渗透压升高,静水压降低,水钠重吸收增加;RAAS的激活使醛固酮合成增加,促进远曲小管和集合管对水钠的重吸收,同时抑制水钠重吸收的激素(如心钠素等)合成减少,导致水钠重吸收增加。

(2)血流的重分布:心力衰竭时由于交感-肾上腺髓质系统的兴奋,使血流重新分布,皮肤、骨骼肌和肾脏等非生命器官的血流减少,以保证心、脑等重要器官的血液供应,起到一定的代偿作用。但长期的周围器官血液供应不足导致器官功能损害,如骨骼肌无氧代谢增加,乳酸性酸中毒,对体力活动的耐受力降低,易引起疲乏、肌肉酸痛等症状;肾脏功能受损则出现水钠潴留、氮质血症等。此外,外周血管收缩使外周阻力增加,心脏后负荷增加,可加速心力衰竭的进展。

(3)红细胞增多:心力衰竭时血流速度缓慢,血液循环时间延长,机体发生低动力性缺氧,刺激肾脏合成红细胞生成素增加,使红细胞生成增多。红细胞增多,一方面可携带更多的氧,有助于改善组织缺氧;另一方面使血液黏稠度增加,增加心脏负荷,加重心力衰竭的发展。

(4)组织细胞利用氧的能力增强:心力衰竭时,循环系统对周围组织的供氧减少,为克服缺氧带来的不利影响,组织细胞通过对自身功能和代谢的调整来应对缺氧状态,如线粒体数量的增加,表面积的增大,呼吸链有关的细胞色素氧化酶活性增强;肌肉中肌红蛋白含量增多,有氧氧化的酶活性降低而无氧代谢加强。

3.神经内分泌系统的代偿反应

心力衰竭时由于血流动力学改变,机体全面启动神经-体液机制进行代偿,以期改善心脏的动力学状态。许多细胞因子(如血浆肾素、血管升压素、儿茶酚胺、多巴胺、神经肽 Y 及内皮素等)均参与心力衰竭的代偿,这些代偿机制反过来又可加速心力衰竭的发生发展。因此,慢性心力衰竭与神经内分泌的激活密切相关。

(1)交感神经系统激活:作为心力衰竭的早期代偿机制,交感神经兴奋导致血管收缩,并通过产生正性变力和变时作用以维持一定的心排血量。这种代偿是有一定的代价的,长期的交感神经激活状态则是一种不适反应,会产生不利的失代偿作用,导致心脏功能的进一步恶化。心力衰竭时激活交感-肾上腺髓质系统,血液中肾上腺素(NE)水平升高,作用于心肌 β_1、β_2 受体,增强心肌收缩力并提高心率,使心脏舒张期缩短,心肌耗氧量增加。高水平的 NE 通过作用于冠状动脉 α_1 受体,引起冠状动脉痉挛加重心肌缺血损伤。NE 对心肌细胞还有直接毒性,其机制可能是造成细胞内钙超载和/或直接引起心肌细胞凋亡。同时,β 受体的数量下降或密度减少,对肾上腺素能刺激的敏感性减弱,即 β 受体的下调,其下调程度与心力衰竭的程度有相关性,轻度心力衰竭时 β_1 受体开始下调,严重心力衰竭时下调至不能对肾上腺素能刺激起反应。此时 β 受体(包括 β_1、β_2 受体)与 G 蛋白脱耦联,β 受体蛋白激酶上调,Gi 蛋白活动性增强,腺苷酸环化酶活性降低等因素的存在也降低了心肌的收缩性。Ang Ⅱ 是肾脏及循环中的强血管收缩剂,它能刺激交感神经末梢释放去甲肾上腺素(NA),抑制迷走神经张力,促使醛固酮释放。醛固酮可导致水钠潴留和钾排泌增加,其类固醇结构还能通过胶原产生而刺激纤维化。动物实验已证实,Ang Ⅱ 对心肌的直接效应最终导致心肌肥厚、重构和纤维化,进而导致功能的丧失。

(2)肾素-血管紧张素-醛固酮系统(RAAS)激活:心力衰竭时,肾血流量的减少,灌注压降低,肾入球小动脉牵张性刺激减弱;交感神经兴奋和血中儿茶酚胺增加,直接作用于肾小球旁器细胞的 β_1 受体;治疗过程中限制钠盐的摄入和利尿,远曲肾小管致密斑细胞的 Na^+ 负荷减少,均可刺激肾小球旁器细胞分泌肾素。肾素进入血液循环,全面激活 RAAS,血浆及心脏局部的 Ang Ⅱ 合成和分泌增加。血浆中的 Ang Ⅱ 可增加肾上腺素能系统 NE 的释放,提高交感神经系统的活性,增强心肌收缩力,收缩周围血管,使血管阻力增加,以维持正常的血压,保证心、脑等重要器官的血液供应。Ang Ⅱ 作用于肾上腺皮质球状带使醛固酮分泌增加,肾小管对水钠重吸收增加,循环血容量增加,在一定范围内起代偿作用。如果这些代偿反应长期持续存在,RAAS 过度激活,外周阻力血管持续收缩,水钠潴留加重。血浆容量增大,使心脏前后负荷增加,反过来又促进心力衰竭的发展。同样,大型临床试验也证实,应用血管紧张素转换酶抑制剂及受体阻滞剂,醛固酮受体阻滞剂抑制 RAAS 激活,可以明显延缓心力衰竭进程,降低心力衰竭的发病率和病死率。

(3)心房利钠肽(atrial natriuretic peptide,ANP)和脑利钠肽(brain natriuretic peptide,BNP):ANP 主要由心房分泌,但在心力衰竭较严重时心室亦可分泌,BNP 主要由心室分泌。心脏容积扩大和压力负荷加大刺激分泌 ANP 与 BNP。ANP 与 BNP 的生理特性包括适宜的血管舒张、抑制交感活性和 RAAS 活性、利钠、减少水钠潴留等作用,对血管紧张素 Ⅱ 所致的血管张力、醛固酮分泌、肾小管重吸收钠效应起到生理性拮抗剂的作用,有利于改善心力衰竭的病理变化。随着疾病进展,内源性的利钠肽可能会减少,表现出利钠肽相对缺乏的症状。研究表明,心力衰竭代偿期和失代偿期心肌 ANP mRNA 的表达均增高,而 BNP mRNA 仅在心力衰竭失代偿期表达增高,ANP 和 BNP 的分泌量随着心力衰竭的恶化而增加,其中 BNP 主要在失代偿期分泌增加。因此,BNP 可作为心力衰竭由代偿期向失代偿期过渡的指标。血浆 BNP 浓度可反映左室舒张末压,其水平与心力衰竭的严重性呈线性关系。目前,BNP 与 NT-proBNP 已作为心力衰竭的标志物用于临床。

(4)内皮素与内皮源性舒张因子:内皮素(endothelin,ET)与内皮源性舒张因子(endothelin-directed relaxing factor,EDRF)都是由内皮细胞合成和分泌的重要血管活性物质,后者以一氧化氮(NO)为代表。ET 是血管内皮细胞分泌的一种强烈的血管收缩肽,它收缩肾血管,加重钠潴留,还可通过 fos 基因等介导,强烈促进血管平滑肌、成纤维细胞及心肌间质细胞的增殖,引起心肌细胞的肥大,最终导致心脏重塑。NO 则有强烈的舒张血管,抑制血小板黏附、聚集及释放反应的作用。正常情况下,二者处于动态平衡状态。心力衰竭时平衡遭到破坏,NO 分泌减少而ET 分泌增多,其增加程度与心力衰竭的严重程度呈正相关。

(5)血管升压素(AVP):AVP 是由下丘脑神经细胞合成的,经由神经细胞轴突转运至位于神经垂体的轴突末端。其合成主要受血浆渗透压、血中 Ang Ⅱ 的水平及心肺压力感受器负荷的调控,其中血浆渗透压稍有变化即可使 AVP 大量释放。心力衰竭患者血中 AVP 水平升高,发挥缩血管、抗利尿、增加血容量的作用,在一定程度上具有代偿作用;但同时又增加了心脏的前后负荷,并且 AVP 又可激活 ATⅡ 和 NE,加重心脏负荷和对心肌的损伤,从而促使心功能的恶化和心力衰竭的发展。严重慢性心力衰竭患者血管升压素水平升高,导致血管收缩和水潴留。在接受利尿治疗时高血管升压素水平尤为常见,患者可能因此导致低钠血症。

(6)缓激肽:心力衰竭时缓激肽(bradykinin,BK)生成增多与 RAS 激活、心排血量和肾血流量减少有关,BK 作用于血管内皮细胞上的受体后,内皮细胞产生释放 NO,在心力衰竭时参与血管舒缩的调节,抑制心肌肥厚及心力衰竭的进展。

(7)细胞因子:近年来的研究表明,心力衰竭的病理生理过程除了受神经内分泌系统的影响外,细胞因子对充血性心力衰竭的发生、发展亦具有重要作用。目前文献综述中涉及充血性心力衰竭的细胞因子有肿瘤坏死因子(TNF)、白介素-1(IL-1)家族和白介素-6(IL-6)家族、干扰素 γ等。这些分子被统称为“致炎性细胞因子”。心脏所有有核细胞,包括心肌细胞,都能表达这些炎性介质,这就提示它们不仅仅引起心脏的炎性反应。心力衰竭的细胞因子假说认为,心力衰竭的进展至少一定程度上由内源性细胞因子的过度表达对心脏及外周循环的毒性效应所致。

(8)新标志物:近年研究发现,TNF-α 只在衰竭的心肌细胞产生,心力衰竭患者血中 TNF-α显著升高,且其血中的含量与心力衰竭严重程度高度相关。NYHA 心功能分级越差,TNF 水平渐进性升高。另外,SOLVD 和 VEST 研究对细胞因子水平的分析表明,TNF 水平的升高与病死率升高相关。TNF 水平可能成为与神经激素类似的预测心功能分级和临床转归的指标。

尽管临床一直在探寻心力衰竭新的标志物,很多可以获得的循环代谢、营养标志物和心力衰竭的长期症状预后相关,包括低血清雌激素和睾酮水平,高血清钴胺素水平,维生素 D 缺乏,低高密度脂蛋白水平和低辅酶 Q 水平等。此外,蛋白尿的存在也被认为是预后差的强有力标志,蛋白尿反映了潜在的血管病理状况。在 GHARM 的一个亚组研究中,检测了 2 310 名心力衰竭患者的尿蛋白-肌酐的基线水平和随访水平。研究者发现不考虑损伤或残余左心室功能,30%的患者有微量白蛋白尿,11%的患者有大量白蛋白尿。蛋白尿出现是严重心脏事件的独立预测指标。

在 Framinghan 心脏研究的一个早期群体中,高血清瘦素水平与进展为心力衰竭的风险增加相关,而抵抗素水平预测了心力衰竭的发展。代谢症状也被认为是心力衰竭的一个危险因素。髓过氧化物酶、白介素-6、尿酸在大量流行病学数据库中渐渐作为心力衰竭进展的预测分子出现。这些发现在一定程度上使得一些概念有效化,即不考虑冠脉事件情况,氧化应激和炎症增强会促进心力衰竭的进展。

二、慢性心力衰竭的诊断

(一)心力衰竭的分类

1.依据左心室射血分数分类

左心室射血分数(left ventricular ejection fraction,LVEF)是心力衰竭患者分类的重要指标,也与预后及治疗反应相关。依据 LVEF,心力衰竭可分为 LVEF 降低的心力衰竭(heart failure with reduced left ventricular ejection fraction,HFrEF)和 LVEF 保留的心力衰竭(heart failure with preserved left ventricular ejection fraction,HFpEF)。此外,对 LVEF 在 40%~49%范围内的心力衰竭称为射血分数中间值的心力衰竭(HFmrEF)。通常,HFrEF 指传统概念上的收缩性心力衰竭,而 HFpEF 指舒张性心力衰竭。在一些患者中,在 LVEF 保留或正常的情况下,收缩功能仍可能存在异常,而部分心力衰竭患者中同时存在着收缩功能异常和舒张功能异常。

2.根据心力衰竭发生的时间、速度、严重程度分类

根据心力衰竭发生的时间、速度、严重程度可分为慢性心力衰竭和急性心力衰竭。在原有慢性心脏疾病基础上逐渐出现心力衰竭症状、体征的为慢性心力衰竭。慢性心力衰竭症状、体征稳定1个月以上称为稳定性心力衰竭。慢性稳定性心力衰竭恶化称为失代偿性心力衰竭,如失代偿突然发生则称为急性心力衰竭。急性心力衰竭的另一种形式为心脏急性病变导致的新发心力衰竭。

3.根据心力衰竭发生的部位分类

根据心力衰竭发生的部位可分为左心衰竭、右心衰竭和全心衰竭。左心衰竭临床上较为常见,指左心室代偿功能不全而发生的心力衰竭,以心排血量降低及肺循环淤血为主要表现。多见于冠心病、原发性高血压、心肌梗死、主动脉瓣或二尖瓣病变的患者。单纯右心衰竭临床上较少见,主要是右心室搏出功能障碍所致,以体循环淤血为主要表现。多见于肺源性心脏病、右心室梗死、三尖瓣或肺动脉瓣的疾病及某些先天性心脏病,也可继发于左心衰竭及肺栓塞。全心衰竭指左、右心功能均受损,可同时发生或相继出现。长期的左心衰竭可使右心负荷长期加重而导致右心衰竭;心肌炎、心肌病患者左、右心功能可同时受累引起全心衰竭。无论开始时为左心衰竭或是右心衰竭,晚期通常均表现为全心衰竭。

(二)心力衰竭的发展阶段和分级

美国 AHA/ACC 在 2001 年发布的成人慢性心力衰竭指南上提出了心力衰竭的发展阶段的概念,强调了疾病的发生和发展过程,并将其分为四期,在 2005 年、2009 年及 2013 年指南中仍然强调了这一概念,我国在 2007 年发布的慢性心力衰竭诊断和治疗指南也引入了这一概念,并在 2014 年中国心力衰竭诊断和治疗指南中继续沿用(表 8-2)。

1.心力衰竭的发展阶段

依照这种新的划分阶段的方法,患者在未经治疗时只能由某一个阶段向前进展到下一个阶

段或是保持在某一个阶段。这种划分阶段的方法显示在心力衰竭发生前即有一定的危险因素及结构改变发生,在左心室功能异常及症状出现之前,早期认识并处理危险因素可延缓或阻止了疾病的进程,降低心力衰竭的发病率及病死率。心力衰竭的阶段划分体现了重在预防的概念,特别是,预防患者从阶段 A 进展至阶段 B,即防止发生结构性心脏病,以及预防从阶段 B 进展至阶段C,即防止出现心力衰竭的症状和体征,尤为重要。

表 8-2　心力衰竭发生发展的各阶段

阶段	定义	患病人群
A(前心力衰竭阶段)	患者为心力衰竭的高发危险人群,尚无心脏结构或功能异常,也无心力衰竭症状和/或体征	高血压、冠心病、糖尿病患者;肥胖、代谢综合征患者;有应用心脏毒性药物史、酗酒史、风湿热史或心肌病家族史等
B(前临床心力衰竭阶段)	患者从无心力衰竭的症状和/或体征,但已发展成结构性心脏病	左心室肥厚、无症状性心脏瓣膜病、以往有心肌梗死史的患者等
C(临床心力衰竭阶段)	患者已有基础的结构性心脏病,以往或目前有心力衰竭的症状和/或体征	有结构性心脏病伴气短、乏力、运动耐量下降者等
D(难治性终末期心力衰竭阶段)	患者有进行性结构性心脏病,虽经积极的内科治疗,休息时仍有症状,且需特殊干预	因心力衰竭需反复住院,且不能安全出院者;需长期静脉用药者;等待心脏移植者;应用心脏机械辅助装者

2.NYHA 分级

按诱发心力衰竭症状的活动程度将心功能的受损状况分为四级。这一分级方案于 1928 年由美国纽约心脏病学会(NYHA)提出。实际上 NYHA 分级是对 C 阶段和 D 阶段患者症状严重程度的分级(表 8-3)。

3.6 分钟步行运动试验

运动试验不但能评定运动耐力,而且可预测患者预后和判断疗效,是一种安全、简便、易行的方法。其操作方法是测量平地步行 6 分钟的最远距离。SOLVD(studies of ventricular dysfunction)试验亚组分析,6 分钟步行距离短与距离长的患者比较,在 8 个月的随诊期间,病死率分别为 10.23% 和 2.99%;心力衰竭的住院率分别为 22.16% 和 1.99%,提示 6 分钟步行距离短的患者预后差。根据 US Carvedilol 研究设定的标准:6 分钟步行距离<150 m 为重度心力衰竭;150～450 m 为中重度心力衰竭;>450 m 为轻度心力衰竭。6 分钟行走距离对预测慢性心力衰竭患者的病死率和再入院率具有独立的价值。如 6 分钟步行距离<300 m,提示预后不良,随行走距离缩短,临床预后更差。

表 8-3　NYHA 心功能分级

分级	症状
Ⅰ	活动不受限。日常体力活动不引起明显的气促、疲乏或心悸
Ⅱ	活动轻度受限。休息时无症状,日常活动可引起明显的气促、疲乏或心悸
Ⅲ	活动明显受限。休息时可无症状,轻于日常活动即引起显著气促、疲乏或心悸
Ⅳ	休息时也有症状,稍有体力活动症状即加重。任何体力活动均会引起不适。如无须静脉给药,可在室内或床边活动者为Ⅳa 级,不能下床并需静脉给药支持者为Ⅳb 级

（三）临床表现特点

1.症状

（1）呼吸困难：是左心衰竭最早出现的症状，也是心力衰竭最常见的症状。患者在安静状态下可无明显不适，体力活动时出现呼吸困难。随左心衰竭的加重，引起呼吸困难的劳力强度进行性下降。

劳力性呼吸困难：心力衰竭时，肺淤血达到一定的程度，患者需高枕卧位甚至完全不能平卧，常需持续坐位。端坐呼吸是心力衰竭更为严重的表现，但其特异性不高，也可见于肺活量降低及严重腹水患者。

端坐呼吸：左心功能不全的特征性表现，患者入睡后因呼吸困难而突然惊醒、坐起、咳嗽、喘息，严重者可有哮鸣音，症状随坐起及将两腿下垂后逐渐缓解。

阵发性夜间呼吸困难：发生原因可能与低心排血量有关，低心排血量可导致心脏对运动肌供血不足。

（2）乏力：心力衰竭时，外周血管反应减低，骨骼肌代谢异常，也可引起乏力。另外，合并贫血的心力衰竭患者也可出现疲劳、乏力。

（3）夜尿和少尿：心力衰竭早期可发生夜尿症，因夜间卧床休息时相对于白天活动时心排血量增加、肾血管收缩减弱、尿形成增加。少尿是晚期心力衰竭征象，系由心排血量明显下降所致。

（4）神经精神症状：在严重心力衰竭患者，特别是伴有脑动脉硬化的老年患者可出现意识模糊、精神错乱、记忆力损害、头痛、焦虑、失眠和噩梦，甚至谵妄、幻觉。

（5）以右心衰竭为主的症状：主要为体循环淤血所致，如胃肠道及肝淤血引起腹胀、食欲缺乏、恶心、呕吐等。单纯右心衰竭时呼吸困难症状往往较轻，在当二尖瓣狭窄或左心衰竭患者发生右心衰竭时，肺淤血减轻，呼吸困难较左心衰竭时减轻。在右心衰竭终末期，心排血量显著减少时会出现重度呼吸困难。

2.体征

（1）一般状况：慢性心力衰竭患者常有不同程度的营养不良，严重者可呈恶病质。还可出现黄疸、发绀、面颊潮红，脉压减小和肤色灰暗甚至血压降低，脉搏细速、多汗、窦性心动过速，周围血管收缩导致的苍白、发冷、指端发绀等。

（2）左心衰竭的体征：以肺部啰音为主要表现，通常两肺底均可闻及细小湿啰音。啰音通常在两肺底都可听到，但如果是单侧的则常见于右侧。

（3）右心衰竭体征：以体循环淤血体征为主。①颈静脉征：颈静脉充盈、怒张、肝颈静脉反流征阳性是右心衰竭最主要的体征。②淤血性肝大：肝大常伴压痛，肝脏增大常早于明显水肿，且在其他右心衰竭症状消失后仍可存在。长期慢性右心衰竭患者可出现心源性肝硬化，晚期可出现黄疸和大量腹水。长期严重肝大患者可出现充血性脾大。③水肿：心源性水肿常出现于身体的低垂部位，呈凹陷性水肿。下肢水肿多于傍晚出现或加重，晨起时减轻或消失。心力衰竭晚期，水肿加重可累及全身，如上肢、胸壁和腹壁等。少数患者可有胸腔积液和腹水。胸腔积液可同时见于左、右两侧胸腔，但以右侧较多，其原因与右膈下肝淤血有关。主要为基础心脏疾病体征。

（4）心脏体征。①心脏扩大：绝大多数患者都可发生。右心衰竭常继发于左心衰竭，因而左、右心均可扩大。②奔马律：舒张早期奔马律，又称第三心音奔马律，具有重要的临床意义，反映左心室功能低下，舒张期容量负荷过重，心肌功能严重障碍。经治疗后，随心功能的好转，奔马律可消失。③交替脉：心室收缩有规律的强-弱交替，其弱强间距相等，或弱强间距稍短于强弱间距，应与二联律鉴别。④P_2亢进和收缩期杂音：肺动脉压升高，P_2亢进，常强于 A_2，而且传导广泛。左心功能改善后 P_2 变弱。心室扩大导致二尖瓣或三尖瓣相对关闭不全时可闻及收缩期杂音，心功能代偿后杂音常减弱或消失。

(四)实验室检查和辅助检查

1.B 型利钠肽(BNP)或 N 末端 B 型利钠肽原(NT-proBNP)

BNP 升高反映室壁张力的升高。BNP 可以作为心力衰竭诊断、进展、判断临床事件发生风险的证据。对于门诊、急诊怀疑心力衰竭的患者，首先应该进行 BNP 或 NT-proBNP 检测。BNP 可用于鉴别心源性和肺源性呼吸困难，BNP 正常的呼吸困难，基本可除外心力衰竭。血浆 BNP<35 ng/L，NT-proBNP<125 ng/L 时不支持慢性心力衰竭诊断。其诊断敏感性和特异性低于急性心力衰竭时。BNP 水平受年龄、肾衰竭、肺栓塞、严重感染等因素的影响。

2.心脏肌钙蛋白(cTnI 或 cTnT)

心肌损伤标志物 cTnI 或 cTnT 是诊断急性心肌梗死的特异性指标，也可以用于心力衰竭患者的危险分层，其水平高低与心力衰竭的严重程度相关。

3.胸部 X 线检查

可确定心影大小、观察肺淤血及肺部病变情况，并可大致判断心力衰竭的程度。轻度心力衰竭表现为两肺上野肺阴影增多和支气管壁影模糊、增厚；中度心力衰竭表现为心胸比例增大和出现克氏(Kerley)B 线；重度心力衰竭为肺门淤血和胸腔积液。

4.心电图检查

对所有怀疑心力衰竭的患者均需行心电图检查，心力衰竭者往往存在心电图的改变。如有心律失常、心梗、宽 QRS 波群等表现，提示心力衰竭高风险。有左心室或右心室肥厚表现时，提示左心室或右心室负荷过重，提示可能存在左心衰竭或右心衰竭。对可疑无症状性心肌缺血或心律失常时应做 24 小时动态心电图。

5.超声心动图

所有临床怀疑心力衰竭患者应常规进行超声心动图检查，可获得心脏结构和整体功能的定量数据。超声心动图可以评价收缩功能，采用改良 Simpson 法测量左心室容量及左室射血分数(LVEF)，正常 LVEF>50%，LVEF<40%为收缩期心力衰竭的诊断标准。超声心动图可有效判断舒张功能不全，以心动周期中舒张早期心室充盈速度最大值为 E 峰，舒张晚期心室充盈最大值为 A 峰，E/A 为两者之比值。正常人 E/A 值不应小于 1.2，中青年应更大。舒张功能不全时，E 峰下降，A 峰增高，E/A 比值降低。对于可疑 HF-PEF、静息舒张功能参数无法确诊者可行负荷超声心动图，通过运动或药物负荷试验可检出是否存在可诱发的心肌缺血及其程度，并可判断心肌存活情况。可测定静息状态下的左、右室功能及运动与药物负荷下的心室功能情况，获得整体与局部、收缩与舒张功能的指标。

6.放射性核素显像

核素心室造影可准确测定左心室容量、LVEF 及室壁运动等情况。核素心肌灌注和/或代谢显像可用于诊断心肌缺血和心肌存活情况，对扩张型心肌病或缺血性心肌病的鉴别也有一定的参考价值。

7.其他检查

冠状动脉造影适用于缺血性心脏病的诊断。心脏磁共振(CMR)可用于检测心腔容量、心肌质量和室壁运动，其准确性和可重复性较好，在超声心动图不能作出诊断时，CMR 是最好的替代影像检查,对先天性心脏病、心肌病、心脏肿瘤(或肿瘤累及心脏)或心包疾病等可明确诊断。心内膜活检有助于心肌疾病的病因诊断,但不作为常规检查项目。

8.其他生物学标志物

纤维化、炎症、氧化应激、神经激素紊乱及心肌和基质重构的标志物已广泛应用于评价心力衰竭的预后,如反映心肌纤维化的可溶性 ST2 及半乳糖凝集素-3 等指标在慢性心力衰竭的危险分层中可能提供额外信息。

三、诊断和鉴别诊断

(一)诊断

心力衰竭目前尚无统一的临床诊断标准,临床上一般依据病史、病因、临床表现和实验室检查综合作出诊断。心力衰竭的症状是重要的诊断依据。在评价心功能和诊断心力衰竭的同时应就其有无明显心力衰竭、类型、级别、严重程度、风险及预后、相关并发症等作出评价以指导临床治疗。

1.诊断评估

(1)病史:对有心力衰竭表现的患者应进行详尽的病史询问及全面的体格检查,以明确可能导致或加速心力衰竭进展的心源性和非心源性疾病或行为,获得患者目前和过去的乙醇、非法药品及化疗药物使用情况的详细资料,并对患者在日常生活中进行运动能力的评估。

(2)体格检查:包括患者的容量状况评估、体位性血压变化、体重和身高的测量、体重指数的计算及心肺查体阳性体征的变化等。

(3)辅助检查:实验室检查应包括 BNP 或 NT-proBNP 水平、全血细胞计数、尿液分析、血清电解质(包括钙和镁)、血尿素氮、血清肌酐、空腹血糖(糖化血红蛋白)、血脂水平、肝功能及甲状腺功能检查。对所有患者应进行心电图、胸片及超声心动图检查。可通过放射性核素心室造影检查评估 LVEF 和心室容积。对有心力衰竭表现且存在心绞痛或心肌显著缺血的患者应进行冠脉造影。

2.心功能的评估

评价心功能受损程度最常用的是 NYHA 心功能分级,但此分级系统在很大程度上受到观察者经验的影响,且对运动能力的重要变化不敏感。正规的运动耐量试验可以克服这些局限。6 分钟步行距离测试具有预后意义,并有助于评估病重患者的心功能损伤程度;但步行距离的系列变化与临床状况的改变并不一致。

3.容量负荷的评估

在心力衰竭患者初次就诊及随访中,确定容量负荷在确定利尿剂的用量、监测药物敏感性及治疗效果等方面有重要作用。每次就诊时,都应记录患者的体重,立位与坐位时的血压,确定颈静脉充盈的程度,对腹部加压的反应,器官充血的有无及程度(肺部啰音及肝大),下肢、腹部、阴囊水肿及腹水情况。

(二)鉴别诊断

(1)慢性左心衰竭所致的呼吸困难需与其他疾病所致的呼吸困难鉴别。①老年、衰弱、肥胖及严重贫血等:可产生劳力性呼吸困难,但无左心衰竭的其他征象。老年患者可同时并存心肺功能不全,慢性肺心病伴发冠心病并非少见。②慢性肺源性心脏病:多有明确的慢性支气管,肺及胸廓疾病史,查体可见肺气肿征,心脏增大以右心室为主,进行血气分析及肺功能测定有助于鉴别。③大量腹水,胃肠道疾病引起的严重腹胀、巨大卵巢囊肿等也可产生端坐呼吸,但无心脏基础疾病,有相关疾病的表现。④神经症:多见于女性,自觉胸闷,气短,深呼吸后症状可暂时减轻,无心脏疾病史及体征。

(2)右心衰竭需与一些有颈静脉怒张,静脉压升高,肝大,水肿,胸腹水等表现的疾病相鉴别。①心包积液或缩窄性心包炎:有颈静脉充盈或怒张、肝大、水肿等表现,与右心衰竭相似。查体心脏搏动弱,心音遥远。心包积液者,心浊音界向两侧明显扩大,X线检查显示心影随体位改变而改变,肺野清晰,并有奇脉,静脉压显著升高,心电图示低电压改变。②肾源性水肿:水肿从眼睑、颜面开始而遍及全身,水肿性质软而易移动,伴有其他肾脏疾病的征象,如蛋白尿、血尿、管型尿等改变。③肝硬化:可有腹水、水肿,但无心脏病史及体征,肝颈静脉回流征阴性,可见腹壁静脉曲张及蜘蛛痣,腹水量较多,常有明显脾大,肝功能多有明显改变。在右心衰竭晚期,也可发生心源性肝硬化。④腔静脉综合征:当上、下腔静脉受肿瘤、肿大淋巴结压迫或血栓阻塞时,血液回流受阻,可出现颈静脉怒张、上肢或下肢水肿、肝大等表现,但无肺淤血的症状与体征,心脏查体无明显异常。

四、慢性心力衰竭的治疗

随着近年来大量的临床研究及指南的发表,慢性心力衰竭的治疗已逐步从短期血流动力学/药理学措施转为长期的、修复性的策略,目的是改变衰竭心脏的生物学性质。心力衰竭的治疗目标是防止和延缓心肌重构的发展,从而降低心力衰竭的病死率和住院率,而不仅仅是改善症状、提高生活质量。神经内分泌因素在慢性心力衰竭的发生和发展过程中的作用越来越受到重视,神经内分泌抑制剂如血管紧张素转换酶抑制剂(ACEI)和β受体阻滞剂等已成为慢性心力衰竭的基本治疗措施。

(一)一般治疗

1.病因与诱因的治疗

及时纠正和去除诱因,如感染、快速心律失常、贫血、肾功能损害等。严密监测电解质水平,特别是血清钾的变化,防止高钾血症与低钾血症;对于心脏病患者,特别是老年人群,输液要减慢液速并减少液体量;避免使用Ⅰ类抗心律失常药物、钙通道阻滞剂及非甾体抗炎药物,以减少心血管事件的风险;使用流感和肺炎球菌疫苗可以降低呼吸系统感染的风险;冠心病优先选择经皮冠状动脉介入治疗或旁路手术改善心肌缺血;心脏瓣膜病行瓣膜置换手术,先天性心血管畸形行矫正手术。

2.饮食和营养

限制水和钠盐的摄入,轻度心力衰竭者,钠盐摄入应控制在 $2\sim3$ g/d,中到重度心力衰竭者应<2 g/d;在严重低钠血症(血钠<130 mmol/L)者,液体入量应<2 L/d,并适量补钠;应低脂饮食,对营养不良患者应加强营养支持。

3.休息和适度运动

失代偿期需卧床休息,多做被动运动以预防深部静脉血栓形成。临床情况改善后根据心功能状态进行活动,对于 LVEF 降低的非卧床心力衰竭患者,运动是一种有益的辅助疗法,可改善患者的临床状况。

4.心力衰竭门诊

规范化的治疗可明显降低心力衰竭患者的住院率、病残率和病死率。近年来很多医院都设立了心力衰竭门诊,一方面规范了临床医师的治疗,另一方面便于患者的管理,通过长期规范的治疗而改善心力衰竭的预后并降低治疗心力衰竭的总费用。同时有利于对心力衰竭患者长期随访,增强治疗信心,加强健康宣教,做好日常保健,坚持药物治疗。另外,还可通过对心力衰竭患者的登记和长期随访,为心力衰竭治疗的临床研究提供条件。

(二)药物治疗

1.利尿剂

利尿剂是缓解心力衰竭时液体超负荷所致肺水肿或外周水肿的关键性基础药物,与其他治疗心力衰竭药物联合应用具有显著的协同作用。有液体潴留的证据或原先有过液体潴留的心力衰竭患者,均应给予利尿剂,且应在出现水钠潴留时早期应用。常用的利尿剂有襻利尿剂和噻嗪类。治疗目标是尿量增加,体重减轻 0.5~1.0 kg/d。一旦病情控制(肺部啰音消失,水肿消退,体重稳定),即以最小有效剂量长期维持。

襻利尿剂是首选药物,适用于有明显液体潴留或伴有肾功能受损的患者,常用药物有呋塞米和托拉塞米。通常从小剂量开始,呋塞米 20 mg/d,或托拉塞米 10 mg/d,根据体重及尿量情况逐渐增加剂量。

噻嗪类适用于有轻度液体潴留、伴有高血压而肾功能正常的心力衰竭患者。常用药物为氢氯噻嗪,一般起始剂量为 25 mg/d,增至 100 mg/d 已达最大效应。

托伐普坦是血管升压素受体拮抗剂,与肾脏集合管的血管升压素 II 型受体结合,阻止水的重吸收,增加不含电解质的自由水排出,有非渗透性的利尿作用。其适用于临床上明显的高容量性和正常容量性低钠血症(血钠<125 mmol/L,或低钠血症不明显但有症状并且限液治疗效果不佳),包括伴有心力衰竭、肝硬化及抗利尿激素分泌异常综合征的患者,可有效纠正低钠血症,减轻患者的水肿状况。口服后 2~4 小时开始起效,其排水能力超过呋塞米。用量:每天 3.75~15.00 mg,日常用量 7.5~30.0 mg,最大剂量 60 mg/d,与襻利尿剂联合应用对于稀释性低钠血症患者具有理想的利尿效果。

利尿剂抵抗:指长期接受利尿剂治疗的患者可出现利尿剂作用减弱或消失,其发生机制认为与容量减少后肾血流减少及肾功能减低使药物转运受到损害、小肠的低灌注及肠管水肿致药物吸收延迟等有关。利尿剂抵抗可采用以下处理措施:适当补充血容量;去除诱因(如纠正低蛋白血症及低钠血症);静脉给予利尿剂,必要时可持续静脉泵入,根据机体耐受情况及尿量调整用药剂量,呋塞米最大剂量<1 g/24 h;

不良反应:2 种或 2 种以上利尿剂联合应用;与小剂量多巴胺、多巴酚丁胺或血管扩张剂联合应用等。有电解质紊乱(低钾血症、低镁血症、低钠血症等);内源性神经内分泌系统的激活,特别是 RAAS 系统的激活;低血压;肾功能不全等。

2.血管紧张素转换酶抑制剂(ACEI)

ACEI 在扩张血管、降低心脏负荷的同时还能调节神经内分泌的异常,不仅能改善心力衰竭的血流动力学变化和抑制神经内分泌活性,而且能改善内皮细胞功能和促进血浆纤溶活性,有可能在相当程度上逆转心力衰竭的病理过程。ACEI 阻止 Ang I 转变为 Ang II,使 Ang II 生成减少,从而抑制了 Ang II 的不良作用;ACE 与缓激肽酶 II 相同,ACEI 可使缓激肽的降解减少从而加强缓激肽的作用,促进依前列醇-NO 的合成。ACEI 对局部 RAAS 的直接作用及缓激肽的心肌作用抑制了心肌间质胶原的生成及心室重构。

适应证:适用于所有左心收缩功能减退(LBEF<40%~45%)患者。ACEI 可显著改善中、

重度心力衰竭患者的存活率和降低住院率。无症状的左心衰竭者,也可从长期的 ACEI 治疗中获益。心力衰竭症状的改善往往出现于 ACEI 治疗后数周至数个月,ACEI 可减少疾病进展的危险性。

禁忌证:无尿性肾衰竭、妊娠哺乳期妇女及对 ACEI 过敏者(血管神经性水肿)禁用;双侧肾动脉狭窄、高钾血症(>5.5 mmol/L)及低血压(SBP<90 mmHg)者不宜应用。

应以小剂量起始治疗,逐渐递增剂量,每隔 3～7 天,剂量倍增 1 次,依据患者临床状况调整剂量,调整到目标剂量或最大耐受剂量时长期维持。如出现暂时性不耐受现象,一般不影响剂量递增,通常会很快消失或在调整基础治疗方法后消失。

治疗前应了解患者的下列情况:血压、肾功能、血清钠及钾水平、是否正在服用利尿剂、有无血容量不足等,对有低血压史、低钠血症、糖尿病、氮质血症及服用保钾利尿剂者递增速度宜减慢。在剂量调整过程中应密切监测患者的各项指标,建议常规监测肾功能。ACEI 与 AngⅡ抑制有关的不良反应,包括低血压、肾功能恶化、钾潴留;与缓激肽积聚有关的不良反应有咳嗽和血管神经性水肿。<1% 的患者应用 ACEI 发生血管神经性水肿,可能是致命性的,因此临床一旦可疑血管神经性水肿,应终身避免应用所有的 ACEI。

主要不良反应包括影响肾功能、咳嗽及低血压。

3.血管紧张素Ⅱ受体拮抗剂(ARB)

ARB 阻断 AngⅡ受体的 AT1 亚型,减少 AT1 受体介导 AngⅡ引起的各种有害作用;可改善异常的血流动力学,减轻心脏前后负荷;抑制心肌间质的 DNA 和胶原合成及沉积,使心肌胶原含量下降,逆转心肌细胞肥大,减轻心肌间质纤维化,从而减轻心肌肥厚和重构。升高的 AngⅡ作用于 AT2 可抑制心肌细胞凋亡的作用。ARB 长期治疗对血流动力学、神经激素及临床状况的影响与干扰肾素血管紧张素系统后的预期效果一致。

适应证基本与 ACEI 相同,推荐用于不能耐受 ACEI 的患者。美国心力衰竭指南中建议轻中度心力衰竭和 LVEF 降低者可以应用 ARB 替代 ACEI 作为一线治疗。对 LVEF≤40% 的患者在应用 ACEI 或 β 受体阻滞剂后仍有症状者,推荐加用 ARB。ACEI 和 ARB 合用主要适用于心力衰竭伴肾衰竭、糖尿病或代谢综合征患者,不适用于高血压。临床试验证实,氯沙坦、缬沙坦和坎地沙坦可降低心力衰竭患者病死率。

从小剂量开始,通常采用剂量加倍的方法调整剂量。ARB 起始治疗的注意事项与 ACEI 相似。治疗开始后 1～2 周应重新检查血压(包括体位性血压变化)、肾功能和血钾,并在调整剂量后密切随访。对收缩压<10.7 kPa(80 mmHg)、低血钠、糖尿病及肾功能不全者进行严密监测。对于病情稳定者,宜在 ACEI 或 ARB 达到目标剂量前加用 β 受体阻滞剂。

ARB 不良反应较少,偶见皮疹、瘙痒、轻度头晕、肌痛。与 ACEI 类似,ARB 也可引起低血压、肾功能恶化和高钾血症。ARB 的咳嗽、血管性水肿较 ACEI 显著减少,更易为患者耐受。

4.β 受体阻滞剂

研究显示,心力衰竭患者使用 β 受体阻滞剂长期治疗(>3 个月)可改善心功能,使 LVEF 增加;治疗 4～12 个月,能降低心室肌重量和容量,延缓或逆转心肌重构。目前 β 受体阻滞剂已成为慢性心力衰竭的常规治疗的一部分,发挥着不可替代的作用。β 受体阻滞剂可抑制持续性交感神经系统的过度激活,上调心肌 β_1 受体并恢复 β_1 受体的正常功能。针对慢性收缩性心力衰的大型临床试验分别应用选择性 β_1 受体阻滞剂比索洛尔、琥珀酸美托洛尔和非选择性 β_1 受体阻滞剂卡维地洛,结果显示,病死率相对危险分别降低 34%、34% 和 35%,同时降低心力衰竭再住院率 28%~36%。β 受体阻滞剂治疗心力衰竭的独特之处就是能显著降低猝死率 41%~44%。

适用于结构性心脏病,伴 LVEF 下降的无症状心力衰竭患者;有症状或曾经有症状的 NYHAⅡ~Ⅲ级、LVEF 下降、病情稳定的慢性心力衰竭者,如无禁忌证或不能耐受,必须终身应用;NYHA 心功能Ⅳ级者,需待病情稳定(4 天内未静脉用药,已无液体潴留且体重恒定)后,在专科医师指导下应用。应在 ACEI 和利尿剂治疗基础上加用 β 受体阻滞剂。

以小剂量起始治疗,以缓慢的速度递增,2~4 周剂量加倍,尽量达到最大耐受剂量。治疗应个体化;以清晨静息心率 55~60 次/分,不低于 55 次/分为标准判断是否达到目标剂量或最大耐受量;起始治疗时有时可引起液体潴留,需每天测体重,一旦出现体重增加,即应加大利尿剂用量,直至恢复治疗前体重,再继续加量,并达到目标剂量。治疗期间心力衰竭有轻或中度加重,首先应调整利尿剂和 ACEI 用量;如需停用,应逐渐减量,避免突然停药以免病情反跳。

临床疗效常在用药后 2~3 个月才出现。因此,应用本类药物的主要目的并不在于短时间内缓解症状,而是长期应用达到延缓病变进展减少复发和降低猝死率的目的。支气管哮喘、严重的支气管疾病、症状性低血压、心动过缓(心率<60 次/分)、二度及以上房室阻滞(除非已植入起搏器)者禁用 β 受体阻滞剂。常见不良反应有体液潴留、心力衰竭恶化、心动过缓、传导阻滞、低血压、乏力等。

5.醛固酮受体拮抗剂

大量研究显示螺内酯可有效降低心力衰竭患者病死率,目前多个心力衰竭治疗指南已将醛固酮受体拮抗剂列为心力衰竭治疗的常规药物之一。代表药物为螺内酯和依普利酮。心肌组织中有大量醛固酮受体,醛固酮可促进血管和心肌的纤维化、造成钾和镁的丢失,同时使交感神经兴奋、副交感神经抑制及引起肾组织压力感受器的功能异常。RALES 试验表明,小剂量的螺内酯(12.5~50 mg/d)和襻利尿剂与靶剂量的 ACEI 联合应用可显著提高重度心力衰竭患者(NYHA Ⅲ~Ⅴ级)的生存率。这一剂量的螺内酯没有明显的利尿作用,其作用在于与 ACEI 联合更有效地拮抗 RAAS 系统。螺内酯可有效抑制循环醛固酮水平,从而改善心功能,降低心力衰竭的病死率和住院率。

适用于 NYHAⅡ~Ⅳ级、LVEF≤35% 的患者;已使用 ACEI(或 ARB)和 β 受体阻滞剂治疗,仍持续有症状者;AMI 后、LVEF≤40%,有心力衰竭症状或既往有糖尿病史者。

用法用量:螺内酯起始剂量 10 mg/d,目标剂量 20 mg/d。国外常用依普利酮,推荐起始剂量为 25 mg/d,逐渐加量至 50 mg/d。血浆肌酐>221 μmol/L、血钾>5.0 mmol/L 时不宜使用螺内酯。分别在开始治疗后 3 天和 1 周时,前 3 个月每月 1 次监测血肌酐和血钾,以后每 3 个月复查 1 次。血钾>5.5 mmol/L 时,应停用或减量。血浆肌酐>141.4 μmol/L 或血钾浓度>4.2 mmol/L 或使用大剂量 ACEI 时,高钾血症发生率明显增高。

应用过程中应注意:无低钾血症者一般应停止使用补钾制剂及摄入高钾食物;与襻利尿剂合用可降低高钾血症的发生率;与 ACEI 合用可增加高钾血症的危险。①在 RALES 试验中 10% 的患者发生痛经,应停用螺内酯。依普利酮对雄激素和黄体酮受体的拮抗作用轻,可减少痛经的发生。②男性乳房发育和乳腺疼痛,一般在停药后恢复。③肾功能不全:螺内酯与 ACEI 合用可加重肾功能不全,如果停用螺内酯和/或调整两种药物的剂量,可以使肾功能恢复到治疗前的状态。

6.洋地黄类药物

洋地黄类药物通过抑制心肌细胞膜 Na^+/K^+-ATP 酶,使细胞内 Na^+ 水平升高,促进 Na^+-Ca^{2+} 交换,提高细胞内 Ca^{2+} 水平,发挥正性肌力作用。目前认为,洋地黄主要通过降低神经内分泌系统的活性起到治疗心力衰竭的作用,而非仅仅是发挥正性肌力作用。地高辛对心力衰竭患者总病死率的影响为中性。

适用于已应用利尿剂、ACEI(或 ARB)、β 受体阻滞剂和醛固酮受体拮抗剂,LVEF≤45%,仍持续有症状的慢性 HF-REF 患者,尤其适用于伴有快速心室率的心房颤动患者。已应用地高辛者不宜轻易停用。心功能 NYHA Ⅰ级患者不宜应用地高辛。

心动过缓、高度房室传导阻滞、病态窦房结综合征、颈动脉窦综合征、WPW 综合征、肥厚梗阻型心肌病、低钾血症和高钙血症、肾衰竭晚期;急性心肌梗死,特别是有进行性心肌缺血者,慎用或禁用地高辛。

目前多采用维持量疗法,地高辛 0.125~0.250 mg/d;对于 70 岁以上或肾功能受损者,宜 0.125 mg/d或隔天 1 次。

用药前应了解近期洋地黄用药史、用药剂量、电解质、肾功能情况;用药过程中注意监测血药浓度、心电图等。下列情况应测定血浆地高辛水平:①老年人;②患者依从性较差;③过量服用;④与影响地高辛浓度的药物,如奎宁丁、维拉帕米(异搏定)、胺碘酮、克拉霉素、红霉素等合用时。

7.伊伐布雷定

伊伐布雷定是心脏窦房结起搏电流的一种选择性特异性抑制剂,以剂量依赖性方式抑制电流,降低窦房结发放冲动的频率,从而减慢心率。由于心率减缓,舒张期延长,冠状动脉血流量增加,可产生抗心绞痛和改善心肌缺血的作用。

起始剂量 2.5 mg,2 次/天,根据心率调整用量,最大剂量 7.5 mg,2 次/天,静息心率宜控制在 60 次/分左右,不宜低于 55 次/分。

不良反应较少见,有心动过缓、光幻症、视力模糊、心悸、胃肠道反应等。

8.血管紧张素受体脑啡肽酶抑制剂 Entresto

Entresto(LCZ696)是新近出现的用于心力衰竭的药物,2015 年美国 FDA 批准上市,是脑啡肽酶抑制剂 sacubitril 和血管紧张素受体阻断剂缬沙坦的复合制剂。其作用机制是通过 sacubitril 的活性代谢产物 LBQ657 抑制脑啡肽酶(中性内肽酶,NEP),NEP 可以降解利钠肽、缓激肽及血管紧张素 Ⅱ 在内的多种肽类,当其受到抑制可以减少上述肽类降解,提高循环中 ANP 的水平,进而激活鸟苷酸环化酶,促进细胞内环磷酸鸟苷(cGMP)水平的升高,从而发挥扩张血管、促进肾脏排钠排水、抑制 RAAS、抑制肾素和醛固酮的分泌、改善心肌重构等作用;缬沙坦阻断血管紧张素 Ⅱ 类型-1(AT1)受体,抑制 RAAS 系统,其双重抑制作用,有效降低 HFrEF 患者的住院率和病死率,其作用优于 ACEI。

推荐起始剂量是 49/51 mg(缬沙坦),每天 2 次,如患者可以耐受,2 周后逐步增加至目标维持剂量 97/103 mg(缬沙坦),每天 2 次。对于从未服用过 ACEI 及 ARB 类药物或严重肾功能受损、中度肝功能受损的患者,应从更低的剂量开始,起始剂量 24/26 mg(缬沙坦),每天 2 次,根据患者耐受情况逐步调整至目标剂量。

与 ARB 类药物相似,主要不良反应为低血压、血管性水肿、肾功能不全等。

(邢　帅)

第六节　心包积液与心脏压塞

一、心包积液

心包积液可出现于所有急性心包炎中,为壁层心包受损的反应。临床上可无症状,但如果液体积聚导致心包腔内压升高而产生心脏压迫则可出现心脏压塞。继发于心包积液的心包腔内压力升高与以下几个因素有关:①绝对的积液量;②积液产生的速度;③心包本身的特性。正常人心包腔容纳 15～50 mL 液体,如液体积聚缓慢,心包伸展,心包腔内可适应多达 2 L 液体而不出现心包腔内压升高。然而,正常未伸展的心包腔能适应液体快速增长而仍能维持心包腔内压力-容量曲线在平坦部分的液量仅 80～200 mL。如液体迅速增加超过 200 mL,则心包腔内压力会显著上升。如心包因纤维化或肿瘤浸润而异常僵硬则很少量的积液也会使心包腔内压力显著升高。

(一)无心脏压塞的心包积液

无论何种心包积液,它的临床重要性依赖于:①是否出现因心包腔内压力升高而致的血流动力学障碍;②全身性病变的存在及其性质。对疑有急性心包炎患者使用超声心动图来确定心包积液是相当可靠的,因为存在心包积液即使不能诊断也提示心包有炎症。除非有心脏压塞或因诊断需要分析心包积液如急性细菌性心包炎,否则无指征行心包穿刺术。

(二)慢性心包积液

为积液存在 6 个月以上,可出现在各类型的心包疾病中。通常患者可有惊人的耐受力而无心脏受压的症状,常在常规胸部 X 线检查中发现心影异常增大。慢性心包积液尤好发于以往有特发性病毒性心包炎、尿毒性心包炎和继发于黏液水肿或肿瘤的心包炎患者中。慢性心包积液也可发生在慢性心力衰竭,肾病综合征和肝硬化等各种原因引起的水、钠潴留时且可与腹水及胸腔积液同时出现。有报道,3％原发性心包疾病患者的初始表现为大量特发性慢性心包积液,其中女性更多见。慢性心包积液的处理,部分依赖于其病因且必须除外隐匿性甲状腺功能减退。无症状、稳定的且是特发性积液的患者除避免抗凝外常不需要特异性治疗。

二、心脏压塞

心脏压塞是由于心包腔内液体积聚引起心包内压力增加所造成。特征:①心腔内压力升高。②进行性限制了心室舒张期充盈。③每搏量和心排血量降低。

(一)心导管检查

心导管检查在确定心包积液时血流动力学变化的重要性中是非常有价值的。除非患者处于垂危的紧急状况,有学者喜欢在右心及结合心包穿刺术在心包腔内插入导管。心导管检查有以下作用:①提供心脏压塞绝对肯定的诊断;②测定血流动力学的受损情况;③通过心包抽液血流动力学改善的证据来指导心包穿刺抽液;④可以测定同时并存的血流动力学异常,包括左心衰竭、渗出-缩窄性心包炎和在恶性积液的患者中未料到的肺动脉高压。

心导管检查一般均显示,右心房压升高伴特征性的保持收缩期 X 倾斜而无或仅有一小的舒张期 Y 倾斜。若同步记录心包内压力和右心房压力,显示二者压力几乎一致升高。吸气时二者压力同时下降,在 X 倾斜的收缩期射血时间里,心包内压力略低于右心房压力。如果心包内的压力不高或右心房和心包内压力不一致,则心脏压塞的诊断必须重新考虑。

右心室舒张中期压力是升高的,与右心房和心包内压力相等,但没有缩窄性心包炎的"下陷-高平原"的特征性表现。因为右心室和肺动脉的收缩压等于右心室和心包内压力之和,故右心室和肺动脉收缩压常有中等度升高,其范围为 4.7~6.7 kPa(35~50 mmHg)。在心脏严重受压的病例中,右心室收缩压可以下降,仅略高于右心室舒张压。

通常肺嵌压和左心室舒张压是升高的,若同步记录心包内压力则三者压力相等。呼气时肺嵌压常略高于心包内压力,所形成的压力阶差可促进左心充盈。呼气时肺嵌压暂时的降低超出心包内压力的下降,则肺静脉循环和左心之间的压力阶差降低或消失。在严重左心室功能减退或左心室肥厚和左室舒张压升高的患者中,在心包内和右心房压力相等但低于左心室舒张压时即可发生心脏压塞。根据心脏受压的严重程度,左心室收缩压和主动脉压力可以正常或降低。

通过动脉内插管和压力测定可以很容易地证明有奇脉。同步记录体动脉和右心室压力显示,二者在吸气的变化是超出时相范围之外的。每搏量通常有明显降低,由于心动过速的代偿作用,心排血量可以正常,但在严重心脏压塞时可以明显降低。体循环阻力常常是升高的。

如果在心导管检查前,超声心动图已显示心脏压塞的图像,则心血管造影检查对诊断无特殊意义。在心脏不很正常的病例中,右心室和左心室的舒张末期容量通常是降低的,而射血分数是正常或升高的。

心包抽液后的最初结果是心包内、右心房、右心室和左心室舒张压一致降低,然后心包内压力再低于右心房压。右心房压力波形重新出现 Y 倾斜,继续抽液可以使心包内压力降至零点水平并随胸腔内压力的变化而波动。由于心包的压力容量曲线很陡直,心包液体只要抽取 50~100 mL 就可使心包内压力直线下降且体动脉压力和心排血量改善,奇脉消失。随心包内压力下降通常伴尿量增多,这与增加心排血量和心房钠尿肽的释放有关。

如果心包内压力降至零或负值而右心房压力仍升高,则应高度考虑到渗出-缩窄性心包炎,尤其是肿瘤或曾放疗过的患者。在成功的心包穿刺抽液后右心房压持续升高的其他原因依次为心脏压塞伴以往有左心室功能减退、肺高压和右心房高压、三尖瓣病变及限制型心肌病。在怀疑有恶性病变的患者中,源于肺微血管肿瘤的肺动脉高压是右心房压持续升高的一个重要原因,并且在心包积液完全引流后气急症状亦不能缓解。在肿瘤病变的患者中,必须对心脏压塞和上腔静脉综合征加以区别。因为在肿瘤患者中,以上病变可单独存在亦可并存在上腔静脉梗阻的患者中,由于存在颈静脉压力升高和由呼吸窘迫造成的奇脉可能疑有心脏压塞。在这种情况(不伴有心脏压塞)下,上腔静脉压显著升高,超过右心房和下腔静脉压伴搏动减弱。由于心脏压塞及其他引起中心静脉压升高的原因同样可以改变呼吸对腔静脉内血流的波动,故二维和多普勒超声心动图不能鉴别这些情况。如果肿瘤患者心脏压塞缓解后颈静脉压力持续升高,反映出上腔静脉和右心房之间有压力阶差,应考虑上腔静脉梗阻,用放射治疗可能有效。

(二)心包穿刺术

当为患者做心包穿刺或心包切开术时,所做的血流动力学支持准备中应包括静脉内补充血液、血浆或盐水。已证明,扩容的理论基础是能延缓右心室舒张塌陷和血流动力学恶化的出现。在试验性心脏压塞中给予去甲肾上腺素和多巴酚丁胺能显著促使心排血量和氧的传递大量增加,从而延缓组织缺氧的出现。也曾在试验性心脏压塞中使用过血管扩张药、肼屈嗪和硝普钠,通过降低增高的体循环阻力来促使心排血量增加。给心脏压塞患者应用血管扩张药的同时给予扩容必须非常谨慎,因为对处于临界或明显低血压的患者可能有危险。β受体阻滞剂应避免使用,因为提高肾上腺素活性能帮助维持心排血量。正压通气尽可能避免,因已证实它能进一步降低心脏压塞患者的心排血量。

已达压塞压力的心包渗液可采用以下方法清除:①用针头或导管经皮心包穿刺;②经剑突下切开心包;③部分或广泛的外科心包切除。自 1840 年维也纳内科医师 Franz Schuh 首次演示了心包穿刺术以来,该手术虽已普遍运用,但有关其确切的指征尚存在相当大的争议。心包穿刺术的益处在于能迅速缓解心脏压塞和有机会获得在心包抽液前后准确的血流动力学测量。经皮心包穿刺术的主要危险是可戳破心脏、动脉或肺。20 世纪 70 年代以前,心包穿刺通常是在床边用尖针盲目进行的,没有血流动力学或超声心动图的监测,死亡或危及生命的并发症发生率高达 20%。

(三)心包穿刺术的危险性和并发症

目前心包穿刺术远较 10 年前安全,由有经验的手术者完成时,产生危及生命并发症的危险性一般<5%。当患者有大量渗液时,超声心动图显示轮廓清晰,前心包有 10 mm 以上的清晰腔隙,穿刺极易成功,且无并发症。近年来的一些心包穿刺经验指出,操作通常应在有血流动力学监测下进行,包括右心及心包腔内压力。由此可:①提供在试图做心包穿刺术前存在心脏压塞的生理改变证据;②排除其他能同时引起颈静脉压力升高的重要原因,诸如渗出-缩窄改变、上腔静脉梗阻、左心室衰竭。在缺乏理想的血流动力学监测或术前超声心动图证实存在大量前后心包渗液的情况下,很少有理由可在床边盲目地用针头行心包穿刺术。

心包穿刺术在下列患者中看来不能改善血流动力学或可使病情恶化:①急性创伤性心包出血,血液流进心包腔与被抽吸出的速度相同;②少量心包渗出,估计积液量<20 mL;③超声心动图示前心包无渗液;④包裹性渗液;⑤手术后除液体外血凝块和纤维蛋白充满了纵隔或心包腔。继发于撕裂、心脏刺伤、左心室壁或主动脉瘤裂缝所致的急性心包出血,在心包放液后是会迅速复发的。这种操作应仅作为对需做心脏或主动脉修补的外科心包探查术之前急诊拖延时间的方法。对由化脓性心包炎引起的压塞患者常可采用外科引流,以便能大量地引流,另可用于怀疑或已确认的结核性心包炎患者,以便能将心包活检标本做细菌学和组织学检查。在缓解心脏压塞后一个可能很少发生但又重要的并发症是突然发生心室扩张和急性肺水肿,其机制可能是在心室功能障碍的情况下,随着心包压缩的缓解,突然增加了肺静脉血流所致。

(四)心包扩开术和心包切除术

1.经皮球囊心包扩开术

Palacios 等学者提出了经皮球囊心包扩开术,且对在多中心登记这一操作的最初 50 例经验做了报道,这一组病例或是大量心包积液或是心脏压塞,大部分(88%)有恶性肿瘤史。球囊心包扩开术作为经皮心包穿刺抽液术的一部分与之同时进行,在做心包积液测量和取样做细胞学检查,以及其他研究之后,留约 200 mL 的液体在心包腔内。在将进入心包的通道进一步扩张后,将一直径 20 mm、长 3 cm 的扩张球囊(Mansfield)沿导引钢丝送入,骑跨在心包壁层,手动扩张球囊,造成心包撕裂("开窗")。有时候另做一心包穿刺行球囊撕裂。在心包扩开后,心包导管重新沿着导引钢丝插入,引流所有剩余液体。应在手术后 24 小时做超声心动图和胸部 X 线检查监测左侧胸腔积液情况,并每月随访 1 次。

对 46 例(92%)心包扩开术后压塞缓解成功的患者做了 3 个月的短期随访,由于压塞复发,

2例需要早期手术,2例需后期手术。并发症包括冠状动脉撕裂,占2%;发热,占12%;及产生胸腔积液(推测是与心包引流有关的)在30天内需要胸前穿刺或放置胸管者,占16%。因此,认为这是一种对大量心包渗出伴有压塞的新颖而有前途的处理方法。然而,心包扩开术后早期的发病率明显高于前面所述的前瞻性观察50例做心包穿刺抽液辅以真空吸引完全引流的方法。对处理伴有血流动力学损害的大量心包渗出,经皮导管心包穿刺术、球囊心包扩开术及外科剑突下心包切开术三者之间的长期疗效尚未在前瞻性试验中进行过比较。

经皮导管心包穿刺术、球囊心包扩开术及外科剑突下心包切开术三者之间的长期疗效尚未在前瞻性实验中进行过比较。

2.外科心包切开术

对不需要做广泛心包切除的患者可在剑突下做一小的心包切口,在加压下完成外科心包排液。剑突下心包切开常可在局麻下完成。在并非窘迫的患者中,手术通常在事先未做过姑息性心包抽液下进行,因此时心包腔是扩张的。在剑突下由腹白线做一纵行小切口后,将横膈和心包与胸骨分离,横膈向下回缩使前心包直接暴露。可看到具张力的壁层心包,在心包上做一小切口,切除一小片心包以便引流,将管子插入心包腔做胸腔外引流,随重力流入无菌容器中。

对以上描述的手术应避免剑突下心包开窗这个名词,因为它易与小块心包切除术相混淆,它常是指胸膜心包窗或心包窗。经左胸腔做小块心包切除术使心包腔向左侧胸腔引流,不切除所有接触到的心包组织。完全心包切除术是从右侧膈神经到左侧肺静脉(剩下左侧膈神经),再从大血管到纵隔的心包全部被切除,而部分心包切除术则是限于大血管部分。

(邢　帅)

第七节　主动脉夹层

主动脉夹层指主动脉腔内的血液通过内膜的破口进入主动脉壁中层而形成的血肿。急性主动脉夹层是一种不常见、但有潜在生命危险的疾病,如不予以治疗,早期病死率很高。及时进行适当的药物和/或手术治疗,可明显提高生存率。

一、病因与发病机制

任何破坏中层弹性或肌肉成分完整性的疾病都可使主动脉易患夹层分离。中层胶原及弹性硬蛋白变性所致的中层退行性变是首要的易患因素。囊性中层退行病变是多种遗传性结缔组织缺陷(马方综合征和Ehlers Danlos综合征)的内在特点。年龄增长和高血压可能是中层退行病变两个重要因素。主动脉夹层的好发年龄为60~70岁,男性为女性发病率的2倍。某些其他先天性心血管畸形,如主动脉瓣单瓣畸形和主动脉缩窄也易并发主动脉夹层。

主动脉夹层开始于主动脉内膜撕裂,血液穿透病变中层,将中层平面一分为二,主动脉壁即出现夹层。由于管腔压力不断推动,分离过程沿主动脉壁推进,典型的为顺行推进,即被主动脉血流向前的力推动,有时也可见从内膜撕裂处逆向推进。主动脉壁分离层之间被血液充盈的空间成为一个假腔,剪切力可能导致内膜进一步撕裂,为假腔内的血流提供出口或额外的进口。

二、分类

绝大多数主动脉夹层起源于升主动脉和/或降主动脉。主动脉夹层有三种主要的分类方法,对累及的主动脉的部位及范围进行定义(表 8-4、图 8-6)。考虑预后及治疗的不同,所有这三种分类方法都是基于主动脉夹层是否累及升主动脉而定。一般而言,夹层分离累及升主动脉有外科手术指征,而对那些未累及升主动脉的夹层分离可考虑药物保留治疗。

表 8-4 常用的主动脉夹层分类方法

分类	起源和累及的主动脉范围
DeBakey 分类法	
Ⅰ型	起源于升主动脉,扩展至主动脉弓或其远端
Ⅱ型	起源并局限于升主动脉
Ⅲ型	起源于降主动脉沿主动脉向远端扩展
Stanford 分类法	
A 型	所有累及升主动脉的夹层分离
B 型	所有不累及升主动脉的夹层分离
解剖描述分类法	
近端	包括 DeBakey Ⅰ 型和Ⅱ型,Stanford A 型
远端	包括 DeBakeyⅢ型,Stanford B 型

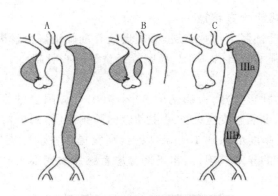

图 8-6 主动脉夹层分类

A.DeBakey Ⅰ 型/Stanford A 型;B.DeBakey Ⅱ 型/Stanford A 型;C.DeBakeyⅢ型/Stanford B 型

三、诊断

(一)临床表现特点

1.症状

急性主动脉夹层最常见的症状是剧烈疼痛,而慢性夹层分离多数可能并无疼痛。典型的疼痛突然发生,开始时即为剧痛。患者主诉疼痛呈撕裂、撕扯或刀刺样。当夹层分离沿主动脉伸展时,疼痛可沿着夹层分离的走向逐步向其他部位转移。疼痛部位对判断主动脉夹层的部位有帮助,因为局部的症状通常反应累及的主动脉。如胸痛只在前胸部,或最痛之处在前胸部,提示夹层绝大多数累及升主动脉。如胸痛只在肩胛之间,或最痛之处在肩胛之间,则绝大部分累及降主动脉。颈、喉、颌、面部的疼痛强烈提示夹层累及升主动脉。另外,疼痛在背部的任何部位,或腹部和下肢,强烈提示累及降主动脉。

其他一些不常见情况包括充血性心力衰竭、晕厥、脑血管意外、缺血性周围神经病变、截瘫、猝死等。急性充血性心力衰竭几乎均由近端主动脉夹层所致的严重主动脉瓣反流引起。无神经定位体征的晕厥占主动脉夹层的4%～5%,一般需紧急外科手术。

2.体征

在一些病例中,单纯的体检结果就足以提示诊断,而在另外一些情况下,即使存在广泛的主动脉夹层,相应的体征也不明显。远端主动脉夹层患者80%～90%存在高血压,但在近端主动脉夹层患者中高血压较少见。近端主动脉夹层患者与远端主动脉夹层患者相比更易发生低血压。低血压通常是由于心脏压塞、胸腔或腹腔内动脉破裂所致。与主动脉夹层相关的最典型体征如脉搏短缺、主动脉反流杂音、神经系统表现更多见于近端夹层分离。急性胸痛伴脉搏短缺(减弱或缺如)强烈提示主动脉夹层。近端主动脉夹层分离中约50%有脉搏短缺,而远端主动脉夹层中只占15%。

主动脉瓣反流是近端主动脉夹层的重要并发症,一些病例可听到主动脉瓣反流杂音。与近端主动脉夹层相关的主动脉瓣膜反流杂音常呈乐音样,胸骨右缘比胸骨左缘听诊更清晰。根据反流的严重程度不同,可能存在其他主动脉瓣关闭不全的周围血管征象,如水冲脉和脉压增宽。

许多疾病的表现可酷似主动脉夹层,包括急性心肌梗死或严重心肌缺血,非主动脉夹层引起的急性主动脉反流,非夹层分离引起的胸主动脉瘤、腹主动脉瘤、心包炎、肌肉骨骼痛或纵隔肿瘤。

(二)实验室和其他辅助检查特点

临床上,一旦诊断上已怀疑主动脉夹层,必须迅速并准确地确定诊断。目前可用的诊断方法包括主动脉造影、造影增强CT扫描、MRI、经胸或经食管的心脏超声。

1.胸部X线检查

最常见的异常是主动脉影变宽,占病例的80%～90%,局限性的膨出往往出现于病变起源部位。一些病例可出现上纵隔影变宽。如见主动脉内膜钙化影,则可估测主动脉壁的厚度,正常为2～3 mm,如主动脉壁厚度增加到10 mm以上,高度提示主动脉夹层(图8-7)。虽然绝大多数患者有一种或多种胸片的异常表现,但相当部分患者胸片改变不明显。因此,正常的胸部X线检查绝不能排除主动脉夹层。

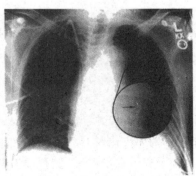

图8-7 主动脉夹层,胸部X线检查可见主动脉内膜
钙化影与主动脉影外侧缘相距10 mm以上

2.主动脉造影

逆行主动脉造影是主动脉夹层的最可靠诊断技术,如考虑行手术治疗或血管内支架治疗,术前须行主动脉造影。血管造影诊断主动脉夹层的直接征象包括主动脉双腔或分离内膜片,提示夹层分离的间接征象包括主动脉腔变形、主动脉壁变厚、分支血管异常,以及主动脉瓣反流。主动脉造影的主要优点在于能明确主动脉夹层和累及的分支血管范围,也能显示主动脉夹层的一些主要并发症,如假腔内血栓和主动脉瓣反流。

3.CT

增强 CT 扫描时,如发现内膜片分割或以造影剂密度差来区分的两个明显的主动脉腔时即可诊断主动脉夹层。与主动脉造影不同,CT 扫描的优点在于它是无创的,但需要使用静脉内造影剂。CT 还有助于识别假腔内的血栓,发现心包积液。但 CT 扫描不能可靠地发现有无主动脉瓣反流和分支血管病变。

4.MRI

MRI 特别适用于诊断主动脉夹层,能显示主动脉夹层的真假腔、内膜的撕裂位置、剥离的内膜片和可能存在的血栓等。MRI 是无创性检查,也不需要使用静脉内造影剂从而避免了离子辐射。虽然 MRI 以其高度的准确性成为目前无创性诊断主动脉夹层的主要标准,但它存在一些缺点,如对已植入起搏器、血管夹、人工金属心脏瓣膜和人工关节患者禁忌。MRI 也仅提供有限的分支血管图像,不能可靠地识别主动脉瓣反流的存在。另外,由于显影所需时间较长,急性主动脉夹层患者行 MRI 有风险。

5.超声心动图(UCG)

对诊断升主动脉夹层具有重要意义,且易识别并发症(如心包积血、主动脉瓣关闭不全和胸腔积血等)。在 M 型超声中可见主动脉根部扩大,夹层分离处主动脉壁由正常的单条回声带变成两条分离的回声带。在二维超声中可见主动内分离的内膜片呈内膜摆动征,主动脉夹层形成主动脉真假双腔征。有时可见心包或胸腔积液。多普勒超声不仅能检出主动脉夹层管壁双重回声之间的异常血流,而且对主动脉夹层的分型、破口定位及主动脉瓣反流的定量分析都具有重要的诊断价值。经食管超声心动图(TEE)克服了经胸廓 UCG 的一些局限性。它可以采用更高频率的超声检查,从而提供更好的解剖细节。

几种影像方法都各有其特定的优缺点。在选择时,必须考虑各种检查的准确性、安全性和可行性(表 8-5)。

表 8-5　几种影像学方法诊断主动脉夹层的性能

诊断性能	ANGIO	CT	MRI	TEE
敏感性	++	++	+++	+++
特异性	+++	+++	+++	++/+++
内膜撕裂部位	++	+	+++	+
有无血栓	+++	++	+++	+
有无主动脉关闭不全	+++	−	+	+++
心包积液	−	++	+++	+++
分支血管累积	+++	−	++	+
冠状动脉累及	++	−	−	++

注:+++极好,++好,+一般,−无法检测。ANGIO:主动脉造影;CT:计算机体层摄影;MRI:磁共振成像;TEE:经食管超声心动图。

四、治疗

治疗主动脉夹层的主要目的在于阻止夹层分离的进展。那些致命的并发症并不是内膜撕裂本身,而是随之而来的主动脉夹层的并发症,如分离主动脉破裂、急性主动脉瓣关闭不全、急性心脏压塞等。如果不进行及时、适当的治疗,主动脉夹层有很高的病死率。

(一)紧急内科处理

所有高度怀疑有急性主动脉夹层的患者必须予以监护。首要的治疗目的在于解除疼痛并将收缩压降至 13.3～14.7 kPa(100～110 mmHg)[平均动脉压为 8.0～9.3 kPa(60～70 mmHg)]。无论是否存在疼痛和高血压,均应使用 β 受体阻滞剂以降低 dp/dt。对可能要进行手术的患者要避免使用长效降压药物,以免使术中血压控制变得复杂。疼痛本身可以加重高血压和心动过速,可静脉注射吗啡以缓解疼痛。

硝普钠对紧急降低动脉血压十分有效。开始滴速 20 μg/min,然后根据血压反应调整滴速,最高可达 800 μg/min。当单独使用时,硝普钠可能升高 dp/dt,这一作用可能潜在地促进夹层分离的扩展。因此,同时使用足够剂量的 β 受体阻滞剂十分必要。

为了迅速降低 dp/dt,应静脉内剂量递增地使用 β 受体阻滞剂,直至出现满意的 β 受体阻滞效应(心率 60～70 次/分)。超短效 β 受体阻滞剂艾司洛尔对动脉血压不稳定准备行手术治疗的患者十分有用,因为如果需要可随时停用。当存在使用 β 受体阻滞剂的禁忌证,如窦性心动过缓、二度或三度房室传导阻滞、充血性心力衰竭、气管痉挛,应当考虑使用其他降低动脉压和dp/dt 的药物,如钙通道阻滞剂。

当分离的内膜片损害一侧或双侧肾动脉时,可引起肾素大量释放,导致顽固性高血压。在这种情况下可静脉内注射血管紧张素转化酶(ACE)抑制剂。

如果患者血压正常而非高血压,可单独使用 β 受体阻滞剂降低 dp/dt,如果存在禁忌证,可选择使用非二氢吡啶类钙阻滞剂,如地尔硫草或维拉帕米。

如果可疑主动脉夹层的患者表现为严重低血压,提示可能存在心脏压塞或主动脉破裂,应快速扩容。如果迫切需要升压药治疗顽固性低血压,可使用去甲肾上腺素。

治疗后一旦患者情况稳定,应立即进行诊断检查。如果病情不稳定,优先使用 TEE,因为它能在急诊室或重症监护病房床边操作而不需要停止监护和治疗。如果一个高度可疑夹层分离的患者病情变得极不稳定,很可能发生了主动脉破裂或心脏压塞,患者应立即送往手术室而不是进行影像学诊断。在这种情况下可使用术中 TEE 确定诊断,同时指导手术修补。

(二)心脏压塞的处理

急性近端主动脉夹层经常伴有心脏压塞,这是患者死亡的最常见原因之一。心脏压塞往往是主动脉夹层患者低血压的常见原因。在这种情况下,在等待外科手术修补时通常应进行心包穿刺以稳定病情。

(三)外科手术治疗

主动脉夹层的手术指征见表 8-6。应该尽可能在患者就诊之初决定是否手术,因为这将帮助选择何种诊断检查方法。手术目的包括切除最严重的主动脉病变节段,切除内膜撕裂部分,通过缝合夹层分离动脉的近端和远端以闭塞假腔的入口。下列因素增加患者的手术风险:高龄、伴随其他严重疾病(特别是肺气肿)、动脉瘤破裂、心脏压塞、休克、心肌梗死、脑血管意外等。

表 8-6 主动脉夹层外科手术和药物治疗的指征

手术指征	药物治疗指征
1.急性近端夹层分离	1.无并发症的远端夹层分离
2.急性远端夹层分离伴下列情况之一	2.稳定的孤立的主动脉弓夹层分离
·重要脏器进行性损害	3.稳定的慢性夹层分离
·主动脉破裂或接近破裂	
·主动脉瓣反流	
·夹层逆行进展至升主动脉	
·马凡综合征并发夹层分离	

(四)血管内支架技术

使用血管内支架技术可治疗主动脉夹层的高危患者。例如,夹层分离累及肾动脉或内脏动脉时手术死亡率超过 50%,血管内支架置入可降低死亡率。带膜支架植入血管隔绝术主要适用于 stanford B 型夹层。

五、长期治疗和随访

主动脉夹层患者晚期并发症包括主动脉反流、夹层分离复发、动脉瘤形成或破裂。无论住院期间采用手术还是药物治疗,长期药物治疗以控制血压和 dp/dt 对所有主动脉夹层存活患者都适用。主动脉夹层患者随访评估包括反复认真的体格检查,定期胸部 X 线检查和一系列影像学检查包括 TEE、CT 扫描或 MRI。患者刚出院的 2 年内危险性最高,后危险性逐步降低。因此,早期经常的随访十分重要。

(马福燕)

第八节 高血压急症

高血压急症是指短时间内(数小时或数天)血压明显升高,舒张压＞16 kPa(120 mmHg)和/或收缩压＞24 kPa(180 mmHg),伴有重要器官组织,如心脏、脑、肾、眼底、大动脉的严重功能障碍或不可逆性损害。高血压急症可以发生在高血压患者,表现为高血压危象或高血压脑病;也可发生在其他许多疾病过程中,主要在心、脑血管病急性阶段,如脑出血、蛛网膜下腔出血、缺血性脑卒中、急性左心衰竭伴肺水肿、不稳定型心绞痛、急性主动脉夹层和急、慢性肾衰竭等情况时。

单纯的血压升高并不构成高血压急症,血压的高低也不代表患者的危重程度;是否出现靶器官损害及哪个靶器官受累不仅是高血压急症诊断的关键,也直接决定治疗方案的选择。及时正确处理高血压急症,可在短时间内使病情缓解,预防进行性或不可逆性靶器官损害,降低死亡率。根据降压治疗的紧迫程度,高血压急症可分为紧急和次急两类。前者需要采用静脉途径给药在几分钟到 1 小时内迅速降低血压;后者需要在几小时到 24 小时内降低血压,可使用快速起效的口服降压药。

一、发病机制

长期高血压及伴随的危险因素引起小动脉中层平滑肌细胞增殖和纤维化,中动脉、大动脉粥样硬化,管壁增厚和管腔狭窄,导致重要靶器官,如心、脑、肾缺血。在此基础上或在其他许多疾病过程中,因紧张、疲劳、情绪激动、突然停服降压药、嗜铬细胞瘤阵发性高血压发作等诱因,小动脉发生强烈痉挛,血压急剧上升,使重要靶器官缺血加重而产生严重功能障碍或不可逆性损害;或由于过高的血压突破了脑血流自动调节范围,脑组织血流灌注过多引起脑水肿、脑功能障碍。

妊娠时子宫胎盘血流灌注减少,使前列腺素在子宫合成减少,从而促使肾素分泌增加,通过血管紧张素系统使血压升高。

二、临床表现

(一)高血压脑病

高血压脑病常见于急性肾小球肾炎,亦可见于其他原因高血压,但在醛固酮增多症和嗜铬细胞瘤者少见。常表现为剧烈头痛、烦躁、恶心、呕吐、抽搐、昏迷、暂时局部神经体征。舒张压常≥18.7 kPa(130 mmHg),眼底几乎均能见到视网膜动脉强烈痉挛,脑脊液压力可高达3.9 kPa(400 mmH$_2$O),蛋白增加。经有效的降压治疗,症状可迅速缓解,否则将导致不可逆脑损害。

(二)急进型或恶性高血压

急进型或恶性高血压多见于中青年,血压显著升高,舒张压持续≥18.7 kPa(130 mmHg),并有头痛、视力减退、眼底出血、渗出和视盘水肿;肾损害突出,持续蛋白尿、血尿与管型尿;若不积极降压治疗,预后很差,常死于肾衰竭、脑卒中、心力衰竭。病理上以肾小球纤维样坏死为特征。

(三)急性脑血管病

急性脑血管病包括脑出血、脑血栓形成和蛛网膜下腔出血。

(四)慢性肾疾病合并严重高血压

原发性高血压可以导致肾小球硬化,肾功能损害,在各种原发或继发性肾实质疾病中,包括各种肾小球肾炎、糖尿病肾病、红斑狼疮肾炎、梗阻性肾病等,出现肾性高血压者可达80%～90%,是继发性高血压的主要原因。随着肾功能损害加重,高血压的出现率、严重程度和难治程度也加重。

(五)急性左心衰竭

高血压是急性心力衰竭最常见的原因之一。

(六)急性冠脉综合征(ACS)

血压升高引起内膜受损而诱发血栓形成致ACS。

(七)主动脉夹层

主动脉内的血液经内膜撕裂口流入囊样变性的中层,形成血肿,随血流压力的驱动,逐渐在主动脉中层内扩展。临床特点为急性起病,突发剧烈胸、背部疼痛、休克和血肿压迫相应的主动脉分支血管时出现的脏器缺血症状。多见于中老年患者,约3/4的患者有高血压。超高速CT和MRI能明确诊断,必要时主动脉造影。一旦诊断明确,立即进行解除疼痛、降低血压、减慢心率的治疗。

(八)子痫

先兆子痫是指以下三项中有两项者:血压＞21.3/14.7 kPa(160/110 mmHg);尿蛋白≥3 g/24 h;伴水肿、头痛、头晕、视物不清、恶心、呕吐等自觉症状。子痫指妊娠高血压综合征的孕产妇发生抽搐。辅助检查:血液浓缩、血黏度升高、重者肌酐升高、凝血机制异常,眼底可见视网膜痉挛、水肿、出血。

(九)嗜铬细胞瘤

嗜铬细胞瘤可产生和释放大量去甲肾上腺素和肾上腺素,常见的肿瘤部位在肾上腺髓质,也可在其他具有嗜铬组织的部位,如主动脉分叉、胸腹部交感神经节等。临床表现为血压急剧升高,伴心动过速、头痛、苍白、大汗、麻木、手足发冷。发作持续数分钟至数小时。通过发作时尿儿茶酚胺代谢产物香草基杏仁酸(VMA)和血儿茶酚胺的测定可以确诊。

高血压次急症也称为高血压紧迫状态,指血压急剧升高而尚无靶器官损害。允许在数小时内将血压降低,不一定需要静脉用药。包括急进型或恶性高血压无心、肾和眼底损害,先兆子痫,围手术期高血压等。

三、诊断与评估

(一)诊断依据

(1)原发性高血压病史。

(2)血压突然急剧升高。

(3)伴有心功能不全、高血压脑病、肾功能不全、视盘水肿、渗出、出血等靶器官严重损害。

(二)评估

发生高血压急症的患者基础条件不同,临床表现形式各异,要决定合适的治疗方案,有必要早期对患者进行评估,做出危险分层,针对患者的具体情况制订个体化的血压控制目标和用药方案。

在病情诊断及评估中,简洁但完整的病史收集有助于了解高血压的持续时间和严重性、并发症情况及药物使用情况;需要明确患者是否有心血管、肾、神经系统疾病病史,检查是否有靶器官损害的相关征象;进行必要的辅助检查:血电解质、尿常规、ECG、检眼镜等。根据早期评估选择适当的急诊检查,如X线胸部平片、脑CT等。一旦发现患者有靶器官急性受损的迹象,就应该进行紧急治疗,绝不能一味等待检查结果。

四、治疗原则

(一)迅速降低血压

选择适宜有效的降压药物静脉滴注,在监测下将血压迅速降至安全水平,以预防进行性或不可逆性靶器官损害,避免使血压下降过快或过低,导致局部或全身灌注不足。

(二)降压目标

高血压急症降压治疗的第一个目标是在30～60分钟将血压降到一个安全水平。由于患者基础血压水平各异,合并的靶器官损害不一,这一安全水平必须根据患者的具体情况决定。指南建议:①1小时内使平均动脉血压迅速下降但不超过25％。一般掌握在近期血压升高值的2/3左右。但注意对于临床的一些特殊情况,如主动脉夹层和急性脑血管病患者等,血压控制另有要求。②在达到第一个目标后,应放慢降压速度,加用口服降压药,逐步减慢静脉给药的速度,逐渐将血压降低到第二个目标。在以后的 2～6 小时将血压降至 21.3/13.3～14.7 kPa(160/100～110 mmHg),根据患者的具体病情适当调整。③如果这样的血压水平可耐受和临床情况稳定,在以后 24～48 小时逐步降低血压达到正常水平,即高血压急症血压控制的第三步。

五、常见高血压急症的急诊处理

(一)高血压脑病

高血压脑病临床处理的关键一方面要考虑将血压降低到目标范围内,另一方面要保证脑血流灌注,尽量减少颅内压的波动。脑动脉阻力在一定范围内直接随血压变化而变化,慢性高血压时,该设定点也相应升高,迅速、过度降低血压可能降低脑血流量,造成不利影响。因而降压治疗以静脉给药为主,1 小时内将收缩压降低 20%～25%,血压下降幅度不可超过 50%,舒张压一般不低于 14.7 kPa(110 mmHg)。在治疗时要同时兼顾减轻脑水肿、降颅压,避免使用降低脑血流量的药物。迅速降压过去首选硝普钠,起始量 20 $\mu g/min$,视血压和病情可逐渐增至 200～300 $\mu g/min$。但硝普钠可能引起颅内压增高,并影响脑血流灌注,以及可能产生蓄积中毒,在用药时需对患者进行密切监护。现多用尼卡地平、拉贝洛尔等。其中由于尼卡地平不仅能够安全平稳地控制血压,同时还能较好的保证脑部、心脏、肾等重要脏器的血供。尼卡地平急诊应用于高血压急症时,以静脉泵入为主,剂量为每分钟 0.5～6 $\mu g/kg$,起始量每分钟 0.5 $\mu g/kg$,达到目标血压后,根据血压调节点滴速度。拉贝洛尔 50 mg 缓慢静脉注射,以后每隔 15 分钟重复注射,总剂量不超过 300 mg,或给初始量后以 0.5～2 mg/min 的速度静脉滴注。对合并有冠心病、心功能不全者可选用硝酸甘油。颅压明显升高者应加用甘露醇、利尿药。一般禁用单纯受体阻断药、可乐定和甲基多巴等。二氮嗪可反射性地使心率增快,并可增加心搏量和升高血糖,故有冠心病、心绞痛、糖尿病者慎用。

(二)急性脑血管病

高血压患者在出现急性脑血管病时,脑部血流的调节机制进一步紊乱,特别是急性缺血性脑卒中患者,几乎完全依靠平均动脉血压的增高来维持脑组织的血液灌注。因而在严重高血压合并急性脑血管病的治疗中,需要首先把握的一个原则就是"无害原则",避免血流灌注不足。急性卒中期间迅速降低血压的风险和好处并不清楚,因此一般不主张对急性脑卒中患者采用积极的降压治疗,在病情尚未稳定或改善的情况下,宜将血压控制在中等水平[约 21.3/13.3 kPa(160/100 mmHg)],血压下降不要超过 20%。治疗时避免使用减少脑血流灌注的药物,可选用尼卡地平、拉贝洛尔、卡托普利等。联合使用血管紧张素转换酶抑制药(ACEI)和噻嗪类利尿药有利于减少卒中发生率。

1.脑梗死

许多脑梗死患者在发病早期,其血压均有不同程度的升高,且其升高的程度与脑梗死病灶大小及是否患有高血压有关。脑梗死早期的高血压处理取决于血压升高的程度及患者的整体情况和基础血压来定。如收缩压在 24～29.3 kPa(180～220 mmHg)或舒张压在 14.7～16 kPa(110～120 mmHg),一般不急于降压治疗,但应严密观察血压变化;如血压＞29.3/16 kPa(220/120 mmHg),或伴有心肌缺血、心力衰竭、肾功能不全及主动脉夹层等,或考虑溶栓治疗的患者,则应给予降压治疗。根据患者的具体情况选择合适的药物及合适剂量。如尼卡地平 5 mg/h 作为起始量静脉滴注,每 5 分钟增加 2.5 mg/h 至满意效果,最大 15 mg/h。拉贝洛尔 50 mg 缓慢静脉注射,以后每隔 15 分钟重复注射,总剂量不超过 300 mg,或给初始量后以 0.5～

2 mg/min的速度静脉滴注。效果不满意者可谨慎使用硝普钠。β受体阻滞剂可使脑血流量降低,急性期不宜用。

2.脑出血

脑出血时血压升高是颅内压增高情况下保持正常脑血流的脑血管自动调节机制,脑出血患者合并严重高血压的治疗方案目前仍有争论,降压可能影响脑血流量,导致低灌注或脑梗死,但持续高血压可使脑水肿恶化。一般认为,在保持呼吸道通畅,纠正缺氧,降低颅内压后,如血压≥26.7/14.7 kPa(200/110 mmHg)时,才考虑在严密血压监测下使用经静脉降压药物进行治疗,使血压维持在略高于发病前水平或24/14 kPa(180/105 mmHg)左右;收缩压在22.7～26.7 kPa(170～200 mmHg)或舒张压在13.3～14.7 kPa(100～110 mmHg),暂不必使用降压药,先脱水降颅压,并严密观察血压情况,必要时再用降压药。可选择ACEI、利尿药、拉贝洛尔等。钙通道阻滞剂能扩张脑血管、增加脑血流,但可能增高颅内压,应慎重使用。α受体阻滞剂往往出现明显的降压作用及明显的直立性低血压,应避免使用。在调整血压的同时,防止继续出血、保护脑组织、防治并发症,需要时采取手术治疗。

(三)急性冠脉综合征

急性冠脉综合征包括不稳定性心绞痛和心肌梗死,其治疗目标在于降低血压、减少心肌耗氧量,但不可影响到冠脉灌注压,从而减少冠脉血流量。血压控制的目标是使其收缩压下降10%～15%。治疗时首选硝酸酯类药物,如硝酸甘油,开始时以5～10 μg/min速率静脉滴注,逐渐增加剂量,每5～10分钟增加5～10 μg/min。早期联合使用其他降血压药物治疗,如β受体阻滞剂、ACEI、α₁受体阻滞剂,必要时还可配合使用利尿药和钙通道阻滞剂。另外配合使用镇痛、镇静药等。特别是尼卡地平能增加冠状动脉血流、保护缺血心肌,静脉滴注能发挥降压和保护心脏的双重效果。拉贝洛尔能同时阻断α_1和β受体,在降压的同时能减少心肌耗氧量,也可选用。心肌梗死后的患者可选用ACEI、β受体阻滞剂和醛固酮拮抗药。此外,原发病的治疗如溶栓、抗凝、血管再通等也非常重要,对ST段抬高的患者溶栓前应将血压控制在20/12 kPa(150/90 mmHg)以下。

(四)急性左心衰竭

急性左心衰竭主要是由收缩期高血压和缺血性心脏病导致的。严重高血压伴急性左心衰竭治疗的主要手段是通过静脉用药,迅速降低心脏的前后负荷。在应用血管扩张药迅速降低血压的同时,配合使用强效利尿药,尽快缓解患者的缺氧和高度呼吸困难。就心脏功能而言,应力求将血压降到正常水平。血压被控制的同时,心力衰竭亦常得到控制。血管扩张药可选用硝普钠、硝酸甘油、酚妥拉明等,广泛心肌缺血引起的急性左心衰竭,首选硝酸甘油。在降压的同时以吗啡3～5 mg静脉缓注,必要时每隔15分钟重复1次,共2～3次,老年患者酌减剂量或改为肌内注射;呋塞米20～40 mg静脉注射,2分钟内推完,4小时后可重复1次;并给予吸氧、氨茶碱等。洋地黄仅在心脏扩大或心房颤动伴快速心室率时应用。

(五)急性主动脉夹层

3/4的主动脉夹层患者有高血压,血压增高是病情进展的重要诱因。治疗目标为通过扩张血管、减缓心动过速、抑制心脏收缩、降低血压及左心室射血速度、降低血流对动脉的剪切力,从而阻止夹层血肿的扩展。主动脉夹层在升主动脉及有并发症者尽快手术治疗;主动脉夹层病变局限在降主动脉者应积极内科治疗。患者应绝对卧床休息,严密监测生命体征和血管受累征象,给予有效止痛、迅速降压、镇静和吸氧,忌用抗凝或溶栓治疗。疼痛剧烈患者立即静脉使用较大剂量的吗啡或哌替啶。不论患者有无收缩期高血压,都应首先静脉应用β受体阻滞剂来减弱心肌收缩力,减慢心率,降低左心室射血速度。如普萘洛尔0.5 mg静脉注射,随后每3~5分钟注射1~2 mg,直至心率降至60~70次/分。心率控制后,如血压仍然很高,应加用血管扩张药。降压的原则是在保证脏器足够灌注的前提下,迅速将血压降低并维持在尽可能低的水平。一般要求在30分钟内将收缩降至13.3 kPa(100 mmHg)左右。如果患者不能耐受或有心、脑、肾缺血情况,也应尽量将血压维持在16/10.7 kPa(120/80 mmHg)以下。治疗首选硝普钠或尼卡地平静脉滴注。其他常用药物有乌拉地尔、艾司洛尔、拉贝洛尔等。必要时加用ARB、ACEI、或小剂量利尿药,但要注意ACEI类药物可引起刺激性咳嗽,可能加重病情。肼苯达嗪和二氮嗪因有反射性增快心率,增加心排血量作用,不宜应用。主动脉大分支阻塞患者,因降压后使缺血加重,不宜采用降压治疗。

(六)子痫和先兆子痫

妊娠急诊患者的处理需非常小心,因为要同时顾及母亲和胎儿的安全。在加强母儿监测的同时,治疗时需把握三项原则:镇静防抽搐、止抽搐;积极降压;终止妊娠。

(1)镇静防抽搐、止抽搐:常用药物为硫酸镁,肌内注射或静脉给药,用药时监测患者血压、尿量、腱反射、呼吸,避免发生中毒反应。镇静药可选用冬眠1号或地西泮。

(2)积极降压:当血压升高>22.7/14.7 kPa(170/110 mmHg)时,宜静脉给予降压药物,控制血压,以防脑卒中及子痫发生。究竟血压应降至多少合适,目前尚无一致意见。注意避免血压下降过快、幅度过大,影响胎儿血供。保证分娩前舒张压在12 kPa(90 mmHg)以上,否则会增加胎儿死亡风险。紧急降压时可静脉滴注尼卡地平、拉贝洛尔或肼苯达嗪。尼卡地平是欧洲妊娠血压综合征治疗的首选药,它的胎盘转移率低,长时间使用对胎儿也无不良影响,能在有效降压的同时,延长妊娠,有利于改善胎儿结局,尤其适用于先兆子痫患者使用。另外,尼卡地平有针剂和口服两种剂型,适合孕产妇灵活应用。但应注意其可能抑制子宫收缩而影响分娩,在与硫酸镁合用时应小心产生协同作用。肼苯达嗪常用剂量为40 mg加于5%葡萄糖溶液500 mL静脉滴注,0.5~10 mg/h。血压稳定后改为口服药物维持。ACEI、血管紧张素Ⅱ受体拮抗药可能对胎儿产生不利影响,禁用;利尿药可进一步减少血容量,加重胎儿缺氧,除非存在少尿情况,否则不宜用利尿药;硝普钠可致胎儿氰化物中毒亦为禁忌。

(3)结合患者病情和产科情况,适时终止妊娠。

(七)特殊人群高血压急症的处理

1.老年性高血压急症

老年人患高血压比例较高,容易出现靶器官损害,甚至是多个靶器官损害,高血压急症的发展速度较快,危险度更高。降压治疗可减少老年患者的心脑血管病及死亡率。但是老年高血压患者血压波动大,控制效果差。另外,老年患者多有危险因素和复杂的基础疾病,因而在遵循一般处理原则的同时,需格外注意以下几点:①降压不要太快,尤其是对于体质较弱者。②脏器的低灌注对老年患者的危害更大,建议血压控制目标为收缩压降至20 kPa(150 mmHg),如能耐受可进一步降低。舒张压若<9.3 kPa(70 mmHg)可能产生不利影响。③大多数患者的药物初始剂量宜降低,注意药物不良反应。④常需要两种或更多药物控制血压。由于尼卡地平具有脏器保护功能的优势,对于老年人高血压急症,建议优先使用。⑤注意原有的和药物治疗后出现的直立性低血压。

2.肾功能不全患者

治疗原则为在强效控制血压的同时,避免对肾功能的进一步损害,通常需要联合用药,根据患者的具体情况选择合适的降压药物。血压一般以降至 20～21.3/12～13.3 kPa(150～160/90～100 mmHg)为宜,第 1 小时使平均动脉压下降 10%,第 2 小时下降 10%～15%,在12 小时内使平均动脉压下降约 25%。选用增加或不减少肾血流量的降压药,首选 ACEI 和ARB,常与钙通道阻滞剂、小剂量利尿药、β 受体阻滞剂联合应用;避免使用有肾毒性的药物;经肾排泄或代谢的降压药,剂量应控制在常规用量的 1/3～1/2。病情稳定后建议长期联合使用降压药,将血压控制在<17.3/10.7 kPa(130/80 mmHg)。

六、常用于高血压急症的药物评价

高血压急症的降压治疗除了选择起效迅速、作用持续时间短、停药后作用消失较快、不良反应小的静脉用药外,为增强降压作用、减少不良反应、保护重要脏器血流,以及出于特殊人群的需要,常需联合使用口服降压药,并且在血压控制后逐步减少静脉用药,转而用口服降压药物长期维持治疗。选择药物时应充分权衡血压与组织灌注、心脏负荷、血管损害、出凝血等的关系,合理控制降压的幅度与速度,考虑各种降压药物的作用和不良反应。

临床上用于降低血压的药物主要分为钙通道阻滞剂、ACEI、ARB、α 受体阻滞剂、β 受体阻滞剂、利尿药及其他降压药 7 类,其中常用于高血压急症的静脉注射药物为:硝普钠、尼卡地平、乌拉地尔、二氮嗪、肼苯达嗪、拉贝洛尔、艾司洛尔、酚妥拉明等。其他药物则根据患者的具体情况酌情配合使用,如紧急处理时可选用硝酸甘油、卡托普利等舌下含服;ACEI、ARB 对肾功能不全的患者有很好的肾保护作用;α 受体阻滞剂可用于前列腺增生的患者;在预防卒中和改善左心室肥厚方面,ARB 均优于 β 受体阻滞剂;心力衰竭时需采用利尿药联合使用 ACEI、β 受体阻滞剂、ARB 等药物。

(一)硝普钠

硝普钠能直接扩张动脉和静脉,降压作用迅速,停药后效果持续时间短,可用于各种高血压急症。但是由于快速降低血压的同时也带来一系列不良反应,从而使硝普钠在临床的应用具有一定的局限性。例如,其控制血压呈剂量依赖性,同时还可以降低脑血流量,增加颅内压;对心肌供血的影响可引起冠脉缺血,增加急性心肌梗死早期的死亡率。静脉滴注时需密切观察血压,以免过度降压,造成器官组织血流灌注不足。长期或大剂量应用时可导致血中氰化物蓄积中毒,引起急性精神病和甲状腺功能低下等。小儿、冠状动脉或脑血管供血不足、肝肾或甲状腺功能不全者禁用;代偿性高血压、动静脉并联、主动脉狭窄和孕妇禁用。高血压急症伴急性冠状动脉综合征、高血压脑病、急性脑血管病或严重肾功能不全者使用时应谨慎。

(二)尼卡地平

尼卡地平为二氢吡啶类钙通道阻滞剂,是世界上第一个取得抗高血压适应证的钙通道阻滞剂。尼卡地平主要扩张动脉,降低心脏后负荷,对椎动脉、冠状动脉、肾动脉和末梢小动脉的选择性远高于心肌,在降低血压的同时,能改善脑、心脏、肾的血流量,并对缺血心肌具有保护作用。另外,它还具有利尿作用,也不影响肺部的气体交换。基于以上机制,尼卡地平在治疗高血压急症时具有以下特点:降压作用起效迅速、效果显著、血压控制过程平稳、血压波动性小;能有效保护靶器官;不易引起血压的过度降低,用量调节简单、方便;不良反应少且症状轻微,停药后不易出现反跳,长期用药也不会产生耐药性,安全性很好。与硝普钠相比降压效果上近似,而其安性及对靶器官的保护作用明显优于硝普钠,因而尼卡地平不仅是治疗高血压的一线药物,也是急诊科在处理大多数高血压急症的理想选择。

（三）乌拉地尔

选择性 α_1 受体阻滞剂,具有外周和中枢双重降压作用,起效快,效果显著,不影响心率,无反跳现象,对嗜铬细胞瘤引起的高血压危象有特效。暂不提倡与 ACEI 类药物合用;主动脉峡部狭窄、哺乳期妇女禁用;妊娠妇女仅在绝对必要的情况下方可使用;老年患者需慎用,初始剂量宜小,在脏器供血维持方面欠佳。

（四）拉贝洛尔

对 α_1 和 β 受体均有阻断作用,能减慢心率,减少心排血量,减小外周血管阻力。其降压作用温和,效果持续时间较长。特别适用于妊娠高血压。充血性心力衰竭、房室传导阻滞、心率过缓或心源性休克、肺气肿、支气管哮喘、脑出血禁用;肝、肾功能不全、甲状腺功能低下等慎用。

（五）艾司洛尔

选择性 β_1 受体阻滞剂,起效快,作用时间短。能减慢心率,减少心排血量,降低血压,特别是收缩压。支气管哮喘、严重慢性阻塞性肺病、窦性心动过缓、二至三度房室传导阻滞、难治性心功能不全、心源性休克及对本品过敏者禁用。

（邢　帅）

第九章 呼吸系统常见急危重症

第一节 急性呼吸窘迫综合征

一、病因

临床上可将急性呼吸窘迫综合征（ARDS）相关危险因素分为 9 类，见表 9-1。其中部分诱因易持续存在或者很难控制，是引起治疗效果不好，甚至患者死亡的重要原因。严重感染、DIC、胰腺炎等是难治性 ARDS 的常见原因。

表 9-1　ARDS 的相关危险因素

1.感染	秋水仙碱
细菌（多为革兰阴性需氧菌和金黄色葡萄球菌）	三环类抗抑郁药
真菌和肺孢子菌	5.弥散性血管内凝血（DIC）
病毒	血栓性血小板减少性紫癜（TTP）
分枝杆菌	溶血性尿毒症综合征
立克次体	其他血管炎性综合征
2.误吸	热射病
胃酸	6.胰腺炎
溺水	7.吸入
碳氢化合物和腐蚀性液体	来自易燃物的烟雾
3.创伤（通常伴有休克或多次输血）	气体（NO_2、NH_3、Cl_2、镉、光气、氧气）
软组织撕裂	8.代谢性疾病
烧伤	酮症酸中毒
头部创伤	尿毒症
肺挫伤	9.其他
脂肪栓塞	羊水栓塞
4.药物和化学品	妊娠物滞留体内
阿片制剂	子痫

续表

水杨酸盐	蛛网膜或颅内出血
百草枯(除草剂)	白细胞凝集反应
三聚乙醛(副醛,催眠药)	反复输血
氯乙基戊烯炔醇(镇静药)	心肺分流

二、发病机制

(一)炎症细胞、炎症介质及其作用

1.中性粒细胞

中性粒细胞是 ARDS 发病过程中重要的效应细胞,其在肺泡内大量募集是发病早期的组织学特征。中性粒细胞可通过许多机制介导肺损伤,包括释放活性氮、活性氧、细胞因子、生长因子等放大炎症反应。此外中性粒细胞还能大量释放蛋白水解酶,尤其是弹性蛋白酶,损伤肺组织。其他升高的蛋白酶包括胶原酶和明胶酶 A、B,同时也可检测到高水平的内源性金属酶抑制剂,如 TIMP,说明蛋白酶/抗蛋白酶平衡在中性粒细胞诱发的蛋白溶解性损伤中具有重要作用。

2.细胞因子

ARDS 患者体液中有多种细胞因子的水平升高,并有研究发现细胞因子之间的平衡是炎症反应程度和持续时间的决定因素。患者体内的细胞因子反应相当复杂,包括促炎因子、抗炎因子及促炎因子内源性抑制剂等相互作用。在 ARDS 患者 BALF 中,炎症因子如 IL-Iβ、TNF-α 在肺损伤发生前后均有升高,但相关的内源性抑制剂如 IL-Iβ 受体拮抗药及可溶性 TNF-α 受体升高更为显著,提示在 ARDS 发病早期既有显著的抗炎反应。

虽然一些临床研究提示 ARDS 患者 BALF 中细胞群 NF-κB 的活性升高,但是后者的活化水平似乎与 BALF 中性粒细胞数量、IL-8 水平及病死率等临床指标并无相关性。而另一项对 15 例败血症患者外周血单核细胞核提取物中 NF-κB 活性的研究表明,NF-κB 的结合活性与 APACHE-II 评分类似,可以作为评价 ARDS 预后的精确指标。虽然该试验结果提示总 NF-κB 活性水平可能是决定 ARDS 预后的指标,但仍需要大量的研究证实。

3.氧化/抗氧化平衡

ARDS 患者肺部的氧气和抗氧化反应严重失衡。正常情况下,活性氧、活性氮被复杂的抗氧化系统拮抗,如抗氧化酶(超氧化物歧化酶、过氧化氢酶)、低分子清除剂(维生素 E、维生素 C 和谷酰胺),清除或修复氧化损伤的分子(多种 DNA 的蛋白质分子)。研究发现,ARDS 患者体内氧化剂增加和抗氧化剂降低几乎同时发生。

内源性抗氧化剂水平改变会影响 ARDS 的患病风险,如慢性饮酒者在遭受刺激事件如严重创伤、胃内容物误吸后易诱发 ARDS。但易患 ARDS 风险增加的内在机制尚不明确。近来有研究报道慢性饮酒者 BALF 中谷胱甘肽水平约比健康正常人低 7 倍而氧化谷酰胺比例增高,提示体内抗氧化剂如谷胱甘肽水平发生改变的个体可能在特定临床条件下更易发生 ARDS。

4.凝血机制

ARDS 患者凝血因子异常导致凝血与抗凝失衡,最终造成肺泡内纤维蛋白沉积。ARDS 的高危人群及 ARDS 患者 BALF 中凝血活性增强,组织因子(外源性凝血途径中血栓形成的启动因子)水平显著升高。ARDS 发生 3 天后凝血活性达到高峰,之后开始下降,同时伴随抗凝活性

下降。ARDS患者BALF中促进纤维蛋白溶解的纤溶酶原抑制剂-1水平降低。败血症患者中内源性抗凝剂如抗凝血酶Ⅲ和蛋白C含量降低,其低水平与较差的预后相关。

恢复凝血/抗凝平衡可能对ARDS有一定的治疗作用。给予严重败血症患者活化蛋白C,其病死率从30.8%下降至24.7%,其主要不良反应是出血。活化蛋白C还能使ARDS患者血浆IL-6水平降低,说明它除了抗凝效果外还具有抗炎效应。但活性蛋白C是否对各种原因引起的ARDS均有效尚待进一步研究。

(二)肺泡毛细血管膜损害

1.肺毛细血管内皮细胞

肺毛细血管内皮细胞损伤是ARDS发病过程中的一个重要环节,对其超微结构的变化特征也早有研究。同时测量肺泡渗出液及血浆中的蛋白含量能够反映毛细血管通透性增高的程度,早期ARDS中水肿液/血浆蛋白比>0.75,相反压力性肺水肿患者的水肿液/血浆蛋白比<0.65。ARDS患者肺毛细血管的通透性较压力性肺水肿患者高,并且上皮细胞间形成了可逆的细胞间隙。

2.肺泡上皮细胞

肺泡上皮细胞损伤在ARDS的形成过程中发挥了重要作用。正常肺组织中,肺泡上皮细胞是防止肺水肿的屏障。ARDS发病早期,由于上皮细胞自身的受损、坏死及由其损伤造成的肺间质压力增高可破坏该屏障。肺泡Ⅱ型上皮细胞可产生合成表面活性物质的蛋白和脂质成分。ARDS患者表面活性物质减少、成分改变及其功能抑制将导致肺泡萎陷及低氧血症。肺泡Ⅱ型上皮细胞的损伤造成表面活性物质生成减少及细胞代谢障碍。此外,肺泡渗出液中存在的蛋白酶和血浆蛋白通过破坏肺泡腔中的表面活性物质使其失活。

肺泡上皮细胞在肺水肿时有主动转运肺泡腔中水、盐的作用。肺泡Ⅱ型上皮细胞通过Na^+的主动运输来驱动液体的转运。大多数早期ARDS患者肺泡液体主动清除能力下降,且与预后呈负相关。在肺移植后肺再灌注损伤患者中也存在类似的现象。虽然ARDS患者肺泡液主动清除能力下降的确切机制尚不明了,但推测其可能与肺泡上皮细胞间紧密连接或肺泡Ⅱ型上皮细胞受损的程度有关。

三、诊断

1967年Ashbaugh等首次报道ARDS,1994年北美呼吸病-欧洲危重病学会专家联席评审会议发表了ARDS的诊断标准(AECC标准),但其可靠性和准确性备受争议。2012年修订的ARDS诊断标准(柏林标准)将ARDS定义为:①7天内起病,出现高危肺损伤、新发或加重的呼吸系统症状。②胸部X线片或CT示双肺透亮度下降且难以完全由胸腔积液、肺(叶)不张或结节解释。③肺水肿原因难以完全由心力衰竭或容量过负荷来解释,如果不存在危险因素,则需要进行客观评估(如超声心动图),以排除静水压增高型水肿。④依据至少0.49 kPa呼气末正压机械通气(positive end expiratory pressure,PEEP)下的氧合指数对ARDS进行分级,即轻度(氧合指数为200～300)、中度(氧合指数为100～200)和重度(氧合指数为≤100)。

中华医学会呼吸病分会也提出了类似的急性肺损伤(ALI)/ARDS的诊断标准(草案)。

(1)有发病的高危因素。

(2)急性起病、呼吸频数和/或呼吸窘迫。

(3)低氧血症,ALI时动脉血氧分压(PaO_2)/吸氧浓度(FiO_2)≤40.0 kPa(300 mmHg);

ARDS 时 $PaO_2/FiO_2 \leqslant 26.7$ kPa(200 mmHg)。

(4)胸部 X 线检查两肺浸润阴影。

(5)肺毛细血管楔压(PCWP)$\leqslant 2.4$ kPa(18 mmHg)或临床上能除外心源性肺水肿。

凡符合以上五项可以诊断为 ALI 或 ARDS。

四、治疗的基本原则

ARDS 治疗的关键在于控制原发病及其病因,如处理各种创伤,尽早找到感染灶,针对病原菌应用敏感的抗生素,制止严重反应进一步对肺的损伤;更紧迫的是要及时改善患者的严重缺氧,避免发生或加重多脏器功能损害。

五、治疗策略

(一)原发病治疗

全身性感染、创伤、休克、烧伤、急性重症胰腺炎等是导致 ALI/ARDS 的常见病因。严重感染患者有 25%～50% 发生 ALI/ARDS,而且在感染、创伤等导致的多器官功能障碍综合征(MODS)中,肺往往也是最早发生衰竭的器官。目前认为,感染、创伤后的全身炎症反应是导致 ARDS 的根本原因。控制原发病,遏制其诱导的全身失控性炎症反应,是预防和治疗 ALI/ARDS 的必要措施。

推荐意见 1:积极控制原发病是遏制 ALI/ARDS 发展的必要措施(推荐级别:E 级)。

(二)呼吸支持治疗

1.氧疗

ALI/ARDS 患者吸氧治疗的目的是改善低氧血症,使动脉血氧分压(PaO_2)达到 8.0～10.7 kPa(60～80 mmHg)。可根据低氧血症改善的程度和治疗反应调整氧疗方式,首先使用鼻导管,当需要较高的吸氧浓度时,可采用可调节吸氧浓度的文丘里面罩或带贮氧袋的非重吸式氧气面罩。ARDS 患者往往低氧血症严重,大多数患者一旦诊断明确,常规的氧疗常常难以奏效,机械通气仍然是最主要的呼吸支持手段。

推荐意见 2:氧疗是纠正 ALI/ARDS 患者低氧血症的基本手段(推荐级别:E 级)。

2.无创机械通气

无创机械通气(NIV)可以避免气管插管和气管切开引起的并发症,近年来得到了广泛的推广应用。尽管随机对照试验(RCT)证实 NIV 治疗 COPD 和心源性肺水肿导致的急性呼吸衰竭的疗效肯定,但是 NIV 在急性低氧性呼吸衰竭中的应用却存在很多争议。迄今为止,尚无足够的资料显示 NIV 可以作为 ALI/ARDS 导致的急性低氧性呼吸衰竭的常规治疗方法。

不同研究中 NIV 对急性低氧性呼吸衰竭的治疗效果差异较大,可能与导致低氧性呼吸衰竭的病因不同有关。2004 年一项荟萃分析显示,在不包括 COPD 和心源性肺水肿的急性低氧性呼吸衰竭患者中,与标准氧疗相比,NIV 可明显降低气管插管率,并有降低 ICU 住院时间及住院病死率的趋势。但分层分析显示 NIV 对 ALI/ARDS 的疗效并不明确。最近 NIV 治疗 54 例 ALI/ARDS 患者的临床研究显示,70% 的患者应用 NIV 治疗无效。逐步回归分析显示,休克、严重低氧血症和代谢性酸中毒是 ARDS 患者 NIV 治疗失败的预测指标。一项 RCT 研究显示,与标准氧疗比较,NIV 虽然在应用第 1 小时明显改善 ALI/ARDS 患者的氧合,但不能降低气管插管率,也不改善患者预后。可见,ALI/ARDS 患者应慎用 NIV。

推荐意见 3：预计病情能够短期缓解的早期 ALI/ARDS 患者可考虑应用无创机械通气（推荐级别：C 级）。

推荐意见 4：合并免疫功能低下的 ALI/ARDS 患者早期可首先试用无创机械通气（推荐级别：C 级）。

推荐意见 5：应用无创机械通气治疗 ALI/ARDS 应严密监测患者的生命体征及治疗反应。神志不清、休克、气道自洁能力障碍的 ALI/ARDS 患者不宜应用无创机械通气（推荐级别：C 级）。

3.有创机械通气

（1）机械通气的时机选择：ARDS 患者经高浓度吸氧仍不能改善低氧血症时，应气管插管进行有创机械通气。ARDS 患者呼吸功明显增加，表现为严重的呼吸困难，早期气管插管机械通气可降低呼吸功，改善呼吸困难。虽然目前缺乏 RCT 研究评估早期气管插管对 ARDS 的治疗意义，但一般认为，气管插管和有创机械通气能更有效地改善低氧血症，降低呼吸功，缓解呼吸窘迫，并能够更有效地改善全身缺氧，防止肺外器官功能损害。

推荐意见 6：ARDS 患者应积极进行机械通气治疗（推荐级别：E 级）。

（2）肺保护性通气：由于 ARDS 患者大量肺泡塌陷，肺容积明显减少，常规或大潮气量通气易导致肺泡过度膨胀和气道平台压过高，加重肺及肺外器官的损伤。

推荐意见 7：对 ARDS 患者实施机械通气时应采用肺保护性通气策略，气道平台压不应超过 $2.9\sim3.4$ kPa（$30\sim35$ cmH$_2$O）（推荐级别：B 级）。

（3）肺复张：充分复张 ARDS 塌陷肺泡是纠正低氧血症和保证 PEEP 效应的重要手段。为限制气道平台压而被迫采取的小潮气量通气往往不利于 ARDS 塌陷肺泡的膨胀，而 PEEP 维持肺复张的效应依赖于吸气期肺泡的膨胀程度。目前临床常用的肺复张手法包括控制性肺膨胀、PEEP 递增法及压力控制法（PCV 法）。其中实施控制性肺膨胀采用恒压通气方式，推荐吸气压为 $2.9\sim4.4$ kPa（$30\sim45$ cmH$_2$O），持续时间为 $30\sim40$ 秒。

推荐意见 8：可采用肺复张手法促进 ARDS 患者的塌陷肺泡复张，改善氧合（推荐级别：E 级）。

（4）PEEP 的选择：ARDS 广泛肺泡塌陷不但可导致顽固的低氧血症，而且部分可复张的肺泡周期性塌陷开放而产生剪切力，会导致或加重呼吸机相关性肺损伤。充分复张塌陷肺泡后应用适当水平的 PEEP 防止呼气末肺泡塌陷，改善低氧血症，并避免剪切力，防治呼吸机相关性肺损伤。因此，ARDS 应采用能防止肺泡塌陷的最低 PEEP。

推荐意见 9：应使用能防止肺泡塌陷的最低 PEEP，有条件的情况下，应根据静态 P-V 曲线低位转折点压力 $+0.2$ kPa（2 cmH$_2$O）来确定 PEEP（推荐级别：C 级）。

（5）自主呼吸：自主呼吸过程中膈肌主动收缩可增加 ARDS 患者肺重力依赖区的通气，改善通气血流比例失调，改善氧合。一项前瞻对照研究显示，与控制通气相比，保留自主呼吸的患者镇静剂使用量、机械通气时间和 ICU 住院时间均明显减少。因此，在循环功能稳定、人机协调性较好的情况下，ARDS 患者机械通气时有必要保留自主呼吸。

推荐意见 10：ARDS 患者机械通气时应尽量保留自主呼吸（推荐级别：C 级）。

（6）半卧位：ARDS 患者合并 VAP 往往使肺损伤进一步恶化，预防 VAP 具有重要的临床意义。机械通气患者平卧位易发生 VAP。研究表明，由于气管插管或气管切开导致声门的关闭功能丧失，机械通气患者胃肠内容物易反流误吸进入下呼吸道，导致 VAP。$<30°$ 的平卧位是院内

获得性肺炎的独立危险因素。

推荐意见 11：若无禁忌证，机械通气的 ARDS 患者应采用 30°～45°半卧位（推荐级别：B 级）。

(7)俯卧位通气：俯卧位通气通过降低胸腔内压力梯度、促进分泌物引流和促进肺内液体移动，明显改善氧合。

推荐意见 12：常规机械通气治疗无效的重度 ARDS 患者，若无禁忌证，可考虑采用俯卧位通气（推荐级别：D 级）。

(8)镇静镇痛与肌松：机械通气患者应考虑使用镇静镇痛剂，以缓解焦虑、躁动、疼痛，减少过度的氧耗。合适的镇静状态、适当的镇痛是保证患者安全和舒适的基本环节。

推荐意见 13：对机械通气的 ARDS 患者，应制订镇静方案（镇静目标和评估）（推荐级别：B 级）。

推荐意见 14：对机械通气的 ARDS 患者，不推荐常规使用肌松剂（推荐级别：E 级）。

4.液体通气

部分液体通气是在常规机械通气的基础上经气管插管向肺内注入相当于功能残气量的全氟碳化合物，以降低肺泡表面张力，促进肺重力依赖区塌陷肺泡复张。

5.体外膜氧合技术（ECMO）

建立体外循环后可减轻肺负担，有利于肺功能恢复。

(三)ALI/ARDS 药物治疗

1.液体管理

高通透性肺水肿是 ALI/ARDS 的病理生理特征，肺水肿的程度与 ALI/ARDS 的预后呈正相关。因此，通过积极的液体管理，改善 ALI/ARDS 患者的肺水肿具有重要的临床意义。

研究显示，液体负平衡与感染性休克患者病死率的降低显著相关，且对于创伤导致的 ALI/ARDS患者，液体正平衡使患者的病死率明显增加。应用利尿药减轻肺水肿可能改善肺部病理情况，缩短机械通气时间，进而减少呼吸机相关性肺炎等并发症的发生。但是利尿减轻肺水肿的过程可能会导致心排血量下降，器官灌注不足。因此，ALI/ARDS 患者的液体管理必须考虑两者的平衡，必须在保证脏器灌注的前提下进行。

推荐意见 15：在保证组织器官灌注的前提下，应实施限制性的液体管理，有助于改善 ALI/ARDS患者的氧合和肺损伤（推荐级别：B 级）。

推荐意见 16：存在低蛋白血症的 ARDS 患者，可通过补充清蛋白等胶体溶液和应用利尿药，有助于实现液体负平衡，并改善氧合（推荐级别：C 级）。

2.糖皮质激素

全身和局部的炎症反应是 ALI/ARDS 发生和发展的重要机制，研究显示血浆和肺泡灌洗液中的炎症因子浓度升高与 ARDS 的病死率呈正相关。长期以来，大量的研究试图应用糖皮质激素控制炎症反应，预防和治疗 ARDS。早期的三项多中心 RCT 研究观察了大剂量糖皮质激素对 ARDS 的预防和早期治疗作用，结果糖皮质激素既不能预防 ARDS 的发生，对早期 ARDS 也没有治疗作用。但对于变应原因导致的 ARDS 患者，早期应用糖皮质激素经验性治疗可能有效。此外感染性休克并发 ARDS 的患者，如合并有肾上腺皮质功能不全，可考虑应用替代剂量的糖皮质激素。

推荐意见 17：不推荐常规应用糖皮质激素预防和治疗 ARDS（推荐级别：B 级）。

3.一氧化氮（NO）吸入

NO 吸入可选择性地扩张肺血管，而且 NO 分布于肺内通气良好的区域，可扩张该区域的肺血管，显著降低肺动脉压，减少肺内分流，改善通气血流比例失调，并且可减少肺水肿形成。临床研究显示，NO 吸入可使约 60％的 ARDS 患者氧合改善，同时肺动脉压、肺内分流明显下降，但对平均动脉压和心排血量无明显影响。但是氧合改善效果也仅限于开始 NO 吸入治疗的 24～48 小时。两个 RCT 研究证实 NO 吸入并不能改善 ARDS 的病死率。因此，吸入 NO 不宜作为 ARDS 的常规治疗手段，仅在一般治疗无效的严重低氧血症时可考虑应用。

推荐意见 18：不推荐吸入 NO 作为 ARDS 的常规治疗（推荐级别：A 级）。

4.肺泡表面活性物质

ARDS 患者存在肺泡表面活性物质减少或功能丧失，易引起肺泡塌陷。肺泡表面活性物质能降低肺泡表面张力，减轻肺炎症反应，阻止氧自由基对细胞膜的氧化损伤。目前肺泡表面活性物质的应用仍存在许多尚未解决的问题，如最佳用药剂量、具体给药时间、给药间隔和药物来源等。因此，尽管早期补充肺表面活性物质有助于改善氧合，还不能将其作为 ARDS 的常规治疗手段。有必要进一步研究，明确其对 ARDS 预后的影响。

5.前列腺素 E_1

前列腺素 E_1（PGE_1）不仅是血管活性药物，还具有免疫调节作用，可抑制巨噬细胞和中性粒细胞的活性，发挥抗炎作用。但是 PGE_1 没有组织特异性，静脉注射 PGE_1 会引起全身血管舒张，导致低血压。静脉注射 PGE_1 用于治疗 ALI/ARDS 目前已经完成了多个 RCT 研究，但无论是持续静脉注射 PGE_1，还是间断静脉注射脂质体 PGE_1，与安慰剂组相比，PGE_1 组在 28 天的病死率、机械通气时间和氧合等方面并无益处。有研究报道吸入型 PGE_1 可以改善氧合，但这需要进一步的 RCT 来研究证实。因此，只有在 ALI/ARDS 患者低氧血症难以纠正时，可以考虑吸入 PGE_1 治疗。

6.N-乙酰半胱氨酸和丙半胱氨酸

抗氧化剂 N-乙酰半胱氨酸（NAC）和丙半胱氨酸通过提供合成谷胱甘肽（GSH）的前体物质半胱氨酸，提高细胞内 GSH 水平，依靠 GSH 氧化还原反应来清除体内氧自由基，从而减轻肺损伤。静脉注射 NAC 对 ALI 患者可以显著改善全身氧合和缩短机械通气时间。而近期在 ARDS 患者中进行的 Ⅱ 临床试验证实，NAC 有缩短肺损伤病程和阻止肺外器官衰竭的趋势，不能减少机械通气时间和降低病死率。丙半胱氨酸的 Ⅱ、Ⅲ 期临床试验也证实不能改善 ARDS 患者预后。因此，尚无足够证据支持 NAC 等抗氧化剂用于治疗 ARDS。

7.环氧化酶抑制剂

布洛芬等环氧化酶抑制剂可抑制 ALI/ARDS 患者血栓素 A_2 的合成，对炎症反应有强烈的抑制作用。小规模临床研究发现布洛芬可改善全身性感染患者的氧合与呼吸力学。对严重感染的临床研究也发现布洛芬可以降低体温、减慢心率和减轻酸中毒，但是亚组分析（ARDS 患者130 例）显示，布洛芬既不能降低危重 ARDS 患者的患病率，也不能改善 ARDS 患者的 30 天生存率。因此，布洛芬等环氧化酶抑制剂尚不能用于 ALI/ARDS 的常规治疗。

8.细胞因子单克隆抗体或拮抗药

炎症性细胞因子在 ALI/ARDS 发病中具有重要作用。动物试验应用单克隆抗体或拮抗药中和肿瘤坏死因子（TNF）、白细胞介素（IL）-1 和 IL-8 等细胞因子可明显减轻肺损伤，但多数临床试验获得阴性结果。细胞因子单克隆抗体或拮抗药是否能够用于 ALI/ARDS 的治疗，目前尚缺乏临床研究证据。因此,不推荐抗细胞因子单克隆抗体或拮抗药用于 ARDS 治疗。

9.己酮可可碱及其衍化物利索茶碱

己酮可可碱及其衍化物利索茶碱均可抑制中性粒细胞的趋化和激活,减少促炎因子 TNFA、IL-1 和 IL-6 等释放,利索茶碱还可抑制氧自由基释放。但目前尚无 RCT 试验证实己酮可可碱对 ALI/ARDS 的疗效。因此,己酮可可碱或利索茶碱不推荐用于 ARDS 的治疗。

10.重组人活化蛋白 C

重组人活化蛋白 C(rhAPC)具有抗血栓、抗炎和纤溶特性,已被试用于治疗严重感染。Ⅲ期临床试验证实,持续静脉注射 rhAPC 24 $\mu g/(kg \cdot h) \times 96$ 小时可以显著改善重度严重感染患者(APACHE Ⅱ>25)的预后。基于 ARDS 的本质是全身性炎症反应,且凝血功能障碍在 ARDS 发生中具有重要地位,rhAPC 有可能成为 ARDS 的治疗手段。但目前尚无证据表明 rhAPC 可用于 ARDS 治疗,当然在严重感染导致的重度 ARDS 患者,如果没有禁忌证,可考虑应用 rhAPC。rhAPC 高昂的治疗费用也限制了它的临床应用。

11.酮康唑

酮康唑是一种抗真菌药,但可抑制白三烯和血栓素 A_2 合成,同时还可抑制肺泡巨噬细胞释放促炎因子,有可能用于 ARDS 的治疗。但是目前没有证据支持酮康唑可用于 ARDS 的常规治疗,同时为避免耐药,对于酮康唑的预防性应用也应慎重。

12.鱼油

鱼油富含 ω-3 脂肪酸,如二十二碳六烯酸(DHA)、二十碳五烯酸(EPA)等,也具有免疫调节作用,可抑制二十烷花生酸样促炎因子释放,并促进 PGE_1 生成。研究显示,通过肠道为 ARDS 患者补充 EPA、γ-亚油酸和抗氧化剂,可使患者肺泡灌洗液内中性粒细胞减少,IL-8 释放受到抑制,病死率降低。对机械通气的 ALI 患者的研究也显示,肠内补充 EPA 和 γ-亚油酸可以显著改善氧合和肺顺应性,明显缩短机械通气时间,但对生存率没有影响。

推荐意见 19:补充 EPA 和 γ-亚油酸有助于改善 ALI/ARDS 患者氧合,缩短机械通气时间(推荐级别:C 级)。

(李晓辉)

第二节　慢性支气管炎急性发作

一、概述

慢性支气管炎(简称慢支)是指气管、支气管黏膜及其周围组织的慢性非特异性炎症。临床上表现为因感染、过敏及其他理化因素刺激导致的咳嗽、咳痰、或伴有喘息的症状,以及反复发作的慢性过程。它是一种严重危害人民健康的常见病,尤以老年人多见。按病情进展分为 3 期:急性发作期、慢性迁延期、临床缓解期。

二、致病微生物

感染与慢支的发生、发展关系密切,但尚无足够证据说明感染是慢支的首发病因,一般认为感染是慢支加剧病变发展的重要因素。主要致病微生物为病毒和细菌。病毒包括鼻病毒、流感病毒、副流感病毒、腺病毒和呼吸道合胞病毒等。常见细菌有肺炎链球菌、流感嗜血杆菌、甲型链球菌和奈瑟菌。病毒感染所造成的呼吸道上皮损伤有利于细菌的继发感染,引起本病的发生和发作。慢性阻塞性肺疾病与慢性支气管炎密切相关,当慢性支气管炎患者出现不可逆的气流受限时可诊断为慢性阻塞性肺疾病。慢性阻塞性肺疾病急性加重期,轻度(不需住院)患者主要的致病菌为流感嗜血杆菌、肺炎链球菌、卡他莫拉菌、衣原体、病毒。中度至重度(需要住院)的患者,除上述致病菌外,常有肠杆菌属(肺炎克雷伯杆菌、大肠埃希菌、变形杆菌等)、铜绿假单胞菌。

三、临床表现

慢性支气管炎多见于中年以上,起病多潜隐缓慢,也有少数患者于急性上呼吸道感染后症状迁延不愈而起病。病程漫长,反复急性发作,逐渐加重。主要症状为慢性咳嗽、咳痰,部分患者可有喘息。长期、反复、逐渐加重的咳嗽是慢支的一个主要特点。疾病初起时咳嗽呈间歇性,尤其是清晨醒后较剧,随着病情发展早晚或整日均可有咳嗽。痰一般为白色黏液或浆液泡沫状痰,合并感染急性发作时,痰液转为黏液脓性或黄色脓痰,且咳嗽加重,痰量随之明显增多,偶带血。可有微热与全身不适。部分患者有支气管痉挛,可引起喘息,常伴哮鸣音,早期常无气短;反复发作,并发慢性阻塞性肺疾病时,可伴有轻重程度不等的气短。本病早期多无异常体征。在急性发作期多在背部及肺底部闻及散在干、湿啰音,咳嗽后可减少或消失,啰音多少和部位不固定。喘息性慢性支气管炎发作时可听到广泛的哮鸣音。并发肺气肿者可有肺气肿体征。出现气流受限而发生慢性阻塞性肺疾病者听诊呼气期延长,一般气道阻塞越严重,呼气期越长。

四、实验室及辅助检查

(一)X 线检查

早期往往阴性。随病变进展,支气管壁增厚,细支气管或肺泡间质炎性细胞浸润或纤维化,可见两肺纹理增粗,呈网状或条索状、斑点状阴影,或出现双轨影和袖套征,以双下肺野较明显。这些征象不是特异性的,且与临床症状不尽一致。并发肺气肿时,可见两肺透过度增加,两膈低平。

(二)呼吸功能检查

早期无异常。如有小气道阻塞时,最大呼气流速-容量曲线(MEFV 曲线)在 75% 和 50% 容量时流量明显降低,闭合气量和闭合容量明显增高。随病情进展,出现典型慢性阻塞性肺疾病、肺功能变化及弥散功能减低等。

(三)血液检查

慢支急性发作期可见白细胞计数及中性粒细胞增多。喘息型患者可见嗜酸性粒细胞增多。

(四)痰液检查

痰涂片及培养,可见肺炎链球菌、流感嗜血杆菌、甲型链球菌和奈瑟球菌等。近年来革兰阴性菌感染有明显增多趋势,特别是多见于院内感染的老年患者。痰涂片中可见大量中性粒细胞,喘息型者可见较多嗜酸性粒细胞。

五、诊断与鉴别诊断

(一)诊断依据

诊断主要依据病史和症状。根据咳嗽、咳痰或伴喘息,每年发病持续 3 个月并连续 2 年以上,排除其他心、肺疾病(如肺结核、尘肺、支气管哮喘、支气管扩张症、肺癌、肺脓肿、心功能不全等)之后,即可作出慢支诊断。如每年发病持续时间虽不足 3 个月,但有明确的客观检查依据(如 X 线检查)支持,亦可诊断。患者在 1 周内出现脓性或黏液脓性痰,痰量明显增加,或伴有发热、白细胞计数增高等炎症表现,可诊断慢支急性发作。

(二)鉴别诊断

1.支气管哮喘

常于早年突然发病(通常在儿童期),一般无慢性咳嗽、咳痰史,喘息呈发作性,发作时两肺满布哮鸣音,缓解期可毫无症状,常有个人或家族变应性疾病史。与单纯型慢支易于鉴别。但支气管哮喘在发展到具有不可逆性气道狭窄后难与喘息型慢支相鉴别,有人认为喘息型慢支就是慢支合并哮喘,二者无须再鉴别,且此二者治疗上有很多相同之处。咳嗽变异型支气管哮喘与慢支的鉴别点:前者多为阵发性干咳、无痰、夜间症状较重,X 线胸片无异常改变,支气管激发试验阳性。

2.支气管扩张症

湿性支气管扩张症也有慢性反复咳嗽、咳痰,但痰量常较慢支多,多为脓性痰,合并感染时可有发热、大量脓痰,常反复咯血。肺部听诊为与病灶位置相吻合的固定性粗湿啰音。病程长者可见消瘦、杵状指(趾)。严重者 X 线检查可见卷发状或蜂窝状病变,受累肺叶常见容积缩小,易合并肺炎,胸部高分辨率薄层 CT 多可以明确诊断。

3.肺结核

所有年龄均可发病,活动性肺结核患者多有发热、乏力、盗汗、消瘦、咯血、精神萎靡、食欲减退等结核中毒症状,支气管内膜结核表现为阵发性刺激性咳嗽,有时很难制止,常有哮鸣音,痰中带血,经痰结核菌检查及胸部影像学、支气管镜检查可明确诊断。

4.间质性肺疾病

该病临床表现无特异性,需详细询问病史和职业史,早期可只有咳嗽、咳痰,偶感气短。部分患者肺部听诊可闻及 Velero 啰音,出现杵状指,肺功能呈限制性通气功能障碍,动脉血氧分压降低;X 线胸片和胸部 CT 可见间质性结节影和/或间质性网格影等,均有助于鉴别。

5.癌性淋巴管炎

肺癌起病隐袭,发病也多在中年以上,早期没有特异性临床表现,患者可有慢性吸烟史,可有吼哮样刺激性咳嗽,常持续咯血痰,色鲜红或带褐红色,典型影像学改变为串珠样。对已明确诊断为慢支的患者,如咳嗽性质发生改变,或胸部 X 线检查发现有块状阴影或结节状阴影,或经抗感染治疗后阴影未完全消散,应提高警惕,进一步行胸部 CT、纤维支气管镜、痰脱落细胞学检查等明确。

6.充血性心力衰竭

患者多有器质性心脏病史,如冠心病、心肌病、心脏瓣膜病等,可表现为气急、咳嗽、咳痰、咯血,甚至发病甚急的喘息,伴咳粉红色泡沫状痰。听诊肺基底部可闻及细啰音,胸部 X 线片示心脏扩大、肺水肿,肺功能测定示限制性通气功能障碍。心脏超声左室射线分数减低及无其他原因解释的心房尿钠肽(BNP)升高可作为诊断依据。

六、治疗

(一)治疗原则

慢性支气管炎急性发作期主要以减少呼吸功、减轻气道炎症、降低下呼吸道细菌负荷和治疗可能伴随的低氧血症等措施解除症状,预防一过性肺功能损害加重,促进康复。

(1)伴痰量增加、脓性痰和气急加重等提示可能存在细菌感染的患者,可应用抗菌药物。

(2)应选用能覆盖流感嗜血杆菌、肺炎链球菌、卡他莫拉菌、肺炎支原体、肺炎衣原体及肺炎克雷伯菌等革兰阴性杆菌的抗菌药物。肺功能严重受损患者,应覆盖铜绿假单胞菌、鲍曼不动杆菌等非发酵菌,尤其是长期间断不规范应用抗菌药物患者。广谱、长期抗菌药物和糖皮质激素应用患者,应警惕曲霉菌感染。

(3)对疗效不佳的患者可根据痰液培养和药敏试验结果调整用药。

(4)轻症患者给予口服药,病情较重者可用注射剂。

(二)一般治疗

消除诱发因素,避免烟雾、粉尘及刺激性气体对气道的影响,吸烟者须戒烟,气候骤变及寒冷季节注意保暖,适当休息,清淡饮食,必要时吸氧,注意痰液引流,保持气道通畅等。

(三)药物治疗

急性发作期的治疗以控制感染、止咳祛痰、解痉平喘、雾化治疗等为主。

1.抗菌药物

抗生素的选择一般根据临床经验和本地区或本病区病原菌耐药性流行病学监测结果,同时积极进行痰病原菌培养和药敏试验。常用药物有青霉素类、大环内酯类、氟喹诺酮类和头孢菌素类等抗生素。见表9-2。

表9-2　慢性支气管炎急性发作的病原治疗

病原	宜选药物	可选药物	备注
流感嗜血杆菌	氨苄西林、阿莫西林	复方磺胺甲噁唑,第一、第二代口服头孢菌素,氟喹诺酮类	10%～40%菌株产酶
肺炎链球菌	青霉素	阿莫西林、氨苄西林	青霉素耐药率(中介及耐药)在10%～40%
青霉素敏感青霉素中介及耐药	第三代头孢菌素	氟喹诺酮类	
卡他莫拉菌	复方磺胺甲噁唑,第一、第二代口服头孢菌素	氟喹诺酮类,阿莫西林、氨苄西林	约90%菌株产酶
肺炎支原体	大环内酯类	多西环素,氟喹诺酮类	
肺炎衣原体	大环内酯类	多西环素,氟喹诺酮类	
肺炎克雷伯菌等肠菌科细菌	第二代或第三代头孢菌素	氟喹诺酮类	

2.止咳祛痰药

对急性发作期患者在抗感染治疗的同时,可酌情选用溴己新、乙酰半胱氨酸、稀化黏素(桃金娘油)、盐酸氨溴索等。临床上经常使用复方止咳祛痰药,其成分不仅有止咳药、祛痰药,也适当加上支气管扩张剂或抗组胺药等,如复方甲氧那敏胶囊、复方可待因溶液、美敏伪麻溶液等。对于年老体弱无力咳痰或痰量多且黏稠者,应以祛痰为主,不宜选用强镇咳剂。

3.解痉平喘药

对于喘息型慢支者,常选用解痉平喘药。包括 β_2 受体激动剂(特布他林、沙丁胺醇、沙美特罗、福莫特罗)、抗胆碱能药物(异丙托溴铵、噻托溴铵)、茶碱类药物(氨茶碱、多索茶碱)。

4.雾化治疗

常选用祛痰药、支气管扩张药等进行雾化吸入治疗,以加强局部稀释痰液的作用。

(四)抗菌治疗评价与处理

经验性治疗 72 小时后应对病情和诊断进行评价。观察临床症状及体征并复查血常规、红细胞沉降率(ESR)、C 反应蛋白(CRP)等炎性指标,只要上述指标好转,无论痰细菌学检查结果如何,一般均应维持原治疗方案不变。如经验性治疗 72 小时后症状无改善或炎性指标无下降,则应对临床资料进行分析,调整治疗方案,并进行相应的检查以明确病原学诊断,必要时考虑采用侵入性检查手段。对于重症患者强调早期有效抗菌药物治疗,初始治疗方案应覆盖最常见的前 4 位病原菌。

七、注意事项

慢性支气管炎多见于中年以上患者,老年人居多,由于老年人组织器官呈生理性退行性变,免疫功能也见减退,一旦罹患感染,在应用抗菌药物时需注意以下事项。

(1)老年人肾功能呈生理性减退,按一般常用量接受主要经肾排出的抗菌药物时,由于药物自肾排出减少,导致在体内积蓄,血药浓度增高,容易有药物不良反应的发生。因此老年患者,尤其是高龄患者接受主要自肾排出的抗菌药物时,应按轻度肾功能减退情况减量给药,可用正常治疗量的 1/2~2/3 或根据肌酐清除率给药。青霉素类、头孢菌素类和其他 β-内酰胺类的大多数品种即属此类情况。

(2)老年患者宜选用毒性低并具杀菌作用的抗菌药物,青霉素类、头孢菌素类等 β-内酰胺类为常用药物,毒性大的氨基糖苷类、万古霉素、去甲万古霉素等药物应尽可能避免应用,有明确应用指征时在严密观察下慎用,同时应进行血药浓度监测,据此调整剂量,使给药方案个体化,以达到用药安全、有效的目的。

(3)抗菌治疗应规范,按每种药物的 PK/PD 特点并结合患者基础肝肾功能、合并用药情况制订合理用药方案,保证足剂量、足疗程用药。

(李晓辉)

第三节　重症哮喘

支气管哮喘(简称哮喘)是常见的慢性呼吸道疾病之一,近年来其患病率在全球范围内有逐年增加的趋势,参照全球哮喘防治创议(GINA)和我国版支气管哮喘防治指南,将定义重新修订为哮喘是由多种细胞包括气道的炎性细胞和结构细胞(如嗜酸性粒细胞、肥大细胞、T 淋巴细胞、中性粒细胞、平滑肌细胞、气道上皮细胞等)和细胞组分参与的气道慢性炎症性疾病。这种慢性炎症导致气道高反应性,通常出现广泛多变的可逆性气流受限,并引起反复发作性的喘息、气急、胸闷或咳嗽等症状,常在夜间和/或清晨发作、加剧,多数患者可自行缓解或经治疗缓解。如果哮喘急性发作,虽经积极吸入糖皮质激素($\leqslant 1\,000\ \mu g/d$)和应用长效 β_2 受体激动药或茶碱类药物治疗数小时,病情不缓解或继续恶化;或哮喘呈暴发性发作,哮喘发作后短时间内即进入危重状态,则称为重症哮喘。如病情不能得到有效控制,可迅速发展为呼吸衰竭而危及生命,故需住院治疗。

一、病因和发病机制

(一)病因
哮喘的病因还不十分清楚,目前认为同时受遗传因素和环境因素的双重影响。

(二)发病机制
哮喘的发病机制不完全清楚,可能是免疫-炎症反应、神经机制和气道高反应性及其之间的相互作用。重症哮喘目前已经基本明确的发病因素主要有以下几种。

1.诱发因素的持续存在

诱发因素的持续存在使机体持续地产生抗原-抗体反应,发生气道炎症、气道高反应性和支气管痉挛,在此基础上,支气管黏膜充血水肿、大量黏液分泌并形成黏液栓,阻塞气道。

2.呼吸道感染

细菌、病毒及支原体等的感染可引起支气管黏膜充血肿胀及分泌物增加,加重气道阻塞;某些微生物及其代谢产物还可以作为抗原引起免疫-炎症反应,使气道高反应性加重。

3.糖皮质激素使用不当

长期使用糖皮质激素常常伴有下丘脑-垂体-肾上腺皮质轴功能抑制,突然减量或停用,可造成体内糖皮质激素水平的突然降低,造成哮喘的恶化。

4.脱水、痰液黏稠、电解质紊乱

哮喘急性发作时,呼吸道丢失水分增加、多汗造成机体脱水,痰液黏稠不易咳出而阻塞大小气道,加重呼吸困难,同时由于低氧血症可使无氧酵解增加,酸性代谢产物增加,合并代谢性酸中毒,使病情进一步加重。

5.心理因素

许多学者提出心理社会因素通过对中枢神经、内分泌和免疫系统的作用而导致哮喘发作,是使支气管哮喘发病率和死亡率升高的一个重要因素。

二、病理生理

重症哮喘的支气管黏膜充血水肿、分泌物增多甚至形成黏液栓及气道平滑肌的痉挛导致呼吸道阻力在吸气和呼气时均明显升高,小气道阻塞,肺泡过度充气,肺内残气量增加,加重吸气肌肉的负荷,降低肺的顺应性,内源性呼气末正压(PEEPi)增大,导致吸气功耗增大。小气道阻塞,肺泡过度充气,相应区域毛细血管的灌注减低,引起肺泡通气/血流(V/Q)比例的失调,患者常出现低氧血症,多数患者表现为过度通气,通常 $PaCO_2$ 降低,若 $PaCO_2$ 正常或升高,应警惕呼吸衰竭的可能性或是否已经发生了呼吸衰竭。重症哮喘患者,若气道阻塞不迅速解除,潮气量将进行性下降,最终将会发生呼吸衰竭。哮喘发作持续不缓解,也可能出现血液循环的紊乱。

三、临床表现

(一)症状

重症哮喘患者常出现极度严重的呼气性呼吸困难,被迫采取坐位或端坐呼吸,干咳或咳大量白色泡沫痰,不能讲话,紧张、焦虑、恐惧、大汗淋漓。

(二)体征

患者常出现呼吸浅快,呼吸频率>30次/分,可有三凹征,呼气期两肺满布哮鸣音,也可哮鸣音不出现,即所谓的"寂静胸",心率增快(>120次/分),可有血压下降,部分患者出现奇脉、胸腹反常运动、意识障碍,甚至昏迷。

四、实验室检查和其他检查

(一)痰液检查

哮喘患者痰涂片显微镜下可见到较多嗜酸性粒细胞、脱落的上皮细胞。

(二)呼吸功能检查

哮喘发作时,呼气流速指标均显著下降,第1秒用力呼气容积(FEV_1)、第1秒用力呼气容积占用力肺活量比值($FEV_1/FVC\%$,即1秒率)及呼气峰值流速(PEF)均减少。肺容量指标可见用力肺活量减少、残气量增加、功能残气量和肺总量增加,残气占肺总量百分比增高。大多数成人哮喘患者呼气峰值流速<50%预计值则提示重症发作,呼气峰值流速<33%预计值提示危重或致命性发作,需做血气分析检查以监测病情。

(三)血气分析

由于气道阻塞且通气分布不均,通气/血流比例失衡,大多数重症哮喘患者有低氧血症,$PaO_2 < 8.0$ kPa(60 mmHg),少数患者 $PaO_2 < 6.0$ kPa(45 mmHg),过度通气可使 $PaCO_2$ 降低,pH 上升,表现为呼吸性碱中毒;若病情进一步发展,气道阻塞严重,可有缺氧及二氧化碳潴留,$PaCO_2$ 上升,血 pH 下降,出现呼吸性酸中毒;若缺氧明显,可合并代谢性酸中毒。$PaCO_2$ 正常往往是哮喘恶化的指标,高碳酸血症是哮喘危重的表现,需给予足够的重视。

(四)胸部 X 线检查

早期哮喘发作时可见两肺透亮度增强,呈过度充气状态,并发呼吸道感染时可见肺纹理增加及炎性浸润阴影。重症哮喘要注意气胸、纵隔气肿及肺不张等并发症的存在。

(五)心电图检查

重症哮喘患者心电图常表现为窦性心动过速、电轴右偏,偶见肺性 P 波。

五、诊断

(一)哮喘的诊断标准

(1)反复发作喘息、气急、胸闷或咳嗽,多与接触变应原、冷空气、物理或化学性刺激及病毒性上呼吸道感染、运动等有关。

(2)发作时双肺可闻及散在或弥漫性、以呼气相为主的哮鸣音,呼气相延长。

(3)上述症状和体征可经治疗缓解或自行缓解。

(4)除外其他疾病所引起的喘息、气急、胸闷和咳嗽。

(5)临床表现不典型者(如无明显喘息或体征),应至少具备以下1项试验阳性:①支气管激发试验或运动激发试验阳性。②支气管舒张试验阳性,第 1 秒用力呼气容积增加≥12%,且第 1 秒用力呼气容积增加绝对值≥200 mL。③呼气峰值流速日内(或 2 周)变异率≥20%。

符合(1)～(4)条或(4)～(5)条者,可以诊断为哮喘。

(二)哮喘的分期及分级

根据临床表现,哮喘可分为急性发作期、慢性持续期和临床缓解期。急性发作是指喘息、气促、咳嗽、胸闷等症状突然发生,或原有症状急剧加重,常有呼吸困难,以呼气流量降低为其特征,常因接触变应原、刺激物或呼吸道感染诱发。哮喘急性发作时病情严重程度可分为轻度、中度、重度、危重四级(表 9-3)。

表 9-3　哮喘急性发作时病情严重程度的分级

临床特点	轻度	中度	重度	危重
气短	步行、上楼时	稍事活动	休息时	
体位	可平卧	喜坐位	端坐呼吸	
谈话方式	连续成句	常有中断	仅能说出字和词	不能说话
精神状态	可有焦虑或尚安静	时有焦虑或烦躁	常有焦虑、烦躁	嗜睡、意识模糊
出汗	无	有	大汗淋漓	
呼吸频率(/min)	轻度增加	增加	>30	
辅助呼吸肌活动及三凹征	常无	可有	常有	胸腹矛盾运动
哮鸣音	散在,呼气末期	响亮、弥漫	响亮、弥漫	减弱,甚至消失
脉率(/min)	<100	100～120	>120	脉率变慢或不规则
奇脉(深吸气时收缩压下降,mmHg)	无,<10	可有,10～25	常有,>25	无
使用 β_2 受体激动药后呼气峰值流速占预计值或个人最佳值%	>80%	60%～80%	<60%或<100 L/min 或作用时间<2 小时	
PaO_2(吸空气,mmHg)	正常	≥60	<60	<60
$PaCO_2$(mmHg)	<45	≤45	>45	>45
SaO_2(吸空气,%)	>95	91～95	≤90	≤90
pH				降低

注:1 mmHg=0.133 kPa。

六、鉴别诊断

(一)左心衰竭引起的喘息样呼吸困难

(1)患者多有高血压、冠状动脉粥样硬化性心脏病、风湿性心脏病和二尖瓣狭窄等病史和体征。

(2)阵发性咳嗽,咳大量粉红色泡沫痰,两肺可闻及广泛的湿啰音和哮鸣音,左心界扩大,心率增快,心尖部可闻及奔马律。

(3)胸部 X 线及心电图检查符合左心病变。

(4)鉴别困难时,可雾化吸入 β_2 受体激动药或静脉注射氨茶碱缓解症状后进一步检查,忌用肾上腺素或吗啡,以免造成危险。

(二)慢性阻塞性肺疾病

(1)中老年人多见,起病缓慢、病程较长,多有长期吸烟或接触有害气体的病史。

(2)慢性咳嗽、咳痰,晨间咳嗽明显,气短或呼吸困难逐渐加重。有肺气肿体征,两肺可闻及湿啰音。

(3)慢性阻塞性肺疾病急性加重期和哮喘区分有时十分困难,用支气管扩张药和口服或吸入激素做治疗性试验可能有所帮助。慢性阻塞性肺疾病也可与哮喘合并同时存在。

(三)上气道阻塞

(1)呼吸道异物者有异物吸入史。

(2)中央型支气管肺癌、气管支气管结核、复发性多软骨炎等气道疾病,多有相应的临床病史。

(3)上气道阻塞一般出现吸气性呼吸困难。

(4)胸部 X 线摄片、CT、痰液细胞学或支气管镜检查有助于诊断。

(5)平喘药物治疗效果不佳。

此外,应和变态反应性肺浸润、自发性气胸等相鉴别。

七、急诊处理

哮喘急性发作的治疗取决于发作的严重程度及对治疗的反应。对于具有哮喘相关死亡高危因素的患者,应给予高度重视。高危患者:①曾经有过气管插管和机械通气的濒于致死性哮喘的病史。②在过去 1 年中因为哮喘而住院或看急诊。③正在使用或最近刚刚停用口服糖皮质激素。④目前未使用吸入糖皮质激素。⑤过分依赖速效 β_2 受体激动药,特别是每月使用沙丁胺醇(或等效药物)超过 1 支的患者。⑥有心理疾病或社会心理问题,包括使用镇静药。⑦有对哮喘治疗不依从的历史。

(一)轻度和部分中度急性发作哮喘患者可在家庭中或社区中治疗

治疗措施主要为重复吸入速效 β_2 受体激动药,在第 1 小时每次吸入沙丁胺醇 $100\sim200\ \mu g$ 或特布他林 $250\sim500\ \mu g$,必要时每 20 分钟重复 1 次,随后根据治疗反应,轻度调整为 $3\sim4$ 小时再用 $2\sim4$ 喷,中度 $1\sim2$ 小时用 $6\sim10$ 喷。如果对吸入性 β_2 受体激动药反应良好(呼吸困难显著缓解,呼气峰值流速占预计值>80%或个人最佳值,且疗效维持 $3\sim4$ 小时),通常不需要使用其他药物。如果治疗反应不完全,尤其是在控制性治疗的基础上发生的急性发作,应尽早口服糖皮质激素(泼尼龙 $0.5\sim1.0\ mg/kg$ 或等效剂量的其他激素),必要时到医院就诊。

(二)部分中度和所有重度急性发作患者均应到医院治疗

1.联合雾化吸入 β_2 受体激动药和抗胆碱能药物

β_2 受体激动药通过对气道平滑肌和肥大细胞等细胞膜表面的 β_2 受体的作用,舒张气道平滑肌、减少肥大细胞脱颗粒和介质的释放等,缓解哮喘症状。重症哮喘时应重复使用速效 β_2 受体激动药,推荐初始治疗时连续雾化给药,随后根据需要间断给药(6 次/天)。雾化吸入抗胆碱药物,如溴化异丙托品(常用剂量为 $50\sim125\ \mu g$,$3\sim4$ 次/天)、溴化氧托品等可阻断节后迷走神经传出支,通过降低迷走神经张力而舒张支气管,与 β_2 受体激动药联合使用具有协同、互补作用,能够取得更好的支气管舒张作用。

2.静脉使用糖皮质激素

糖皮质激素是最有效的控制气道炎症的药物,重度哮喘发作时应尽早静脉使用糖皮质激素,特别是对吸入速效 β_2 受体激动药初始治疗反应不完全或疗效不能维持者。如静脉及时给予琥珀酸氢化可的松(400~1 000 mg/d)或甲泼尼龙(80~160 mg/d),分次给药,待病情得到控制和缓解后,改为口服给药(如静脉使用激素 2~3 天,继之以口服激素 3~5 天),静脉给药和口服给药的序贯疗法有可能减少激素用量和不良反应。

3.静脉使用茶碱类药物

茶碱具有舒张支气管平滑肌作用,并具有强心、利尿、扩张冠状动脉、兴奋呼吸中枢和呼吸肌等作用。临床上在治疗重症哮喘时静脉使用茶碱作为症状缓解药,静脉注射氨茶碱[首次剂量为 4~6 mg/kg,注射速度不宜超过 0.25 mg/(kg·min),静脉滴注维持剂量为 0.6~0.8 mg/(kg·h)],茶碱可引起心律失常、血压下降,甚至死亡,其有效、安全的血药浓度范围应在 6~15 μg/mL,在有条件的情况下应监测其血药浓度,及时调整浓度和滴速。发热、妊娠、抗结核治疗可以降低茶碱的血药浓度;而肝疾病、充血性心力衰竭,以及合用西咪替丁(甲氰咪胍)、喹诺酮类、大环内酯类药物等可影响茶碱代谢而使其排泄减慢,增加茶碱的毒性作用,应引起重视,并酌情调整剂量。

4.静脉使用 β_2 受体激动药

平喘作用较为迅速,但因全身不良反应的发生率较高,国内较少使用。

5.氧疗

使 $SaO_2 \geqslant 90\%$,吸氧浓度一般 30% 左右,必要时增加至 50%,如有严重的呼吸性酸中毒和肺性脑病,吸氧浓度应控制在 30% 以下。

6.气管插管机械通气

重度和危重哮喘急性发作经过氧疗、全身应用糖皮质激素、β_2 受体激动药等治疗,临床症状和肺功能无改善,甚至继续恶化,应及时给予机械通气治疗,其指征主要包括意识改变、呼吸肌疲劳、$PaCO_2 \geqslant 6.0$ kPa(45 mmHg)等。可先采用经鼻(面)罩无创机械通气,若无效应及早行气管插管机械通气。哮喘急性发作机械通气需要较高的吸气压,可使用适当水平的呼气末正压治疗。如果需要过高的气道峰压和平台压才能维持正常通气容积,可试用允许性高碳酸血症通气策略以减少呼吸机相关肺损伤。

(马福燕)

第四节　重症肺炎

肺炎是指终末气道、肺泡和肺间质的炎症,可由病原微生物、理化因素、免疫损伤、过敏及药物所致。细菌性肺炎是最常见的肺炎,也是最常见的感染性疾病之一。

目前肺炎按患病环境分成社区获得性肺炎(community-acquired pneumonia,CAP)和医院获得性肺炎(hospital-acquired pneumonia,HAP),CAP 是指在医院外罹患的感染性肺实质炎症,包括具有明确潜伏期的病原体感染而在入院后平均潜伏期内发病的肺炎。HAP 亦称医院内肺炎(nosocomial pneumonia,NP),是指患者入院时不存在,也不处于潜伏期,而于入院 48 小时后在医院(包括老年护理院、康复院等)内发生的肺炎。HAP 还包括呼吸机相关性肺炎

(ventilator associated pneumonia,VAP)和卫生保健相关性肺炎(healthcare associated pneumonia,HCAP)。CAP 和 HAP 年发病率分别约为12/1 000 人口和 5/1 000～10/1 000 住院患者,近年发病率有增加的趋势。肺炎病死率,门诊肺炎患者为1%～5%,住院患者平均为 12%,入住重症监护病房(ICU)者约 40%。发病率和病死率高的原因与社会人口老龄化、吸烟、伴有基础疾病和免疫功能低下有关,如慢性阻塞性肺病、心力衰竭、肿瘤、糖尿病、尿毒症、神经疾病、药瘾、嗜酒、艾滋病、久病体衰、大型手术、应用免疫抑制剂和器官移植等。此外,亦与病原体变迁、耐药菌增加、HAP 发病率增加、病原学诊断困难、不合理使用抗生素等有关。

重症肺炎至今仍无普遍认同的定义,需入住 ICU 者可认为是重症肺炎。目前一般认为,如果肺炎患者的病情严重到需要通气支持(急性呼吸衰竭、严重气体交换障碍伴高碳酸血症或持续低氧血症)、循环支持(血流动力学障碍、外周低灌注)及加强监护治疗(肺炎引起的脓毒症或基础疾病所致的其他器官功能障碍)时可称为重症肺炎。

一、病因和发病机制

正常的呼吸道免疫防御机制(支气管内黏液-纤毛运载系统、肺泡巨噬细胞等细胞防御的完整性等)使气管隆凸以下的呼吸道保持无菌。是否发生肺炎取决于两个因素:病原体和宿主因素。如果病原体数量多,毒力强和/或宿主呼吸道局部和全身免疫防御系统损害,即可发生肺炎。病原体可通过下列途径引起社区获得性肺炎:①空气吸入;②血行播散;③邻近感染部位蔓延;④上呼吸道定植菌的误吸。医院获得性肺炎还可通过误吸胃肠道的定植菌(胃食管反流)和通过人工气道吸入环境中的致病菌引起。病原体直接抵达下呼吸道后,滋生繁殖,引起肺泡毛细血管充血、水肿,肺泡内纤维蛋白渗出及细胞浸润。

二、诊断

(一)临床表现特点

1.社区获得性肺炎

(1)新近出现的咳嗽、咳痰或原有呼吸道疾病症状加重,并出现脓性痰,伴或不伴胸痛。

(2)发热。

(3)肺实变体征和/或闻及湿性啰音。

(4)白细胞计数$>10×10^9$/L 或$<4×10^9$/L,伴或不伴细胞核左移。

(5)胸部 X 线检查显示片状、斑片状浸润性阴影或间质性改变,伴或不伴胸腔积液。

以上 1～4 项中任何 1 项加第 5 项,除外非感染性疾病可作出诊断。CAP 常见病原体为肺炎链球菌、支原体、衣原体、流感嗜血杆菌和呼吸病毒(甲、乙型流感病毒,腺病毒,呼吸道合胞病毒和副流感病毒)等。

2.医院获得性肺炎

住院患者 X 线检查出现新的或进展的肺部浸润影,加上下列 3 个临床症候中的 2 个或以上可以诊断为肺炎:①发热超过 38 ℃;②血白细胞计数增多或减少;③脓性气道分泌物。

HAP 的临床表现、实验室和影像学检查特异性低,应注意与肺不张、心力衰竭和肺水肿、基础疾病肺侵犯、药物性肺损伤、肺栓塞和急性呼吸窘迫综合征等相鉴别。无感染高危因素患者的常见病原体依次为肺炎链球菌、流感嗜血杆菌、金黄色葡萄球菌、大肠埃希菌、肺炎克雷伯杆菌等;有感染高危因素患者为金黄色葡萄球菌、铜绿假单胞菌、肠杆菌属、肺炎克雷伯杆菌等。

(二)重症肺炎的诊断标准

不同国家制定的重症肺炎的诊断标准有所不同,各有优缺点,但一般均注重对客观生命体征、肺部病变范围、器官灌注和氧合状态的评估,临床医师可根据具体情况选用。以下列出目前常用的几项诊断标准。

1.中华医学会呼吸病学分会的重症肺炎诊断标准

(1)意识障碍。

(2)呼吸频率≥30 次/分。

(3)PaO_2<8.0 kPa(60 mmHg)、氧合指数(PaO_2/FiO_2)<39.9 kPa(300 mmHg),需行机械通气治疗。

(4)动脉收缩压<12.0 kPa(90 mmHg)。

(5)并发脓毒性休克。

(6)X 线胸片显示双侧或多肺叶受累,或入院 48 小时内病变扩大≥50%。

(7)少尿:尿量<20 mL/h,或<80 mL/4 h,或急性肾衰竭需要透析治疗。

符合 1 项或以上者可诊断为重症肺炎。

2.美国感染病学会(IDSA)和美国胸科学会(ATS)修订的诊断标准

具有 1 项主要标准或 3 项或以上次要标准可认为是重症肺炎,需要入住 ICU。

(1)主要标准:①需要有创通气治疗。②脓毒性休克需要血管收缩剂。

(2)次要标准:①呼吸频率≥30 次/分。②PaO_2/FiO_2≤250。③多叶肺浸润。④意识障碍/定向障碍。⑤尿毒症(BUN≥7.14 mmol/L)。⑥白细胞减少(白细胞计数<4×10^9/L)。⑦血小板减少(血小板计数<10×10^9/L)。⑧低体温(<36 ℃)。⑨低血压,需要紧急的液体复苏。

说明:①其他指标也可认为是次要标准,包括低血糖(非糖尿病患者)、急性酒精中毒/酒精戒断、低钠血症、不能解释的代谢性酸中毒或乳酸升高、肝硬化或无脾。②需要无创通气也可等同于次要标准的前 2 项。③白细胞减少仅由感染引起。

(三)严重度评价

评价肺炎病情的严重程度对于决定在门诊或入院治疗甚或 ICU 治疗至关重要。肺炎临床的严重性决定于 3 个主要因素:局部炎症程度,肺部炎症的播散和全身炎症反应。除此之外,患者如有下列其他危险因素会增加肺炎的严重度和死亡危险。

1.病史

年龄>65 岁;存在基础疾病或相关因素,如慢性阻塞性肺疾病(COPD)、糖尿病、充血性心力衰竭、慢性肾功能不全、慢性肝病、一年内住过院、疑有误吸、神志异常、脾切除术后状态、长期嗜酒或营养不良。

2.体征

呼吸频率>30 次/分;脉搏≥120 次/分;血压<12.0/8.0 kPa(90/60 mmHg);体温≥40 ℃或≤35 ℃;意识障碍;存在肺外感染病灶,如败血症、脑膜炎。

3.实验室和影像学异常

白细胞计数>20×10^9/L 或<4×10^9/L,或中性粒细胞计数<1×10^9/L;呼吸空气时 PaO_2<8.0 kPa(60 mmHg)、PaO_2/FiO_2<39.9 kPa(300 mmHg),或 $PaCO_2$>6.7 kPa(50 mmHg);血肌酐>106 μmol/L 或 BUN>7.1 mmol/L;血红蛋白含量<90 g/L 或血细胞比容<30%;血浆

清蛋白含量＜25 g/L；败血症或弥散性血管内凝血（DIC）的证据，如血培养阳性、代谢性酸中毒、凝血酶原时间和部分凝血活酶时间延长、血小板减少；X线胸片病变累及一个肺叶以上、出现空洞、病灶迅速扩散或出现胸腔积液。

为使临床医师更精确地做出入院或门诊治疗的决策，近几年用评分方法作为定量的方法在临床上得到了广泛的应用。肺炎患者预后研究小组（pneumonia outcomes research team，PORT）评分系统（表 9-4）是目前常用的评价 CAP 严重度，以及判断是否必须住院的评价方法，其也可用于预测 CAP 患者的病死率。其预测死亡风险分级如下：1～2 级，≤70 分，病死率 0.1%～0.6%；3 级，71～90 分，病死率 0.9%；4 级，91～130 分，病死率 9.3%；5 级，＞130 分，病死率27.0%。PORT 评分系统因可以避免过度评价肺炎的严重度而被推荐使用，即其可保证一些没必要住院的患者在院外治疗。

表 9-4　PORT 评分系统

患者特征	分值	患者特征	分值	患者特征	分值
年龄		脑血管疾病	10	实验室和放射学检查	
男性	−10	肾脏疾病	10	pH＜7.35	30
女性	+10	体格检查		BUN＞11 mmol/L（＞30 mg/dL）	20
住护理院		神志改变	20	Na$^+$＜130 mmol/L	20
并存疾病		呼吸频率＞30 次/分	20	葡萄糖＞14 mmol/L（＞250 mg/dL）	10
肿瘤性疾病	30	收缩血压＜12.0 kPa（90 mmHg）	20	血细胞比容＜30%	10
肝脏疾病	20	体温＜35 ℃或＞40 ℃	15	PaO$_2$＜8.0 kPa（60 mmHg）	10
充血性心力衰竭	10	脉率＞12 次/分	10	胸腔积液	10

为避免评价 CAP 肺炎患者的严重度不足，可使用改良的 BTS 重症肺炎标准：呼吸频率≥30 次/分，舒张压≤8.0 kPa（60 mmHg），BUN＞6.8 mmol/L，意识障碍。四个因素中存在两个可确定患者的死亡风险更高。此标准因简单易用，且能较准确地确定 CAP 的预后而被广泛应用。

临床肺部感染积分（clinical pulmonary infection score，CPIS）（表 9-5）则主要用于 HAP 包括 VAP 的诊断和严重度判断，也可用于监测治疗效果。此积分范围 0～12 分，积分 6 分时一般认为有肺炎。

表 9-5　临床肺部感染积分评分表

参数	标准	分值
	≥36.5 ℃，≤38.4 ℃	0
体温	38.5～38.9 ℃	1
	≥39 ℃，或≤36 ℃	2
	≥4.0，≤11.0	0
白细胞计数（×10^9）	＜4.0，＞11.0	1
	杆状核白细胞	2

续表

参数	标准	分值
气管分泌物	＜14＋吸引	0
	≥14＋吸引	1
	脓性分泌物	2
氧合指数（PaO$_2$/FiO$_2$）	＞240 或急性呼吸窘迫综合征	0
	≤240	2
胸部 X 线	无渗出	0
	弥漫性渗出	1
	局部渗出	2
半定量气管吸出物培养（0,1＋,2＋,3＋）	病原菌≤1＋或无生长	0
	病原菌≥1＋	1
	革兰染色发现与培养相同的病原菌	2

三、治疗

（一）临床监测

1.体征监测

监测重症肺炎的体征是一项简单、易行和有效的方法,患者往往有呼吸频率和心率加快、发绀、肺部病变部位湿啰音等。目前多数指南都把呼吸频率加快(≥30 次/分)作为重症肺炎诊断的主要或次要标准。意识状态也是监测的重点,神志模糊、意识不清或昏迷提示重症肺炎可能性。

2.氧合状态和代谢监测

PaO$_2$、PaO$_2$/FiO$_2$、pH、混合静脉血氧分压、胃张力测定、血乳酸测定等都可对患者的氧合状态进行评估。单次的动脉血气分析一般仅反映患者瞬间的氧合情况;重症患者或有病情明显变化者应进行系列血气分析或持续动脉血气监测。

3.胸部影像学监测

重症肺炎患者应进行系列 X 线胸片监测,主要目的是及时了解患者的肺部病变是进展还是好转,是否合并有胸腔积液、气胸,是否发展为肺脓肿、ARDS 等。检查的频度应根据患者的病情而定,如要了解病变短期内是否增大,一般每 48 小时进行一次检查评价;如患者临床情况突然恶化(呼吸窘迫、严重低氧血症等),在不能除外合并气胸或进展至 ARDS 时,应短期内复查;而当患者病情明显好转及稳定时,一般可 10～14 天后复查。

4.血流动力学监测

重症肺炎患者常伴有脓毒症,可引起血流动力学的改变,故应密切监测患者的血压和尿量。这 2 项指标监测比较简单、易行,且非常可靠,应作为常规监测的指标。中心静脉压的监测可用于指导临床补液量和补液速度。部分重症肺炎患者可并发中毒性心肌炎或 ARDS,如临床上难于区分时应考虑行漂浮导管检查。

5.器官功能监测

包括脑功能、心功能、肾功能、胃肠功能、血液系统功能等,进行相应的血液生化和功能检查。一旦发现异常,要积极处理,注意防止 MODS 的发生。

6.血液监测

包括外周血白细胞计数、C 反应蛋白、降钙素原、血培养等。

(二)抗生素治疗

经验性联合应用抗生素治疗重症肺炎的理论依据是联合应用能够覆盖可能的微生物并预防耐药的发生。对于铜绿假单胞菌肺炎,联用 β 内酰胺类和氨基糖苷类具有潜在的协同作用,优于单药治疗;然而氨基糖苷类抗生素的抗菌谱窄,毒性大,特别是对于老年患者,其肾损害的发生率比较高。临床应用氨基糖苷类时要注意其为浓度依赖性抗生素,一般要用足够剂量、提高峰药浓度以提高疗效,同时也应避免与毒性相关的谷浓度的升高。在监测药物的峰浓度时,庆大霉素和妥布霉素>7 $\mu g/mL$,或阿米卡星>28 $\mu g/mL$ 的效果较好。氨基糖苷类的另一个不足是对支气管分泌物的渗透性较差,仅能达到血药浓度的 40%。此外,肺炎患者的支气管分泌物 pH 较低,在这种环境下许多抗生素活性都降低。因此,有时联合应用氨基糖苷类抗生素并不能增加疗效,反而增加了肾毒性。

目前对于重症肺炎,抗生素的单药治疗也已得到临床医师的重视。新的头孢菌素、碳青霉烯类、其他 β 内酰胺类和氟喹诺酮类抗生素由于抗菌效力强、广谱,并且耐细菌 β 内酰胺酶,故可用于单药治疗。即使对于重症 HAP,只要不是耐多药的病原体,如铜绿假单胞菌、不动杆菌和耐甲氧西林金黄色葡萄球菌(MRSA)等,仍可考虑抗生素的单药治疗。对重症 VAP 有效的抗生素一般包括亚胺培南、美罗培南、头孢吡肟和哌拉西林/他唑巴坦。对于重症肺炎患者来说,临床上的初始治疗常联用多种抗生素,在获得细菌培养结果后,如果没有高度耐药的病原体就可以考虑转为针对性的单药治疗。

临床上一般认为不适合单药治疗的情况包括:①可能感染革兰阳性、革兰阴性菌和非典型病原体的重症 CAP。②怀疑铜绿假单胞菌或肺炎克雷伯杆菌的菌血症。③可能是金黄色葡萄球菌和铜绿假单胞菌感染的 HAP。三代头孢菌素不应用于单药治疗,因其在治疗中易诱导肠杆菌属细菌产生 β 内酰胺酶而导致耐药发生。

对于重症 VAP 患者,如果为高度耐药病原体所致的感染则联合治疗是必要的。目前有3种联合用药方案。①β 内酰胺类联合氨基糖苷类:在抗铜绿假单胞菌上有协同作用,但也应注意前面提到的氨基糖苷类的毒性作用。②2 个 β 内酰胺类联合使用:因这种用法会诱导出对两种药同时耐药的细菌,故虽然有过成功治疗的报道,仍不推荐使用。③β 内酰胺类联合氟喹诺酮类:虽然没有抗菌协同作用,但也没有潜在的拮抗作用;氟喹诺酮类对呼吸道分泌物穿透性很好,对其疗效有潜在的正面影响。

对于铜绿假单胞菌所致的重症肺炎,联合治疗往往是必要的。抗假单胞菌的 β 内酰胺类抗生素包括青霉素类的哌拉西林、阿洛西林、氨苄西林、替卡西林、阿莫西林;第三代头孢菌素类的头孢他啶、头孢哌酮;第四代头孢菌素类的头孢吡肟;碳青霉烯类的亚胺培南、美罗培南;单酰胺类的氨曲南(可用于青霉素类过敏的患者);β 内酰胺类/β 内酰胺酶抑制剂复合剂的替卡西林/克拉维酸钾、哌拉西林/他唑巴坦。其他的抗假单胞菌抗生素还有氟喹诺酮类和氨基糖苷类。

1.重症 CAP 的抗生素治疗

重症 CAP 患者的初始治疗应针对肺炎链球菌(包括耐药肺炎链球菌)、流感嗜血杆菌、军团菌和其他非典型病原体,某些有危险因素的患者还有可能为肠道革兰阴性菌属包括铜绿假单胞菌的感染。无铜绿假单胞菌感染危险因素的 CAP 患者可使用 β 内酰胺类联合大环内酯类或氟喹诺酮类(如左氧氟沙星、加替沙星、莫西沙星等)。因目前为止还没有确立单药治疗重症 CAP 的方法,所以很难确定其安全性、有效性(特别是并发脑膜炎的肺炎)或用药剂量。可用于重症 CAP 并经验性覆盖耐药肺炎链球菌的 β 内酰胺类抗生素有头孢曲松、头孢噻肟、亚胺培南、美罗培南、头孢吡肟、氨苄西林/舒巴坦或哌拉西林/他唑巴坦。目前高达 40% 的肺炎链球菌对青霉素或其他抗生素耐药,其机制不是 β 内酰胺酶介导而是青霉素结合蛋白的改变。虽然不少 β 内酰胺类和氟喹诺酮类抗生素对这些病原体有效,但对耐药肺炎链球菌肺炎并发脑膜炎的患者应使用万古霉素治疗。如果患者有假单胞菌感染的危险因素(如支气管扩张、长期使用抗生素、长期使用糖皮质激素)应联合使用抗假单胞菌抗生素并应覆盖非典型病原体,如环丙沙星加抗假单胞菌 β 内酰胺类,或抗假单胞菌 β 内酰胺类加氨基糖苷类加大环内酯类或氟喹诺酮类。

临床上选取任何治疗方案都应根据当地抗生素耐药的情况、流行病学和细菌培养及实验室结果进行调整。关于抗生素的治疗疗程目前也很少有资料可供参考,应考虑感染的严重程度,菌血症、多器官功能衰竭、持续性全身炎症反应和损伤等。一般来说,根据疾病的严重程度和宿主免疫抑制的状态,肺炎链球菌肺炎疗程为 7~10 天,军团菌肺炎的疗程需要 14~21 天。ICU 的大多数治疗都是通过静脉途径的,但近期的研究表明只要病情稳定、没有发热,即使危重患者 3 天静脉给药后亦可转为口服治疗,即序贯或转换治疗。转换为口服治疗的药物可选择氟喹诺酮类,因其生物利用度高,口服治疗也可达到同静脉给药一样的血药浓度。

由于嗜肺军团菌在重症 CAP 的相对重要性,应特别注意其治疗方案。虽然目前有很多体外有抗军团菌活性的药物,但在治疗效果上仍缺少前瞻性和随机对照研究的资料。回顾性的资料和长期临床经验支持使用红霉素 4 g/d 治疗住院的军团菌肺炎患者。多肺叶病变、器官功能衰竭或严重免疫抑制的患者,在治疗的前 3~5 天应加用利福平。其他大环内酯类(克拉霉素和阿奇霉素)也有效。除上述之外,可供选择的药物有氟喹诺酮类(环丙沙星、左氧氟沙星、加替沙星、莫西沙星)或多西环素。氟喹诺酮类在治疗军团菌肺炎的动物模型中特别有效。

2.重症 HAP 的抗生素治疗

HAP 应根据患者的情况和最可能的病原体而采取个体化治疗。对于早发的(住院 4 天内起病者)重症肺炎患者而没有特殊病原体感染危险因素者,应针对"常见病原体"治疗。这些病原体包括肺炎链球菌、流感嗜血杆菌、甲氧西林敏感的金黄色葡萄球菌和非耐药的革兰阴性细菌。抗生素可选择第二代、第三代、第四代头孢菌素、β 内酰胺类/β 内酰胺酶抑制剂复合剂、氟喹诺酮类或联用克林霉素和氨曲南。

对于任何时间起病、有特殊病原体感染危险因素的轻中症肺炎患者,有感染"常见病原体"和其他病原体危险者,应评估危险因素来指导治疗:如果有近期腹部手术或明确的误吸史,应注意厌氧菌,可在主要抗生素基础上加用克林霉素或单用 β 内酰胺类/β 内酰胺酶抑制剂复合剂;如果患者有昏迷或有头部创伤、肾衰竭或糖尿病史,应注意金黄色葡萄球菌感染,需针对性选择有效的抗生素;如果患者起病前使用过大剂量的糖皮质激素,或近期有抗生素使用史,或长期 ICU 住院史,即使患者的 HAP 并不严重,也应经验性治疗耐药病原体。治疗方法是联用两种抗假单胞菌抗生素,如果气管抽吸物革兰染色见阳性球菌,还需加用万古霉素(或可使用利奈唑胺或奎奴普丁/达福普汀)。所有的患者,特别是气管插管的 ICU 患者,经验性用药必须持续到痰培养结果出来之后。如果无铜绿假单胞菌或其他耐药革兰阴性细菌感染,则可根据药敏情况使用单一药物治疗。非耐药病原体的重症 HAP 患者可用任何以下单一药物治疗:亚胺培南、美罗培南、哌拉西林/他唑巴坦或头孢吡肟。

ICU 中 HAP 的治疗也应根据当地抗生素敏感情况,以及当地经验和对某些抗生素的偏爱而调整。每个 ICU 都有它自己的微生物药敏情况,而且这种情况随时间而变化,因而有必要经常更新经验用药的策略。经验用药中另一个需要考虑的是"抗生素轮换"策略,它是指标准经验治疗过程中有意更改抗生素,使细菌暴露于不同的抗生素从而减少抗生素耐药的选择性压力,达到减少耐药病原体感染发生率的目的。"抗生素轮换"策略目前仍在研究之中,还有不少问题未能明确,包括每个用药循环应该持续多久,应用什么药物进行循环,这种方法在内科和外科患者的治疗中有效性分别有多高,循环药物是否应该针对革兰阳性细菌同时也针对革兰阴性细菌等。

在某些患者中,雾化吸入这种局部治疗可用以弥补全身用药的不足。氨基糖苷类雾化吸入可能有一定的益处,但只用于革兰阴性细菌肺炎全身治疗无效者。多黏菌素雾化吸入也可用于耐药铜绿假单胞菌的感染。

对于初始经验治疗失败的患者,应该考虑其他感染性或非感染性的诊断,包括肺曲霉感染。对持续发热并有持续或进展性肺部浸润的患者,可经验性使用两性霉素 B。虽然传统上应使用开放肺活检来确定其最终诊断,但临床上是否活检仍应个体化。临床上还应注意其他的非感染性肺部浸润的可能性。

(三)支持治疗

支持治疗主要包括液体补充、血流动力学、通气和营养支持,起到稳定患者状态的作用,而更直接的治疗仍需要针对患者的基础病因。流行病学证据显示,营养不良影响肺炎的发病和危重患者的预后。同样,临床资料也支持肠内营养可以预防肺炎的发生,特别是对于创伤的患者。对于严重脓毒症和多器官功能衰竭的分解代谢旺盛的重症肺炎患者,在起病 48 小时后应开始经肠内途径进行营养支持,一般把导管插入到空肠进行喂养以避免误吸;如果使用胃内喂养,最好是维持患者半卧体位,以减少误吸的风险。

(四)胸部理疗

拍背、体位引流和振动可以促进黏痰排出的效果尚未被证实。胸部理疗广泛应用的局限在于:①其有效性未被证实,特别是不能减少患者的住院时间。②费用高,需要专人使用。③有时引起 PaO_2 的下降。目前的经验是胸部理疗对于脓痰过多(>30 mL/d)或严重呼吸肌疲劳不能有效咳嗽的患者是最为有用的,例如,对囊性纤维化、COPD 和支气管扩张的患者。

使用自动化病床的侧翻疗法,有时加以振动叩击,是一种有效地预防外科创伤及内科患者肺炎的方法,但其地位仍不确切。

(五)促进痰液排出

雾化和湿化可降低痰的黏度,因而可改善不能有效咳嗽患者的排痰,然而雾化产生的大多水蒸气都沉积在上呼吸道并引起咳嗽,一般并不影响痰的流体特性。目前很少有数据支持湿化能特异性地促进细菌清除或肺炎吸收的观点。乙酰半胱氨酸能破坏痰液的二硫键,有时也用于肺炎患者的治疗,但由于其刺激性,因而在临床应用上受到一定限制。痰中的 DNA 增加了痰液黏度,重组的 DNA 酶能裂解 DNA,已证实在囊性纤维化患者中有助于改善症状和肺功能,但对肺炎患者其价值尚未被证实。支气管舒张药也能促进黏液排出和纤毛运动频率，对 COPD 合并肺炎的患者有效。

（马福燕）

第五节　肺　不　张

一、定义

肺不张又称肺萎陷，是指全肺或部分肺呈收缩和无气状态。肺不张不是一个独立的疾病，而是支气管、肺、胸膜等疾病较常见的并发症之一。任何原因，凡是能引起气道阻塞、肺组织受压，以及肺表面活性物质减少，肺泡表面张力增高的疾病均可引起全肺或肺叶、肺段、亚肺段的肺组织含气量减少、体积缩小，形成肺不张。

二、病因和发病机制

（一）分类

肺不张有多种分类方法，按发病机制可分为阻塞性肺不张（又称吸收性肺不张）、压缩性肺不张、纤维性肺不张（又称瘢痕收缩性肺不张）、反射性肺不张及弥漫性肺泡不张（又称透明膜病）；按病因可分为癌性肺不张、结核性肺不张、炎性肺不张、支气管异物所致的肺不张等；按发病时间大致可分为先天性和获得性肺不张；按发病年龄可分为儿童和成年人肺不张。此外，按肺解剖和X线检查形态学方法可分为一侧性全肺不张、大叶性肺不张、肺段性肺不张、小叶性肺不张、圆形肺不张、线形或盘形肺不张等。

（二）病因

1.阻塞性肺不张

（1）支气管腔内阻塞：成人急性或慢性肺不张的主要原因是支气管腔内阻塞，常见原因为肿瘤、支气管结核、黏液栓、肉芽肿、异物、支气管结石、支气管痉挛、支气管狭窄等。

（2）支气管外压性阻塞：肺癌、血管瘤、肿大的淋巴结（结核、结节病）等外源性因素可压迫支气管，造成支气管外压性狭窄或阻塞。

2.压缩性肺不张

压缩性肺不张指由于大量胸腔积液、腹水或高压性气胸等压迫引起肺组织膨胀不全，肺含气量减少。此型肺不张常属可逆性的，胸液短期内吸收，胸腔内气体被排除，肺即复张，反之，则形成不可逆性肺不张。

3.纤维性肺不张

纤维性肺不张主要指肺部病变好转、纤维瘢痕形成，作为继发性改变，肺组织膨胀不全。最常见的病因为纤维空洞性肺结核、硅沉着病、肺组织胞浆病等。肺囊样纤维化也可引起叶性或肺段性肺不张。

4.反射性肺不张

肺组织的膨胀与收缩是受迷走神经、肋间神经的支配的，当神经感受器受到剧烈刺激时，可反射性引起肺组织强烈收缩而导致肺不张。胸部外伤、膈神经损伤、胸膜受刺激也可引起肺不张。

5.肺泡性肺不张

各种原因引起的肺泡表面活性物质生成障碍,肺泡易于萎陷导致肺泡性肺不张,引起严重的不可逆的低氧血症。

(三)发病机制

正常情况下,肺组织是一个富有弹性的含气的器官,位于胸腔内,进行着一定容量与幅度的扩展与收缩交替的、有节律的呼吸运动。有效呼吸运动的进行依赖于以下几个条件:①健全的神经支配与调节。②健全的、顺应性良好的胸廓、膈肌与肺组织。③完整、密闭的胸膜腔。④通畅的呼吸道。⑤侧支通气系统。⑥肺泡表面活性物质。

一旦上述各因素发生障碍,就可能发生不同类型的肺不张,其中气道阻塞是最主要的原因。支气管阻塞后,其远端肺组织由于通气障碍发生一系列变化:肺泡内气体经肺泡毛细血管血液循环吸收,形成肺无气状态和肺组织收缩。在急性肺不张的早期阶段,受累肺区通气、血流比值下降,动脉氧分压(PaO_2)降低,毛细血管和组织缺氧导致液体渗漏和肺水肿,肺泡腔内充满分泌物和细胞成分,使不张的肺不能完全萎陷。虽然未受损害的周围肺组织膨胀可部分代偿肺体积的缩小,但在大面积肺不张时,还有横膈抬高,心脏和纵隔移向患侧,胸廓塌陷。

胸腔积液、气胸等外压性因素,使肺泡被动性萎陷,导致肺体积缩小。肺结核、真菌感染等慢性炎症及其他各种原因引起的纤维增生,都可由于瘢痕收缩导致外围肺组织萎陷。其他原因如肺泡表面活性物质减少所致的肺泡表面张力改变可引起局部或弥漫性微小肺不张,造成轻至重度气体交换障碍。

在肺不张发生的最初24小时或以后,由于缺氧导致的神经反射和介质调节,肺不张部位血管床收缩,通气/血流比值回升,PaO_2可有所改善。

肺组织长期萎陷者,由于肺泡壁持续缺氧,慢性肿胀,肺泡壁网硬蛋白、胶原纤维增生,支气管、血管周围结缔组织增生,胸膜亦有纤维组织增生,肺组织不再复张。

三、临床表现

肺不张的临床表现轻重不一,主要取决于原发病的性质与严重程度、肺不张发生的快慢、肺不张累及的范围及有无并发症等因素。缓慢发生的肺不张或小面积肺不张,无继发感染及其他并发症者,可无症状或症状轻微,如中央型肺癌、支气管结核、肿大的支气管旁淋巴结压迫所导致的肺不张。急性大范围的肺不张,可有胸闷、气急、口唇发绀、心跳过速等症状。当合并感染时,可引起患侧胸痛,突发呼吸困难和唇绀、咳嗽、喘鸣、脓痰、咯血、发热,甚至血压下降,有时出现休克。例如,大咯血时,可因凝血块阻塞引起一侧全肺或全叶肺不张,患者咯血可突然停止,出现胸闷、呼吸困难加重,大气道阻塞时可发生窒息,危及生命。异物误吸,重症患者的黏稠痰液及支气管淋巴瘘形成时,大量干酪样坏死物均可导致支气管阻塞而发生肺不张。此时常起病突然,呈急性经过。胸部体格检查除原发病的体征外,病变范围小或缓慢发病者,可无阳性体征。肺叶或全肺不张者,可见病变部位胸廓活动减弱或消失,气管和心脏移向患侧,叩诊呈浊音至实音,呼吸音减弱或消失。

四、实验室检查

(一)血液检查

肺不张的血液检验结果与引起肺不张的原因及病变肺组织的范围及是否存在并发症等因素有关。缓慢起病的肺不张,病变范围小,且无合并感染的患者,血常规检查可以完全正常。合并细菌感染者常有白细胞总数及中性粒细胞分类计数升高,中性粒细胞核左移。由肺结核及气管、支气管结核引起的肺不张,血沉常增快,血清结核抗体可呈阳性。由肺癌压迫或阻塞支气管引起的肺不张,血液肿瘤标志物浓度常升高。

(二)血气分析

肺不张患者血气分析结果与病变肺组织的范围及肺部基础疾病状态有关,青壮年无慢性疾病史者,肺功能代偿能力强,此时小范围的肺不张如肺段范围以内的肺不张患者,血气分析指标可以正常。病变肺组织范围较大的肺不张患者,常出现肺通气和换气功能异常,通常表现为限制性通气障碍,患者出现肺容量减少,肺顺应性下降,通气/血流比值异常,以及程度轻重不等的动静脉分流,低氧血症等。动脉血气分析出现 PaO_2 降低,如果病变范围大,亦可以出现 $PaCO_2$ 升高。如果患者合并慢性阻塞性肺病、肺结核、哮喘等基础疾病,则 PaO_2 降低,$PaCO_2$ 升高。

五、影像学表现

(一)X 线表现

肺不张的基本 X 线表现为:患区透亮度降低,均匀性密度增高,不同程度的体积缩小;叶间裂向患区移位,局部支气管与血管纹理聚拢,肺门向不张的肺叶移位,纵隔、心脏、气管向患侧移位;横膈升高,胸廓缩小,肋间隙变窄。各叶肺不张的表现如下。

1.右上叶肺不张

表现为正位呈扇形或三角形致密影,其尖端指向肺门基底部与胸壁接触,个别萎缩程度较重者则完全紧贴纵隔呈纵隔肿瘤样改变。右上肺容积缩小可致胸廓下陷,肋间隙变窄,气管向右侧移位,肺门上提,右中下肺代偿性肺气肿。侧位片于气管前后出现边缘较清晰的扇形影。"横 S 征"为肺门区占位性病变引起右上叶肺不张时出现的水平裂移位征象。

2.左上叶肺不张

表现为后前位片上肺野内中带密度增高,而上肺野外带和下肺野相对较为透亮,为所谓"新月征"的 X 线征象。侧位片上整个斜裂向前移位并稍向前弯曲紧贴于胸骨后,形成"垂帘征"。下叶可出现代偿性肺气肿。

3.右中叶肺不张

表现为后前位胸片上心缘模糊,侧位片显示自后心缘向前胸壁走行的三角形或矩形阴影。

4.右下叶肺不张

后前位片示中下肺野近椎旁,自肺门向下呈三角形致密影,右肺门、右肺动脉、上叶支气管影随之下移,下腔静脉影消失,部分膈影消失,下叶不张时中叶代偿性膨胀可于膈上不张阴影内显示透亮区,称为"膈上透亮区"。侧位片显示上斜裂向下,下斜裂向后移位,右肺门至后肋膈角间呈境界不清的三角形阴影。

5.左下叶肺不张

后前位片示尖端指向肺门、以膈面为基底的三角形致密影,由于左下叶体积缩小,此阴影可隐藏于心影后,即"心后三角征",易被忽略。此时降主动脉影常消失,左下叶体积缩小,心脏向左移位,致使心脏左缘平直,出现"平腰征"。同时左上纵隔呈现垂直的锐利边缘,将主动脉顶缘轮廓覆盖,称"主动脉结顶征"。此垂直线上界于或超过左锁骨水平,下端可连于左心缘。

弥漫性肺不张早期 X 线胸片常无阳性发现,随病情进展,逐渐发展为斑片状或弥漫性网状结节状阴影,并进一步发展为肺水肿样阴影,中晚期病例仅表现为双侧肺透亮度降低。圆形肺不张又称"褶皱肺",系较少见的外周型肺叶萎陷,X 线胸片表现为肺部阴影呈圆形,直接位于胸膜下,与胸膜之间呈锐角形成特征性的彗星尾征,可能系进入肺不张区的受压血管和支气管影。

(二)胸部 CT 表现

与 X 线胸片相比,胸部 CT 可以准确地发现肺不张的部位和范围,能提高诊断可靠性,并且在鉴别肺不张的病因方面,胸部 CT 优于 X 线胸片。

(1)支气管腔内阻塞引起的肺不张在 CT 影像上能看到支气管影中断现象,由肺癌向支气管内生长导致的支气管阻塞,不仅具有肺不张的图像,还能显示肿块的部位、大小、生长方式,并通过注射造影剂的成像技术,比较前后 CT 值的变化初步鉴别肿块的良恶性,通过气道重建技术更能发现支气管狭窄部位、程度和范围。

(2)支气管外压性狭窄引起的肺不张通过 CT 检查能够鉴别压迫的原因是肿块压迫还是大量胸腔积液或气胸所致。

(3)由肺结核或慢性炎症引起的瘢痕收缩性肺不张,在胸部 CT 图像上能发现纤维条索性病灶的特征性阴影,以及结核病转归产生的钙化病灶。

六、支气管镜检查

支气管镜检查是肺不张病因诊断的一种重要手段。除右肺中叶不张外,引起各叶肺不张的病因以肿瘤占首位,其次为急慢性炎症和肺结核,其他少见病因有支气管异物、支气管结石、白血病肺浸润、良性肿瘤等。通过支气管镜检查,不仅可以直接观察各支气管黏膜状况、分泌物性状、有无新生物、溃疡、肉芽肿、瘢痕等,还可通过支气管镜进行细菌学、细胞学、免疫学等检查。

七、诊断及鉴别诊断

肺不张通常根据病史、临床表现、胸部 X 线摄片及 CT 检查作诊断。肺不张是多种支气管、肺、胸膜疾病的并发症,病因学诊断尤为重要。临床上结核病、肿瘤、炎症是最常见的病因,治疗方案及预后均不同,鉴别诊断十分重要。

(一)结核性肺不张

在结核性肺不张中,支气管淋巴结结核是主要原因,尤其儿童支气管内径较细、分支角度较大也是重要的诱因。支气管结核也是导致肺不张的主要原因。支气管结核支气管镜下表现为支气管黏膜充血、水肿,分泌物增加,重者则糜烂、溃疡、肉芽组织增生,纤维瘢痕形成,支气管管腔狭窄或阻塞。当淋巴支气管瘘形成,干酪样坏死物排出过程中可阻塞管腔形成肺不张。发生咯血时,凝血块也可引起肺不张,如不及时咳出或清除,则可形成难以复张的肺不张。肺结核的纤维化等造成结核性肺硬变,可引起非阻塞性肺不张。

临床表现可有咳嗽、咳痰、咯血或痰血、胸痛及呼吸困难等,常伴有发热、盗汗、乏力等全身中毒症状。

X 线胸片示肺不张体积缩小明显,尤其纤维收缩性肺不张其萎陷肺组织可明显缩小如带状;

具有明显的胸膜肥厚粘连;其他肺野可见结核病灶;阻塞部位多发生在 2～4 级支气管;肺硬化为非阻塞性肺不张,常伴有支气管扩张和陈旧性空洞及支气管播散灶。

痰涂片可找到抗酸杆菌,痰培养结核分枝杆菌可生长。

支气管镜检查:结核性病变多数表现为炎症性改变或管壁浸润,病变区域支气管扭曲、转位,管腔也可以呈漏斗状狭窄或新生物样向支气管腔内突出。在直视下观察到支气管腔内的阻塞性病变后,常规活检可发现结核结节或呈慢性炎症,刷片、灌洗液可检出抗酸杆菌。

(二)癌性肺不张

癌性肺不张多发生于中央型肺癌,尤其多发生于管内生长及沿管壁生长者。相应引流区域的肿大淋巴结的外在压迫也可引起管腔狭窄乃至阻塞。在支气管管腔完全阻塞发生肺不张前,首先是支气管狭窄,因活瓣机制而引起局限性阻塞性肺气肿及阻塞性肺炎,呈渐进性发展过程,此阶段易被患者和医师所忽视。

临床表现:其呼吸道症状比肺结核更明显,且呈进行性加重。癌肿造成较大支气管不同程度阻塞时,可出现胸闷、喘鸣、气促等症状。并发阻塞性肺炎或形成癌性空洞的病例,可有发热、脓痰。肺癌晚期可出现各种转移症状,并可呈现恶病质。

X 线胸片示肺不张区域体积缩小常不显著,叶间裂移位幅度较小,甚至体积增大,叶间裂饱满,呈现"肺叶膨隆征""波浪征""横 S 征"。胸部 CT 在诊断肺癌方面优于 X 线胸片,并可通过增强扫描区分不张的肺组织与肿块病灶。

痰细胞学及细菌学检查对明确病因有重要意义。

支气管镜检查:镜下所见的肺癌组织学类型以鳞癌居多,病变外观常呈菜花样,突向管腔,表面常有灰白色坏死物覆盖。小细胞性肺癌也较常见,其病变大多沿支气管壁浸润性生长,支气管黏膜呈纵行皱襞,表面粗糙不平,或有颗粒状隆起。腺癌的外观与未分化癌难以区别。常规活检做细胞学、免疫学检查。

(三)急性炎症性肺不张

各种病原体所致的支气管肺部病变,如麻疹、百日咳、肺炎、支气管扩张等亦可引起肺不张。炎症导致支气管壁黏膜的炎性肿胀及炎性刺激,引起支气管痉挛。感染时,气道的分泌物增加,特别是浓稠的分泌物引流不畅,阻塞支气管腔引起支气管阻塞。同时,感染损伤导致肺泡表面张力的降低和丧失均可引起肺不张。

临床表现:起病急,通常有高热,胸部刺痛,随呼吸和咳嗽加剧。咳嗽,有铁锈色痰或脓痰。常伴有恶心、呕吐,全身不适和肌酸痛。肺部听诊可闻及啰音。抗感染治疗多有效。

血常规检查白细胞总数和中性粒细胞多有升高。

X 线胸片可显示为肺实变伴有不同程度的体积缩小,并伴有呼吸系急性感染的表现。

痰及经支气管镜采集标本可检出致病菌。

八、治疗

肺不张的治疗应根据导致肺不张的原因、气道阻塞的急缓程度及肺功能情况而定。急性肺不张,应积极消除病因。缓慢形成或存在时间较久的肺不张,即使气道阻塞解除,也难以复张。肺不张并发支气管扩张并有反复咯血或感染者,可做全肺或肺叶切除。确诊为肺不张的患者应采取使患侧处于最高位的体位,以利于体位引流;进行适当物理治疗;及鼓励患者翻身、咳嗽和深呼吸。如果肺不张发生于医院外及怀疑有感染,则开始时即应经验性给予广谱抗生素治疗。如果是住院患者,且病情严重,则应根据该医院常见病原菌和药敏试验给予抗生素治疗。

由于血块或分泌物滞留所引起的肺不张,通常可借支气管镜清除黏液栓、凝血块,使不张的肺得以重新充气。如疑为异物吸入,应立即作支气管镜检查,而摘取异物可能需采用硬质支气管镜。

支气管结核、支气管淋巴结结核导致的肺不张,除全身抗结核治疗外,局部药物雾化吸入可促使支气管黏膜水肿消退、溃疡好转,争取早日复张,经支气管镜直接给药也常可取得明显疗效。如系瘢痕狭窄则创造条件手术治疗。因胸液或气胸、胸膜腔内压增高引起的压缩性肺不张,积极排液排气可复张。

癌性肺不张宜尽早手术治疗,如无手术条件,放疗及化疗后瘤体及相应引流区淋巴结缩小后,支气管引流改善可使肺复张。

九、预后

肺不张的转归取决于致病原因是否持续存在及所并发的感染。如果致病因素消除,气体重新进入病变部位,并发的感染消散,肺组织最终可恢复正常。如果致病因素持续存在且并发感染,则局部无气和无血流可导致纤维化和支气管扩张。

(马福燕)

第六节　肺血栓栓塞症

肺栓塞是以各种栓子阻塞肺动脉系统为其发病原因的一组疾病或临床综合征的总称。包括肺血栓栓塞症、脂肪栓塞综合征、羊水栓塞、空气栓塞等。肺血栓栓塞症是来自深静脉或右心的血栓堵塞了肺动脉及其分支所致疾病,以肺循环和呼吸功能障碍为其主要临床和病理生理特征。肺血栓栓塞症占肺栓塞的绝大部分,通常在临床上所说的肺栓塞即指肺血栓栓塞症。引起肺血栓栓塞症的血栓主要来源于深静脉血栓形成,肺血栓栓塞症常为深静脉血栓形成的并发症。肺血栓栓塞症与深静脉血栓形成是静脉血栓栓塞症的两种重要的临床表现形式。

肺血栓栓塞症一直是国内外医学界非常关注的医疗保健问题,在世界范围内发病率和病死率都很高,临床上漏诊与误诊情况严重。美国深静脉血栓形成的年发病率为 1.0%,而肺血栓栓塞症的年发病率为0.5%,未经治疗的肺血栓栓塞症病死率高达 26%~37%,而如果能够得到早期诊断和及时治疗,其病死率会明显下降。我国目前尚无肺血栓栓塞症发病的准确的流行病学资料。但据国内部分医院的初步统计和依临床经验估计,在我国肺血栓栓塞症绝非少见病,而且近年来其发病例数有增加趋势。

一、病因

肺血栓栓塞症的危险因素包括任何可以导致静脉血液淤滞、静脉内皮损伤和血液高凝状态的因素,即 Virchow 三要素。这些因素单独存在或者相互作用,对于深静脉血栓形成和肺血栓栓塞症的发生具有非常重要的意义。易发生 VTE 的危险因素包括原发性和继发性两类。

(一)原发性危险因素

由遗传变异引起,包括凝血、抗凝、纤溶在内的各种遗传性缺陷(表 9-6)。如 40 岁以下的年轻患者无明显诱因出现或反复发生 VTE,或呈家族遗传倾向,应考虑到有无易栓症的可能性。

表 9-6　引起肺血栓栓塞症的原发性危险因素

抗凝血酶缺乏
先天性异常纤维蛋白原血症
血栓调节因子异常
高同型半胱氨酸血症
抗心脂抗体综合征
纤溶酶原激活物抑制因子过量
凝血酶原 20210A 基因变异
Ⅻ 因子缺乏
Ⅴ 因子 Leiden 突变(活性蛋白 C 抵抗)
纤溶酶原缺乏
纤溶酶原不良血症
蛋白 S 缺乏
蛋白 C 缺乏

(二)继发性危险因素

由后天获得的多种病理生理异常所引起,包括骨折、创伤、手术、妊娠、产褥期、口服避孕药、激素替代治疗、恶性肿瘤和抗磷脂综合征等,其他重要的危险因素还包括神经系统病变或卒中后的肢体瘫痪、长期卧床、制动等。在临床上,可将上述危险因素按照强度分为高危、中危和低危因素(表 9-7)。

表 9-7　引起静脉血栓的危险因素

高危因素(OR 值>10)
骨折(髋部或大腿)
髋或膝关节置换
大型普外科手术
大的创伤
脊髓损伤
中危因素(OR 值 2~9)
关节镜膝部手术
中心静脉置管
化疗
慢性心力衰竭或呼吸衰竭
雌激素替代治疗
恶性肿瘤
口服避孕药
瘫痪

续表

妊娠/产后
既往 VTE 病史
易栓倾向
低危因素(OR 值<2)
卧床>3 天
长时间旅行静坐不动(如长时间乘坐汽车或飞机旅行)
年龄
腔镜手术(如胆囊切除术)
肥胖
静脉曲张

即使积极地应用较完备的技术手段寻找危险因素,临床上仍有部分病例发病原因不明,称为特发性 VTE。这些患者可能存在某些潜在的异常病变(如恶性肿瘤)促进血栓的形成,应注意仔细筛查。

二、病理生理

肺血栓栓塞症发生后,一方面通过栓子的机械阻塞作用直接影响肺循环、体循环血流动力学状态和呼吸功能;另一方面,通过心脏和肺的反射效应及神经体液因素(包括栓塞后的炎症反应)等导致多种功能和代谢变化。以上机制的综合和相互作用加上栓子的大小和数量、多个栓子的递次栓塞间隔时间、是否同时存在其他心肺疾病等对肺血栓栓塞症的发病过程和病情的严重程度均有重要影响。

(一)急性肺血栓栓塞症后肺循环血流动力学变化

1.肺动脉高压

肺动脉的机械堵塞和神经-体液因素引起的肺血管痉挛是栓塞后形成肺动脉高压的基础。当肺血管床被堵塞 20%～30%时,开始出现一定程度的肺动脉高压;随着肺血管床堵塞程度的加重,肺动脉压力会相应增加,当肺血管床堵塞达 75%以上时,由于严重的肺动脉高压,可出现右心室功能衰竭甚至休克、猝死。同时,肺血栓栓塞症时受损的肺血管内皮细胞、血栓中活化的血小板及中性粒细胞等可以释放血栓素 A_2(TXA$_2$)、5-羟色胺、内皮素、血管紧张素 Ⅱ 等血管活性物质,这些物质可引起肺血管痉挛,加重肺动脉高压。

2.右心功能障碍

随着肺动脉高压的进展,右心室后负荷增加,导致右心室每搏做功增加,收缩末期压力升高。在栓塞早期,由于心肌收缩力和心率的代偿作用,并不导致心室舒张末期压力升高,不出现右心室扩张,维持血流动力学相对稳定。随着右心室后负荷的进一步增加,心率和心肌收缩力的代偿作用不足以维持有效的心排血量时,心室舒张末期压力开始显著升高,心排血量明显下降,右心室压升高,心房扩大,导致左心回心血量减少,体循环淤血,出现急性肺源性心脏病。

3.左心功能障碍

肺动脉堵塞后,经肺静脉回流至左心房的血液减少,左心室舒张末期充盈压下降,体循环压力趋于下降,通过兴奋交感神经使心率和心肌收缩力增加,以维持心排血量的相对稳定。当通过心率和心肌收缩力的改变不能代偿回心血量的继续下降时,心排血量明显减少,造成血压下降,内脏血管收缩,外周循环阻力增加,严重时出现休克症状。

上述病理生理改变的严重程度和发展速度受到以下因素影响:肺血管阻力升高的幅度、速度和患者基础心肺功能状态。如果肺血管阻力突然升高,且幅度越大时,右心功能损害就越严重,病情发展就越快;如果肺血管阻力极度升高,心脏射血功能接近丧失,会出现电机械分离现象,即心脏可以产生接近正常的电活动,但是心肌细胞的运动状态接近等长收缩,心室内压力虽可随心动周期而变化,却不能产生有效的肺循环血流,甚至可发生猝死。

(二)急性肺血栓栓塞症后呼吸功能的变化

栓塞部位肺血流减少或阻断,肺泡无效腔量增大;肺梗死、肺水肿、肺出血、肺萎陷和肺不张等因素均可导致通气/血流(V/Q)比例失调;支气管痉挛及过度通气等因素综合存在可产生气体交换障碍,从而发生低氧血症和代偿性过度通气(低碳酸血症)。

(三)急性肺血栓栓塞症的临床分型

按照肺血栓栓塞症后病理生理变化,可以将肺血栓栓塞症分为急性大面积肺血栓栓塞症和急性非大面积肺血栓栓塞症。

1.急性大面积肺血栓栓塞症

临床上以休克和低血压为主要表现,即体循环动脉收缩压小于 12.0 kPa(90 mmHg),或较基础值下降幅度不低于 5.3 kPa(40 mmHg),持续 15 分钟以上。须除外新发生的心律失常、低血容量或感染中毒症所致血压下降。

2.急性非大面积肺血栓栓塞症(non-massive PTE)

不符合以上大面积肺血栓栓塞症标准的肺血栓栓塞症。此型患者中,一部分人的超声心动图表现有右心功能障碍(right ventricular dysfunction,RVD)或临床上出现右心功能不全表现,归为次大面积肺血栓栓塞症(submassive PTE)亚型。

三、临床表现

肺血栓栓塞症的临床症状多不典型,表现谱广,从完全无症状到猝死,因而极易造成漏诊与误诊。国家"十五"科技攻关课题——肺栓塞规范化诊治方法的研究中,对 516 例肺血栓栓塞症患者的临床表现进行了分析,其各种临床症状及发生率见表 9-8。

表 9-8　中国 516 例急性 PET 患者的临床表现

症状	发生率(%)
呼吸困难	88.6
胸痛	59.9
心绞痛样胸痛	30.0
胸膜炎性胸痛	45.2
咳嗽	56.2
咯血	26.0
心悸	32.9
发热	24.0
晕厥	13.0
惊恐、濒死感	15.3

肺血栓栓塞症的体征亦无特异性,最常见的体征是呼吸急促,占51.7%,可部分反映患者病情的严重程度;心动过速的发生率为28.1%,主要是缺氧、肺循环阻力增高和右心功能不全等因素引起交感神经兴奋所致;由于严重的低氧血症和体循环淤血可出现周围型发绀。

呼吸系统的体征较少出现,25.4%的患者存在细湿啰音,可能与炎症渗出或肺泡表面活性物质减少导致肺泡内液体量增加有关。另有8.5%的患者存在哮鸣音,程度一般较轻,有的局限于受累部位,也有的波及全肺。如合并胸腔积液,可出现胸膜炎的相应体征,如局部叩诊实音、胸膜摩擦感和摩擦音等。

41.9%的患者在肺动脉瓣听诊区可闻及第二心音亢进。当存在右心室扩大时,可使三尖瓣瓣环扩张,造成三尖瓣相对关闭不全,出现收缩期反流。在胸骨左缘第四肋间可闻及三尖瓣收缩期反流性杂音,吸气时增强,发生率7.8%。另有20.2%的患者可出现颈静脉充盈或怒张,为右心压力增高在体表的反映。如果患者病情危重,出现急性右心功能衰竭时,可出现肝大、肝颈反流征阳性、下肢水肿等表现。

四、诊断

(一)诊断策略

中华医学会呼吸病学分会在《肺血栓栓塞症的诊断与治疗指南(草案)》中提出的诊断步骤分为临床疑似诊断、确定诊断和危险因素的诊断3个步骤。

1.临床疑似诊断(疑诊)

对存在危险因素的病例,如果出现不明原因的呼吸困难、胸痛、晕厥和休克,或伴有单侧或双侧不对称性下肢肿胀、疼痛等对诊断具有重要的提示意义。心电图、X线胸片、动脉血气分析等基本检查,有助于初步诊断,结合D-二聚体检测,可以建立疑似病例诊断。超声检查对于提示肺血栓栓塞症诊断和排除其他疾病具有重要价值,若同时发现下肢深静脉血栓的证据则更增加诊断的可能性。

2.肺血栓栓塞症的确定诊断(确诊)

对于临床疑诊的患者应尽快合理安排进一步检查以明确肺血栓栓塞症诊断。如果没有影像学的客观证据,就不能诊断肺血栓栓塞症。肺血栓栓塞症的确定诊断主要依靠核素肺通气/灌注扫描、CTPA、MRPA和肺动脉造影等临床影像学技术。如心脏超声发现右心或肺动脉内存在血栓征象,也可确定肺血栓栓塞症的诊断。

3.肺血栓栓塞症成因和易患因素的诊断(求因)

对于临床疑诊和已经确诊肺血栓栓塞症的患者,应注意寻找肺血栓栓塞症的成因和易患因素,并据以采取相应的治疗和预防措施。

(二)辅助检查及肺血栓栓塞症时的变化

1.动脉血气分析

常表现为低氧血症,低碳酸血症,肺泡-动脉血氧分压差 $[P_{(A-a)}O_2]$ 增大,部分患者的血气结果可以正常。

2.心电图

心电图的改变取决于肺血栓栓塞症栓子的大小、堵塞后血流动力学变化及患者的基础心肺储备状况。当栓塞面积较小时,心电图表现可以正常或仅有窦性心动过速。而当出现急性右心室扩大时,在Ⅰ导联可出现S波,Ⅲ导联出现Q波,Ⅲ导联的T波倒置,即所谓的 $S_1Q_{\text{Ⅲ}}T_{\text{Ⅲ}}$ 征。

右心室扩大可以导致右心传导延迟,从而产生完全或不完全右束支传导阻滞。右心房扩大时,可出现肺型 P 波,在肺血栓栓塞症患者心电图演变过程中,出现肺型 P 波,时间仅为 6 小时。当出现肺动脉及右心压力升高时可出现 $V_1 \sim V_4$ 的 T 波倒置和 ST 段异常,电轴右偏及顺钟向转位等。由于肺栓塞心电图的变化有时是非常短暂的,所需及时、动态观察心电图改变。

3.X 线胸片

可显示肺动脉阻塞征(如区域性肺纹理变细、稀疏或消失),肺野透亮度增加;另可表现为右下肺动脉干增宽或伴截断征,肺动脉段膨隆和右心室扩大等肺动脉高压症,以及右心扩大征象;部分患者 X 线胸片可见肺野局部片状阴影,尖端指向肺门的楔形阴影,肺不张或膨胀不全等肺组织继发改变。有肺不张侧可见横膈抬高,有时合并少至中量胸腔积液。X 线胸片对鉴别其他胸部疾病有重要帮助。

4.超声心动图

在提示诊断和除外其他心血管疾病方面有重要价值。对于严重的肺血栓栓塞症病例,可以发现右室壁局部运动幅度降低;右心室和/或右心房扩大;室间隔左移和运动异常;近端肺动脉扩张;三尖瓣反流速度增快;下腔静脉扩张,吸气时不萎陷。若在右心房或右心室发现血栓,同时患者临床表现符合肺血栓栓塞症,可以作出诊断。超声检查偶可因发现肺动脉近端的血栓而直接确定诊断。

5.血浆 D-二聚体

酶联免疫吸附法(ELISA)是较为可靠的检测方法。急性肺血栓栓塞症时血浆 D-二聚体升高,但 D-二聚体升高对肺血栓栓塞症并无确诊的价值,因为在外伤、肿瘤、炎症、手术、心肌梗死、穿刺损伤甚至心理应激时血浆 D-二聚体均可增高。

(三)确诊检查方法及影像学特点

1.核素肺灌注扫描

肺血栓栓塞症典型征象呈肺段或肺叶分布的肺灌注缺损。当肺核素显像正常时,可以可靠地排除肺血栓栓塞症。根据前瞻性诊断学研究(prospective investigation of pulmonary embolism diagnosis,PIOPED),将肺灌注显像的结果分为四类,正常或接近正常、低度可能性、中间可能性和高度可能性。高度可能时约90%患者有肺血栓栓塞症,对肺血栓栓塞症诊断的特异性为 96%;低度和中间可能性诊断不能确诊肺血栓栓塞症,需作进一步检查;正常或接近正常时,如果临床征象不支持肺血栓栓塞症,则可以除外肺血栓栓塞症诊断。

2.CT 肺动脉造影(CTPA)

PIOPED Ⅱ 的结果显示,CTPA 对肺血栓栓塞症诊断的敏感性为 83%,特异性为 96%,如果联合 CT 静脉造影(CTV)检查,则对肺血栓栓塞症诊断的敏感性可提高到 90%。由于 CTPA 是无创性检查方法,且可以安排急诊检查,已在临床上广泛应用。肺血栓栓塞症的 CT 直接征象是各种形态的充盈缺损,间接征象包括病变部位肺组织有"马赛克"征、肺出血、肺梗死继发的肺炎改变等。

3.磁共振肺动脉造影(MRPA)

在大血管的肺血栓栓塞症,MRPA 可以显示栓塞血管的近端扩张,血栓栓子表现为异常信号,但对外周的肺血栓栓塞症诊断价值有限。由于扫描速度较慢,故限制其临床应用。

4.肺动脉造影

敏感性和特异性达 95%,是诊断肺血栓栓塞症的金标准。表现为栓塞血管腔内充盈缺损或

253

完全阻塞,外周血管截断或枯枝现象。肺动脉造影为有创性检查,可并发血管损伤、出血、心律失常、咯血、心力衰竭等。致命性或严重并发症的发生率分别为 0.1% 和 1.5%,应严格掌握其适应证。

(四)鉴别诊断

1.肺炎

有部分肺血栓栓塞症患者表现为咳嗽、咳少量白痰、低中度发热,同时有活动后气短,伴或不伴胸痛症状,化验血周围白细胞增多,X 线胸片有肺部浸润阴影,往往被误诊为上呼吸道感染或肺炎,但经抗感染治疗效果不好,症状迁延甚至加重。肺炎多有明显的受寒病史,急性起病,表现为寒战高热,之后发生胸痛,咳嗽,咳痰,痰量较多,可伴口唇疱疹;查体肺部呼吸音减弱,有湿性啰音及肺实变体征,痰涂片及培养可发现致病菌及抗感染治疗有效有别于肺血栓栓塞症。

2.心绞痛

急性肺血栓栓塞症患者的主要症状为活动性呼吸困难,心电图可出现Ⅱ、Ⅲ、aVF 导联 ST 段及 T 波改变,甚至广泛性 T 波倒置或胸前导联呈"冠状 T 波",同时存在胸痛、气短,疼痛可以向肩背部放射,容易被误诊为冠心病、心绞痛。需要注意询问患者有无高血压、冠心病病史,并注意检查有无下肢静脉血栓的征象。

3.支气管哮喘

急性肺血栓栓塞症发作时可表现为呼吸困难、发绀、两肺可闻及哮鸣音。支气管哮喘多有过敏史或慢性哮喘发作史,用支气管扩张药或糖皮质激素症状可缓解,病史和对治疗的反应有助于与肺血栓栓塞症鉴别。

4.血管神经性晕厥

部分肺血栓栓塞症患者以晕厥为首发症状,容易被误诊为血管神经性晕厥或其他原因所致晕厥而延误治疗,最常见的要与迷走反射性晕厥及心源性晕厥(如严重心律失常、肥厚型心肌病)相鉴别。

5.胸膜炎

肺血栓栓塞症患者尤其是周围型肺血栓栓塞症,病变可累及胸膜而产生胸腔积液,易被误诊为其他原因性胸膜炎,如结核性、感染性及肿瘤性胸膜炎。肺血栓栓塞症患者胸腔积液多为少量、1~2 周自然吸收,常同时存在下肢深静脉血栓形成,呼吸困难,X 线胸片有吸收较快的肺部浸润阴影,超声心动图呈一过性右心负荷增重表现,同时血气分析呈低氧血症、低碳酸血症等均可与其他原因性胸膜炎鉴别。

五、治疗

(一)一般治疗

胸痛严重者可以适当使用镇痛药物,但如果存在循环障碍,应避免应用具有血管扩张作用的阿片类制剂,如吗啡等;对于有焦虑和惊恐症状者应予安慰并可以适当使用镇静药;为预防肺内感染和治疗静脉炎可使用抗生素。存在发热、咳嗽等症状时可给予相应的对症治疗。

(二)呼吸循环支持治疗

1.呼吸支持治疗

对有低氧血症患者,可经鼻导管或面罩吸氧。吸氧后多数患者的血氧分压可以达到 10.7 kPa(80 mmHg)以上,因而很少需要进行机械通气。当合并严重呼吸衰竭时可使用经鼻

（面）罩无创性机械通气或经气管插管机械通气。但注意应避免气管切开，以免在抗凝或溶栓过程中发生局部不易控制的大出血。

2.循环支持治疗

针对急性循环衰竭的治疗方法主要有扩容、应用正性肌力药物和血管活性药物。急性肺血栓栓塞症时应用正性肌力药物可以使心排血量增加或体循环血压升高，同时也可增加右心室做功。临床上可以使用多巴胺、多巴酚丁胺和去甲肾上腺素治疗，三者通过不同的作用机制，可以达到升高血压、提高心排血量等作用。

（三）抗凝治疗

抗凝治疗能预防再次形成新的血栓，并通过内源性纤维蛋白溶解作用使已经存在的血栓缩小甚至溶解，但不能直接溶解已经存在的血栓。

抗凝治疗的适应证是不伴血流动力学障碍的急性肺血栓栓塞症和非近端肢体深静脉血栓形成；进行溶栓治疗的肺血栓栓塞症，溶栓治疗后仍需序贯抗凝治疗以巩固加强溶栓效果避免栓塞复发；对于临床高度疑诊肺血栓栓塞症者，如无抗凝治疗禁忌证，均应立即开始抗凝治疗，同时进行肺血栓栓塞症确诊检查。

抗凝治疗的主要禁忌证：活动性出血（肺梗死引起的咯血不在此范畴）、凝血机制障碍、严重的未控制的高血压、严重肝肾功能不全、近期手术史、妊娠头3个月及产前6周、亚急性细菌性心内膜炎、心包渗出、动脉瘤等。当确诊有急性肺血栓栓塞症时，上述情况大多属于相对禁忌证。

目前抗凝治疗的药物主要有普通肝素、低分子肝素和华法林。

1.普通肝素

用药原则应快速、足量和个体化。推荐采用持续静脉泵入法，首剂负荷量 80 U/kg（或 2 000～5 000 U 静脉推注），继之以 18 U/(kg·h) 速度泵入，然后根据 APTT 调整肝素剂量（表9-9）。也可使用皮下注射的方法，一般先予静脉注射负荷量 2 000～5 000 U，然后按 250 U/kg 剂量每 12 小时皮下注射 1 次。调节注射剂量使注射后 6～8 小时的 APTT 达到治疗水平。

表 9-9　根据 APTT 监测结果调整静脉肝素用量的方法

APTT	初始剂量及调整剂量	下次 APTT 测定的间隔时间
治疗前测基础 APTT	初始剂量：80 U/kg 静脉推注，然后按 18 U/(kg·h) 静脉滴注	4～6
低于 35 秒（大于 1.2 倍正常值）	予 80 U/kg 静脉推注，然后增加静脉滴注剂量 4 U/(kg·h)	6
35～45 秒（1.2～1.5 倍正常值）	予 40 U/kg 静脉推注，然后增加静脉滴注剂量 4 U/(kg·h)	6
46～70 秒（1.5～2.3 倍正常值）	无须调整剂量	6
71～90 秒（2.3～3.0 倍正常值）	减少静脉滴注剂量 2 U/(kg·h)	6
超过 90 秒（大于 3 倍正常值）	停药 1 小时，然后减少剂量 3 U/(kg·h) 后恢复静脉滴注	6

肝素抗凝治疗在 APTT 达到正常对照值的 1.5 倍时称为肝素的起效阈值。达到正常对照值 1.5～2.5 倍时是肝素抗凝治疗的适当范围，若以减少出血危险为目的，将 APTT 维持在正常对照值 1.5 倍的低限治疗范围，将使复发性 VET 的危险性增加。因此，调整肝素剂量应尽量在正常对照值的 2.0 倍而不是 1.5 倍，特别是在治疗的初期尤应注意。

溶栓治疗后，当 APTT 降至正常对照值的 2 倍时开始应用肝素抗凝，不需使用负荷剂量肝素。

肝素可能会引起血小板减少症(heparin-induced thrombocytopenia,HIT),在使用肝素的第3～5 天必须复查血小板计数。若较长时间使用肝素,尚应在第 7～10 天和第 14 天复查。HIT 很少出现于肝素治疗的 2 周后。若出现血小板迅速或持续降低达 30% 以上。或血小板计数小于 $100×10^9/L$,应停用肝素。一般在停用肝素后 10 天内血小板开始逐渐恢复。

2.低分子肝素(LMWH)

LMWH 应根据体重给药,每天 1～2 次,皮下注射。对于大多数病例,按体重给药是有效的,不需监测 APTT 和调整剂量,但对过度肥胖者或孕妇宜监测血浆抗 Ⅹa 因子活性并据以调整剂量。

3.华法林

在肝素治疗的第 1 天应口服维生素 K 拮抗药华法林作为抗凝维持阶段的治疗。因华法林对已活化的凝血因子无效、起效慢,因此不适用于静脉血栓形成的急性期。初始剂量为 3.0～5.0 mg/d。由于华法林需要数天才能发挥全部作用,因此与肝素需至少重叠应用 4～5 天,当连续两天测定的国际标准化比率(INR)达到 2.5(2.0～3.0)时,即可停止使用肝素/低分子肝素,单独口服华法林治疗。应根据 INR 或 PT 调节华法林的剂量。在达到治疗水平前,应每天测定 INR,其后 2 周每周监测 2～3 次,以后根据 INR 的稳定情况每周监测 1 次或更少。若行长期治疗,约每 4 周测定 INR 并调整华法林剂量 1 次。

口服抗凝药的疗程应根据肺血栓栓塞症的危险因素决定:低危人群指危险因素属一过性的(如手术创伤),在危险因素去除后继续抗凝 3 个月;中危人群指存在手术以外的危险因素或初次发病找不到明确的危险因素者,至少治疗 6 个月;高危人群指反复发生静脉血栓形成者或持续存在危险因素的患者,包括恶性肿瘤、易栓症、抗磷脂抗体综合征、慢性血栓栓塞性肺动脉高压者,应该长期甚至终身抗凝治疗,对放置下腔静脉滤器者终身抗凝。

(四)溶栓治疗

溶栓治疗主要适用于大面积肺血栓栓塞症病例。对于次大面积肺血栓栓塞症,若无禁忌证可以进行溶栓。

溶栓治疗的绝对禁忌证包括活动性内出血和近 2 个月内自发性颅内出血、颅内或脊柱创伤、手术。

相对禁忌证:10～14 天内的大手术、分娩、器官活检或不能压迫部位的血管穿刺;2 个月之内的缺血性卒中;10 天内的胃肠道出血;15 天内的严重创伤;1 个月内的神经外科或眼科手术;难以控制的重度高血压[收缩压大于 24.0 kPa(180 mmHg),舒张压大于 14.7 kPa(110 mmHg)];近期曾进行心肺复苏;血小板计数小于 $100×10^9/L$;妊娠;细菌性心内膜炎;严重的肝肾功能不全;糖尿病出血性视网膜病变;出血性疾病等。

对于大面积肺血栓栓塞症,因其对生命的威胁极大,上述绝对禁忌证亦应视为相对禁忌证。

溶栓治疗的时间窗为 14 天以内。临床研究表明,症状发生 14 天之内溶栓,其治疗效果好于 14 天以上者,而且溶栓开始时间越早治疗效果越好。

目前临床上用于肺血栓栓塞症溶栓治疗的药物主要有链激酶(SK)、尿激酶(UK)和重组组织型纤溶酶原激活剂(rt-PA)。

目前推荐短疗程治疗,我国的肺血栓栓塞症溶栓方案如下。①UK:负荷量 4 400 U/kg 静脉注射10 分钟,继之以 2 200 U/(kg·h)持续静脉滴注 12 小时。另可考虑 2 小时溶栓方案,即

20 000 U/kg持续静脉滴注2小时。②SK：负荷量 250 000 U 静脉注射 30 分钟，继之以 1 000 000 U/h持续静脉滴注 24 小时。SK 具有抗原性，故用药前需肌内注射苯海拉明或地塞米松，以防止变态反应。也可使用 1 500 000 U 静脉滴注 2 小时。③rt-PA：50 mg 持续静脉滴注 2 小时。

出血是溶栓治疗的主要并发症，可以发生在溶栓治疗过程中，也可以发生在溶栓治疗结束之后。因此，治疗期间要严密观察患者神志改变、生命体征变化及脉搏血氧饱和度变化等，注意检查全身各部位包括皮下、消化道、牙龈、鼻腔等是否有出血征象，尤其需要注意曾经进行深部血管穿刺的部位是否有血肿形成。注意复查血常规、血小板计数，出现不明原因血红蛋白、红细胞下降时，要注意是否有出血并发症。溶栓药物治疗结束后每 2～4 小时测 1 次活化的部分凝血激酶时间（APTT），待其将至正常值的 2 倍以下时，开始使用肝素或 LWMH 抗凝治疗。

（五）介入治疗

介入治疗主要包括经导管吸栓碎栓术和下腔静脉滤器置入术。导管吸栓碎栓术的适应证为肺动脉主干或主要分支大面积肺血栓栓塞症并存在以下情况者：溶栓和抗凝治疗禁忌证；经溶栓或积极的内科治疗无效。

为防止下肢深静脉大块血栓再次脱落阻塞肺动脉，可于下腔静脉安装滤器。适用于下肢近端静脉血栓，而抗凝治疗禁忌或有出血并发症；经充分抗凝而仍反复发生肺血栓栓塞症；伴血流动力学变化的大面积肺血栓栓塞症；近端大块血栓溶栓治疗前；伴有肺动脉高压的慢性反复性肺血栓栓塞症；行肺动脉血栓切除术或肺动脉血栓内膜剥脱术的病例。

（六）手术治疗

适用于经积极的非手术治疗无效的紧急情况。适应证包括大面积肺血栓栓塞症，肺动脉主干或主要分支次全堵塞，不合并固定性肺动脉高压者（尽可能通过血管造影确诊）；有溶栓禁忌证者；经溶栓和其他积极的内科治疗无效者。

六、预防

主要的预防措施包括机械性预防和药物预防。机械性预防方法包括逐步加压弹力袜和间歇充气压缩泵，药物预防可以使用 LWMH、低剂量的普通肝素等。机械性预防方法主要用于有高出血风险的患者，也可用于与药物预防共同使用加强预防效果。不推荐单独使用阿司匹林作为静脉血栓的预防方法。

（李晓辉）

第七节　肺性脑病

一、诊疗流程

见图 9-1。

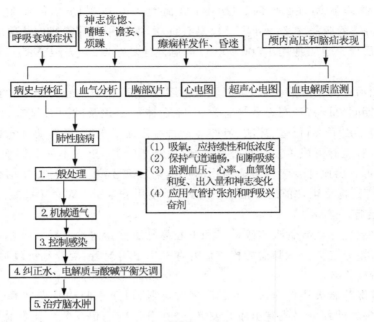

图 9-1　肺性脑病的诊疗流程

二、病因及发病机制

肺性脑病是以中枢神经系统障碍为主要表现的一种临床综合征,由呼吸衰竭发展到机体严重二氧化碳潴留和缺氧所引起。

肺性脑病通常由下述因素诱发:①急性呼吸道感染、严重支气管痉挛、呼吸道痰液阻塞等使肺通气及换气功能进一步减低。②治疗不当:镇静剂使用不当,如应用吗啡、苯巴比妥钠、氯丙嗪、异丙嗪、地西泮等引起呼吸中枢抑制;其次是供氧不当,如吸入高浓度氧,降低了颈动脉体对缺氧的敏感性,导致呼吸中枢抑制。③右心衰竭使脑血流减少和淤积,加重脑的二氧化碳潴留和缺氧。④其他:如利尿后、上消化道出血、休克等因素。

肺性脑病的发病机制:主要是由于高碳酸血症和低氧血症所引起的脑水肿之故。①高碳酸血症:一般认为肺性脑病的发生与否主要取决于 $PaCO_2$ 升高和 pH 降低的程度。当 $PaCO_2$ 显著升高超过8.0 kPa(60 mmHg),pH 低于 7.30 时即可使脑血管扩张充血,引起脑循环障碍,毛细血管通透性增加,因而发生细胞间质水肿为主的脑水肿;另外,肺性脑病的发生还取决于二氧化碳潴留速度的急缓和体内碱代偿能力的强弱。当二氧化碳急剧潴留时,因肾脏代偿作用尚未充分发挥,pH 可在数分钟内急剧下降,临床上即可出现一系列神经精神症状;如缓慢的二氧化碳潴留,由于肾脏的代偿作用可充分发挥,使 HCO_3^- 成比例增加,因而 pH 改变不大。尽管 $PaCO_2$ 已明显增高,但因 pH 无显著下降,神经精神症状则不一定出现。此外,肺性脑病的发生还与脑组织 pH 下降密切相关。脑内 pH 和 $PaCO_2$ 的高低,主要取决于 H^+ 和 HCO_3^- 通过血-脑屏障的速度和脑组织本身酸性代谢产物蓄积的程度。正常脑脊液的缓冲能力比血为低,故其 pH 亦较低(7.33~7.40),但脑内 $PaCO_2$ 却比血高 1.1 kPa(8 mmHg)。因此,当 $PaCO_2$ 升高后,由于碳酸酐酶的作用,脑内 pH 下降则更为明显,从而引起酸中毒。此时细胞内 K^+ 外移,而细胞外 Na^+、H^+ 则移入细胞内,便加重了细胞内酸中毒,引起细胞坏死和自溶。由于 Na^+ 进入细胞内,细胞内 Na^+ 含量增多,从而加重脑水肿的程度。②低氧血症:严重脑缺氧时,正常有氧代谢无法进行,血中乳酸堆积使 pH 下降。此外,脑内三磷酸腺苷(ATP)迅速耗竭,中枢神经失去能量供应,因而"钠泵"运转失灵。Na^+ 不能从细胞内外移,Cl^- 便进入膜内与 Na^+ 结合形成 NaCl,从而提高了膜内渗透压,水便进入细胞内,引起了以细胞内水肿为主的脑水肿。

三、临床表现及特征

(一)临床表现

除呼吸衰竭症状外,并有精神症状、体征,如神志恍惚、嗜睡、多言、谵妄、烦躁、四肢搐搦、癫痫样发作、扑翼样震颤、昏迷等;皮肤表现:血管扩张,多汗;眼部表现:眼球微突,球结膜充血、水肿,眼底静脉迂曲、扩张,视盘水肿;脑膜刺激征,颅内高压和脑疝表现。

(二)血气及电解质改变

$pH < 7.35$,$PaCO_2$ 升高 > 8.6 kPa(65 mmHg),HCO_3^- 增高,血 K^+ 增高,血 Cl^- 下降。通常当 $PaCO_2 > 8.6$ kPa(65 mmHg)表现嗜睡,> 10.0 kPa(75 mmHg)表现恍惚,> 12.6 kPa(95 mmHg)表现昏迷,但可因个体反应不同表现有异,有的患者 $PaCO_2$ 13.3 kPa(100 mmHg)而神志清醒,但也有的 9.3 kPa(70 mmHg)而出现肺性脑病征象,急性二氧化碳潴留,则症状明显。

四、诊断及鉴别诊断

根据存在有肺性脑病的诱发因素,再结合临床表现、血气及电解质改变,基层单位可依据 CO_2CP 增高,血 K^+ 增高,血 Cl^- 下降和结合临床表现作出诊断。

肺源性心脏病(简称肺心病)表现神经、精神症状,除肺脑外,尚有 10%~37% 的病例可因其他原因引起,如脑血管意外、糖尿病酮症酸中毒、低血糖昏迷、严重电解质紊乱(低 Cl^-、低 Na^+、低 K^+、低 Mg^{2+})、碱中毒、尿毒症、肝性脑病、感染中毒性脑病、DIC、药物等,临床上须注意鉴别。

五、急救处理

强调早期预防;早期诊断、早期治疗。一旦发现肺心病者有意识障碍的初兆,应立即采取措施,可使肺脑的发生率下降。强调综合性治疗,首要保证有充分通气量,包括有效控制呼吸道感染,防止痰液阻塞气道,应用支气管扩张剂、机械通气。适当吸氧使用利尿剂、脱水剂、呼吸兴奋剂、慎用镇静剂、及时治疗并发症、建立肺心病监护室,由专人负责观察、护理,可使肺性脑病的死亡率下降。

(一)吸氧

应持续性和低浓度(25%~30%)吸氧,流量 1~2 L/min,疗效期望达到 PaO_2 7.3~8.0 kPa(55~60 mmHg),$SaO_2 > 85\%~90\%$ 的安全水平。在供氧同时,积极控制感染,排痰,并使用气管扩张剂和呼吸兴奋剂,效果较好。吸氧方法,可用鼻导管、鼻塞,其效果大致相同,用 Ventimask 通气面罩,其优点是供氧浓度稳定,可按供氧流速 2 L/min、4 L/min、8 L/min,分别达到氧浓度 24%、28%、34%。如经上述积极治疗,患者仍处于明显缺氧状态,究其原因,主要是通气道阻塞和肺泡弥散功能障碍,应考虑面罩、气管插管或气管切开和机械通气加压供氧。

(二)气管插管和气管切开

对嗜睡、昏迷、痰多而无力咳嗽,或有肺部感染而无力咳嗽患者,在经上述各项积极治疗 1~6 天,血 $pH < 7.30$,$PaCO_2 > 9.3$ kPa(70 mmHg),$PaO_2 < 6.7$ kPa(50 mmHg)者,应考虑气管插

管或切开。昏迷患者宜争取在 3 小时内执行。气管插管,操作简单方便,但只能停留 2~3 天,如改用低压气囊插管,则可放置较久,且清醒患者亦易耐受。气管切开,可减少解剖无效腔 100 mL,并有利于气管内滴药、吸痰和连接机械呼吸器,并可长期停留套管,但也带来术后护理和不能多次重复切开等问题。对肺功能严重受损,反复感染,反复发生肺脑者,宜长期保留气道内套管,可避免反复插管和切开。对气管插管或切开,吸痰、滴药等应注意无菌操作,每天淌入气管内的水分为 150~250 mL(每半小时约 4.5 mL),吸痰的口腔用管和气管内用管要分开,应多次更换消毒吸管,每次吸痰时不超过 15 秒。

(三)机械通气

使用机械通气,对肺性脑患者改善通气有十分重要的作用。对重症肺心患者,$PaCO_2$ ＞9.3 kPa(70 mmHg),经一般治疗无效而神志清醒者,应及早用密封面罩连接呼吸器,加压同步通气,时间每口数次,每次 1~2 小时,可以预防肺性脑病的发生;对咳嗽、咳痰功能尚可,有自主呼吸的肺脑早期患者,亦可用上述方法进行机械通气,时间可按病情而定,此可使 PaO_2 增加,$PaCO_2$ 下降而可避免气管插管或切开。危重肺脑患者、痰阻气道和无效咳嗽者,宜行气管插管或切开,进行机械通气。国内多选用定容型呼吸器,此型能保证有效通气量;定时型和定压型则具有同步性能和雾化效果好的优点。肺心病患者通常有肺部感染和支气管痉挛,为保证有恒定的通气量,如选用定压型呼吸器,则宜将吸气相压力调高达 0.3~0.4 kPa(30~40 cmH_2O)。呼吸频率宜慢,以 14~16 次/分为宜,潮气量 10~12 mL/kg,吸呼比为 1:2~1:3,供氧浓度 25%~40%。一般选用间歇正压呼吸(IPPV),可满足临床需要,对肺顺应性减低,肺泡萎陷患者,宜选用呼气终末正压呼吸(PEEP),此可改善血流比例,减少肺内分流,提高 PaO_2,但可使气道内压上升,易致气胸和血压下降。

(四)呼吸兴奋剂

应用呼吸兴奋剂要达到较好的效果,则需要呼吸道保持通畅。反之,只兴奋呼吸肌,徒耗氧量。因此必须配合吸氧、应用抗生素、支气管扩张剂和积极排痰等措施。

(1)尼可刹米:为呼吸中枢兴奋剂,每 2~4 小时,静脉注射 0.25~0.375 g;重症患者用 5~10 支(每支 0.25~0.375 g)溶于 10% 葡萄糖液 500 mL 中静脉滴注。

(2)山莨菪碱:兴奋颈化学感受器,反射性兴奋呼吸中枢,每支 3 mg,皮下或静脉注射,每 2~4 小时 1 次,可与尼可刹米交替应用。

(3)二甲弗林:为强大呼吸中枢兴奋剂,8~16 mg,肌内注射或静脉注射,可隔半小时再注射。

(4)呱醋甲酯:作用缓和,每次 20~40 mg,肌内注射或静脉注射。应用醒脑合剂治疗肺脑病者,有一定疗效。其成分为 10% 葡萄糖 250~500 mL,加尼可刹米 3~5 支、氨茶碱 0.25~0.5 mg、地塞米松 5~10 mg,静脉滴注,每天 1~2 次,病情严重者,夜间加用 1 次,同时加大供氧量 2 L/min 以上。

(五)支气管解痉剂

使用最广泛的为交感胺类和茶碱类。β_2 受体兴奋剂有特布他林,每天 3 次,每次 2.5 mg,口服;0.25 mg,皮下注射;0.5 mg,雾化吸入。沙丁胺醇 2 mg,每天 3 次、口服;雾化吸入,每次喷射吸入 1~2 次,每次含药 0.1 mg。上述药物对支气管平滑肌松弛作用强,对心血管作用弱,但长期反复应用,可使 β_2 受体处于兴奋状态,对外来或内生的肾上腺素能神经介质形成交叉抗药性而增加死亡率,故用药次数及剂量宜偏少。

茶碱类:氨茶碱 0.25 g,静脉缓注 15 分钟,或 0.5 g 加入 500 mL,静脉滴注,因茶碱的临床有效量和血中中毒浓度接近,有引起惊厥而死亡的报道,近来国外已采用监测茶碱血浓度法,保证安全使用。此外解痉药可选用地塞米松、氢化可的松等。

(六)抗生素

呼吸道感染是肺性脑病的主要诱因。感染的临床表现可为咳嗽、气喘、发绀加重,脓痰增多、肺部啰音出现或范围增多,周围血白细胞数增多或正常,核左移,发热或无热。致病菌多为肺炎链球菌、流感杆菌、甲型链球菌、金黄色葡萄球菌、铜绿假单胞菌、奈瑟菌、真菌。近年革兰阴性杆菌有增多趋势,特别是大肠埃希菌和铜绿假单胞菌。用药前宜常规做痰培养及药敏试验,作为以后选用药物的依据。

(七)纠正酸碱、电解质紊乱

(1)呼吸性酸中毒失代偿期:血 pH 下降 0.1,血 K^+ 增加 0.6 mmol/L(mEq/L)(0.4~1.2 mmol/L),此时宜重点治疗酸中毒,如 pH 恢复正常,血 K^+ 亦随之正常,一般不需要补碱,(除非pH<7.20)。

(2)慢性呼吸性酸中毒代偿期:血 HCO_3^- 呈代偿性增加,致血 Cl^- 下降,血浆 Cl^- 进入细胞内和从尿中排出,血 Cl^- 减少,此时血 K^+ 虽在正常值内,亦宜口服氯化钾,预防低 K^+、低 Cl^- 血症。

(3)呼吸性酸中毒合并代谢性碱中毒:其诱因多为长期应用排 K^+、排 Cl^- 利尿剂或糖皮质激素,尿排 K^+ 增多,血 K^+ 下降,尿排 H^+ 增多,HCO_3^- 回收增多,致 pH 增高;或应用机械通气,$PaCO_2$ 过快而迅速下降,致使血 HCO_3^- 仍处于高水平值内。血气,电解质改变:pH≥7.40,$PaCO_2$ 增高,血 K^+、血 Cl^- 下降,血 HCO_3^- 明显增高,血 Ca^{2+} 下降。呼吸性酸中毒合并代谢性碱中毒的神态改变以兴奋型多见,当呼吸性酸中毒患者在治疗过程中,好转后又出现兴奋、手足搐搦,血 K^+、血 Cl^- 下降、血 HCO_3^- 显著增高(>45 mmol/L或高于代偿预计值)符合呼吸性酸中毒合并代谢性碱中毒诊断,此时应补充 K^+、Cl^- 和/或 Ca^{2+},同时作诱因的处理。

(4)慢性呼吸性酸中毒合并代谢性酸中毒:通常呼吸性酸中毒时,血 HCO_3^- 是呈代偿性增加,反之,如发现 HCO_3^- 下降,血 K^+ 增高,pH 明显下降,则符合慢性呼吸性酸中毒合并代谢性酸中毒诊断,应作代谢性酸中毒相应检查;如 pH<7.20,应补碱。

(八)脑水肿的治疗

肺脑患者神志有进行性恶化、头痛、血压突然升高达 4.0 kPa(30 mmHg)、脉搏变慢、呼吸节律紊乱、眼球外突、眼球张力增加、球结膜充血和水肿、瞳孔缩小、扩大或一侧扩大等变化,宜及时使用利尿剂和脱水剂,如在出现脑疝后应用脱水剂,效果较差。应用利尿剂、脱水剂,宜采用轻度或中度脱水,以缓泻为主,在利尿出现后,宜及时补充氯化钾,每天 3 g,对低血 K^+ 患者,宜静脉补充,并注意其他电解质变化,及时纠正。控制水分输入量,一般 24 小时输入量为少于总尿量 500~1 000 mL。

1.渗透性脱水剂

(1)50%葡萄糖 50~100 mL,静脉推注,每 4~6 小时 1 次,高渗葡萄糖有利尿脱水作用,但可透过脑屏障,引起颅内压反跳回升现象,降压效果差,一般不单独应用,通常与甘露醇交替合用,安排在两次甘露醇之间应用。

(2)20%甘露醇(25%山梨醇),50~100 mL,每天 2~3 次,静脉注射,以小剂显使用为宜,尿量达到每天 700~1 000 mL 即可,常与皮质激素合用,如地塞米松 5~10 mg,每天 2 次。

2.利尿剂

呋塞米 20 mg 加于 50% 葡萄糖 20 mL 中静脉注射,每天 1～2 次,或呋塞米 20 mg(或氢氯噻嗪)和氨苯蝶啶 50 mg,交替应用,可减少肾排 K^+ 量,避免低 K^+ 血症。

3.肾上腺皮质激素

有下述作用:①非特异性抗炎、抗气管痉挛,改善通气和换气功能。②降低毛细血管通透性,减轻脑水肿。③增加肾血流量和肾小球滤过率,促进利尿,作用持久,不引起颅内压反跳回升现象,通常与利尿剂共用治疗脑水肿。地塞米松 10 mg,每天 2～4 次,或氢化可的松 300～500 mg,每天静脉滴注 1 次。皮质激素宜短期内应用,在症状好转后减药或停药。如长期应用,注意可引起消化道出血、穿孔、感染扩散、电解质紊乱和代谢性碱中毒。应用时宜适当配用抗酸剂,如西咪替丁,每天 3 次,0.4 g,睡前服;雷尼替丁,150 mg,每天 2 次;或其他制酸剂。

4.右旋糖酐-40

本品可扩张血容量,解除红细胞聚集,降低血液黏稠度,改善脑部血液循环,有利尿脱水作用,减轻脑水肿。降低颅内压,对因缺氧和血液浓缩,引起弥散性血管内凝血,右旋糖酐-40 有疏通微循环作用。本品对肺性脑病,尤以对伴有明显继发性红细胞增多,红细胞数 $>5 \times 10^{12}/L$(500 万/mL)患者,有较好疗效。右旋糖酐-40,每次 500 mL,静脉滴注,每天 1～2 次。

(李晓辉)

第八节 呼 吸 衰 竭

一、概述

呼吸衰竭是指各种原因引起的肺通气和/或换气功能严重障碍,以至在静息状态下亦不能维持足够的气体交换,导致缺氧伴(或不伴)二氧化碳潴留,进而引起一系列病理生理改变和代谢紊乱的临床综合征。主要表现为呼吸困难、发绀、精神、神经症状等。常以动脉血气分析作为呼吸衰竭的诊断标准:在水平面、静息状态、呼吸空气条件下,动脉血氧分压(PaO_2)<7.98 kPa(60 mmHg),伴或不伴 CO_2 分压($PaCO_2$)>6.65 kPa(50 mmHg),并排除心内解剖分流和原发于心排血量降低等致低氧因素,可诊断为呼吸衰竭。

(一)病因

参与呼吸运动过程的任何一个环节发生病变,都可导致呼吸衰竭。临床上常见的病因有以下几种。

1.呼吸道阻塞性病变

气管-支气管的炎症、痉挛、肿瘤、异物、纤维化瘢痕,如慢性阻塞性肺疾病(COPD)、重症哮喘等引起呼吸道阻塞和肺通气不足。

2.肺组织病变

各种累及肺泡和/或肺间质的病变,如肺炎、肺气肿、严重肺结核、弥漫性肺纤维化、肺水肿、肺不张、硅沉着病(矽肺)等均可导致肺容量减少、有效弥散面积减少、肺顺应性减低、通气/血流比值失调。

3.肺血管疾病

肺栓塞、肺血管炎、肺毛细血管瘤、多发性微血栓形成等可引起肺换气障碍,通气/血流比值失调,或部分静脉血未经氧合直接进入肺静脉。

4.胸廓与胸膜疾病

胸外伤引起的连枷胸、严重的自发性或外伤性气胸等均可影响胸廓活动和肺脏扩张,造成通气障碍。严重的脊柱畸形、大量胸腔积液或伴有胸膜增厚、粘连,亦可引起通气减少。

5.神经-肌肉疾病

脑血管疾病、颅脑外伤、脑炎及安眠药中毒,可直接或间接抑制呼吸中枢。脊髓高位损伤、脊髓灰质炎、多发性神经炎、重症肌无力、有机磷中毒、破伤风及严重的钾代谢紊乱,均可累及呼吸肌,使呼吸肌动力下降而引起通气不足。

(二)分类

1.按发病的缓急分类

(1)急性呼吸衰竭:多指原来呼吸功能正常,由于某些突发因素,如创伤、休克、溺水、电击、急性呼吸道阻塞、药物中毒、颅脑病变等,造成肺通气和/或换气功能迅速出现严重障碍,短时间内引起呼吸衰竭。

(2)慢性呼吸衰竭:指在一些慢性疾病,包括呼吸和神经肌肉系统疾病的基础上,呼吸功能障碍逐渐加重而发生的呼吸衰竭。最常见的原因为 COPD。

2.按动脉血气分析分类

(1)Ⅰ型呼吸衰竭:即缺氧性呼吸衰竭,血气分析特点为:$PaO_2 < 7.98$ kPa(60 mmHg),$PaCO_2$ 降低或正常。主要见于弥散功能障碍、通气/血流比值失调、动-静脉分流等肺换气障碍性疾病,如急性肺栓塞、间质性肺疾病等。

(2)Ⅱ型呼吸衰竭:即高碳酸性呼吸衰竭,血气分析特点为:$PaO_2 < 7.98$ kPa(60 mmHg),同时 $PaCO_2 > 6.65$ kPa(50 mmHg)。因肺泡有效通气不足所致。单纯通气不足引起的缺氧和高碳酸血症的程度是平行的,若伴有换气功能障碍,则缺氧更严重,如 COPD。

(三)发病机制和病理生理

1.缺氧(低氧血症)和二氧化碳潴留(高碳酸血症)的发生机制

(1)肺通气不足:各种原因造成呼吸道管腔狭窄,通气障碍,使肺泡通气量减少,肺泡氧分压下降,二氧化碳排出障碍,最终导致缺氧和二氧化碳潴留。

(2)弥散障碍:指氧气、二氧化碳等气体通过肺泡膜进行气体交换的物理弥散过程发生障碍。由于氧气和二氧化碳通透肺泡膜的能力相差很大,氧的弥散力仅为二氧化碳的1/20,故在弥散障碍时,通常表现为低氧血症。

(3)通气/血流比失调:正常成年人静息状态下,肺泡通气量为 4 L/min,肺血流量为 5 L/min,通气/血流比为 0.8。病理情况下,通气/血流比失调有两种形式:①部分肺泡通气不足,如肺泡萎陷、肺炎、肺不张等引起病变部位的肺泡通气不足,通气/血流比减小,静脉血不能充分氧合,形成动-静脉样分流。②部分肺泡血流不足,肺血管病变如肺栓塞引起栓塞部位血流减少,通气正常,通气/血流比增大,吸入的气体不能与血流进行有效交换,形成无效腔效应,又称无效腔样通气。通气/血流比失调的结果主要是缺氧,而无二氧化碳潴留。

(4)氧耗量增加:加重缺氧的原因之一。发热、战栗、呼吸困难和抽搐均增加氧耗量,正常人可借助增加通气量以防止缺氧。而原有通气功能障碍的患者,在氧耗量增加的情况下会出现严重的低氧血症。

2.缺氧对人体的影响

(1)对中枢神经系统的影响:脑组织对缺氧最为敏感。缺氧对中枢神经影响的程度与缺氧的程度和发生速度有关。轻度缺氧仅有注意力不集中、智力减退、定向障碍等;随着缺氧的加重可出现烦躁不安、神志恍惚、谵妄、昏迷。由于大脑皮质神经元对缺氧的敏感性最高,因此临床上缺氧的最早期表现是精神症状。严重缺氧可使血管的通透性增加,引起脑组织充血、水肿和颅内压增高,压迫脑血管,可进一步加重缺血、缺氧,形成恶性循环。

(2)对循环系统的影响:缺氧可反射性加快心率,使血压升高、冠状动脉血流增加以维持心肌活动所必需的氧。心肌对缺氧十分敏感,早期轻度缺氧即可在心电图上表现出来,急性严重缺氧可导致心室颤动或心搏骤停。长期慢性缺氧可引起心肌纤维化、心肌硬化。缺氧、肺动脉高压及心肌受损等多种病理变化最终导致肺源性心脏病。

(3)对呼吸系统的影响:呼吸的变化受到低氧血症和高碳酸血症所引起的反射活动及原发病的影响。轻度缺氧可刺激颈动脉窦和主动脉体化学感受器,反射性兴奋呼吸中枢,使呼吸加深加快。随着缺氧的逐渐加重,这种反射迟钝,呼吸抑制。

(4)对酸碱平衡和电解质的影响:严重缺氧可抑制细胞能量代谢的中间过程,导致能量产生减少,乳酸和无机磷大量积蓄,引起代谢性酸中毒。而能量的不足使体内离子转运泵受到损害,钾离子由细胞内转移到血液和组织间,钠和氢离子进入细胞内,导致细胞内酸中毒和高钾血症。代谢性酸中毒产生的固定酸与缓冲系统中碳酸氢盐起作用,产生碳酸,使组织的二氧化碳分压增高。

(5)对消化、血液系统的影响:缺氧可直接或间接损害肝细胞,使丙氨酸氨基转移酶升高。慢性缺氧可引起继发红细胞增多,增加了血黏度,严重时加重肺循环阻力和右心负荷。

3.二氧化碳潴留对人体的影响

(1)对中枢神经系统的影响:轻度二氧化碳潴留,可间接兴奋皮质,引起失眠、精神兴奋、烦躁不安等症状,随着二氧化碳潴留的加重,皮质下层受到抑制,表现为嗜睡、昏睡甚至昏迷,称为二氧化碳麻醉。二氧化碳还可扩张脑血管,使脑血流量增加,严重时造成脑水肿。

(2)对循环系统的影响:二氧化碳潴留可引起心率加快,心排血量增加,肌肉及腹腔血管收缩,冠状动脉、脑血管及皮肤浅表血管扩张,早期表现为血压升高。二氧化碳潴留的加重可直接抑制心血管中枢,引起血压下降、心律失常等严重后果。

(3)对呼吸的影响:二氧化碳是强有力的呼吸中枢兴奋剂,$PaCO_2$ 急骤升高,呼吸加深加快,通气量增加;长时间的二氧化碳潴留则会对呼吸中枢产生抑制,此时的呼吸运动主要靠缺氧对外周化学感受器的刺激作用得以维持。

(4)对酸碱平衡的影响:二氧化碳潴留可直接导致呼吸性酸中毒。血液 pH 取决于 HCO_3^-/H_2CO_3 比值,前者靠肾脏的调节(1~3 天),而 H_2CO_3 的调节主要靠呼吸(仅需数小时)。急性呼吸衰竭时二氧化碳潴留可使 pH 迅速下降;而慢性呼吸衰竭时,因二氧化碳潴留发展缓慢,肾减少 HCO_3^- 排出,不致使 pH 明显减低。

(5)对肾脏的影响:轻度二氧化碳潴留可使肾血管扩张,肾血流量增加而使尿量增加。二氧化碳潴留严重时,由于 pH 减低,使肾血管痉挛,血流量减少,尿量亦减少。

二、急性呼吸衰竭

(一)病因

1.呼吸系统疾病

严重呼吸系统感染、急性呼吸道阻塞病变、重度或持续性哮喘、各种原因引起的急性肺水肿、肺血管疾病、胸廓外伤或手术损伤、自发性气胸和急剧增加的胸腔积液等,导致肺通气和换气障碍。

2.神经系统疾病

急性颅内感染、颅脑外伤、脑血管病变等直接或间接抑制呼吸中枢。

3.神经-肌肉传导系统病变

脊髓灰质炎、重症肌无力、有机磷中毒及颈椎外伤等可损伤神经-肌肉传导系统,引起通气不足。

(二)临床表现

急性呼吸衰竭的临床表现主要是低氧血症所致的呼吸困难和多器官功能障碍。

1.呼吸困难

其是呼吸衰竭最早出现的症状。表现为呼吸节律、频率和幅度的改变。

2.发绀

发绀是缺氧的典型表现。当动脉血氧饱和度低于90%时,可在口唇、甲床等末梢部位出现紫蓝色称为发绀。血红蛋白增高和休克时易出现发绀,严重贫血者即使缺氧也无明显发绀。发绀还受皮肤色素及心功能的影响。

3.精神神经症状

急性缺氧可出现精神错乱、狂躁、抽搐、昏迷等症状。

4.循环系统表现

多数患者有心动过速;严重低氧血症、酸中毒可引起心肌损害,亦可引起周围循环衰竭、血压下降、心律失常、心搏骤停。

5.消化和泌尿系统表现

严重缺氧损害肝、肾细胞,引起转氨酶、尿素氮升高;个别病例可出现蛋白尿和管型尿。因胃肠道黏膜屏障功能损伤,导致胃肠道黏膜充血、水肿、糜烂或应激性溃疡,引起上消化道出血。

(三)诊断

根据急性发病的病因及低氧血症的临床表现,急性呼吸衰竭的诊断不难作出,结合动脉血气分析可确诊。

(四)治疗

急性呼吸衰竭时,机体往往来不及代偿,故需紧急救治。

1.改善与维持通气

保证呼吸道通畅是最基本最重要的治疗措施。立即进行口对口人工呼吸,必要时建立人工呼吸道(气管插管或气管切开)。用手压式气囊做加压人工呼吸,将更利于发挥气体弥散的作用,延长氧分压在安全水平的时间,为进一步抢救赢得机会。

若患者有支气管痉挛,应立即由静脉给予支气管扩张药。

2.高浓度给氧

及时给予高浓度氧或纯氧,尽快缓解机体缺氧状况,保护重要器官是抢救成功的关键。但必须注意吸氧浓度和时间,以免造成氧中毒。一般吸入纯氧小于 5 小时。

3.其他抢救措施

见本节慢性呼吸衰竭。

三、慢性呼吸衰竭

慢性呼吸衰竭是由慢性胸肺疾病引起呼吸功能障碍逐渐加重而发生的呼吸衰竭。由于机体的代偿适应,尚能从事较轻体力工作和日常活动者称代偿性慢性呼吸衰竭;当并发呼吸道感染、呼吸道痉挛等原因致呼吸功能急剧恶化,代偿丧失,出现严重缺氧和二氧化碳潴留及代谢紊乱者称失代偿性慢性呼吸衰竭。以Ⅱ型呼吸衰竭最常见。

(一)病因

以 COPD 最常见,其次为重症哮喘发作、弥漫性肺纤维化、严重肺结核、尘肺、广泛胸膜粘连、胸廓畸形等。呼吸道感染常是导致失代偿性慢性呼吸衰竭的直接诱因。

(二)临床表现

除原发病的相应症状外,主要是由缺氧和二氧化碳潴留引起的多器官功能紊乱。慢性呼吸衰竭的临床表现与急性呼吸衰竭大致相似,但在以下几方面有所不同。

1.呼吸困难

COPD 所致的呼吸衰竭,病情较轻时表现为呼吸费力伴呼气延长,严重时呈浅快呼吸。若并发二氧化碳潴留,$PaCO_2$ 显著升高或升高过快,可出现二氧化碳麻醉,患者由深而慢的呼吸转为浅快呼吸或潮式呼吸。

2.精神神经症状

慢性呼吸衰竭伴二氧化碳潴留时,随着 $PaCO_2$ 的升高,可表现为先兴奋后抑制。抑制之前的兴奋症状有烦躁、躁动、夜间失眠而白天嗜睡(睡眠倒错)等,抑制症状有神志淡漠、注意力不集中、定向力障碍、昏睡甚至昏迷,亦可出现腱反射减弱或消失、锥体束征阳性等,称为肺性脑病。

3.循环系统表现

二氧化碳潴留使外周体表静脉充盈、皮肤充血、温暖多汗、血压升高、心排血量增多而致脉搏洪大,多数患者有心率加快,因脑血管扩张产生搏动性头痛。

(三)诊断

根据患者有慢性肺疾病或其他导致呼吸功能障碍的疾病史,新近有呼吸道感染,有缺氧、二氧化碳潴留的临床表现,结合动脉血气分析可作出诊断。

(四)治疗

治疗原则是畅通呼吸道、纠正缺氧、增加通气量、纠正酸碱失衡及电解质紊乱和去除诱因。

1.保证呼吸道通畅

呼吸道通畅是纠正呼吸衰竭的首要措施。应鼓励患者咳嗽,对无力咳嗽、咳痰或意识障碍的患者要加强翻身拍背和体位引流,昏迷患者可采用多孔导管通过口腔、鼻腔、咽喉部,将分泌物或胃内反流物吸出。痰液黏稠不易咳出者,可采用雾化吸入稀释痰液;对呼吸道痉挛者可给予支气管解痉药,必要时建立人工呼吸道,并采用机械通气辅助呼吸。

2.氧疗

常用鼻塞或鼻导管吸氧，Ⅱ型呼吸衰竭应给予低流量(1～2 L/min)低浓度(25%～33%)持续吸氧。因Ⅱ型呼吸衰竭时，呼吸中枢对高二氧化碳的反应性差，呼吸的维持主要靠缺氧的刺激，若给予高浓度吸氧，可消除缺氧对呼吸的驱动作用，而使通气量迅速降低，二氧化碳分压更加升高，患者很快进入昏迷。Ⅰ型呼吸衰竭时吸氧浓度可较高(35%～45%)，宜用面罩吸氧。应防止高浓度(>60%)长时间(>24 小时)吸氧引起氧中毒。

3.增加通气量

减少二氧化碳潴留，二氧化碳潴留主要是由于肺泡通气不足引起的，只有增加肺泡通气量才能有效地排出二氧化碳。目前临床上常通过应用呼吸兴奋药和机械通气来改善肺泡通气功能。

(1)合理应用呼吸兴奋药可刺激呼吸中枢或周围化学感受器，增加呼吸频率和潮气量，使通气改善，还可改善神志，提高咳嗽反射，有利于排痰。常用尼可刹米 1.875～3.750 g 加入 5% 葡萄糖液 500 mL 中静脉滴注，但应注意供氧，以弥补其氧耗增多的弊端。氨茶碱、地高辛可增强膈肌收缩而增加通气量，可配合应用。必要时还可选用纳洛酮以促醒。

(2)机械通气的目的在于提供维持患者代谢所需要的肺泡通气；提供高浓度的氧气以纠正低氧血症，改善组织缺氧；代替过度疲劳的呼吸肌完成呼吸作用，减轻心肺负担，缓解呼吸困难症状。对于神志尚清，能配合的呼吸衰竭患者，可采用无创性机械通气，如做鼻或口鼻面罩呼吸机机械通气；对于病情危重神志不清或呼吸道有大量分泌物者，应建立人工呼吸道，如气管插管气管切开安装多功能呼吸机机械通气。机械通气为正压送气，操作时各项参数(潮气量、呼吸频率、吸呼比、氧浓度等)应适中，以免出现并发症。

4.抗感染

慢性呼吸衰竭急性加重的常见诱因是感染，一些非感染因素诱发的呼吸衰竭也容易继发感染。因此，抗感染治疗是慢性呼吸衰竭治疗的重要环节之一，应注意根据病原学检查及药物敏感试验合理应用抗生素。

5.纠正酸碱平衡失调

慢性呼吸衰竭常有二氧化碳潴留，导致呼吸性酸中毒。呼吸性酸中毒的发生多为慢性过程，机体常常以增加碱储备来代偿。因此，在纠正呼吸性酸中毒的同时，要注意纠正潜在的代谢性碱中毒，可给予盐酸精氨酸和补充钾盐。

6.营养支持

呼吸衰竭患者由于呼吸功能增加、发热等因素，导致能量消耗上升，机体处于负代谢，长时间会降低免疫功能，感染不易控制，呼吸肌易疲劳。故可给予患者高蛋白、高脂肪和低糖，以及多种维生素和微量元素的饮食，必要时静脉滴注脂肪乳。

7.病因治疗

病因治疗是治疗呼吸衰竭的根本所在。在解决呼吸衰竭本身造成的危害的前提下，应针对不同病因采取适当的治疗措施。

(五)转诊

1.转诊指征

呼吸衰竭一旦确诊，应立即转上一级医院诊治。

2.转诊注意事项

转诊前需给予吸氧、吸痰、强心、应用呼吸兴奋药等。

(六)健康指导

缓解期鼓励患者进行耐寒锻炼和呼吸功能锻炼,以增强体质及抗病能力;注意保暖,避免受凉及呼吸道感染,若出现感染症状,应及时治疗;注意休息,掌握合理的家庭氧疗;加强营养,增加抵抗力,减少呼吸道感染的机会。

四、护理评估

(一)致病因素

引起呼吸衰竭的病因很多,凡参与肺通气和换气的任何一个环节的严重病变都可导致呼吸衰竭。

(1)呼吸系统疾病:常见于 COPD、重症哮喘、肺炎、严重肺结核、弥散性肺纤维化、肺水肿、严重气胸、大量胸腔积液、硅沉着病、胸廓畸形等。

(2)神经肌肉病变:如脑血管疾病、颅脑外伤、脑炎、镇静催眠药中毒、多发性神经炎、脊髓颈段或高位胸段损伤、重症肌无力等。

上述病因可引起肺泡通气量不足、氧弥散障碍、通气/血流比例失调,导致缺氧或合并二氧化碳潴留而发生呼吸衰竭。

(二)身体状况

呼吸衰竭除原发疾病症状、体征外,主要为缺氧、二氧化碳潴留所致的呼吸困难和多脏器功能障碍。

1.呼吸困难

呼吸困难是最早、最突出的表现。主要为呼吸频率增快,病情严重时辅助呼吸肌活动增加,出现三凹征。若并发二氧化碳潴留,$PaCO_2$ 升高过快或显著升高时,患者可由呼吸过快转为浅慢呼吸或潮式呼吸。

2.发绀

发绀是缺氧的典型表现,可见口唇、指甲和舌发绀。严重贫血患者由于红细胞和血红蛋白减少,还原型血红蛋白的含量减低可不出现发绀。

3.精神神经症状

主要是缺氧和二氧化碳潴留的表现。早期轻度缺氧可表现为注意力分散,定向力减退;缺氧程度加重,出现烦躁不安、神志恍惚、嗜睡、昏迷。轻度二氧化碳潴留,表现为兴奋症状,即失眠、躁动、夜间失眠而白天嗜睡;重度二氧化碳潴留可抑制中枢神经系统导致肺性脑病,表现为神志淡漠、间歇抽搐、肌肉震颤、昏睡,甚至昏迷等二氧化碳麻醉现象。

4.循环系统表现

二氧化碳潴留使外周体表静脉充盈、皮肤充血、温暖多汗、血压升高、心排血量增多而致脉搏洪大;多数患者有心率加快;因脑血管扩张产生搏动性头痛。

5.其他

可表现为上消化道出血、谷丙转氨酶升高、蛋白尿、血尿、氮质血症等。

(三)心理社会状况

患者常因躯体不适、气管插管或气管切开、各种监测及治疗仪器的使用等感到焦虑或恐惧。

(四)实验室及其他检查

1.动脉血气分析

$PaO_2 < 8.0$ kPa(60 mmHg)，伴或不伴 $PaCO_2 > 6.7$ kPa(50 mmHg)，为最重要的指标，可作为呼吸衰竭的诊断依据。

2.血 pH 及电解质测定

呼吸性酸中毒合并代谢性酸中毒时，血 pH 明显降低常伴有高钾血症。呼吸性酸中毒合并代谢性碱中毒时，常有低钾和低氯血症。

3.影像学检查

胸部 X 线片、肺 CT 和放射性核素肺通气/灌注扫描等，可协助分析呼吸衰竭的原因。

五、护理诊断及医护合作性问题

(1)气体交换受损：与通气不足、通气/血流失调和弥散障碍有关。

(2)清理呼吸道无效：与分泌物增加、意识障碍、人工气道、呼吸肌功能障碍有关。

(3)焦虑：与呼吸困难、气管插管、病情严重、失去个人控制及对预后的不确定有关。

(4)营养失调，低于机体需要量：与食欲缺乏、呼吸困难、人工气道及机体消耗增加有关。

(5)有受伤的危险：与意识障碍、气管插管及机械呼吸有关。

(6)潜在并发症：如感染、窒息等。

(7)知识缺乏：缺乏呼吸衰竭的防治知识。

六、护理措施

(一)病情观察

重症患者需持续心电监护，密切观察患者的意识状态、呼吸频率、呼吸节律和深度、血压、心率和心律。观察排痰是否通畅、有无发绀、球结膜水肿、肺部异常呼吸音及啰音；监测动脉血气分析、电解质检查结果、机械通气情况等；若患者出现神志淡漠、烦躁、抽搐时，提示有肺性脑病的发生，应及时通知医师进行处理。

(二)生活护理

1.休息与体位

急性发作时，安排患者在重症监护病室，绝对卧床休息；协助和指导患者取半卧位或坐位，指导、教会病情稳定的患者缩唇呼吸。

2.合理饮食

给予高热量、高蛋白、富含维生素、低糖类、易消化、少刺激性的食物；昏迷患者常规给予鼻饲或肠外营养。

(三)氧疗的护理

1.氧疗的意义和原则

氧疗能提高动脉血氧分压，纠正缺氧，减轻组织损伤，恢复脏器功能。临床上根据患者病情和血气分析结果采取不同的给氧方法和给氧浓度。原则是在畅通气道的前提下，Ⅰ型呼吸衰竭的患者可短时间内间歇给予高浓度(>35%)或高流量(4～6 L/min)吸氧；Ⅱ型呼吸衰竭的患者应给予低浓度(<35%)、低流量(1～2 L/min)鼻导管持续吸氧，使 PaO_2 控制在 8.0 kPa(60 mmHg)或 SaO_2 在 90%以上，以防因缺氧完全纠正，使外周化学感受器失去低氧血症的刺激而导致呼吸

抑制,加重缺氧和 CO_2 潴留。

2.吸氧方法

吸氧方法有鼻导管、鼻塞、面罩、气管内和呼吸机给氧。临床常用、简便的方法是鼻导管、鼻塞法吸氧,其优点为简单、方便,不影响患者进食、咳嗽。缺点为氧浓度不恒定,易受患者呼吸影响,高流量对局部黏膜有刺激,氧流量不能大于 7 L/min。吸氧过程中应注意保持吸入氧气的湿化,输送氧气的面罩、导管、气管应定期更换消毒,防止交叉感染。

3.氧疗疗效的观察

若吸氧后呼吸困难缓解、发绀减轻、心率减慢、尿量增多、皮肤转暖、神志清醒,提示氧疗有效;若呼吸过缓或意识障碍加深,提示二氧化碳潴留加重。应根据动脉血气分析结果和患者的临床表现,及时调整吸氧流量或浓度。若发绀消失、神志清楚、精神好转、$PaO_2 > 8.0$ kPa(60 mmHg)、$PaCO_2 < 6.7$ kPa(50 mmHg),可间断吸氧几天后,停止氧疗。

(四)药物治疗的护理

用药过程中密切观察药物的疗效和不良反应。使用呼吸兴奋药必须保持呼吸道通畅,脑缺氧、脑水肿未纠正而出现频繁抽搐者慎用;静脉滴注时速度不宜过快,如出现恶心、呕吐、烦躁、面色潮红、皮肤瘙痒等现象,需要减慢滴速。对烦躁不安、夜间失眠患者,禁用对呼吸有抑制作用的药物,如吗啡等,慎用镇静药,以防止引起呼吸抑制。

(五)心理护理

呼吸衰竭的患者常对病情和预后有顾虑、心情忧郁、对治疗丧失信心,应多了解和关心患者的心理状况,特别是对建立人工气道和使用机械通气的患者,应经常巡视,让患者说出或写出引起或加剧焦虑的因素,针对性解决。

(六)健康指导

1.疾病知识指导

向患者及家属讲解疾病的发病机制、发展和转归。告诉患者及家属慢性呼吸衰竭患者度过危重期后,关键是预防和及时处理呼吸道感染等诱因,以减少急性发作,尽可能延缓肺功能恶化的进程。

2.生活指导

从饮食、呼吸功能锻炼、运动、避免呼吸道感染、家庭氧疗等方面进行指导。

3.病情监测指导

指导患者及家属学会识别病情变化,如出现咳嗽加剧、痰液增多、色变黄、呼吸困难、神志改变等,应及早就医。

(朱春霞)

第九节　恶性胸腔积液

恶性胸腔积液又称癌性胸膜炎,按病因可分为胸膜的原发肿瘤和转移性肿瘤两大类。恶性胸腔积液占胸腔积液的 25%～39%,胸腔积液中渗出液的 77% 为恶性肿瘤所致。估计约有 50% 的癌症患者在其病程中可发生恶性胸腔积液,老年患者的胸腔积液约有 90% 为恶性胸腔积液,中年人约为60%,青年人仅为2%左右。

恶性胸腔积液常为晚期恶性肿瘤的并发症,有时是患者的首发症状。引起恶性胸腔积液最常见的肿瘤是肺癌、乳腺癌和淋巴瘤,三者共占75%,其次是卵巢癌、胃癌、肉瘤、结肠癌。50%以上的肺癌患者可发生恶性胸腔积液,有7%～15%的恶性胸腔积液患者无法明确原发病灶。

胸膜腔是胸膜脏层和壁层之间的密闭间隙。在正常情况下,胸腔中可含有10～20 mL液体,起润滑作用。然而每天进入胸腔的液体总量多达5～10 L,其中80%～90%被肺静脉毛细血管和胸膜表面重吸收,余下的10%～20%被淋巴系统吸收,其产生与吸收处于动态平衡。任何病理因素的产生过多和吸收减少,都会引起胸腔积液。恶性胸腔积液的原因较多,主要有三方面:①肿瘤累及胸膜表面可引起通透性增加,进入胸腔的液体和蛋白增加,则产生渗出性胸腔积液;②纵隔淋巴结转移、肿瘤转移造成胸膜淋巴管阻塞,使胸膜淋巴引流减少,也可形成胸腔积液;③肿瘤分泌的调节物质使血管通透性增高。

恶性肿瘤发生的胸腔积液也可能与肿瘤胸膜转移无直接关系,如支气管阻塞和肺不张,可导致胸腔内负压增加,使液体渗出增加而形成胸腔积液;恶性肿瘤阻塞胸导管,引起胸腔淋巴回流障碍,产生乳糜胸腔积液;肺栓塞、上腔静脉压迫综合征及手术、化疗、放疗并发症等均可导致胸腔积液;恶性肿瘤慢性消耗导致低蛋白血症,可引起漏出性胸腔积液。

一、临床表现

由于恶性胸腔积液的病因及积液速度不同,其发病症状可呈隐匿或暴发性表现,约有25%的患者无症状,只有通过影像学检查才能被发现。

(一)咳嗽气喘

临床症状主要为呼吸系统症状,呼吸困难和干咳是最常见的两类症状。

(二)胸痛胸闷

某些患者可有胸部钝性酸痛、胸膜炎样疼痛、胸闷、疲乏等。

(三)呼吸困难

少量胸腔积液可以无明显症状,胸腔积液量产生越多越快则症状越重,甚至出现呼吸困难、端坐呼吸、发绀。

(四)血性胸腔积液

恶性胸腔积液绝大多数为血性,血性胸腔积液中80%以上为恶性,多数生长迅速。

(五)全身症状

疾病后期可出现虚弱、汗出、胸痛、全身不适或伴有发热等症状。

(六)影像检查

X线检查后前位和侧位胸片可证实胸腔有无积液,卧位片有助于明确胸腔积液是否移动或有无分隔。若怀疑存在分隔,可进行胸部CT扫描或B超检查以明确分隔部位。X线检查可能无法检测出少于30 mL的积液,但胸腔积液量>50 mL时则敏感性可达100%。对于少量或存在分隔的胸腔积液实施B超检查可提高检出率和胸腔穿刺成功率。而与X线检查、B超相比,CT扫描可对胸膜增厚与胸腔积液进行鉴别。

恶性胸腔积液判定标准:积液在X线平片上低于第5前肋水平为少量积液;在第2～5前肋水平为中等量积液;第2前肋水平以上为大量积液。

271

二、治疗原则

恶性胸腔积液一旦确诊,应积极采用局部治疗和全身治疗。

(一)局部治疗

恶性胸腔积液一旦诊断明确,应积极对症治疗,尤其是对胸腔积液增长迅速、积液量较大的患者,如不及时治疗,可造成患者呼吸困难,危及生命。

(二)全身治疗

对恶性胸腔积液的治疗,既要考虑原发肿瘤的病理特点,又要结合转移癌的状况来选择全身化疗、抽放胸腔积液及局部化疗。如是恶性淋巴瘤、小细胞肺癌则对全身化疗敏感,应首选全身化疗;对其他恶性肿瘤引起的恶性胸腔积液,多采用胸腔局部化疗或双路径化疗。临床上经常见到,首发病症为胸腔积液,原发灶不明而又高度怀疑为恶性胸腔积液,但又尚未找到肿瘤细胞的情况,对此类患者也应进行有效的胸腔局部治疗。

三、治疗措施

(一)结合原发癌治疗

一旦确诊为恶性胸腔积液,即应采用全身化疗或局部化疗,恶性淋巴瘤、小细胞肺癌对全身化疗敏感,应首选全身化疗;对其他恶性肿瘤引起恶性胸腔积液,多采用胸腔局部化疗或双路化疗。

(二)胸穿抽液

胸腔穿刺放液是临床最常使用的局部治疗手段,既可暂时缓解症状,同时也是恶性胸腔积液明确诊断的常用方法,还可同时进行胸腔局部化疗或生物治疗。一般每次抽液 750～1 000 mL,可使症状缓解,但是 3～7 天后胸腔积液又复重聚,97%的患者在一个月内胸腔积液重聚又恢复到以前水平,反复抽放胸腔积液可使蛋白大量丢失,每 100 mL 胸腔积液中含有 4 g 蛋白,所以抽放胸腔积液要注意掌握节奏,补充人体清蛋白,重视全面综合治疗,尽量延缓胸腔积液的发展。反复胸腔穿刺抽放胸腔积液,易并发感染、气胸、支气管胸膜瘘及包裹性积液等,目前临床不主张采用单纯的胸腔穿刺抽液的方法治疗恶性胸腔积液。

胸腔闭式引流是目前临床常用,也是推荐治疗恶性胸腔积液的方法。一般在置管引流 24～48 小时可将积液排尽。当 24 小时引流总量＜250 mL 时才停止引流。

(三)胸腔内局部化疗

胸腔积液引流后,胸腔内注入化疗药物,以达到抑制胸腔积液生长的效果,其客观有效率可达50%～60%,常用化疗药物为 5-FU(750～1 000 mg)、MMC(8～10 mg)、DDP(40～80 mg)、PYM(40～60 mg)、ADM(30～60 mg)、TSPA(30 mg)、HCPT(10～20 mg)等。

或采用博来霉素 $30～40$ mg/m², 胸腔内注射。如第 1 次给药后 5～7 天胸腔积液未控制,可再次抽胸腔积液并注入药物。

博来霉素是治疗恶性胸腔积液最有效的药物之一,有效率为 63%～85%。注入药物之前,先实施胸腔置管引流,尽量排净胸腔积液,然后注入药物。博来霉素治疗恶性胸腔积液的优点:①无骨髓抑制及免疫抑制作用;②缓解期较长,局部刺激轻;③腔内给药对肺组织几乎无毒性;④不影响患者同时接受联合化疗。

不良反应有发热,发生率为 4%～20%,通常体温不超过 38 ℃,数小时即可能自行消失,个别患者需要口服解热镇痛药。2%～16%的患者药后出现胸痛。个别患者出现皮疹及胃肠道反应,无须特殊处理。

(四)生物效应调节剂治疗

胸腔内给予生物反应调节剂,如白细胞介素-2、干扰素、香菇多糖、短小棒状杆菌、胞必佳等,临床效果也较满意。

1.白细胞介素-2(IL-2)

胸腔内注射100万～300万单位/次,每周注射1次,连用2～4次。

注入药物之前,先实施胸腔穿刺抽液或胸腔引流,应尽量将胸腔积液排放干净,将白细胞介素-2溶解于10～20 mL生理盐水中,然后将药物注入胸腔。胸腔内给药前半小时可肌内注射异丙嗪25 mg、口服解热镇痛药物如吲哚美辛25 mg,以减轻胸腔给药后引起的寒战、发热等不良反应。原则上不使用地塞米松,以避免降低白介素-2的疗效。

2.干扰素 α-2b(IFNα-2b)

胸腔内注射50×10^6单位/次,每周注射1次,连用2～4次。

干扰素胸腔内给药前可口服对乙酰氨基酚650 mg,腔内给药后6小时再口服1次。干扰素的不良反应主要见流感样症状、胸痛,偶见低血压。其他的不良反应有肝功能损害和骨髓抑制。干扰素局部给药较全身给药耐受性好,不良反应一般不严重。

3.胞必佳

每次600 μg溶于生理盐水20 mL,胸腔内注射。每2天1次,连用4周。

胞必佳(红色诺卡菌细胞壁骨架,N2CWS)是一种由红色诺卡菌提取的含有调节免疫功能的物质,经临床证实对恶性胸腔积液具有较好的疗效,不良反应轻。对照组的有效率为53%,不良反应较重。

(五)粘连剂治疗

胸腔内注入粘连剂可使脏层和壁层胸膜粘连,达到姑息治疗的目的。粘连剂主要有以下几类:①生物制剂,包括细菌制剂,如链球菌制剂,此类药物见效快,疗效高,可达80%,但患者的反应大,常伴发热症状,因此须与地塞米松联合应用。短小棒状杆菌,其安全性相对较好。②抗生素类,如四环素。③化疗药物,包括PDD、ADM等。如果肿瘤对化疗敏感,化疗处理胸腔积液的疗效会更好。④其他如米帕林、滑石粉等。参见表9-10。

表9-10 化疗药物和生物反应调节剂作为胸膜粘连剂的疗效评价

药物	有效率(%)	不良反应
博来霉素	64	发热、恶心、呕吐,偶见全身反应
阿霉素	47	恶心、疼痛、发热
米托蒽醌	62	骨髓抑制
顺铂	27	骨髓抑制
阿糖胞苷	27	骨髓抑制
氟尿嘧啶	66	骨髓抑制
丝裂霉素	41	疼痛、发热
白细胞介素-2(IL-2)	48	发热
肿瘤坏死因子	87	流感样症状

化学硬化剂中疗效较好的是医用滑石粉,治疗有效率为 80%～93%,发热和疼痛发生率分别为 16% 和 7%。临床上可通过胸管给予滑石粉浆或胸腔镜喷洒滑石粉,两种方法的有效率无显著差别,但后者导致的痛苦感更小,患者易耐受,也较安全;对原发性肺癌和乳腺癌的治疗有效率较高。

多西环素治疗有效率为 72%,疼痛发生率 40%。博来霉素治疗有效率为 64%,疼痛、发热和恶心发生率分别为 28%、24% 和 11%,治疗费用较高。

(六)重组人血管内皮抑素治疗

恩度每次 40～60 mg,胸腔内注射,每周注射 1 次,连用 4 次。

恶性浆膜腔积液的形成,与 VEGF 有着密切的联系,因此通过抑制 VEGF 来治疗恶性浆膜腔积液,具有坚实的理论基础。恩度腔内给药的剂量、频率和疗程,目前尚无明确的标准,临床报道多为小样本,剂量为每次 15～60 mg,以每次 60 mg 居多;频率为 1 次/3 周至 2 次/周不等。但以每周 1 次居多;疗程基本为 2～4 周期;当与化疗药物联合腔内给药时,有序贯应用,也有同时给药,各自依据有限的临床经验使用,还缺乏高级别的循证医学证据。

(七)放射治疗

如纵隔肿瘤或淋巴结肿大引起的中心性胸腔积液,尤其是对放疗敏感的恶性淋巴瘤或中央型肺癌,可获得较好疗效,有报道纵隔放疗能使 68% 的恶性淋巴瘤患者及 50% 的转移患者的乳糜胸受到控制。

放射性同位素为 ^{198}Au、^{32}P 等也可行胸腔内放射治疗,可使胸膜间皮细胞和小血管硬化,尚可杀死恶性肿瘤细胞,但存在衰减剂量不容易掌握和放射防护等问题,临床应用不普遍。

四、预后

恶性胸腔积液的预后较差,存活时间一般在 4～12 个月,3 个月病死率为 65%,6 个月为 84%。以恶性胸腔积液为首发症状患者平均存活时间约为 10 个月。其具体预后与患者全身状况、原发肿瘤类型、肿瘤负荷及胸腔积液生长速度有关。如乳腺癌伴有恶性胸腔积液,生存期平均可在一年以上;肺癌伴发恶性胸腔积液生存期很少超过 6 个月;卵巢癌和胃肠道肿瘤伴有恶性胸腔积液,平均生存期为 6 个月到 1 年;非霍奇金淋巴瘤伴恶性胸腔积液,平均生存期为 40 个月,而有持续性恶性胸腔积液,则生存期较短,为 6 个月。

（朱春霞）

第十章　消化系统常见急危重症

第一节　急性胃扩张

急性胃扩张是指在短期内胃和十二指肠上段的极度扩张,胃腔内大量气体、液体和食物潴留而致的一种综合征。通常为某些内外科疾病或麻醉手术的严重并发症。它可以造成腹胀、腹痛及呕吐,体内严重脱水和电解质丢失,酸碱失衡及血容量缩减和周围循环衰竭。胃壁因过度伸张变薄或因炎性水肿而增厚,或因血运障碍致胃壁坏死穿孔引起腹膜炎,甚至休克。十二指肠横部受肠系膜上动脉的压迫,可能发生压迫性溃疡。任何年龄均可发病,但以 21~40 岁男性多见。病死率在 18%~20%。

一、病因与发病机制

器质性疾病和功能性因素均可引发急性胃扩张。常见有以下原因。

(一)外科手术

外科手术以腹部大手术和迷走神经切断术后常见。这类手术可直接刺激躯体或内脏神经,引起胃自主神经功能失调,胃动力神经反射被抑制,造成胃平滑肌功能失常,胃壁张力减弱而形成扩张。术后给氧、鼻饲物可使大量气体进入胃腔;或未能有效的胃肠减压和过早拔管;或过早、过量进食等因素而发生扩张。由于麻醉的因素造成食管上段括约肌松弛,大量气体进入胃内形成扩张。

(二)压迫、梗阻

各种原因引起的胃肠扭转、嵌顿性食管裂孔疝,以及各种原因所致的十二指肠壅积症、十二指肠肿瘤和异物、小肠梗阻、股疝等均可引起急性胃扩张;幽门附近的病变,如脊柱畸形、环状胰腺、胰腺癌等偶可压迫胃的输出道而引起急性胃扩张;躯体部位上石膏套后 1~2 天引起的"石膏套综合征",可引起脊柱伸展过度,十二指肠受肠系膜上动脉压迫引起急性胃扩张。

(三)创伤

尤以上腹部急性挫伤,致使腹腔神经丛受到强烈刺激所产生的一种应激状态。

(四)暴饮暴食

以进食大量干缩食品和过量饮食后立即劳动或剧烈运动时较常见。它可导致胃壁肌肉过度牵拉而引发反射性麻痹,产生扩张。

(五)其他因素

情绪紧张、精神抑郁、营养不良均可引起自主神经功能紊乱,使胃的张力减低和排空延迟;糖尿病神经病变、抗胆碱能药物的应用;水、电解质代谢失调,严重感染性与代谢性疾病如急性胰腺炎、急性梗阻性化脓性胆管炎、急性腹膜炎、糖尿病酮症酸中毒、尿毒症等,均可影响胃的张力和胃的排空,导致急性胃扩张。某些急性中毒时,过量洗胃同样可导致急性胃扩张。

发病机制目前有两种学说:一种学说认为是由于肠系膜上动脉和小肠系膜将十二指肠横部压迫于脊柱和主动脉之间所致。另一种学说认为是由于胃十二指肠壁原发性麻痹所致。麻痹原因为手术时牵拉、腹膜后引流物的刺激和血肿形成或胃迷走神经切断,或全身中毒,或大量食物过度撑张胃壁所引起的神经反射作用;重体力劳动后疲劳、腹腔内炎症和损伤、剧烈疼痛和情绪波动都可能是促使胃壁肌肉麻痹的因素。"压迫"和"麻痹"可能同时存在,互为因果,而"麻痹"可能起主导作用。胃扩张后将系膜及小肠挤向盆腔,导致肠系膜上动脉压迫十二指肠,造成幽门远端的梗阻,食物和咽下的空气、胃十二指肠液、胆汁、胰液、肠液大量积存于胃内。这些液体的滞留又可以刺激胃十二指肠黏膜,导致更多的液体分泌亢进,加重胃扩张,形成恶性循环。胃和十二指肠高度扩张,占据大部分腹腔,胃壁因过度扩张而变得极薄,胃黏膜也被拉平失去其皱襞。由于胃腔内压力不断增高,>1.96 kPa$(20$ cmH$_2$O$)$并超过胃静脉压力,进一步引起胃内血管灌注不足,严重影响胃黏膜的血液循环,胃黏膜可出现多数出血点及糜烂面,最后胃壁可发生坏死和穿孔,继而发生腹膜炎和中毒性休克,此为罕见,但是急性胃扩张最为严重的后果。扩张的胃还可机械地压迫门静脉,使血液淤滞于腹腔内脏,亦可压迫下腔静脉,使回心血量减少,最后导致周围循环衰竭。多次呕吐和胃肠减压还可造成脱水和电解质紊乱。

二、诊断

(一)临床表现特点

起病时间不一,一些手术患者常于术后 3～4 天或第 2 周开始进食流质后发病,而暴食者,则多在餐后 1～2 小时起病。症状有上腹部饱胀,上腹或脐周隐痛,可呈阵发性加剧,超过 90% 的患者出现反复呕吐或持续性呕吐伴恶心。开始量小,次数频繁,表现为不自主及无力的呕吐,实际上为胃内容物自口中溢出,这对急性胃扩张具有诊断意义。随着病情发展,腹部胀痛加重,呕吐量逐渐增多并嗳出大量的气体。呕吐物初为胃液和食物,以后混有胆汁,逐渐变为棕绿色、黑棕色或咖啡样液体,有酸臭味。纵然多次呕吐,但腹胀、腹痛并不减轻。因失水及电解质丢失,口渴多饮,随饮随吐。全身情况呈进行性恶化,烦躁不安,呼吸浅表急促,手足搐搦,表情痛苦,血压下降和休克,甚至昏迷。体检除有一般衰弱和脱水征外,突出体征为上腹部膨胀隆起,可见无蠕动的胃轮廓,局部有压痛,无反跳痛,叩诊为高度鼓音,有振水音,肠鸣音减弱甚至消失。在部分患者可出现典型的"巨胃窦"征,即在患者脐右偏上出现极度膨大的胃窦,它是急性胃扩张所特有的重要体征,可作为临床诊断的有力佐证。如在病程中突然出现剧烈腹痛,全腹有压痛及反跳痛,腹部移动性浊音阳性,则表示胃壁坏死后发生急性胃穿孔和急性腹膜炎。

(二)辅助检查

1.实验室检查

实验室检查可见血液浓缩,红细胞计数和血红蛋白显著增高,血钠、血钾、血氯均降低,出现氮质血症。白细胞总数和中性粒细胞升高。

2.X 线检查

立位腹部 X 线平片或 CT 显示左上腹巨大液平和充满腹腔的巨大胃影及左膈肌抬高。B 超可见胃高度扩张,胃壁变薄,可测量出胃内潴留液的量和在体表的投影,但气体则不易与肠胀气区分。

(三)诊断注意事项

对暴饮暴食后或手术后初期的患者,出现腹胀、恶心及呕吐,吐后腹胀不减轻,并有腹部高度膨隆,振水音阳性,插入胃管后,吸引出大量的液体,即可诊断为急性胃扩张。在诊断时,须注意与以下疾病相鉴别。

1.弥漫性腹膜炎

常有原发病灶可寻,全身感染中毒症状较重,体温常升高,腹膜刺激征明显,肠腔呈普遍性胀气,胃肠减压后并不消失,肠鸣音消失,腹部诊断性穿刺吸出脓液。

2.高位机械性肠梗阻

有阵发性绞痛,肠鸣音亢进,呕吐次数较多并为喷射状,含小肠内容物(有粪臭),胃肠减压抽出胃液量不多且抽出胃内容物后症状仍不缓解。腹部 X 线平片可见多个扩大的梯形液平面。

3.消化性溃疡合并幽门梗阻

有溃疡病典型病史,发病不如急性胃扩张迅速,可见胃型和逆蠕动波,胃扩张程度较轻,呕吐内容物为食物和胃液,不含胆汁或血液。X 线钡餐或胃镜检查可见溃疡所致的器质性狭窄。

4.急性胃肠炎

呕吐及腹泻,腹胀不明显,呕吐后腹胀减轻。

5.十二指肠慢性梗阻综合征

有长期反复发作呕吐病史,餐后发病,呈自限性。X 线检查见有十二指肠扩张和壅滞,进食后站立位与坐位易诱发,而卧位可缓解或减轻。

三、治疗

(一)非手术疗法

对于急性胃扩张,尤其是手术后或暴饮暴食所致的急性胃扩张,预防很重要。一旦发生,除并发胃壁坏死或穿孔者外,一般均应采用非手术疗法。

(1)胃肠减压:放置胃肠减压管,吸出全部积液,用温等渗盐水洗胃,并持续胃肠减压,一般胃肠减压一次性就能引流出 3～4 L 胃内容物,有时达 6 L。可随意饮水,饮入后即刻吸出,吸出的液量逐一记录,当吸出的液量逐渐减少并清晰时,可在饮水后夹住 1～2 小时,如无不适或饱胀,可考虑拔出胃管,但一般应为 36 小时左右。对暴饮暴食所致的急性胃扩张,因胃内有大量的食物和黏稠的液体,用一般的胃肠减压管吸出,常需要用较粗的胃管洗胃,但应注意不要用水量过多或过猛,防止胃穿孔的发生。手术后急性胃扩张内容物以液体为主,胃肠减压效果好,常能获得有效地缓解,不需再次手术。

(2)体位:患者应经常改变卧位姿势,以解除十二指肠横部的压迫,促进胃内容物流动。病情允许时,可采用俯卧位或膝胸卧位。

(3)饮食:在持续胃肠减压期间应禁食。吸出的胃液变为正常,腹胀显著减轻,且蠕动恢复后,可开始给予少量流质饮食。

(4)维持水与电解质平衡。

（5）加强对原发疾病的治疗。

（6）禁用阿托品、丙胺太林（普鲁本辛）等胆碱能阻滞剂。

（二）手术疗法

胃神经调节功能紊乱、腹部损伤、十二指肠梗阻压迫等，经过 8～12 小时非手术治疗，腹部或全身情况无好转或恶化者，应及时手术治疗。暴饮暴食后发生者或其他原因引起，同时伴有胃内大量食物积聚，通过胃肠减压，洗胃难以清除，仍需采用手术治疗，可行单纯胃切开减压、胃修补及胃造瘘术。对有腹腔内感染、气腹或疑有胃壁坏死导致胃穿孔或大量胃出血的患者需行胃部分或全部切除加食管空肠吻合术。

（高　广）

第二节　急性上消化道出血

一、概论

上消化道出血是指屈氏韧带以上的消化道包括食管、胃十二指肠、胆管及胰管的出血，胃空肠吻合术后的空肠上段出血也包括在内。大量出血是指短时间内出血量超过 1 000 mL 或达血容量 20％的出血。上消化道出血为临床常见急症，以呕血、黑便为主要症状，常伴有血容量不足的临床表现。

（一）病因

上消化道疾病和全身性疾病均可引起上消化道出血，临床上最常见的病因是消化性溃疡、食管胃底静脉曲张破裂、急性胃黏膜损害及胃癌。糜烂性食管炎、食管贲门黏膜撕裂综合征引起的出血也不少见。其他原因见表 10-1。

表 10-1　上消化道出血的常见病因

食管疾病	食管静脉曲张、食管贲门黏膜撕裂症（Mallory-Weiss 综合征）、糜烂性食管炎、食管癌
胃部疾病	胃溃疡、急性胃黏膜损害、胃底静脉曲张、门脉高压性胃黏膜损害、胃癌、胃息肉
十二指肠疾病	溃疡、十二指肠炎、憩室
邻近器官疾病	胆管出血（胆石症、肝胆肿瘤等）、胰腺疾病（假性囊肿、胰腺癌等）、主动脉瘤破裂入上消化道
全身性疾病	血液病（白血病、血小板减少性紫癜等）、尿毒症、血管性疾病（遗传性出血性毛细血管扩张症等）

（二）诊断

1.临床表现特点

（1）呕血与黑便：上消化道出血的直接证据。幽门以上出血且出血量大者常表现为呕血。呕出鲜红色血液或血块者表明出血量大、速度快，血液在胃内停留时间短。若出血速度较慢，血液在胃内经胃酸作用后变性，则呕吐物可呈咖啡样。幽门以下出血表现为黑便，但如出血量大而迅速，幽门以下出血也可以反流到胃腔而引起恶心、呕吐，表现为呕血。黑便的颜色取决于出血的速度与肠道蠕动的快慢。粪便在肠道内停留的时间短,可排出暗红色的粪便。反之,空肠、回肠,甚至右半结肠出血,如在肠道中停留时间长,也可表现为黑便。

(2)失血性外周循环衰竭:急性外周循环衰竭是急性失血的后果,其程度的轻重与出血量及速度有关。少量出血可因机体的代偿机制而不出现临床症状。中等量以上出血常表现为头晕、心悸、口渴、冷汗、烦躁及昏厥。体检可发现面色苍白、皮肤湿冷、心率加快、血压下降。大量出血者可在黑便排出前出现晕厥与休克,应与其他原因引起的休克鉴别。老年人大量出血可引起心、脑方面的并发症,应引起重视。

(3)氮质血症:上消化道出血后常出现血中尿素氮浓度升高,24~28小时达高峰,一般不超过14.3 mmol/L(40 mg/dL),3~4天降至正常。若出血前肾功能正常,出血后尿素氮浓度持续升高或下降后又再升高,应警惕继续出血或止血后再出血的可能。

(4)发热:上消化道出血后,多数患者在24小时内出现低热,但一般不超过38 ℃,持续3~5天降至正常。引起发热的原因尚不清楚,可能与出血后循环血容量减少,周围循环障碍,导致体温调节中枢的功能紊乱,再加以贫血的影响等因素有关。

2.实验室及其他辅助检查特点

(1)血常规:红细胞及血红蛋白在急性出血后3~4小时开始下降,血细胞比容也下降。白细胞计数稍有反应性升高。

(2)潜血试验:呕吐物或黑便潜血反应呈强阳性。

(3)血尿素氮:出血后数小时内开始升高,24~28小时达高峰,3~4天降至正常。

3.诊断与鉴别诊断

根据呕血、黑便和血容量不足的临床表现,以及呕吐物、黑便潜血反应呈强阳性,红细胞计数和血红蛋白浓度下降的实验室证据,可作出消化道出血的诊断。下面几点在临床工作中值得注意。

(1)上消化道出血的早期识别:呕血与黑便是上消化道出血的特征性表现,但应注意部分患者在呕血与黑便前即出现急性周围循环衰竭的征象,应与其他原因引起的休克或内出血鉴别。及时进行直肠指检可较早发现尚未排出体外的血液,有助于早期诊断。呕血与黑便应和鼻出血、拔牙或扁桃体切除术后吞下血液鉴别,通过询问发病过程与手术史不难加以排除。进食动物血液、口服铁剂、铋剂及某些中药,也可引起黑色粪便,但均无血容量不足的表现与红细胞、血红蛋白降低的证据,可以借此加以区别。呕血有时尚需与咯血鉴别,支持咯血的要点是:①患者有肺结核、支气管扩张、肺癌、二尖瓣狭窄等病史。②出血方式为咯出,咯出物呈鲜红色,有气泡与痰液,呈碱性。③咯血前有咳嗽、喉痒、胸闷、气促等呼吸道症状。④咯血后通常不伴黑便,但仍有血丝痰。⑤胸部X线片通常可发现肺部病灶。

(2)出血严重程度的估计:由于出血大部分积存于胃肠道,单凭呕出或排出量估计实际出血量是不准确的。根据临床实践经验,下列指标有助于估计出血量。出血量每天超过5 mL时,粪便潜血试验则可呈阳性;当出血量超过60 mL,可表现为黑便;呕血则表示出血量较大或出血速度快。若出血量在500 mL以内,由于周围血管及内脏血管的代偿性收缩,可使重要器官获得足够的血液供应,因而症状轻微或者不引起症状。若出血量超过500 mL,可出现全身症状,如头晕、心悸、乏力、出冷汗等。若短时间内出血量≥1 000 mL,或达全身血容量的20%时,可出现循环衰竭表现,如四肢厥冷、少尿、晕厥等,此时收缩压可<12.0 kPa(90 mmHg)或较基础血压下降25%,心率>120次/分,血红蛋白<70 g/L。事实上,当患者体位改变时出现血压下降及心率

加快,说明患者血容量明显不足、出血量较大。因此,仔细测量患者卧位与直立位的血压与心率,对估计出血量很有帮助。另外,应注意不同年龄与体质的患者对出血后血容量不足的代偿功能相差很大,因而相同出血量在不同患者引起的症状也有很大差别。

(3)出血是否停止的判断:上消化道出血经过恰当的治疗,可于短时间内停止出血。但由于肠道内积血需经数天(约 3 天)才能排尽,因此不能以黑便作为判断继续出血的指征。临床上出现以下情况应考虑继续出血的可能:①反复呕血,或黑便次数增多,粪质转为稀烂或暗红。②周围循环衰竭经积极补液输血后未见明显改善。③红细胞计数、血红蛋白测定与血细胞比容继续下降,网织红细胞持续增高。④在补液与尿量足够的情况下,血尿素氮持续或再次增高。一般来讲,一次出血后 48 小时以上未再出血,再出血的可能性较小。而过去有多次出血史,本次出血量大或伴呕血,24 小时内反复大出血,出血原因为食管胃底静脉曲张破裂、有高血压病史或有明显动脉硬化者,再出血的可能性较大。

(4)出血的病因诊断:过去病史、症状与体征可为出血的病因诊断提供重要线索,但确诊出血原因与部位需靠器械检查。①内镜检查:诊断上消化道出血最常用与准确的方法。出血后24~48 小时的紧急内镜检查价值更大,可发现十二指肠降部以上的出血灶,尤其对急性胃黏膜损害的诊断更具意义,因为该类损害可在几天内愈合而不留下痕迹。有报道,紧急内镜检查可发现约90% 的出血原因。在紧急内镜检查前需先补充血容量,纠正休克。一般认为患者收缩压≥12.0 kPa(90 mmHg)、心率<110 次/分、血红蛋白浓度≥70 g/L 时,进行内镜检查较为安全。若有活动性出血,内镜检查前应先插鼻胃管,抽吸胃内积血,并用生理盐水灌洗至抽吸物清亮,然后拔管行胃镜检查,以免积血影响观察。②X 线钡餐检查:上消化道出血患者何时行钡餐检查较合适,各家有争论。早期活动性出血期间胃内积血或血块影响观察,且患者处于危急状态,需要进行输血、补液等抢救措施而难以配合检查。早期行 X 线钡餐检查还有引起再出血的危险,因此目前主张 X 线钡餐检查最好的出血停止和病情稳定数天后进行。③选择性腹腔动脉造影:若上述检查未能发现出血部位与原因,可行选择性肠系膜上动脉造影。若有活动性出血,且出血速度>0.5 mL/min时,可发现出血病灶。可同时行栓塞治疗而达到止血的目的。④胶囊内镜:用于常规胃、肠镜检查无法找到出血灶的原因未明消化道出血患者,是近年来主要用于小肠疾病检查的新技术。国内外已有较多胶囊内镜用于不明原因消化道出血检查的报道,病灶检出率在50%~75%,显性出血者病变检出率高于隐性出血者。胶囊内镜检查的优点是无创、患者容易接受,可提示活动性出血的部位。缺点是胶囊内镜不能操控,对病灶的暴露有时不理想,也不能取病理活检。⑤小肠镜:推进式小肠镜可窥见 Treitz 韧带远端约 100 cm 的空肠,对不明原因消化道出血的病因诊断率可达 40%~65%。该检查需用专用外套管,患者较痛苦,有一定的并发症发生率。近年应用于临床的双气囊小肠镜可检查全小肠,大大提高了不明原因消化道出血的病因诊断率。据国内外报道双气囊全小肠镜对不明原因消化道出血的病因诊断率在 60%~77%。双气囊全小肠镜的优势在于能够对可疑病灶进行仔细观察、取活检,且可进行内镜下止血治疗,如氩离子凝固术、注射止血术或息肉切除术等。对原因未明的消化道出血患者有条件的医院应尽早行全小肠镜检查。⑥放射性核素[99mTc]:标记红细胞扫描注射[99mTc]标记红细胞后,连续扫描10~60 分钟,如发现腹腔内异常放射性浓聚区则视为阳性。可依据放射性浓聚区所在部位及其在胃肠道的移动来判断消化道出血的可能部位,适用于怀疑小肠出血的患者,也可作为选择性腹腔动脉造影的初筛方法,为选择性动脉造影提供依据。

(三)治疗

上消化道出血病情急,变化快,严重时可危及患者生命,应采取积极措施进行抢救。这里叙述各种病因引起的上消化道出血的治疗的共同原则,其不同点在随后各节中分别叙述。

1.抗休克

上消化道出血的初步诊断一经确立,则抗休克、迅速补充血容量应放在一切医疗措施的首位,不应忙于进行各种检查。可选用生理盐水、林格液、右旋糖酐或其他血浆代用品。出血量较大者,特别是出现循环衰竭者,应尽快输入足量同型浓缩红细胞或全血。出现下列情况时有紧急输血指征:①患者改变体位时出现晕厥。②收缩压<12.0 kPa(90 mmHg)。③血红蛋白浓度<70 g/L。对于肝硬化食管胃底静脉曲张破裂出血者应尽量输入新鲜血,且输血量适中,以免门静脉压力增高导致再出血。

2.迅速提高胃内 pH

当胃内 pH 提高至 5 时,胃内胃蛋白酶原的激活明显减少,活性降低。而 pH 升高至 7 时,则胃内的消化酶活性基本消失,对出血部位凝血块的消化作用消失,起到协助止血的作用。自身消化作用的减弱或消失,对溃疡或破损部位的修复也起促进作用,有利于出血病灶的愈合。

3.止血

根据不同的病因与具体情况,因地制宜选用最有效的止血措施。

4.监护

严密监测病情变化,患者应卧床休息,保持安静,保持呼吸道通畅,避免呕血时血阻塞呼吸道而引起窒息。严密监测患者的生命体征,如血压、脉搏、呼吸、尿量及神志变化。观察呕血与黑便情况,定期复查红细胞数、血红蛋白浓度、血细胞比容。必要时行中心静脉压测定。对老年患者根据具体情况进行心电监护。

留置鼻胃管可根据抽吸物颜色监测胃内出血情况,也可通过胃管注入局部止血药物,有助于止血。

二、消化性溃疡出血

胃及十二指肠溃疡出血占全部上消化道出血病因的 50% 左右。

(一)诊断

(1)根据本病的慢性过程、周期性发作及节律性上腹痛,一般可做出初步诊断。出血前上腹部疼痛常加重,出血后可减轻或缓解。应注意约 15% 患者可无上腹痛病史,而以上消化道出血为首发症状。也有部分患者虽有上腹部疼痛症状,但规律性并不明显。

(2)胃镜检查常可发现溃疡灶。对无明显病史、诊断疑难或有助于治疗时,应争取行紧急胃镜检查。若有胃镜检查禁忌证或无条件行胃镜检查,可于出血停止后数天行 X 线钡餐检查。

(二)治疗

治疗原则与上述相同。一般少量出血经适当内科治疗后可于短期内止血,大量出血则应引起高度重视,宜采取综合治疗措施。

1.饮食

目前不主张过分严格的禁食。若患者无呕血或明显活动性出血的征象,可予流质饮食,并逐渐过渡到半流质饮食。但若患者有频繁呕血或解稀烂黑便,甚至暗红色血便,则主张暂时禁食,直至活动性出血停止才予进食。

2.提高胃内 pH 的措施

主要措施是静脉内使用抑制胃酸分泌的药物。静脉使用质子泵抑制剂如奥美拉唑首剂 80 mg,然后每 12 小时 40 mg 维持。国外有报道首剂注射 80 mg 后以每小时 8 mg 的速度持续静脉滴注,认为可稳定提高胃内 pH,提高止血效果。当活动性出血停止后,可改口服治疗。

3.内镜下止血

内镜下止血是溃疡出血止血的首选方法,疗效肯定。常用方法包括注射疗法,在出血部位附近注射 1:10 000 肾上腺素溶液,热凝固方法(电极、热探头、氩离子凝固术等)。目前主张首选热凝固疗法或联合治疗,即注射疗法加热凝固方法,或止血类加注射疗法。可根据条件及医师经验选用。

4.手术治疗

经积极内科治疗仍有活动性出血者,应及时邀请外科医师会诊。手术治疗仍是消化性溃疡出血治疗的有效手段,其指征为:①严重出血经内科积极治疗仍不止血,血压难以维持正常,或血压虽已正常,但又再次大出血的患者;②以往曾有多次严重出血,间隔时间较短后又再次出血的患者;③合并幽门梗阻、穿孔,或疑有癌的患者。

三、食管胃底静脉曲张破裂出血

其为上消化道出血常见病因,出血量往往较大,病情凶险,病死率较高。

(一)诊断

(1)起病急,出血量往往较大,常有呕血。

(2)有慢性肝病史。若发现黄疸、蜘蛛痣、肝掌、腹壁静脉曲张、脾大、腹水等有助于诊断。

(3)实验室检查可发肝功能异常,特别是白/球蛋白比例倒置、凝血酶原时间延长、血清胆红素增高。血常规检查有红细胞、白细胞及血小板计数减少等脾功能亢进表现。

(4)胃镜检查或食管吞钡检查发现食管静脉曲张。

值得注意的是,有不少的肝硬化消化道出血原因不是食管胃底静脉曲张破裂出血所致,而是急性胃黏膜糜烂或消化性溃疡。急诊胃镜检查对出血原因部位的诊断具有重要意义。

(二)治疗

除按前述紧急治疗、输液及输血抗休克、使用抑制胃酸分泌药物外,下列方法可根据具体情况选用。

1.药物治疗

药物治疗是各种止血治疗措施的基础,在建立静脉通路后即可使用,为后续的各种治疗措施创造条件。

(1)生长抑素及其类似品:可降低门静脉压力。国内外临床试验表明,该类药物对控制食管胃底曲张静脉出血有效,止血有效率在 70%～90%,与气囊压迫相似。目前供应临床使用的有 14 肽生长抑素,用法是首剂 250 μg 静脉注射,继而 3 mg 加入 5% 葡萄糖液 500 mL 中,250 μg/h 连续静脉滴注,连用 3～5 天。因该药半减期短,若输液中断超过 3 分钟,需追加 250 μg 静脉注射,以维持有效的血药浓度。奥曲肽是一种合成的 8 肽生长抑素类似物,具有与 14 肽相似的生物学活性,半减期较长。其用法是奥曲肽首剂 100 μg 静脉注射,继而 600 μg,加入 5% 葡萄糖液 500 mL中,以 25～50 μg/h 速度静脉滴注,连用 3～5 天。生长抑素治疗食管静脉曲张破裂出血止血率与气囊压迫相似,其最大的优点是无明显的不良反应。在硬化治疗前使用有利于减少活动性出血,使视野清晰,便于治疗。硬化治疗后再静脉滴注一段时间可减少再出血的机会。

(2)血管升压素:作用机制是通过对内脏血管的收缩作用,减少门静脉血流量,降低门静脉及其侧支的压力,从而控制食管、胃底静脉曲张破裂出血。目前推荐的疗法是 0.2 U/min,持续静脉滴注,视治疗反应,可逐渐增加剂量,至 0.4 U/min。如出血得到控制,应继续用药 8～12 小时,然后停药。如果治疗 4 小时后仍不能控制出血,或出血一度中止而后又复发,应及时改用其他疗法。由于血管升压素具有收缩全身血管的作用,其不良反应包括血压升高、心动过缓、心律失常、心绞痛、心肌梗死、缺血性腹痛等。

目前主张在使用血管升压素同时使用硝酸甘油,以减少前者引起的全身不良反应,取得良好效果,尤以有冠心病、高血压病史者效果更好。具体用法是在应用血管升压素后,舌下含服硝酸甘油 0.6 mg,每30分钟 1 次。也有主张使用硝酸甘油 40～400 μg/min 静脉滴注,根据患者血压调整剂量。

2.内镜治疗

(1)硬化栓塞疗法(EVS):在有条件的医疗单位,EVS 为当今控制食管静脉曲张破裂出血的首选疗法。多数报道 EVS 紧急止血成功率超过 90%,EVS 治疗组出血致死率较其他疗法明显降低。

适应证:一般来说,不论什么原因引起的食管静脉曲张破裂出血,均可考虑行 EVS,下列情况下更是 EVS 的指征:重度肝功能不全、储备功能低下如 Child C 级、低血浆蛋白质、血清胆红素升高的病例;合并有心、肺、脑、肾等重要器官疾病而不宜手术者;合并有预后不良或无法切除之恶性肿瘤者,尤以肝癌为常见;已行手术治疗而再度出血,不可再次手术治疗,而常规治疗无效者;经保守治疗(包括三腔二囊管压迫)无效者。

禁忌证:有效血容量不足,血液循环状态尚不稳定者;正在不断大量呕血者,因为行 EVS 可造成呼吸道误吸,加上视野不清也无法进行治疗操作;已濒临呼吸衰竭者,由于插管可加重呼吸困难,甚至呼吸停止;肝性脑病或其他原因致意识不清无法合作者;严重心律失常或新近发生心肌梗死者;出血倾向严重,虽然内科纠正治疗,但仍远未接近正常者;长期用三腔二囊管压迫,可能造成较广泛的溃疡及坏死者,EVS 疗效常不满意。

硬化剂的选择:常用的硬化剂有下列几种:①乙氧硬化醇(AS),主要成分为表面麻醉剂 polidocanol 与乙醇;AS 的特点是对组织损伤作用小,有较强的致组织纤维作用,黏度低,可用较细的注射针注入,是一种比较安全的硬化剂;AS 可用于血管旁与血管内注射,血管旁每点 2～3 mL,每条静脉内 4～5 mL,每次总量不超过 30 mL。②乙醇胺油酸酯(EO),以血管内注射为主,因可引起较明显的组织损害,每条静脉内不超过 5 mL,血管旁每点不超过 3 mL,每次总量不超过20 mL。③十四羟基硫酸钠(TSS),据报道硬化作用较强,止血效果好,用于血管内注射。④纯乙醇,以血管内注射为主,每条静脉不超过 1 mL,血管外每点不超过0.6 mL。⑤鱼肝油酸钠,以血管内注射为主,每条静脉 2～5 mL,总量不超过 20 mL。

术前准备:补充血容量,纠正休克;配血备用;带静脉补液进入操作室;注射针充分消毒,检查内镜、注射针、吸引器性能良好;最好使用药物先控制出血,使视野清晰,便于选择注射点。

操作方法:按常规插入胃镜,观察曲张静脉情况,确定注射部位。在齿状线上 2～3 cm 穿刺出血征象和出血最明显的血管,注入适量(根据不同硬化剂决定注射量)硬化剂。每次可同时注射 1～3 条血管,但应在不同平面注射(相隔 3 cm),以免引起术后吞咽困难。也有人同时在出血静脉或曲张最明显的静脉旁注射硬化剂,以达到直接压迫作用,继而化学性炎症、血管旁纤维结缔组织增生,使曲张静脉硬化。每次静脉注射完毕后退出注射针,用附在镜身弯曲部的止血气囊或直接用镜头压迫穿刺点 1 分钟,以达到止血的目的。若有渗血,可局部喷洒凝血酶或 25% 孟氏液,仔细观察无活动性出血后出镜。

术后治疗:术后应继续卧床休息,密切注意出血情况,监测血压等生命体征,禁食 24 小时,补液,酌情使用抗生素,根据病情继续使用降低门静脉压力的药物。首次治疗止血成功后,应在 2 周后进行重复治疗,直至曲张静脉完全消失或只留白色硬索状血管,多数病例施行 3~5 次治疗后可达到此目的。

并发症:较常见的并发症有以下几种。①出血:在穿刺部位出现渗血或喷血,可在出血处再补注 1~2 针,可达到止血作用;②胸痛、胸腔积液和发热:可能与硬化剂引起曲张静脉周围炎症、管溃疡、纵隔炎、胸膜炎的发生有关;③食管溃疡和狭窄、胃溃疡及出血性胃炎:可能与 EVS 后胃血流淤滞加重、应激、从穿刺点溢出的硬化剂对胃黏膜的直接损害有关。

(2)食管静脉曲张套扎术(EVL):适应证、禁忌证与 EVS 大致相同。其操作要点是在内镜直视下把曲张静脉用负压吸引入附加在内镜前端特制的内套管中,然后通过牵拉引线,使内套管沿外套管回缩,把原放置在内套管上的特制橡皮圈套入已被吸入内套管内的静脉上,阻断曲张静脉的血流,起到与硬化剂栓塞相同的效果。每次可套扎 5~10 个部位。和 EVS 相比,两者止血率相近,可达 90% 左右。其优点是 EVL 不引起注射部位出血和系统并发症,值得进一步推广。

3.三腔二囊管

三腔二囊管压迫是传统的有效止血方法,其止血成功率在 44%~90%,由于存在一定的并发症,目前大医院已较少使用。主要用于药物效果不佳,暂时无法进行内镜治疗者,也适用于基层单位不具备内镜治疗的技术或条件者。

(1)插管前准备:①向患者说明插管的必要性与重要性,取得其合作。②仔细检查三腔管各通道是否通畅,气囊充气后作水下检查有无漏气,同时测量气囊充气量,一般胃囊注气 200~300 mL[用血压计测定内压,以 5.3~6.7 kPa(40~50 mmHg)为宜],食管囊注气 150~200 mL[压力以 4.0~5.3 kPa(30~40 mmHg)为宜],同时要求注气后气囊膨胀均匀,大小、张力适中,并做好各管刻度标记。③插管时若患者能忍受,最好不用咽部麻醉剂,以保存喉头反射,防止吸入性肺炎。

(2)正确的气囊压迫:插管前先测知胃囊上端至管前端的距离,然后将气囊完全抽空,气囊与导管均外涂液状石蜡,通过鼻孔或口腔缓缓插入。当至 50~60 cm 刻度时,套上 50 mL 注射器从胃管作回抽。如抽出血性液体,表示已到达胃腔,并有活动性出血。先将胃内积血抽空,用生理盐水冲洗。然后用注射器注气,将胃气囊充气 200~300 mL,再将管轻轻提拉,直到感到管子有弹性阻力时,表示胃气囊已压于胃底贲门部,此时可用宽胶布将管子固定于上唇一侧,并用滑车加重量 500 g(如 500 mL 生理盐水瓶加水 250 mL)牵引止血。定时抽吸胃管,若不再抽出血性液体,说明压迫有效,此时可继续观察,不用再向食管囊注气。否则应向食管囊充气 150~200 mL,使压力维持在 4.0~5.3 kPa(30~40 mmHg),压迫出血的食管曲张静脉。

(3)气囊压迫时间:第一个 24 小时可持续压迫,定时监测气囊压力,及时补充气体。每 1~2 小时从胃管抽吸胃内容物,观察出血情况,并可同时监测胃内 pH。压迫 24 小时后每间隔 6 小时放气 1 次,放气前宜让患者吞入液状石蜡 15 mL,润滑食管黏膜,以防止囊壁与黏膜黏附。先解除牵拉的重力,抽出食管囊气体,再放胃囊气体,也有人主张可不放胃囊气体,只需把三腔管向胃腔内推入少许则可解除胃底黏膜压迫。每次放气观察 15 分钟后再注气压迫。间歇放气的目的在于改善局部血液循环,避免发生黏膜坏死糜烂。出血停止 24 小时后可完全放气,但仍将三腔管保留于胃内,再观察 24 小时,如仍无再出血方可拔出。一般三腔二囊管放置时间以不超过 72 小时为宜,也有报道长达 7 天而未见黏膜糜烂者。

(4)拔管前后注意事项:拔管前先给患者服用液状石蜡 15～30 mL,然后抽空 2 个气囊中的气体,慢慢拔出三腔二囊管。拔管后仍需禁食 1 天,然后给予温流质饮食,视具体情况再逐渐过渡到半流质和软食。

三腔二囊管如使用不当,可出现以下并发症:①曲张静脉糜烂破裂。②气囊脱出阻塞呼吸道引起窒息。③胃气囊进入食管导致食管破裂。④食管和/或胃底黏膜因受压发生糜烂。⑤呕吐反流引起吸入性肺炎。⑥气囊漏气使止血失败,若不注意观察可继续出血引起休克。

4.经皮经颈静脉肝穿刺肝内门体分流术(TIPS)

TIPS 是影像学 X 线监视下的介入治疗技术。通过颈静脉插管到达肝静脉,用特制穿刺针穿过肝实质,进入门静脉。放置导线后反复扩张,最后在这个人工隧道内置入 1 个可扩张的金属支架,建立人工瘘管,实施门体分流,降低门静脉压力,达到治疗食管胃底曲张静脉破裂出血的目的。TIPS 要求有相当的设备与技术,费用昂贵,推广普及尚有困难。

5.手术治疗

大出血时有效循环血量骤降,肝供血量减少,可导致肝功能进一步的恶化,患者对手术的耐受性低,急症分流术死亡率达 15％～30％,断流术死亡率达 7.7％～43.3％。因此,在大出血期间应尽量采用各种非手术治疗,若不能止血才考虑行外科手术治疗。急症手术原则上采取并发症少、止血效果确切及简易的方法,如食管胃底曲张静脉缝扎术、门-奇静脉断流术等。待出血控制后再行择期手术,如远端脾-肾静脉分流术等,以解决门静脉高压问题,预防再出血。

四、其他原因引起的上消化道出血

(一)急性胃黏膜损害

本病是以一组胃黏膜糜烂或急性溃疡为特征的急性胃黏膜表浅性损害,常引起急性出血。主要包括急性出血性糜烂性胃炎和应激性溃疡,是上消化道出血的常见病因。

1.病因

(1)服用非甾体抗炎药(阿司匹林、吲哚美辛等)。

(2)喝大量烈性酒。

(3)应激状态(大面积烧伤、严重创伤、脑血管意外、休克、败血症、心肺功能不全等)。

2.诊断

(1)具备上述病因之一者。

(2)出血后 24～48 小时急诊胃镜检查发现胃黏膜(以胃体为主)多发性糜烂或急性浅表小溃疡;有时可见活动性出血。

3.治疗

本病以内科治疗为主。一般急救措施及补充血容量、抗休克与前述相同。本病的治疗要点如下。

(1)迅速提高胃内 pH,以减少 H^+ 反弥散,降低胃蛋白酶活力,防止胃黏膜自身消化,帮助凝血。可选用质子泵抑制剂如奥美拉唑或潘妥拉唑。

(2)内镜下直视止血:包括出血部位的注射疗法、电凝止血或局部喷洒止血药(凝血酶或去甲肾上腺素溶液等)。

(3)手术治疗:应慎重考虑,因本病病变范围广泛,加上手术本身也是一种应激。对经内科积极治疗无效、出血量大者可考虑手术治疗。

(二)胃癌出血

胃癌一般为持续小量出血,急性大量出血者占20％～25％,对中年以上男性患者,近期内出现上腹部疼痛或原有疼痛规律消失,食欲下降,消瘦,贫血程度与出血量不符者,应警惕胃癌出血的可能。内镜、活检或X线钡餐检查可明确诊断。治疗方法是补充血容量后及早手术治疗。

(三)食管贲门黏膜撕裂综合征

由于剧烈干呕、呕吐或可致腹腔内压力骤增的其他原因,造成食管贲门部黏膜及黏膜下层撕裂并出血。为上消化道出血的常见病因之一,约占上消化道出血病因的10％,部分患者可致严重出血。急诊内镜检查是确诊的最重要方法,镜下可见纵形撕裂,长3～20 mm,宽2～3 mm,大多为单个裂伤,以右侧壁最多,左侧壁次之,可见到病灶渗血或有血痂附着。

治疗上除按一般上消化道出血原则治疗外,可在内镜下使用钛夹、电凝、注射疗法等。使用抑制胃酸分泌药物可减少胃酸反流,促进止血与损伤组织的修复。

(四)胆管出血

本病是指胆管或流入胆管的出血,可分为肝内型和肝外型出血。肝内型出血多为肝外伤、肝脏活检、PTC、感染和中毒后肝坏死、血管瘤、恶性肿瘤、肝动脉栓塞等病因所致。肝外型出血多为胆结石、胆管蛔虫、胆管感染、胆管肿瘤、经内镜胆管逆行造影下十二指肠乳头括约肌切开术后、T管引流等引起。

1.诊断

(1)有上述致病因素存在,临床上出现三大症状:消化道出血、胆绞痛及黄疸。

(2)经内镜检查未发现食管和胃内的出血病变,而十二指肠乳头部有血液或血块排出,即可确认胆管出血。必要时可行内镜逆行胰胆管造影(ERCP)、PTC、选择性动脉造影、腹部探查中的胆管造影、术中胆管镜直视检查等,均有助于确诊。

2.治疗

首先要查明原发疾病,只有原发病查明后才能制定正确的治疗方案。轻度的胆管出血,一般可用保守疗法止血,急性胆管大出血则应及时手术治疗。除按上述一般紧急治疗、输液及输血、止血药物使用外,以下措施应着重进行。

(1)病因治疗:①控制感染,由于肝内或胆管内化脓性感染所引起的出血,控制感染至关重要,可选用肝胆管系统内浓度较高的抗生素,如头孢菌素类、喹诺酮类等抗生素静脉滴注,可联合两种以上抗生素。②驱蛔治疗,由胆管蛔虫引起者,主要措施是驱蛔、防治感染、解痉镇痛。在内镜直视下钳取嵌顿在壶腹内的蛔虫是一种有效措施。

(2)手术治疗:有下列情况可考虑手术治疗。①持续胆管大出血,经各种治疗仍血压不稳,休克未能有效控制者。②反复的胆管出血,经内科积极治疗无效者。③肝内或肝外有需要处科手术治疗的病变存在者。

（高　广）

第三节　消化性溃疡急性发作

消化性溃疡泛指胃肠道黏膜在某种情况下被胃消化液所消化所致的溃疡,可发生于食管、胃及十二指肠,也可发生于胃-空肠吻合口以上,以及含胃黏膜的梅克尔憩室内。因为胃溃疡和十二肠溃疡最常见,故一般所谓的消化性溃疡,是指胃溃疡(GU)和十二指肠溃疡(DU)。

一、病因及发病机制

消化性溃疡的发生是一种或多种有害因素对黏膜破坏超过黏膜抵御损伤和自我修复的能力所引起的综合结果。本病的病因和发病机制目前尚未完全阐明。1910 年,Schwartz 首次提出"无酸无溃疡"的概念,这是消化性溃疡的病因认识起点,也是治疗消化性溃疡的理论基础之一。1983 年,Marshall 和 Warren 从人体胃黏膜活检标本中找到了幽门螺杆菌(Hp),晚近认为 Hp 与消化性溃疡有密切的关系。

(一)胃酸和胃蛋白酶

胃酸和胃蛋白酶自身消化是形成消化性溃疡的原因之一。胃酸的存在是溃疡发生的决定因素之一。胃酸分泌受神经体液调节,经过不同步骤引起的质子泵泌酸的一个最终的共同环节。引起胃酸分泌的因素:①壁细胞数量增多;②壁细胞对刺激物质的敏感性增强;③胃酸分泌正常反馈抑制机制的缺陷;④迷走神经张力增高。

(二)幽门螺杆菌

大量研究证实 Hp 感染是引起胃溃疡发作的重要原因。十二指肠溃疡患者 Hp 感染率高达95%~100%,胃溃疡为 70%以上。Hp 感染导致消化性溃疡的发生机制尚未完全阐明。目前有以下几种假设。

(1)Hp-促胃液素(胃泌素)-胃酸学说:Hp 感染引起高胃泌素血症,机制如下。①Hp 的尿素酶产生氨,局部的黏膜 pH 增高,破坏胃酸对 G 细胞释放促胃液素(胃泌素)反馈抑制作用。②Hp引起胃窦黏膜 D 细胞的数量减少,影响生长抑素的释放,减少促胃液素(胃泌素)的分泌,高促胃液素(胃泌素)刺激胃酸的分泌。

(2)屋漏顶学说:Hp 感染损害了局部黏膜防御和修复。Hp 的某些抗原成分与胃黏膜的某些细胞成分相似,导致胃黏膜细胞免疫原性损伤,胃黏膜的屏障功能减弱,如"漏雨的屋顶",在胃酸作用下形成溃疡,给予抑酸治疗后,溃疡愈合,只能获得短期疗效,根除 Hp 后,溃疡不易复发。

(3)十二指肠胃上皮化生学说:十二指肠胃上皮化生是十二指肠对酸负荷的一种代偿发硬,Hp 感染导致十二指肠炎症,黏膜屏障破坏,最终导致 DU 发生。

(三)非甾体抗炎药

常见的有阿司匹林、舒林酸、对乙酰氨基酚(扑热息痛)和保泰松等。通过直接局部作用和系统作用损伤黏膜。其是弱酸脂溶性药物,在胃酸环境下溶解成非离子状态,药物使黏膜的通透性增加,破坏黏液碳酸氢盐的屏障稳定性,干扰细胞的修复和重建。非甾体抗炎药(NSAID)进入血液循环后和血浆清蛋白结合,抑制环氧合酶-1(COX-1)活性,导致内源性的前列腺素的合成减少,削弱胃黏膜屏障对侵袭因子的防御能力。

（四）胃黏膜防御机制的障碍

正常的胃黏膜的防御机制包括黏膜屏障的完整性、丰富的黏膜血流、细胞更新、前列腺素、生长因子等。当外界的食物、理化因素和酸性胃液损伤上述屏障后，可导致溃疡的发生。

（五）胃十二指肠运动异常

胃排空加快，十二指肠的酸负荷增加，导致黏膜受损，诱发十二指肠溃疡，胃溃疡患者存在胃排空的延迟和十二指肠-胃反流，影响食糜的推进速度，刺激胃窦部 G 细胞分泌促胃液素（胃泌素），增加胃酸分泌。

（六）遗传因素

消化性溃疡患者一级亲属中发病率明显高于对照组人群，单卵双生儿患相同溃疡病者占50％，因此遗传特质可能是消化性溃疡的因素之一。

（七）环境因素

本病具有显著地理环境的差异和季节性，在美英等国，十二指肠溃疡比胃溃疡多见，在日本则相反，秋冬和冬春之交是溃疡的好发季节。

（八）精神因素

心理因素可影响胃酸的分泌，例如，愤怒使胃酸分泌增加，抑郁使胃酸分泌减少。

（九）与消化性溃疡相关的疾病

有些疾病的胃溃疡的发病率明显增高，密切相关的疾病有胃泌素瘤、系统性肥大细胞储积病、肝硬化、尿毒症、肾结石等。

二、临床表现及特征

（一）临床表现

本病的临床表现不一，多表现为中上腹部反复发作性节律性疼痛，少数患者无症状，或以出血穿孔等并发症为首发症状。

（1）疼痛部位：多数以中上腹部疼痛为主要症状。十二指肠溃疡的疼痛多位于中上腹部，或在脐上方；胃溃疡的疼痛多位于中上腹部偏高处，或剑突下、剑突下偏左处。胃或十二指肠后壁溃疡，特别是穿透性溃疡可放射至背部。

（2）疼痛的程度和性质：多呈隐痛、钝痛、刺痛、灼痛或饥饿样疼痛，一般可以耐受，剧烈疼痛提示溃疡穿透或者穿孔。

（3）疼痛的节律性：溃疡疼痛与饮食之间可有明显的关系。十二指肠溃疡的疼痛好发于两餐之间，持续到下次进食时，表现为"饥饿痛"，个别患者由于夜间胃酸偏高，可发生"夜间痛"。胃溃疡的疼痛发生不规则，常在餐后一小时内发生，经 1～2 小时缓解，下次进餐时再次出现。

（4）疼痛的周期性：反复发作时消化性溃疡的特征之一，尤以十二指肠溃疡更为突出。秋末至春初季节常见。

（5）影响因素：疼痛受精神刺激、过度劳累、饮食不慎、药物影响、气候变化时加重，休息、进食、服用制酸药、以手按压疼痛部位、呕吐等方法而减轻和缓解。

（二）体征

溃疡发作期，中上腹部可有局限性的压痛，程度不重，其压痛部位多于溃疡的位置基本一致，有消化道出血者可有贫血和营养不良的体征。

(三)辅助检查

1.内镜检查

内镜检查是确诊消化性溃疡的主要方法,在内镜直视下可确定溃疡的部位、大小、形态、数目,结合活检组织病理检查,可以判断溃疡的良恶性及分期。日本内镜学会将消化性溃疡的内镜表现分为3期:活动期(A期)、愈合期(H期)、缓解期(S期)。

2.X线钡餐检查

钡剂填充溃疡的凹陷部分所造成的龛影是诊断溃疡的直接征象。正面观龛影呈圆形或者椭圆形,边缘整齐。四周皱襞呈放射状向壁龛集中,直达壁龛边缘。

3.Hp检测

对消化性溃疡进行Hp检测已成为消化性溃疡的常规检查项目,但应该在排除近期使用质子泵抑制剂、铋剂、胃黏膜保护剂和抗生素等药物造成的假阴性结果。

三、诊断及鉴别诊断

病史是诊断消化性溃疡的初步依据,根据本病的具有的慢性病程,周期性发作、节律性中上腹部疼痛等。可作出初步诊断。内镜检查和X线钡餐检查是确诊手段。鉴别诊断如下。

(1)胃癌:两者的鉴别比较困难,除病史和报警症状外,主要依靠内镜活检组织病理学检查。

(2)功能性消化不良:患者常表现为上腹部疼痛、反酸、嗳气、胃灼热、上腹部饱胀不适等。内镜检查呈正常或仅为轻度的胃炎。

(3)慢性胆囊炎并胆结石:疼痛与进食油腻有关,位于右上腹部、并放射至背部,伴发热、黄疸的典型病例不难鉴别,不典型者可通过腹部超声或者ERCP鉴别。

(4)促胃液素(胃泌素)瘤:又称Zollinger-Ellison综合征,由于胰腺非B细胞瘤分泌大量的促胃液素(胃泌素)所致,肿瘤往往较小,生长慢,多为恶性。大量的促胃液素(胃泌素)可致胃酸的分泌量显著增高,引起顽固的多发的溃疡,异位溃疡,易发生出血、穿孔、多伴有腹泻和明显消瘦。胃液分析、血清促胃液素(胃泌素)检查和激发试验有助于促胃液素(胃泌素)瘤的定性诊断。

四、急诊处理

本病的治疗应该采取综合性的措施,治疗目的是在于缓解临床症状,促进溃疡愈合,防止溃疡复发,减少并发症。

(一)基本治疗

避免过度紧张和劳累,溃疡活动期应该卧床休息,少食多餐,戒烟酒,避免食用咖啡、浓茶、辛辣刺激性食物及损伤胃黏膜的药物;不过饱,防止胃窦部过度扩张而增加胃泌素的分泌,适当镇静,避免服用诱发溃疡的药物:非甾体抗炎药、利血平等,若必须使用,应同时服用黏膜保护剂和抑酸剂。

(二)抑酸治疗

常用的降低胃酸的药物主要有:①碱性制酸药。能够中和胃酸,降低胃蛋白酶的活性,缓解疼痛,促进溃疡的愈合,包括碳酸氢钠、碳酸钙、氢氧化铝等。②H_2受体拮抗剂。选择性竞争结合H_2受体,使胃酸的分泌减少,促进溃疡的愈合,现多选用不良反应小的二代药物雷尼替丁20 mg,2次/天,维持量20 mg,1次/天。一代药物西咪替丁因其不良反应较大而逐渐被淘汰。③质子泵抑制剂(PPI)。能减少任何通路引起的酸分泌,有奥美拉唑、兰索拉唑、泮托拉唑、雷贝拉唑等。

(三)保护胃黏膜治疗

(1)胶体铋:在酸性环境下铋剂与溃疡表面的粘蛋白形成螯合剂,覆盖于胃黏膜上发挥作用,促进胃上皮细胞分泌黏液,抑制胃蛋白酶的活性,促进前列腺素的分泌,对胃黏膜是保护作用,干扰 Hp 的代谢,使菌体和黏膜上皮失去黏附作用,有杀灭 Hp 的作用。

(2)硫糖铝:在酸性胃液中,凝聚成糊状黏稠物,附于黏膜表面,阻止蛋白酶侵袭溃疡面,有利于黏膜上皮细胞的再生和阻止氢离子向黏膜内弥散,促进溃疡愈合。宜在饭前 1 小时口服,每次 1 g,3 次/天,连服4～6 周为 1 个疗程。

(3)前列腺素:米索前列醇能够抑制胃酸的分泌,增加胃十二指肠黏液-碳酸氢盐分泌,增加黏膜的供血量加强胃黏膜的防护能力,使黏膜免受伤害,加快黏膜的修复。

(四)根除 Hp 治疗

临床上常用的一线方案是质子泵抑制剂或铋剂加两种抗生素,为减少耐药的发生,也可选用铋剂加质子泵抑制剂加两种抗生素的四联治疗方案。

(五)并发症的治疗

消化性溃疡常见的并发症出血、穿孔、幽门梗阻、癌变。

(1)大量出血:有休克者,密切观察生命体征,补充血容量,纠正酸中毒;局部应用止血药物;生长抑素和 PPI 抑制胃酸分泌;内镜下止血治疗。

(2)急性穿孔:禁食,胃肠减压、防止腹腔继发性感染,饱食后穿孔需在 6～12 小时实施手术。

(3)幽门梗阻:静脉输液,纠正水、电解质紊乱和酸碱平衡失调,放置胃管、胃肠减压,解除胃潴留,口服 H_2RA 或 PPI 制剂;不全肠梗阻可应用促动力药。

(六)外科手术治疗

主要应用于急性溃疡穿孔、穿透性溃疡、大量反复出血、内科治疗无效、器质性肠梗阻、胃溃疡癌变或者癌变不能排除、顽固性或难治性溃疡。

(高　广)

第四节　急性出血性坏死性肠炎

急性出血性坏死性肠炎(AHNE)是一种危及生命的暴发性疾病,病因不清,其发病与肠道缺血、感染等因素有关,以春秋季节发病为多。病变主要累及小肠,呈节段性,但少数病例可有全部小肠及结肠受累,以出血、坏死为特征。主要临床表现为腹痛、腹胀、呕吐、腹泻、便血,重症可出现败血症和中毒性休克。

一、病因与发病机制

急性出血坏死性肠炎的病因仍不十分清楚,目前认为可能是感染、免疫、饮食不当等多因素共同作用、相互影响的结果,其中产气荚膜杆菌感染在本病发病中的作用受到相当的关注,被认为可能起重要作用。

产气荚膜杆菌感染假说认为,当产气荚膜杆菌感染时,此菌产生 β 毒素,由于机体肠腔内缺乏能破坏 β 毒素的蛋白酶,致 β 毒素使肠绒毛麻痹破坏肠道的保护屏障,使细菌引起肠黏膜的变态反应,肠黏膜微循环发生障碍,进而引起肠黏膜的坏死性改变。

二、病理

本病病理表现以累及小肠,多以空肠下段为重,也可出现胃、十二指肠、结肠受累。病变多呈节段性分布,可融合成片。病变多自黏膜下层发生,向黏膜层发展,出现黏膜肿胀增厚、黏膜粗糙呈鲜红色或暗褐色,可见片状坏死和散在溃疡,黏膜下层水肿。患者则表现以腹泻为主,出现黏膜广泛坏死脱落则有大量便血。病变向浆肌层发展时,可出现肠蠕动障碍,患者出现麻痹性肠梗阻,肠壁肌层或全层炎症、坏死,肠内细菌或毒素外渗,甚而肠壁穿孔,出现严重的腹膜炎和中毒性休克。

三、诊断要点

(一)症状

1.腹痛、腹胀

腹痛、腹胀多为急性起病,起初较轻,渐加重,腹痛以脐周或上腹部多见,也可表现为左下腹或右下腹,甚至全腹,腹痛渐呈持续性,剧烈,难以忍受,可有阵发性加剧。疼痛部位常有压痛,可有反跳痛提示存在腹膜炎,病情较重。

2.腹泻、便血

病初常为黄色稀水样便或蛋花样便,每天 2～10 次,不久出现血便,可以为鲜血、果酱样或黑便,有恶臭。多无里急后重。轻症只表现腹泻无便血,但大便潜血多为阳性。

3.恶心、呕吐

与腹痛、腹泻常同时出现。呕吐物可有胆汁或咖啡样胃内容物。

4.中毒症状

早期发热在 38 ℃左右,有时可达 40 ℃以上,可出现四肢厥冷、皮肤花纹、血压下降等中毒性休克症状,及抽搐、昏迷、贫血、腹水、电解质紊乱、DIC 等表现。

(二)体征

查体可见腹部饱满,有时可见肠型,腹部有压痛。有腹肌紧张和反跳痛时,提示有急性腹膜炎。渗出液较多时可叩出移动性浊音,腹水可呈血性。早期肠鸣音亢进,有肠梗阻时可有气过水声或金属音,腹膜炎加重时肠鸣音减弱或消失。

(三)辅助检查

1.血常规检查

可有不同程度的贫血,中性粒细胞可正常或升高,肠坏死明显时可出现类白血病反应,核左移明显,部分患者可出现中毒性颗粒。

2.大便常规检查

粪便呈血水样或果酱样,镜检可见发现大量红细胞,中等量白细胞,大便潜血实验阳性。部分病例大便培养可获得产气荚膜梭状芽孢杆菌可确诊。

3.X线检查

早期可发现局限性小肠积气和胃泡胀气,部分患者可有胃内液体潴留。其后可见肠管扩张、黏膜皱襞、模糊、粗糙,肠腔内有大小不等的液平面,肠壁水肿增厚,肠间隙增宽。坏死肠段可显示规则致密阴影,肠穿孔时可有膈下游离气体。急性期为避免加重出血和肠穿孔,一般不做钡灌肠检查。

四、分型

临床一般分为5型。各型之间无严格界限,以临床表现特点突出为主,病程中可发生转化。

(一)肠炎型

临床最常见,以腹痛、腹泻、恶心、呕吐等症状为主要表现。病变常侵犯黏膜和黏膜下层,以渗出性炎症为主。

(二)便血型

本型以便血为主要表现,是由肠黏膜及黏膜下层的严重出血坏死所致。

(三)肠梗阻型

患者恶心、呕吐、腹胀、腹痛,伴停止排气、排便,肠鸣音消失。腹透有肠梗阻表现。肠壁肌层受累导致麻痹性肠梗阻所致。

(四)腹膜炎型

本型主要表现为腹痛较重,有腹膜刺激征表现。与肠壁缺血坏死炎症反应较强及肠壁穿孔有关。

(五)中毒休克型

本型患者全身症状较重,发热、谵妄、昏迷、低血压、休克表现突出。其发生与病变广泛,大量毒素和血管活性物质吸收有关。本型最为凶险、病死率很高。

五、病情判断

本病肠炎型、便血型,病情多轻、预后好。肠梗阻型、腹膜炎型、中毒休克型,病情多重,预后差,病死率可达30%。

六、治疗

(一)内科治疗

1.禁食

轻症患者可进食流质易消化的碳水化合物。病情较重腹胀、腹痛、恶心、呕吐明显者应禁食,并行胃肠减压。经治疗病情好转可逐渐由流质、半流质、软饭过渡到普通饮食。

2.支持治疗

急性出血坏死性肠炎发病后,由于经消化道进食摄入营养受限,机体消耗增加,应注意加强静脉补液及能量和营养物质的补偿。一般成人每天补液在2 000~3 000 mL,使尿量维持在1 000 mL以上。能量补给注意葡萄糖、氨基酸、脂肪乳剂的合理搭配,注意微量元素、维生素的补充。重症患者适当补充悬浮红细胞,血浆或清蛋白。有休克表现的应积极抗休克治疗。包括补足血容量,适当补充胶体液,对血压恢复不好的可应用血管活性药物。

3.抗生素治疗

应针对病原菌选用抗生素,常用抗生素有氨基糖苷类、青霉素类、头孢类、喹诺酮类及尼立达唑类。抗生素宜早期、足量联合应用。多主张两种作用机制不同的药物联合应用,可得到较好的疗效。

4.肾上腺皮质激素治疗

肾上腺皮质激素可抑制炎症反应,改善和提高机体的应激能力,减轻中毒症状。一般可每天用地塞米松 10～20 mg 或氢化可的松 200～400 mg,静脉滴注。一般用药 3～5 天,不宜过长。

5.对症治疗

腹痛可用阿托品、山莨菪碱,如效果不佳可在严密观察下用布桂嗪(强痛定)、曲马多,甚至哌替啶。

便血可用维生素 K、酚磺乙胺(止血敏)、巴曲酶(立止血)等,大出血可用善宁或施他宁静脉滴注,有输血指征者可输血治疗。

(二)外科治疗

本病经内科积极治疗,大多可痊愈。对积极治疗,病情无明显好转,有如下情况者应积极考虑手术治疗。①有明显肠坏死倾向;②疑有肠穿孔;③疑有绞窄性肠梗阻及不能排除其他急腹症者;④便血或休克经内科积极保守治疗无效者。

(李晓辉)

第五节　急性肠梗阻

急性肠梗阻是由于各种原因使肠内容物通过障碍而引起一系列病理生理变化的临床症候群。由于病因多种多样,临床表现复杂,病情发展迅速,使诊断比较困难,处理不当可导致不良后果。中医学对肠梗阻也早有记载,如关格、肠结、吐粪等均指此病。近年来对该病的认识虽然有了提高,但绞窄性肠梗阻的死亡率仍高达 10% 以上,是死亡率较高的急腹症之一。

一、病因及分类

(一)病因分类

肠梗阻是由不同原因引起,根据发病原因可分为三大类。

1.机械性肠梗阻

在临床中最为常见,是由于肠道的器质性病变,形成机械性的压迫或堵塞肠腔而引起的肠梗阻。机械性肠梗阻的常见原因有肠粘连、肿瘤、嵌顿疝、肠套叠、肠扭转、炎症狭窄、肠内蛔虫团或粪块、先天性肠畸形(旋转不良、肠道闭锁)等。

2.动力性肠梗阻

动力性肠梗阻是由于神经抑制或毒素作用使肠蠕动发生暂时性紊乱,使肠腔内容物通过障碍。根据肠功能紊乱的特点,又有麻痹性和痉挛性之分。麻痹性是由于肠管失去蠕动功能以致肠内容物不能运行,常见于急性弥漫性腹膜炎、腹部创伤或腹部手术后,当这些原因去除后,肠麻痹仍持续存在即形成麻痹性肠梗阻。痉挛性是由于肠壁肌肉过度收缩所致,在急性肠炎、肠道功能紊乱或慢性铅中毒时可以见到。

3.血运性肠梗阻

由于肠系膜血管血栓形成而发生肠管血液循环障碍,肠腔内虽无梗阻,但肠蠕动消失,使肠内容物不能运行。

在临床上,以机械性肠梗阻最多见,麻痹性肠梗阻也有见及,而其他类型的肠梗阻少见。

(二)其他分类

(1)根据是否有肠管血运障碍,肠梗阻可以分为单纯性和绞窄性肠梗阻两种。肠梗阻的同时不合并有肠管血液循环障碍者称为单纯性肠梗阻,如肠腔堵塞、肠壁病变引起的狭窄或肠管压迫等一般无血运障碍,都属于单纯性肠梗阻。肠梗阻同时合并有血液循环障碍者称为绞窄性肠梗阻,如嵌顿疝、肠套叠、肠扭转等随着病情发展,均可发生肠系膜血管受压,都属于绞窄性肠梗阻。在临床上鉴别是单纯性还是绞窄性对治疗有重要意义,绞窄性肠梗阻如不及时解除,可以很快导致肠坏死、穿孔,以致发生严重的腹腔感染和中毒性休克,死亡率很高。但有时鉴别困难,粘连性肠梗阻可能是单纯性的,也可能是绞窄性的。

(2)根据肠梗阻的部位,可分为高位小肠梗阻、低位小肠梗阻和结肠梗阻。梗阻部位不同,临床表现也有不同之处。如果一段肠襻两端受压,如肠扭转,则称为闭襻性肠梗阻,结肠梗阻时回盲瓣可以关闭防止逆流.也形成闭襻性肠梗阻。这类梗阻时,肠腔往往高度膨胀,容易发生肠壁坏死和穿孔。

(3)根据肠梗阻的程度,分为完全性肠梗阻和不完全性肠梗阻。

(4)根据梗阻发生的缓急,分为急性与慢性肠梗阻。

肠梗阻的这些分类主要是为了便于对疾病的了解及治疗上的需要,而且肠梗阻是处于不断变化的过程中,各类肠梗阻,在一定条件下是可以转化的。如单纯性肠梗阻治疗不及时,可能发展为绞窄性肠梗阻。机械性肠梗阻,梗阻以上的肠管由于过度扩张,到后来也可发展为麻痹性肠梗阻。慢性不完全性肠梗阻,也可由于炎症水肿加重而变为急性完全性肠梗阻。

二、病理生理

肠梗阻急性发生后,肠管局部和机体全身都将出现一系列复杂的病理生理变化。

(一)局部变化

主要是肠蠕动增加,肠腔膨胀、积气积液、肠壁充血水肿、通透性增加而引起变化。

1.肠蠕动增加

正常时肠蠕动由自主神经系统、肠管本身的肌电活动和多肽类激素的调节来控制。当发生肠梗阻时各种刺激增加而使肠管活动增加,梗阻近端肠管肠蠕动的频率和强度均增加,这是机体企图克服障碍的一种抗病反应。在高位肠梗阻时肠蠕动频率较快,每 3~5 分钟即可有 1 次,低位小肠梗阻时间隔较长,可 10~15 分钟 1 次。因此,在临床上可以出现阵发性腹痛、反射性呕吐、肠鸣音亢进、腹壁可见肠型等。如梗阻长时间不解除,肠蠕动又可逐渐变弱甚至消失,出现肠麻痹。

2.肠腔膨胀、积气积液

肠梗阻的进一步发展,在梗阻以上肠腔出现大量积气积液,肠管也随之逐渐扩张、肠壁变薄。梗阻以下肠管则塌陷空虚。肠腔内气体 70% 是咽下的空气,30% 是血液弥散至肠腔内和肠腔内细菌发酵所产生。这些气体大部分为氮气,很少能向血液内弥散,因而易引起肠腔膨胀。肠腔内的液体,一部分是饮入的液体,大部分则是胃肠道的分泌液。肠腔膨胀及各种刺激使分泌增加,但扩张、壁薄的肠管吸收功能障碍,因而使肠腔积液不断增加。

3.肠壁充血水肿、通透性增加

若肠梗阻再进一步发展,则出现肠壁毛细血管和小静脉的淤血、肠壁水肿、肠壁通透性增加、液体外渗,肠腔内液体可渗透至腹腔,血性渗液可进入肠腔。如肠腔内压力增高,使小动脉血流受阻,肠壁上出现小出血点,严重者,可出现点状坏死和穿孔。此时肠壁血运障碍,细菌和毒素可以透过肠壁渗至腹腔内,引起腹膜炎。

(二)全身性病理生理变化

由于不能进食、呕吐、脱水、感染而引起的体液、电解质和酸碱平衡失调以致中毒性休克等。

1.水和电解质缺失

大量体液丧失是急性肠梗阻引起的一个重要的病理生理变化。正常时胃肠道分泌液每天约8 000 mL,绝大部分在小肠吸收回到血液循环,仅约 500 mL 通过回盲瓣到达结肠。肠梗阻时回吸收障碍而液体自血液向肠腔继续渗出,于是消化液不断地积聚于肠腔内,形成大量的第三间隙液,实际上等于丧失到体外。再加上梗阻时呕吐丢失,可以迅速导致血容量减少和血液浓缩。体液的丢失也伴随大量电解质的丢失,高位肠梗阻时更为显著,低位肠梗阻时,积存在肠管内的胃肠液可达 5～10 L。这些胃肠液约与血浆等渗,所以在梗阻初期是等渗性的脱水。胆汁、胰液及肠液均为碱性,含有大量的 HCO_3^-,加上组织灌注不良,酸性代谢产物增加,尿量减少,很容易引起酸中毒。胃液中钾离子浓度约为血清钾离子的两倍,其他消化液中钾离子浓度与血清钾离子浓度相等,因此,肠梗阻时也丧失大量钾离子,血钾浓度降低,引起肠壁肌张力减退,加重肠腔膨胀。

2.对呼吸和心脏功能的影响

由于肠梗阻时肠腔膨胀使腹压增高,横膈上升,腹式呼吸减弱,可影响肺泡内气体交换。同时可影响下腔静脉血液回流,使心排血量明显减少,出现呼吸循环功能障碍,甚至加重休克。

3.感染和中毒性休克

梗阻以上的肠内容物郁积、发酵、细菌繁殖并生成许多毒性产物,肠管极度膨胀,肠壁通透性增加,在肠管发生绞窄,失去活力时,细菌和毒素可透过肠壁到腹腔内引起感染,又经过腹膜吸收进入血液循环,产生严重的毒血症状甚至中毒性休克。这种感染性肠液在手术时如不经事先减压清除,梗阻解除后毒素可经肠道吸收迅速引起中毒性休克。再由于肠梗阻时,大量失水引起血容量减少,一旦发生感染和中毒,往往造成难复性休克,既有失液、失血,又有中毒因素的严重休克,可致脑、心、肺、肝、肾及肾上腺等重要脏器的损害,休克难以纠正。

总之,肠梗阻的病理生理变化程度随着梗阻的性质和部位不同而有差别。高位小肠梗阻容易引起脱水和电解质失衡,低位肠梗阻容易引起肠膨胀和中毒症状,绞窄性肠梗阻容易引起休克,结肠梗阻或闭襻性肠梗阻容易引起肠坏死、穿孔和腹膜炎。梗阻晚期,机体抗病能力明显低下,各种病理生理变化均可出现了。

三、临床表现

(一)症状

由于肠梗阻发生的急缓、病因不同、部位的高低及肠腔堵塞的程度不同而有不同的临床表现,但肠内容物不能顺利通过肠腔而出现腹痛、呕吐、腹胀和停止排便排气的四大症状是共同的临床表现。

1.腹痛

腹痛是肠梗阻最先出现的症状。腹痛多在腹中部脐周围,呈阵发性绞痛,伴有肠鸣音亢进,这种疼痛是由于梗阻以上部位的肠管强烈蠕动所致。腹痛是间歇性发生,在每次肠蠕动开始时出现,由轻微疼痛逐渐加重,达到高峰后即行消失,间隔一段时间后,再次发生。腹痛发作时,患者常可感觉有气体在肠内窜行,到达梗阻部位而不能通过时,疼痛最重,如有不完全性肠梗阻时,气体通过后则感疼痛立即减轻或消失。如腹痛的间歇期不断缩短,或疼痛呈持续性伴阵发性加剧,且疼痛较剧烈时,则肠梗阻可能是单纯性梗阻发展至绞窄性梗阻的表现。腹痛发作时,还可出现肠型或肠蠕动波,患者自觉似有包块移动,此时可听到肠鸣音亢进。当肠梗阻发展至晚期,梗阻部位以上肠管过度膨胀,收缩能力减弱,则阵痛的程度和频率都减低,当出现肠麻痹时,则不再出现阵发性绞痛,而呈持续性的胀痛。

2.呕吐

呕吐的程度和呕吐的性质与梗阻程度和部位有密切关系。肠梗阻的早期呕吐是反射性的,呕吐物为食物或胃液。然后有一段静止期,再发呕吐时间视梗阻部位而定,高位小肠梗阻,呕吐出现较早而频繁,呕吐物为胃液、十二指肠液和胆汁,大量丢失消化液,短期内出现脱水、尿少、血液浓缩,或代谢性酸中毒。如低位小肠梗阻时呕吐出现较晚,多为肠内容物在梗阻以上部位郁积到相当程度后,肠管逆蠕动出现反流性呕吐,吐出物可为粪样液体,或有粪臭味。如有绞窄性梗阻,呕吐物为血性或棕褐色。结肠梗阻仅在晚期才出现呕吐。麻痹性肠梗阻的呕吐往往为溢出样呕吐。

3.腹胀

腹部膨胀是肠腔内积液、积气所致。一般在梗阻发生一段时间后才出现,腹胀程度与梗阻部位有关。高位小肠梗阻由于频繁呕吐,腹胀不显著,低位小肠梗阻则腹胀较重,可呈全腹膨胀,或伴有肠型。闭襻性肠梗阻可以出现局部膨胀,叩诊鼓音。而结肠梗阻如回盲部关闭可以显示腹部高度膨胀而且不对称。慢性肠梗阻时腹胀明显,肠型与蠕动波也较明显。

4.停止排便排气

有无大便和肛门排气,与梗阻程度有关。在完全性梗阻发生后排便排气即停止。少数患者因梗阻以下的肠管内尚有残存的粪便及气体,由于梗阻早期,肠蠕动增加,这些粪便及气体仍可排出,不能因此而否定肠梗阻的存在。在某些绞窄性肠梗阻如肠套叠、肠系膜血管栓塞,患者可自肛门排出少量血性黏液或果酱样便。

(二)体征

1.全身情况

单纯性肠梗阻早期多无明显全身变化。但随梗阻后症状的出现,呕吐、腹胀、丢失消化液,可发生程度不等的脱水。若发生肠绞窄、坏死穿孔,出现腹膜炎时,则出现发热、畏寒等中毒表现。

一般表现为急性痛苦病容,神志清楚,当脱水或有休克时,可出现神志萎靡、淡漠、恍惚、甚至昏迷。肠梗阻时由于腹胀使膈肌上升,影响心肺功能,呼吸受限、急促,有酸中毒时,呼吸深而快。体温在梗阻晚期或绞窄性肠梗阻时,由于毒素吸收,体温升高,伴有严重休克时体温反而下降。由于水和电解质均有丢失,多属等渗性脱水,表现全身乏力,眼窝、两颊内陷,唇舌干燥,皮肤弹性减弱或消失。急性肠梗阻患者必须注意血压变化,可由于脱水、血容量不足或中毒性休克发生,而使血压下降。患者有脉搏快、面色苍白、出冷汗、四肢厥冷等外周循环衰竭时,血压多有下降,表示有休克存在。

2.腹部体征

腹部体征可按视、触、叩、听的顺序进行检查。

（1）急性肠梗阻的患者，一般都有不同程度的腹部膨胀，高位肠梗阻多在上腹部，低位小肠梗阻多在脐区，麻痹性肠梗阻呈全腹性膨隆。闭襻性肠梗阻可出现不对称性腹部膨隆。机械性梗阻时，常可见到肠型及蠕动波。

（2）腹部触诊时，可了解腹肌紧张的程度、压痛范围和反跳痛等腹膜刺激征，应常规检查腹股沟及股三角，以免漏诊嵌顿疝。单纯性肠梗阻时腹部柔软，肠管膨胀可出现轻度压痛，但无其他腹膜刺激征。绞窄性肠梗阻时，可有固定性压痛和明显腹膜刺激征，有时可触及绞窄的肠襻或痛性包块。压痛明显的部位，多为病变所在，痛性包块常为受绞窄的肠襻。回盲部肠套叠时，腊肠样平滑的包块常在右中上腹；蛔虫性肠梗阻时可为柔软索状团块，有一定移动度；乙状结肠梗阻扭转时包块常在左下腹或中下腹；癌肿性包块多较坚硬而疼痛较轻；腹外疝嵌顿多为圆形突出腹壁的压痛性肿块。

（3）腹部叩诊时，肠管胀气为鼓音，绞窄的肠襻因水肿、渗液为浊音。因肠管绞窄腹腔内渗液，可出现移动性浊音，必要时腹腔穿刺检查，如有血性腹水，则为肠绞窄证据。

（4）腹部听诊主要是了解肠鸣音的改变。机械性肠梗阻发生后，腹痛发作时肠鸣音亢进，随着肠腔积液增加，可出现气过水声，肠管高度膨胀时可听到高调金属音。麻痹性肠梗阻或机械性肠梗阻的晚期，则肠鸣音减弱或消失。正常肠鸣音一般在 3～5 次/分，5 次/分以上为肠鸣音亢进，少于 3 次为减弱，3 分钟内听不到肠鸣音为消失。

（三）实验室检查

单纯性肠梗阻早期各种化验检查变化不明显。梗阻晚期或有绞窄时，由于失水和血液浓缩，化验检查为判断病情及疗效可提供参考。

（1）血常规：血红蛋白、红细胞比容因脱水和血液浓缩而升高，与失液量成正比。尿比重升高，多在1.025～1.030。白细胞计数对鉴别肠梗阻的性质有一定意义，单纯性肠梗阻正常或轻度增高，绞窄性肠梗阻可达$(15～20)×10^9/L$，中性粒细胞亦增加。

（2）血 pH 及二氧化碳结合力下降，说明有代谢性酸中毒。

（3）血清 Na^+、K^+、Cl^- 等离子在早期无明显变化，但随梗阻存在，自身代谢调节的作用，内生水和细胞内液进入循环而稀释，使 Na^+、Cl^- 等逐渐下降，在无尿或酸中毒时，血清 K^+ 可稍升高，随着尿量的增加和酸中毒的纠正而大量排 K^+，血清 K^+ 可突然下降。

（四）X 线检查

X 线检查是急性肠梗阻常用的检查方法，常能对明确梗阻是否存在、梗阻的位置、性质及梗阻的病因提供依据。

1.腹部平片检查

肠管的气液平面是肠梗阻特有的 X 线表现。摄片时最好取直立位，如体弱不能直立时可取侧卧位。在梗阻发生 4 小时后，由于梗阻近端肠腔内积存大量气体和液体，肠管扩张，小肠扩张在 3 cm 以上，结肠扩张在 6 cm 以上，黏膜皱襞展平消失，小肠皱襞呈环形伸向腔内，呈"鱼骨刺"样的环形皱襞，多见于空肠梗阻。而回肠梗阻时，黏膜皱襞较平滑，至晚期时小肠肠襻内有多个液平面出现，典型的呈阶梯状。根据 Mall 描述将小肠分布位置分为五组：空肠上段为第一组，位于左上腹；第二组为空肠下段，在左下腹；第三组为回肠上段在脐周围；第四组为回肠中段，在右上腹；第五组为回肠下段，在右下腹。这样可以判断梗阻在小肠的上段、中段还是下段。结肠梗阻与小肠梗阻不同,因梗阻结肠近端肠腔内充气扩张,回盲瓣闭合良好时,形成闭襻性梗阻,结肠扩张十分显著,尤以壁薄的右半结肠为著,盲肠扩张超过 9 cm。结肠梗阻时的液平面,多见于升、降结肠或横结肠的凹下部分。由于结肠内有粪块堆积,液平面可呈糊状。如结肠梗阻时回盲瓣功能丧失,小肠内也可出现气液平面,此时应注意鉴别。

2.肠梗阻的造影检查

考虑有结肠梗阻时,可作钡剂灌肠检查。检查前清洁灌肠,以免残留粪块造成误诊。肠套叠、乙状结肠扭转和结肠癌等,可明确梗阻部位、程度及性质。多数为肠腔内充盈缺损及狭窄。在回结肠或结肠套叠时,可见套入的肠管头部呈新月形或杯口状阴影。乙状结肠扭转时,钡柱之前端呈圆锥形或鹰嘴状狭窄影像。另外钡剂或空气灌肠亦有治疗作用。早期轻度盲肠或乙状结肠扭转,特别是肠套叠,在钡(或空气)灌肠的压力下,就可将扭转或套叠复位,达到治疗目的。

肠梗阻时的钡餐检查,由于肠道梗阻,通过时间长,可能加重病情或延误治疗,多不宜应用。而水溶性碘油造影,视梗阻部位,特别是高位梗阻时,可以了解梗阻的原因及部位。

(五)B超检查

B超检查有助于了解肠管积液扩张的情况,判断梗阻的性质和部位,观察腹水及梗阻原因。肠梗阻患者B超常见到梗阻部位以上的肠管有不同程度的扩张,管径增宽,肠腔内有形态不定的强回声光团和无回声的液性暗区。如为实质性病变显示更好,在肠套叠时B超横切面可见"靶环"状的同心圆回声,纵切面可显示套入肠管的长度,蛔虫团引起的肠梗阻可见局部平行旋涡状光带回声区。如肠管扩张明显、大量腹水、肠蠕动丧失,可能发生绞窄性肠梗阻或肠坏死。

四、诊断与鉴别诊断

急性肠梗阻的诊断,首先需要确定是否有肠梗阻存在,还必须对肠梗阻的程度、性质、部位及原因作出较准确的判断。

(一)肠梗阻是否存在

典型的肠梗阻具有阵发性腹部绞痛、呕吐、腹胀、停止排气排便四大症状及肠型、肠鸣音亢进等表现,诊断一般并不困难。但对于不典型病例、早期病例及不完全性肠梗阻,诊断时有一定困难,可借助X线检查给予帮助。一时难以确诊者,可一边治疗,一边观察,以免延误治疗。诊断时应特别注意与急性胰腺炎、胆绞痛、泌尿系统结石、卵巢囊肿扭转等鉴别,应做相关疾病的有关检查,以排除这些疾病。

(二)肠梗阻的类型

鉴别是机械性肠梗阻还是动力性肠梗阻(尤以麻痹性肠梗阻)。机械性肠梗阻往往有肠管器质性病变,如粘连、压迫或肠腔狭窄等,晚期虽可出现肠麻痹,但X线平片检查有助于鉴别。动力性肠梗阻常继发于其他原因,如腹腔感染、腹部外伤、腹膜后血肿、脊髓损伤或有精神障碍等,麻痹性肠梗阻虽有腹部膨胀,但肠型不明显、无绞痛、肠鸣音减弱或消失,这些与机械性梗阻的表现不同。

(三)肠梗阻的性质

鉴别是单纯性还是绞窄性肠梗阻。在急性肠梗阻的诊断中,这两者的鉴别极为重要。因为绞窄性肠梗阻肠壁有血运障碍,随时有肠坏死和腹膜炎、中毒性休克的可能,不及时治疗可危及生命。但两者的鉴别有时有一定困难,有以下表现时应考虑有绞窄性肠梗阻的可能。

(1)腹痛剧烈:阵发绞痛转为持续性痛伴阵发性加重。

（2）呕吐出现较早且频繁，呕吐物呈血性或咖啡样。

（3）腹胀不对称，有局部隆起或有孤立胀大的肠襻。

（4）出现腹膜刺激征或有固定局部压痛和反跳痛，肠鸣音减弱或消失。

（5）腹腔有积液，腹腔穿刺为血性液体。

（6）肛门排出血性液体或肛指检查发现血性黏液。

（7）全身变化出现早，如体温升高、脉率增快、白细胞计数升高，很快出现休克。

（8）X线腹部平片显示有孤立胀大的肠襻，位置固定不变。

（9）B超提示肠管扩张显著，大量腹水。

单纯性与绞窄性梗阻的预后不同，有人主张在两者不能鉴别时，在积极准备下以手术探查为妥，不能到绞窄症状很明显时才手术探查，以免影响预后。

（四）肠梗阻的部位

鉴别高位小肠梗阻还是低位小肠梗阻或是结肠梗阻。由于梗阻部位不同，临床表现也有所差异。高位小肠梗阻呕吐早而频，腹胀不明显；低位小肠梗阻呕吐出现晚而次数少，呕吐物呈粪样，腹胀显著；结肠梗阻，由于回盲瓣作用，阻止逆流，以致结肠高度膨胀形成闭襻性梗阻，其特点是进行性结肠胀气，可导致盲肠坏死和破裂，而腹痛较轻，呕吐较少，腹胀不对称，必要时以钡灌肠明确诊断。

（五）梗阻的程度

鉴别是完全性还是不完全性肠梗阻。完全性肠梗阻发病急，呕吐频，停止排便排气，腹部X线平片显示小肠内有气液平面呈阶梯状，结肠内无充气；不完全性肠梗阻发病缓，病情较长，腹痛轻，间歇较长，可无呕吐或偶有呕吐，每有少量排便排气，常在腹痛过后排少量稀便，腹部平片示结肠内少量充气。

（六）肠梗阻的原因

肠梗阻的病因要结合年龄、病史、体检及X线检查等综合分析，尽可能作出病因诊断，以便进行正确的治疗。

1.年龄因素

新生儿肠梗阻以肠道先天性畸形为多见，1岁以内小儿以肠套叠最为常见，1～2岁嵌顿性腹股沟斜疝的发生率较高，3岁以上的儿童应注意蛔虫团引起的肠梗阻，青壮年以肠扭转、肠粘连、绞窄性腹外疝较多，老年人则以肿瘤、乙状结肠扭转、粪便堵塞等为多见。

2.病史

如有腹部手术史、外伤史或腹腔炎症疾病史多为肠粘连或粘连带压迫所造成的肠梗阻；如患者有结核病史，或有结核病灶存在，应考虑有肠结核或腹腔结核引起的梗阻；如有长期慢性腹泻、腹痛应考虑有节段性肠炎合并肠狭窄；饱餐后剧烈活动或劳动考虑有肠扭转；如有心血管疾病，突然发生绞窄性肠梗阻，应考虑肠系膜血管病变的可能。

3.根据检查结果

肠梗阻患者除了腹部检查外，一定要注意腹股沟部检查，除外腹股沟斜疝、股疝嵌顿引起的梗阻，直肠指诊应注意有无粪便堵塞及肿瘤等，指套有果酱样大便时应考虑肠套叠。腹部触及肿块应多考虑为肿瘤性梗阻。大多数肠梗阻的原因比较明显，少数病例一时找不到梗阻的原因，需要在治疗过程中反复检查，再结合X线表现，或者在剖腹探查中才能明确。

五、治疗

肠梗阻的治疗要根据病因、性质、部位、程度和患者的全身性情况来决定,包括非手术治疗和手术治疗。不论是否采取手术治疗,总的治疗原则:①纠正肠梗阻引起的全身生理紊乱,纠正水、电解质及酸碱平衡紊乱。②去除造成肠梗阻的原因,采用非手术治疗或手术治疗。

(一)非手术治疗

非手术治疗措施也适用于每一个肠梗阻的患者,部分单纯性肠梗阻患者,经非手术疗法症状完全解除可免予手术,麻痹性肠梗阻,主要采用非手术疗法。对于需要手术的患者,这些措施为手术治疗创造条件也是必不可少的。

1.禁食、胃肠减压

禁食、胃肠减压是治疗肠梗阻的重要措施之一。肠梗阻患者应尽早给予胃肠减压,有效的胃肠减压可减轻腹胀,改善肠管的血运,有利于肠道功能的恢复。腹胀减轻还有助于改善呼吸和循环功能。胃肠减压的方法是经鼻将减压管放入胃或肠内,然后利用胃肠减压器的吸引或虹吸作用将胃肠中气体和液体抽出,由于禁饮食,下咽的空气经过有效的减压,可使扭曲的肠襻得以复位,肠梗阻缓解。减压管有较短的单腔管(Levin 管),可以放入胃或十二指肠内,这种减压管使用简便,对预防腹胀和高位小肠梗阻效果较好,另一种为较长的单腔或双腔管(Miller-Abbot 管),管头端附有薄囊,待通过幽门后,囊内注入空气,利用肠蠕动,可将管带至小肠内梗阻部位,对低位小肠梗阻可能达到更有效的减压效果。缺点是插管通过幽门比较困难,有时需在透视下确定管的位置,比较费时。

2.纠正水、电解质和酸碱平衡紊乱

失水和电解质酸碱平衡紊乱是肠梗阻的主要生理改变,必须及时给予纠正。补给的液体应根据病史、临床表现及必要的化验结果来决定,掌握好"缺什么,补什么;缺多少,补多少"和"边治疗、边观察、边调整"的原则。

(1)补充血容量:由于大量体液的丧失,引起血容量不足,甚至休克。应快速按"先快后慢"来补充液体。失水的同时有大量电解质的丧失,也应按"先盐后糖"(先补充足够的等渗盐水,然后再补充葡萄糖溶液)来补给,绞窄性肠梗阻患者有大量血浆和血液的丢失,还需补充血浆或全血。一般按下列方法来决定补液量:当天补液量=当天正常需要量+当天额外丧失量+既往丧失量的一半。

当天正常需要量:成人每天 2 000～2 500 mL,其中等渗盐水 500 mL,余为 5% 或 10% 葡萄糖液。

当天额外丧失量:指当天因呕吐、胃肠减压等所丧失的液体。胃肠液一般按等渗盐水:糖=2:1 补给。

既往丧失量:指发病以来,因呕吐、禁食等所欠缺的液体量,可按临床症状来估计。

在补液过程,必须注意血压、脉搏、静脉充盈程度、皮肤弹性及尿量和尿比重的变化,必要时监测中心静脉压(CVP)变化,在 CVP 不超过 1.18 kPa(12 cmH_2O)时认为是安全的。

肠梗阻时,一般都缺钾,待尿量充分时可适量补充钾盐。

(2)纠正酸中毒:肠梗阻患者大多伴有代谢性酸中毒,患者表现为软弱、嗜睡、呼吸深快,血液 pH、HCO_3^-、BE 均降低。估计碱量补充的常用方法。

补充碱量(mmol)=(正常 CO_2CP-测得患者 CO_2CP)mmol×患者体重(kg)

1 g NaHCO₃含 HCO₃⁻ 12 mmol,1 g 乳酸钠含 HCO₃⁻ 9 mmol。

补碱时可先快速给予 1/2 计算量,以后再做血气分析,根据结果及患者呼吸变化情况决定是否继续补充。

3.抗生素的应用

应用抗生素可以减低细菌性感染,抑制肠道细菌,减少肠腔内毒素的产生和吸收,减少肺部感染等。一般单纯性肠梗阻不需应用抗生素,但对绞窄性肠梗阻或腹腔感染者,需应用抗生素以控制感染。抗生素选择应针对肠道细菌,以广谱抗生素及对厌氧菌有效的抗生素为好。

4.中医中药治疗

(1)针刺治疗:针刺疗法具有增强和调整胃肠蠕动作用,对较轻病例可达治疗目的,特别对麻痹性肠梗阻效果较好。常用主穴:足三里、合谷、天枢、中脘。呕吐者加上脘,腹胀重者加大肠俞,腹痛加内关。可用强刺激手法,或用电针,留针半小时至 1 小时。还可用耳针:交感、大肠、小肠。也有水针穴位注射,可选用新斯的明,双侧足三里各注射 0.25 mg,或 10% 葡萄糖各注射 10 mL。

(2)其他疗法。①颠簸疗法:适用于早期肠扭转的患者。②推拿、按摩疗法:适用于腹胀不重,无腹膜刺激症状的单纯性肠梗阻、肠粘连、肠扭转、蛔虫性肠梗阻时。③总攻疗法:在一段时间内,综合各种中西医有效措施,发挥协同作用,产生最大的通下作用,以克服肠内容物通过障碍,缩短疗程。但总攻疗法应慎重,时间应控制在 20 小时之内。

5.中转手术治疗

在非手术治疗过程中,要严格观察患者的全身和腹部变化,必要时进行 X 线检查,随时判断梗阻是否解除,或是否需要中转手术。

肠梗阻解除的指征:全身情况改善,患者安静入睡;自觉腹痛明显减轻或基本消失;腹胀明显减轻或消失,肠型包块消散;高调肠鸣音消失;通畅的排气排便;X 线腹部平片液平面消失。

在非手术治疗过程中,观察不宜过长,一般单纯性肠梗阻可观察 24～48 小时,而绞窄性肠梗阻不宜超过 6 小时,根据情况及时中转手术。

中转手术指征:全身情况恶化,神志恍惚,烦躁甚至昏迷,脉率增快,体温升高;腹痛加重,由阵发性疼痛转为持续性疼痛,或腹痛很重转为无腹痛反应;腹软或轻压痛变为腹肌紧张及反跳痛;肠鸣音亢进转为减弱或消失;出现移动性浊音,腹腔穿刺有血性液体;白细胞及中性粒细胞计数增多;腹部 X 线平片显示肠管膨胀加重,横径增宽,液平面增大;粘连性肠梗阻或反复发作的肠梗阻,梗阻缓解不满意,有复发因素存在者;老年肠梗阻患者,有肿瘤可能时亦应考虑中转手术。

(二)手术治疗

手术是急性肠梗阻的重要治疗方法,大多数急性肠梗阻需要手术解除。手术治疗原则:争取较短时间内以简单可靠的方法解除梗阻,恢复肠道的正常功能。手术大致有四种:①解决引起梗阻的原因;②肠切除肠吻合术;③短路手术;④肠造瘘或肠外置术。肠梗阻的手术方式应根据梗阻的性质、原因、部位及患者的具体情况决定,各种术式有其不同的适应证和要求,选择得当则可获得最佳临床效果。

1.肠切除术

由于某种原因使一段肠管失去生理功能或存活能力,如绞窄性肠坏死、肠肿瘤、粘连性团块、先天性肠畸形(狭窄、闭锁)需要行肠段切除术。切除范围要视病变范围而决定。

在绞窄性肠梗阻行肠切除时要根据肠襻的血运情况而决定部分肠切除术,合理判断肠壁生机是否良好,这是正确处理绞窄性肠梗阻的基础,如将可以恢复生机的肠襻行不必要的切除,或将已丧失活力的肠襻纳回腹腔,均会给患者带来损害,甚至危及生命。首先应正确鉴定肠壁生机,在肠襻的绞窄已经解除以后,用温热盐水纱布包敷5~10分钟,或在肠系膜根部用0.5%普鲁卡因行封闭注射以解除其可能存在的血管痉挛现象,如仍有下列现象存在,可作为判断肠管坏死的依据:①肠管颜色仍为暗紫色或发黑无好转;②肠管失去蠕动能力,可用血管钳等稍加挤压刺激仍无收缩反应者;③肠管终末动脉搏动消失。根据这些特点,受累肠襻不长,应将肠及其内容物立即予以切除并行肠吻合术。但有时虽经上述处理,仔细观察,肠管生机界限难以判断,且受累肠襻长度较长时,应延长观察时间,可用布带穿过系膜并将肠管放回腹腔,维持观察半小时、一小时乃至更长时间,同时维持血容量及正常血压,充分供氧,对可疑肠襻是否坏死失去生机作出肯定的判断,再进行适当处理。如患者情况极为严重,血压不易维持,可将坏死及可疑失去生机的肠襻做肠外置术,如以后肠管的色泽转好,生机已恢复时,或坏死分界更加明确后,再做适当的肠切除吻合术。

肠切除术大致可分3步:①处理肠系膜,在预定切除肠曲的相应肠系膜上做扇形切口,切断并结扎系膜血管,注意不要损伤切除区邻近肠管的供应血管,肠管在切除线以外清除其系膜约1 cm,确保系膜缘做浆肌层缝合。②切除肠曲的两端各置有齿钳两把,可适当斜行钳夹,保证对系膜缘有较好的血供,并可加大吻合口。离两侧钳夹约5 cm处,各放置套有橡胶管的肠钳一把,以阻断两侧肠内容物,切除病变肠段,吸去两端间肠内容物,肠壁止血。③将两断端靠拢,1号丝线做间断全层内翻吻合,然后在前后壁做间断浆肌层缝合,缝闭肠系膜缺口,以防内疝。

2.肠短路术

肠短路术又称肠捷径手术适用于急性炎症期的粘连、充血水肿严重、组织脆弱易撕裂、不能切除的粘连性肿块或肿瘤晚期不能切除而仅为解除梗阻的一种姑息性手术。其方法是在梗阻部位上下方无明显炎症、肠壁柔软的肠管间行短路吻合。肠短路手术有两种方式:一种是侧侧式,即在梗阻部位近、远端的肠管间做侧侧吻合;另一种是端侧式,即先将梗阻近侧胀大肠襻切除,远切端予以缝合关闭,近侧端与梗阻远端萎陷的肠襻做端侧吻合。两种术式的优劣各异,可根据病变的情况决定。如患者情况较差,手术以解除梗阻而病变不能再切除者或为完全性梗阻者,则以简单有效的侧侧吻合术为宜,以免在端侧吻合后梗阻近端的肠襻盲端有胀破的可能。如需做二期手术,且能根除梗阻病变者,作为二期病灶切除术前的准备手术,可行端侧式吻合。

3.肠造瘘术

肠造瘘术肠造瘘术包括小肠造瘘及结肠造瘘,主要用于危重患者,由于患者周身状况危急不能耐受更大手术操作时仍不失为一种有效地解除梗阻的外科疗法。但在小肠梗阻时,因术后营养,水、电解质平衡都不易维持,造瘘口周围皮肤护理也很麻烦,因此,应竭力避免小肠造瘘术。对不能切除的结肠肿瘤或直肠肿瘤所致梗阻,或肿瘤虽能切除但因肠道准备不足,患者情况较差等情况下,适宜行结肠造瘘术或永久性人工肛门手术。肠造瘘术分为3种。

(1)断端造瘘,如为绞窄性肠梗阻、肠管已坏死,则须将坏死肠段切除,近端肠管从侧腹壁造瘘口处拖出并缝合固定,远端缝闭,待病情许可时再行二期手术。

(2)双口造瘘:将梗阻上方肠管提出行双口造瘘,主要适用于结肠梗阻或粘连性梗阻,肠管虽无坏死但无法分离,造瘘目的为单纯减压。

(3)插管造瘘:单纯插管造瘘作为解除肠道梗阻效果不理想,只有在坏死肠管切除后一期吻合,预防术后发生吻合口瘘时,可在吻合口上端肠管内插入减压管,并包埋固定在侧腹壁的腹膜上,戳孔引出,术后减压,避免吻合口瘘的发生。小肠高位插管造瘘又可作为供给肠内营养的备用通道。

4.其他手术

(1)肠粘连松解术及肠管折叠或肠排列。

(2)肠套叠复位术:使套叠的肠管退出并恢复原位。手术要求尽量在腹腔内操作,术者用手挤压套入部远端,轻柔地将套入部挤出。待完全复位后,仔细观察肠壁血运及蠕动情况,确认有无坏死表现。如为回结肠套叠,可将末端回肠与升结肠内侧壁稍稍固定,以免再发生套叠。

(3)肠扭转复位术:将扭转的肠管复位后,恢复原来的功能位置。复位前应注意肠管血运情况及肠腔内容物多少,当肠腔内积存大量液体气体时,应先行减压后再复位,以免突然复位而使大量毒素吸收导致中毒性休克。

(4)肠减压术:如果术中见肠管极度扩张致手术有困难时,可先行肠管减压。常用减压方法有以下几种。①穿刺减压:用一粗针头接上吸引装置,直刺入膨胀的肠管,尽可能吸出肠内气体和液体,拔针后缝合针眼。因针头易堵塞,减压不满意。②橡皮管减压:在肠壁上做一小切口,置入橡皮管或导尿管,还可接上三通管,管周固定后进行吸引减压,可用生理盐水灌洗肠腔,减少中毒机会。③切开减压:对较游离肠管可提至切口外,周围保护好后可直接切开肠管进行减压,这种方法减压效果好,但易污染腹腔。

总之,肠梗阻的手术治疗应视患者梗阻情况而定。单纯性肠梗阻可采用解除引起梗阻机制的手术,如粘连松解术、肠切开取出堵塞异物术等,如肠管的病变为肿瘤、炎症可行肠切除、肠吻合术,狭窄病变不能切除时可做肠短路术。绞窄性肠梗阻应尽快采取解除梗阻机制的手术,如肠套叠或肠扭转的复位术、肠管坏死应行肠切除吻合术等。结肠梗阻时由于回盲瓣关闭作用,形成闭襻型肠梗阻,结肠血供也不如小肠丰富,单纯性肠梗阻也容易发生局部坏死和穿孔,应早期进行手术治疗。如患者全身情况差,腹胀严重,梗阻位于左半结肠时,可先以横结肠造瘘,待情况好转再行肠切除吻合,如肠管坏死,应将坏死肠段切除,做肠造瘘术,待全身情况好转后二期手术。由于结肠梗阻时出现的问题较多,手术治疗时需审慎的处理。

急性肠梗阻的预后与梗阻的病因、性质、诊治的早晚、术前后的处理及手术选择是否得当有关,多数良性梗阻效果较好,但单纯性肠梗阻的死亡率仍在3%左右,绞窄性肠梗阻的死亡率在8%左右,如诊治过晚死亡率可达25%以上。死亡多见于老年患者,主要原因是难复性休克、腹膜炎、肺部并发症、肠道术后并发症及全身衰竭等,因此应及时诊断、恰当的处理,减少死亡率。

急性肠梗阻的预防在某些类型的肠梗阻是可能的。如术后粘连性肠梗阻,在进行腹部手术时,操作轻柔,尽量减少脏器浆膜和腹膜的损伤,防止或减少术中胃肠道内容物对腹腔的污染,术后尽早恢复胃肠道蠕动功能,对预防粘连性肠梗阻有积极作用。有报道近年来在腹部手术后,腹腔内置入透明质酸酶可有效减少肠粘连的发生。积极防治肠蛔虫病是预防蛔虫团堵塞性肠梗阻的有效措施。避免饱食后强体力劳动或奔跑,可减少肠扭转的发生。腹腔内炎症及结核等病变,应积极治疗避免发展成粘连或狭窄,如患者存在发生肠梗阻的因素,应嘱患者注意饮食,以防止或减少肠梗阻的发病。

(高　广)

第六节　肝性脑病

肝性脑病(hepatic encephalopathy,HE)又称肝性昏迷,是由严重肝病引起的、以代谢紊乱为基础、中枢神经系统功能失调的综合征。

一、病因与诱因

(一)肝性脑病的常见病因

(1)肝硬化,约占 1/2,尤以肝炎后肝硬化最为常见,次为血吸虫病性、胆汁性、脾源性(斑替病)、酒精性肝硬化。也可由为改善门静脉高压的门体分流手术引起。

(2)重症病毒性肝炎,约占 1/4。

(3)其他肝病,如重症中毒性肝炎、药物性肝病、原发性肝癌、肝豆状核变性(Wilson 病)。

(二)肝性脑病的少见原因

妊娠急性脂肪肝,内脏脂肪变性综合征(Regts 综合征)、核黄疸(Crigler-Najiars 综合征),严重胆道感染、门静脉血栓形成和原无肝病的严重休克。

(三)肝性脑病的诱发因素

(1)上消化道大量出血,占有明显诱因的 1/3 左右。血液在消化道内分解产氨,使血氨增高的大量出血,可致严重贫血、缺氧、休克,更加重肝细胞坏死。这两种因素均是出血诱发肝性脑病的主要原因。

(2)摄入过量蛋白质,包括一些芳香族氨基酸,如蛋氨酸、酪氨酸、苯丙氨酸、细氨酸和色氨酸等。过多蛋白质的摄入可加重已趋衰竭肝脏的负荷。含氮物质的代谢不全,尤其血氨的增高是此类患者发生肝性脑病的直接诱因。

(3)药物如含氨类药物,麻醉镇静药(吗啡、可待因)及一些镇静药(巴比妥类、氯丙嗪、水合氯醛等)均能诱发肝性脑病。

(4)大量利尿或腹腔放液一方面引起循环血容量减少,肝、肾可因供血不足而使功能损害加重。另一方面,大量排钾利尿,可致电解质紊乱,进一步发生碱中毒。低钾合并碱中毒容易诱发肝性脑病。

(5)外科手术大手术创伤及失血量过多,麻醉药物均能诱发肝性脑病。尤其门腔分流手术,门静脉血液直接进入腔静脉,肠道吸收的氨不经肝脏直接进入体循环,使血及脑脊液中氨含量增高。

(6)感染占有诱因者的 1/3 左右。原发病为肝硬化者,以胆道感染、肺炎、败血症、原发性腹膜炎等较为常见。感染可增加肝脏的负荷或损害。

(7)其他包括饮酒、便秘或腹泻、分娩或流产、肝肾综合征及严重的精神创伤等,可因增加脑、肝、肾的代谢负担或加剧大脑功能抑制而诱发肝性脑病。

二、发病机制

HE 的发病机制,以氨中毒学说开其先河,其后相继有新的学说问世,但迄今尚无一种学说能完备的解释 HE 发病机制的全貌,多数学者认为,是多种因素协同作用的结果。Zieve 等研究认为:NH_3、硫醇、短链脂肪酸之间有协同毒性作用,以小于 HE 的 NH_3 剂量时,动物不发生昏迷,若同时加用硫醇、脂肪酸则可诱发昏迷。在多种因素中,尽管有不少学者对氨中毒学说提出异议,但迄今尚无一种新学说能完全取代氨中毒学说。GABA 递质学说是继氨中毒学说之后备受关注的一种,现代认为它在 HE 发病学上的作用不亚于氨中毒,但追源溯流,GABA 对中枢神经系统(CNS)的抑制作用,也是由 NH_3 介导的。首先,NH_3 对血-脑屏障的致损害作用,为GABA 进入 CNS 打开了方便之门;其次,GABA 在突触后神经元内的蓄积,也与 NH_3 的毒性作用有关,突触后神经元内的 GABA 在正常情况下,经 GABA-a-酮戊二酸转氨酶转氨基作用,生成琥珀酸半醛,再经脱氢酶作用生成琥珀酸,参与三羧酸循环,以维持神经元内 GABA 的动态平衡。高氨血症时,神经元内的 NH_3 抑制 GABA 转氨酶的活性,导致 GABA 在突触后神经元内蓄积,对 CNS 产生抑制作用。由此可见,NH_3 与 GABA 也有协同作用。至于假性神经递质/氨基酸失衡学说,已有逐渐被否定的趋势,其在 HE 发病学上的地位,更难以与氨中毒学说相提并论。

三、诊断要点

(一)排除非肝性脑病

引起脑病的疾病甚多,首先必须排除其他原因所致。对昏迷或有"精神错乱"的患者应全面了解病史,系统而仔细地体检,必要时辅以化验或相应的辅助检查,一般说来不难确定或除外肝性脑病的诊断。需要排除的疾病有低血糖、糖尿病酮症酸中毒、中枢神经系统疾病(包括感染、脑血管意外、肿瘤、外伤等)、尿毒症、安眠及镇静药中毒、癫痫持续状态、呼吸衰竭、循环衰竭等引起的脑病。

(二)原发病及诱因的诊断

HE 的原发疾病中,大部分由各型肝硬化引起。其中多为肝炎后肝硬化,其次为重症病毒性肝炎,其他尚有严重胆道感染、肝癌等。多数国人有急慢性肝脏病病史。体检时应注意肝脏病的特征性表现,如黄疸、蜘蛛痣、肝掌、胸腹壁静脉曲张、脾大、腹水、水肿等,部分患者可有肝大,同时多伴有肝功能异常。一般不难作出诊断,但应警惕少数隐匿型肝硬化。

HE 的诱发因素中,以上消化道出血最为常见。原发病为肝硬化者,易发生食管胃底静脉曲张破裂出血,也可发生胃或十二指肠、胆道及产后出血。肝功能严重异常者,可因凝血因子缺乏引起出血。在部分患者中存在 DIC 及(或)继发性纤维蛋白溶解亢进症引起出血,尤其在重症病毒性肝炎患者中多见。急性感染,长期应用大量利尿剂或摄入大量含蛋白的食物亦为肝性脑病的常见诱因。也有因大量的腹水而诱发者。有 20%～30% 的肝性脑病患者,可无明显诱发因素。其中有的是进行性严重肝病的终末期,即所谓的内源性或原发性肝性脑病者,但也可能与对病情未能深入全面了解,以致如不典型的感染等被漏诊有关。

(三)典型表现

(1)一期(前驱期):轻度性格、情绪和行为的改变,通常表现冷漠不言或欣快激动、衣冠不整、随地便溺、应答尚能准确,但吐字不清且较缓慢。无明显的神经和精神异常,多无扑翼样震颤,脑电图正常。此期历时数天至数周,有时症状不明显,易被忽视。

(2)二期(昏迷前期):以意识错乱、行为失常、睡眠障碍为主要表现。最早表现为理解力与近事记忆的迟钝或减退,继之出现睡眠障碍和精神失常,一般概念混乱,不能完成简单计算、言语不清或语无伦次,举止反常,如违拗、向隅哭泣、喃喃自语,甚至有幻觉、恐惧、狂躁、抑郁或目光呆滞、表情茫然、答非所问、步态蹒跚,或呈木僵状态。睡眠障碍最初表现为嗜睡或失眠,继之出现睡眠时间倒错,昼睡夜醒。同时,常有腱反射亢进、肌张力增高等神经体征,还可出现踝阵挛及锥体束征。此期存在扑翼样震颤,脑电图出现特征性异常。

(3)三期(昏睡期):以昏睡和严重精神错乱表现为主。患者由嗜睡逐渐进入昏睡状态,但可以唤醒。对疼痛等刺激尚有反应,偶尔出现短暂的躁动或幻觉,扑翼样震颤尚可引出,肌张力增加,锥体束征常呈阳性,脑电图异常。

(4)四期(昏迷期):意识完全丧失。浅昏迷时对外界刺激尚有反应;深昏迷时,则各种反射均消失,肌张力降低,瞳孔可散大,对光反射减弱或消失,可出现阵发惊厥、高热、踝阵挛和库(Kussmanl)氏呼吸等。

以上各期的分界有时并非均如此明确,前后期表现可有重叠,病情可迅速发展、升级,亦可经治疗好转退级或暂终止于某一期。肝硬化所致的肝性脑病,起病多较缓慢,多数患者可呈上述各期典型表现,易于判断。但重症病毒性肝炎、妊娠急性脂肪肝、内脏脂肪变性综合征(Reges 综合征)等起病多急骤,由于肝细胞大量坏死,肝功能严重损害,常在起病后几天至十几天内即出现精神、神经症状,并迅速进入昏迷,上述临床分期的界限常不明显,且极易误诊,应引起重视。

四、病情判断

HE 是各种类型急、慢性严重肝病的主要死亡原因。重症病毒性肝炎或肝硬化晚期的肝性脑病,虽经内科严格的治疗,病死率仍在 85% 以上。从昏迷到死亡的时间常为数天,但短者仅数小时,长者可达两个多月。由肝硬化所致肝性脑病者,可再次或多次发作,昏迷两次以上约占半数,因此早期诊断、及时治疗非常必要。

有明显诱因的 HE 患者,其预后一般比无明显诱因者险恶,诱因明确且容易消除者病情大多能缓解。由于门-腔静脉分流术后进食高蛋白饮食引起的 HE 预后最好;原发病为肝硬化者,有腹水、黄疸、出血倾向等提示肝功能甚差,其预后亦不佳;重症病毒性肝炎、妊娠急性脂肪肝等所致 HE 预后最差。

五、治疗

HE 的治疗在消除诱因的基础上,支持疗法、维护重要器官功能及控制肠腔毒物的来源、生成与吸收,仍是最重要的治疗对策;毒物的代谢清除及神经递质的复常,仅居次要地位。HE 的防治,必须结合原有肝病状况予以综合考虑,强调综合治疗,在严密监护病情基础上,应采取以下措施。

(一)急性肝性脑病的治疗

1.去除病因

(1)积极控制上消化道出血:如食管静脉曲张破裂或门静脉高压胃黏膜病变出血。

(2)及时防治感染:如败血症、自发性腹膜炎、肺炎等。

(3)纠正水、电解质、酸碱平衡失调:尤应注意低钾、低钠及代谢性碱中毒。

(4)避免医源性诱因:慎用强烈排钠、排钾利尿剂,避免大量放腹水、输注库血或应用含氮药物,止痛、安眠、镇静药物。

2.维持正氮平衡

每天热能 1 200~1 600 kcal(1 kcal=4.1 kJ)。包括高渗糖液,富含 BCAA 的氨基酸注射液

及新型脂肪乳剂。所谓新型脂肪乳剂是由中链甘油三酯(MCT)与长链甘油三酯(LCT)按一定比例配制而成的。新型 MCT-LCT 脂肪乳剂主要在外周组织线粒体内的脂蛋白脂肪酶水解,能补充必需脂肪酸的缺乏,纠正血浆脂肪酸谱,补充单纯依赖糖所不能满足机体所需的热量,在重症肝病及 HE 的应用是安全的,但应掌握适当用量及静脉滴注速度,每天每千克体质量低于 1 g 为安全用量,宜缓慢静脉滴注。

3.维持水、电解质平衡

在无额外液体丧失的情况下,每天输液量为前一天尿量加 500～700 mL,疑有功能性肾衰竭或稀释性低钠血症时,宜酌情限制液量;每天尿量在 700 mL 以上者,宜常规补充氯化钾 3～4 g,有低钾、低氯血症时,还应酌情增加剂量;有稀释性低血钠者(Na^+<125 mmol/L)首先限制水摄入量,加用排水多于排钠的渗透性利尿剂如 20% 甘露醇,酌情适量输注生理盐水;有低钾血症时,常伴有低镁血症、低钙血症,前者可用门冬氨酸钾镁,后者可用氯化钙或 11.2% 谷氨酸钙。

4.维持酸碱平衡

代谢性碱中毒除补充氯化钾以纠正低钾低氯性碱中毒外,还可应用 25% 精氨酸溶液 40～80 mL 加入葡萄糖液中静脉滴注,亦可加用维生素 C 溶液静脉滴注。血 pH 宜矫正至正常偏酸。呼吸性碱中毒多由通气过度所致,宜针对引起的原发病因进行处理,同时用 5% 氧间断吸入,改善低氧血症,提高 PaO_2 水平。代谢性酸中毒多见于晚期并发功能性肾衰竭患者,可用适量谷氨酸钠液静脉滴注,碳酸氢钠溶液只宜小量,切忌大量。

5.维持肝功能及其他脏器功能

急性 HE 容易并发多脏器功能衰竭,在维持肝功能基础上,宜同时重视维持其他脏器功能。主要注意事项及措施:①避免应用肝毒性、肾毒性及影响脑功能的药物;②小量多次输注新鲜血制品(新鲜血或新鲜血浆);改善有效血浆容量不足,提高肝、肾等重要脏器的灌流量,并能补充多种凝血因子及提供调理素;③促肝细胞生长因子(肝细胞生长素):由哺乳动物胎肝或再生肝中分离的复合因子,是一种耐酸、耐碱的小分子多肽,刺激肝细胞 DNA 合成及促进其再生,每天 120～200 mg 加入葡萄糖液中静脉滴注;④前列腺素 E_1(PGE_1):它直接作用肝细胞使其不受细胞毒性因子(如内毒素)的影响,能提高肝细胞内 cAMP 含量,抑制磷脂酶活性,保护肝细胞膜系统,还能抑制肿瘤坏死因子(TNF-α),减轻肝坏死,具有舒张血管改善重要器官循环作用;用法 200 μg 加入 10% 葡萄糖液内缓慢静脉滴注,每天一次,10～20 天为 1 个疗程;但有腹痛、恶心、呕吐、腹泻、发热等不良反应,从而限制其应用,其临床疗效亦有待进一步评定。

6.减少肠源性毒物的来源、生成与吸收

(1)调整食物蛋白质摄入:已有意识障碍或前驱期患者,应及时禁食蛋白质饮食,神志恢复后逐渐增加蛋白质摄入量,由 0.5 g/(kg·d),渐增至 1.0 g/(kg·d),开始宜选择植物蛋白质,因其含硫氨基酸少,含纤维素丰富,能保持大便通畅,调整肠道菌群,降低毒物的来源;在以植物蛋白质摄入为主时,可配以奶类制品,两者在蛋白质组分上有互补作用。

(2)清洁肠道:消化道积血宜及时清除,便秘者予以通便。清洁肠道可口服轻泻剂如山梨醇、乳果糖、大黄等,剂量以个体耐受情况而异,以每天 1～2 次软便为宜。必要时清洁灌肠,用弱酸性(pH 5.5～6)灌肠液 500～1 000 mL,禁用肥皂液灌肠,灌肠时宜变更体位,以灌肠液抵达右半结肠者效果较佳。

(3)抗生素:抑制肠道具有尿毒酶及氨基酸氧化酶的细菌,阻断 NH_3 及其他毒物的生成。①新霉素:是传统常用药,每天 2 g,久用可引起肾毒性及前庭神经损害,还可影响肠黏膜对营养物质的吸收,一般用药不超过 30 天;②甲硝唑/替硝唑:因革兰阴性厌氧菌亦有助于胃肠道内 NH_3 的生成,该类药对厌氧菌有较强抑制作用,其疗效与新霉素相似;用法:每天 0.6~0.8 g,分次吸用,不能口服者亦可减量滴注;③利福新明:为大环内酯类抗生素,不从肠道吸收,口服耐受性好,不良反应少,与巴龙霉素及乳果糖疗效一致,但易产生耐药性;用法:每天 1 200 mg,分次口服,15 天为 1 个疗程;④其他:每天庆大霉素 16 万 U 或卡那霉素 1~2 g,分次口服,其抑菌作用与新霉素相同;巴龙霉素、头孢唑啉等亦可选用。上述药物可交替使用,以避免不良反应与耐药。

(4)乳果糖或乳梨醇:①乳果糖(lactulose,β-半乳糖果糖)是一种合成的双糖,口服后在小肠不会被分解,到达结肠后被乳酸杆菌、类肠球菌等细菌分解为乳酸、乙酸而降低肠道的 pH。肠道酸化后对产尿素酶的细菌不利,但有利于不产尿素酶的乳酸杆菌的生长,使肠道细菌产氨减少;此外,酸性的肠道环境可减少氨的吸收并促进血液中的氨渗入肠道排出。结肠细菌对乳糖的代谢能力有一定限度,最大的代谢能力为每天 95 g,每天给予 90 g 以上时,可引起渗透性腹泻,并发脱水、高钠血症。适宜的剂量为每天 30~60 g,分 3 次口服,剂量以每天 1~2 次软便为宜。乳果糖已作为 HE 的标准治疗,其疗效与新霉素相似,但起效快,且不良反应较少,主要有腹胀、腹痛、恶心、呕吐等。②乳梨醇(lactitol,β-半乳糖山梨醇)是另一种合成的双糖,其作用机制与乳果糖相似且疗效出现快,24 小时的改善率较乳果糖高。其剂量为每天 30~40 g,分 3 次口服,以每天 1~2 次软便为宜。对于昏迷患者,由于回肠功能缺失,口服用药不便,可用 20%乳果糖或 20%乳梨醇保留灌肠,优于口服给药。

7.促进体内氨的代谢

(1)L-鸟氨酸-L-门冬氨酸(ornithine-clspartate,OA):鸟氨酸是尿素循环启动的底物,又能刺激启动尿素循环的酶系统,促进尿素的合成与 NH_3 的利用;门冬氨酸也是尿素循环的底物,它与瓜氨酸结合形成琥珀酰精氨酸,亦有助于尿素的形成与利用。此外,OA 为双羧酸盐,它是 α-酮戊二酸的底物,故可被肝中心静脉的肝细胞摄取,并与 NH_3 结合,合成谷氨酰胺,每天静脉滴注 20 g 的 OA 可使 60%~90%的 HE 患者血氨含量降低。

(2)苯甲酸钠:该药能与 NH_3 结合形成马尿酸,从而降低血氨。它不影响肠道运动功能,对有腹泻而不能用乳果糖者,用之较为合适,其最大缺点是加重患者的钠负荷,从而限制其使用。用量每天 10 g,分 2 次口服。

(3)谷氨酸:是传统用于代谢清除血 NH_3 的药,目前对其疗效评价贬多褒少,应掌握应用时机与用量。谷氨酸有谷氨酸钠和谷氨酸钾两种,可根据血钾和血钠调整两者的使用比例。目前多主张 28.75%谷氨酸钠 60~80 mL,31.5%谷氨酸钾 10~20 mL(每 20 mL 含钾当量相当于 10%氯化钾 25 mL 的含量),配合用药。

(4)精氨酸:可促进尿素循环而降低血氨,其临床疗效远逊于 OA,该制剂属酸性溶液,适用于有碱中毒倾向者。用量每天 10~20 g,加入葡萄糖液内静脉滴注。

8.GABA/BZ 复合受体拮抗剂

氟马西尼,可以拮抗内源性苯二氮䓬所致的神经抑制。对于Ⅲ-Ⅳ期患者具有促醒作用。静脉注射氟马西尼起效快,往往在数分钟内,但维持时间很短,通常在 4 小时之内,其用量为 0.5~1 mg 静脉注射;或 1 mg/h 持续静脉滴注。

有关氟马西尼治疗 HE 的疗效,虽然尚有争议,但对选择性病例用后可明显改善 PSE 的级别及 NCT 积分。

9.减少或拮抗假神经递质

支链氨基酸(BCAA)制剂是一种以亮氨酸、异亮氨酸、缬氨酸等 BCAA 为主的复合氨基酸。其机制为竞争性抑制芳香族氨基酸进入大脑,减少假神经递质的形成,其疗效尚有争议,但对不能耐受蛋白质的营养不良者,补充 BCAA 有助于改善其氮平衡。

10.预防急性 HE 并发症

急性 HE 最突出的并发症为脑水肿,其发生率约为 30%。脑水肿的临床表现常与 HE 的临床表现相重叠,容易漏诊。急性 HE 患者如出现烦躁、抽搐、收缩压高于发病前 2.67 kPa 时,应警惕有脑水肿可能,宜进行脱水治疗。

(二)慢性肝性脑病的治疗

慢性 HE 的治疗是一个长期过程,旨在防治异常 CNS 功能反复波动,并使其精神状况恢复至正常基线水平。去除诱因仍是治疗的重要举措,再根据个体病情,选用相应的治疗对策,减少肠道 NH_3 的来源、生成和吸收,方法简便易行,最适于慢性 HE 的长期治疗。其次为 NH_3 的清除,使 NH_3 转变为无毒性物质,其中以 OA 最为合适。BCAA 酮类似物即氨基酸脱氨基后生成的酮酸,它能与 NH_3 结合,重新生成母体氨基酸,但目前供应有困难,从而限制其应用。因门脉高压反复上消化道大出血者,在考虑门体分流/断流或施行 TIPS,必须高度重视保留一定的肝灌流,把 HE 的发生减少到最低限度;对于已确定的不可逆性严重肝病所致的慢性 HE(也包括急性 HE),应考虑人工肝或肝移植治疗。肝移植是治疗各种终末期肝病的一种有效手段,严重和顽固的 HE 有肝移植的指征。

(王 露)

第七节 重型病毒性肝炎

大多数病毒性肝炎预后良好,少部分人出现肝功能衰竭,我国定名为重型病毒性肝炎,预后较差。起病 10 天内出现急性肝功能衰竭现象称急性重症型;起病 10 天以上出现肝功能衰竭现象称亚急性重症型;在有慢性肝炎、肝硬化或慢性病毒携带状态病史的患者,出现肝功能衰竭表现称慢性重型肝炎。

一、诊断

(一)病因

本病病原体为各型肝炎病毒。肝炎病毒与机体的免疫反应都与本病的发病有关。发病多有诱因,如急性肝炎起病后,未适当休息、治疗,嗜酒或服用损害肝脏药物、妊娠或合并感染等。

(二)诊断要点

1.病史

急、慢性肝炎患者有明显的恶心、呕吐、腹胀等消化道症状。肝功能严重损害,特别是黄疸急骤加深,血清总胆红素 $>171\ \mu mol/L$ 或每天上升幅度 $>17\ \mu mol/L$。在胆红素增高的同时,血清转氨酶活性反而相对较低,呈"胆-酶分离"现象。凝血酶原活动 $\leqslant 40\%$,有肝性脑病、出血、腹水等表现。要注意区别急性、亚急性、慢性重型肝炎的不同点,发病 10 天以内出现的重型肝炎是急性重型肝炎,其特点为肝性脑病出现早、肝浊音界缩小较明显。发病 10 天至 8 周出现的重型肝炎为亚急性重型肝炎,临床表现主要为严重消化道症状、重度黄疸、水肿及腹水,可有肝性脑病。慢性重型肝炎是在原有慢性肝炎或肝炎后肝硬化基础上出现的亚急性重型肝炎的临床表现,肝浊音界缩小不明显,病程一般较长。

2.危重指标

(1)突然出现精神、神志改变,即肝性脑病变化,从轻微的情绪与言行改变至严重的肝性脑病。

(2)短期内黄疸急剧加重,胆固醇或胆碱酯酶明显降低。

(3)腹胀明显加重,出现"胃型";腹水大量增加、尿量急剧减少等表现。

(4)凝血酶原活动度极度减低,出血现象明显,或有 DIC 表现。

(5)出现严重并发症如感染、肝肾综合征等。

3.辅助检查

(1)血常规:急性重型肝炎可有白细胞计数升高及核左移。慢性重型肝炎由于脾功能亢进,故白细胞总数升高不明显,血小板计数多有减少。

(2)肝功能明显异常:尤以胆红素升高明显,胆固醇(酯)与胆碱酯酶明显降低。慢性重型肝炎多有清蛋白明显减少,球蛋白升高,A/G 比值倒置。

(3)凝血酶原时间延长:凝血酶原活动度降低至 40% 以下。可有血小板减少、纤维蛋白原减少、纤维蛋白降解产物(FDP)增加等 DIC 的表现。

(4)血氨升高:正常血氨静脉血中应<58 μmol/L(100 μg/dL),动脉血氨更能反映肝性脑病的轻重。

(5)氨基酸谱的测定:支链氨基酸正常或轻度减少,而芳香氨基酸增多,故支/芳比值下降。

(6)脑电图:可有高电压及阵发性慢波。脑电图检查有助于肝性脑病的早期诊断及判断预后。

(7)肾功能检查:有肝肾综合征时常有尿素及血清肌酐升高。

(8)各种肝炎病毒标志物检查:可确定病原及发现多型病毒重叠感染病例。

(9)肝活检:对不易确诊的病例应考虑做肝穿刺活检。但术前、术后应做好纠正出血倾向的治疗。如注射维生素 K_1、凝血酶原复合物、新鲜血浆,以改善凝血酶原活动度。术前、术后还可注射止血药。加强监护以防意外。

(三)鉴别诊断

1.药物及肝毒性毒物引起的急性中毒性重型肝炎

应有服药史及毒物史,如抗结核药、磺胺类药、抗真菌药(酮康唑)等,中草药中的川楝子、雷公藤、黄药子也可引起,毒物中有毒蕈中毒、蛇毒等。

2.妊娠急性脂肪肝

多发生于第 1 胎,妊娠后期。表现为急性上腹痛、频繁呕吐、黄疸深重、出血,很快出现昏迷、抽搐,B 超检查可见肝脏回声衰减。

二、治疗

(一)治疗原则

主要是综合治疗,包括支持疗法,防止肝坏死,改善肝功能,促进肝细胞再生,防止出血、肝性脑病、肝肾综合征、合并感染等并发症。

(二)常规治疗

1.一般支持疗法

(1)绝对卧床休息,记24小时液体出入量,密切观察病情变化。

(2)保证必要的热量供应,尽可能减少饮食中的蛋白质,以控制肠内氨的来源。补充足量维生素C、维生素 K_1 及B族维生素。

(3)静脉输液,以10%葡萄糖液1 500～2 000 mL/d,内加水飞蓟素、促肝细胞生长素、维生素C 2.0～5.0 g,静脉滴注。大量维生素E静脉滴注,有助于消除氧自由基的中毒性损害。

(4)输新鲜血浆或全血,2～3次/天,人血清蛋白5～10 g,1次/天。

(5)支链氨基酸250 mL,1～2次/天。

(6)根据尿量及血中钠、钾、氯化物检测结果,调整补充电解质,以维持电解质平衡,防止低血钾。

2.防止肝细胞坏死,促进肝细胞再生

(1)肝细胞再生因子(HGF)80～120 mg溶于10%葡萄糖液250 mL,静脉滴注,1次/天。

(2)胸腺素15～20 mg/d,溶于10%葡萄糖液内静脉滴注。

(3)10%葡萄糖液500 mL加甘利欣150 mg或加强力宁注射液80～120 mL,静脉滴注,1次/天。10%门冬氨酸钾镁30～40 mL,溶于10%葡萄糖液中静脉滴注,1次/天。长期大量应用注意观察血钾。复方丹参注射液8～16 mL加入500 mL右旋糖酐-40静脉滴注,1次/天。改善微循环,防止DIC形成。

(4)前列地尔,开始为100 μg/d,以后可逐渐增加至200 μg/d,加于10%葡萄糖液500 mL中缓慢静脉滴注,半个月为1个疗程。

(5)胰高血糖素-胰岛素(GI)疗法,方法为胰高血糖素1 mg,普通胰岛素10 U共同加入10%葡萄糖液500 mL内,缓慢静脉滴注,1～2次/天。

3.防治肝性脑病

(1)严格低蛋白饮食,病情严重时可进无蛋白饮食,待病情好转后再逐渐增加。

(2)口服乳果糖糖浆10～30 mL,3次/天以使粪便pH降到5为宜,从而达到抑制肠道细菌繁殖、减轻内毒素血症。选用大黄煎剂、小量硫酸镁、20%甘露醇20～50 mL、新霉素、食醋保留灌肠等。

(3)防止低血钾与碱血症,用支链氨基酸或六合氨基酸250 mL静脉滴注,1～2次/天。

(4)消除脑水肿,有脑水肿倾向者用20%甘露醇250 mL.加压快速静脉滴注。

4.防治出血

(1)观测血小板计数、凝血酶原时间、纤维蛋白原等,以便及早发现DIC征兆,尽早采取相应措施。早期应给改善微循环、防止血小板聚集的药物,如川芎嗪160～240 mg、复方丹参注射液8～18 mL、双嘧达莫400～600 mg等加入葡萄糖液,静脉滴注。500 mL右旋糖酐-40加山莨菪碱注射液10～20 mg,静脉滴注,如确已发生DIC,应按DIC治疗。

(2)凝血因子的应用,纤维蛋白原1.5 g溶于100 mL注射用水中,缓慢静脉滴注,1次/天。输新鲜血浆或新鲜全血。

(3)大剂量维生素 K_1 应早应用,有人认为大剂量维生素 K_1、维生素C、维生素E合用,可使垂死的肝细胞复苏。

(4)酚磺乙胺 500 mg,静脉注射,1 或 2 次/天。

(5)对有消化道大出血者,除输血及全身用止血药外,应进行局部相应处理。消化道出血,可口服凝血酶,每次 2 000 U;奥美拉唑 40 mg 静脉注射,每 6 小时 1 次,西咪替丁,每晚 0.4～0.8 g,可防治胃黏膜糜烂出血。对门静脉高压引起的上消化道出血,在血压许可的条件下,持续静脉滴注酚妥拉明以降低门静脉压,可起到理想的止血效果。酚妥拉明 20～30 mg 加入 10% 葡萄糖液 1 000～1 500 mL 缓慢静脉滴注 8～12 小时,注意观察血压。

5.防治肾衰竭

(1)尽量避免用有肾毒性的药物。

(2)选用川芎嗪、复方丹参、山莨菪碱、右旋糖酐-40 等。如已有肾功能不全、尿少者,应按急性肾衰竭处理。注意水、电解质平衡,防止高血钾。

(3)适当用利尿药,可用呋塞米 20～100 mg 稀释后静脉注射。

(4)经用药不能缓解高血钾与氮质血症,应行腹膜透析。

6.防治感染

(1)注意口腔护理,保持病室空气清新,防止交叉感染。及早发现感染征兆,要特别注意腹腔、消化道、呼吸道、口腔、泌尿系统感染。可用乳酸菌制剂,以＜50 ℃的低温水冲服,以预防肠道感染。

(2)及早用抗生素,在没有找到致病菌前,一般首先考虑革兰阴性菌感染,全面考虑选用抗生素。要特别注意避免使用肾毒性与肝毒性抗生素。

(王　露)

第八节　暴发性肝衰竭

暴发性肝衰竭(FHF)是指原来无肝炎病史,急骤发病后 8 周内肝细胞大块变性、坏死,导致肝功能衰竭的综合征。本病预后险恶,病死率可达 40% 以上。

一、病因与发病机制

(一)病因

1.病毒感染

(1)肝炎病毒:包括各型肝炎病毒,其中以乙肝病毒所致者占首位。

(2)其他病毒:如 EB 病毒、巨细胞病毒、疱疹病毒及柯萨奇病毒等。

2.药物及化学毒物

(1)药物性肝损伤最常见,如抗结核药、对乙酰氨基酚(扑热息痛)、四环素、甲基多巴、氟烷、单胺氧化酶抑制剂及磺胺药等。

(2)化学性毒物如四氯化碳、毒蕈及无机磷等。

3.代谢异常

如急性妊娠期脂肪肝、半乳糖血症、遗传性酪氨酸血症、Reye 综合征及 Wilson 病等。

4.肝脏缺血及缺氧

如各种原因所致的充血性心力衰竭、感染性休克、肝血管阻塞等。

5.肿瘤

如原发性或继发性肝癌,以后者为常见。

（二）发病机制

1.致病因素对肝细胞损伤

（1）肝炎病毒导致肝细胞坏死:急性肝炎有 3.8%～6.7% 可发生 FHF。这取决于肝炎病毒的致病力和机体对该病毒敏感性。其机制是:①病毒直接使肝细胞变性坏死。②机体产生的免疫抗体对病毒感染的肝细胞(靶细胞)发生免疫破坏作用。

（2）药物或毒物对肝细胞损伤:某些药物(如抗结核药)在肝脏内分解代谢,其代谢产物以共价键与肝细胞连接,形成新的大分子结构,是造成肝细胞坏死的重要原因之一;酶诱导剂能增强单胺氧化酶抑制剂的肝细胞毒性作用;四环素可结合到肝细胞的 tRNA 上,影响肝细胞的合成作用;毒蕈含有蝇蕈碱,能抑制肝细胞 RNA 聚合酶,抑制肝细胞蛋白质合成。

2.肝内代谢物浓度的影响

肝细胞大量坏死导致肝功能严重损伤,因此,与肝脏有关的体内许多代谢产物浓度也发生显著变化,表现为内源性和外源性异常物质增多,如血氨、短链脂肪酸（SCFA）、硫醇、乳酸等毒性物质增加;反之,维持人体正常功能的物质,如支链氨基酸、α-酮戊二酸、延胡索酸及草酰乙酸减少,干扰脑组织代谢,可产生精神、神经症状,严重时可发生肝性脑病(参阅肝性脑病)。

二、诊断

（一）临床表现

临床表现取决于原发病及肝损害程度,而且常伴有多脏器功能受累。

1.神经系统障碍(脑病)

疾病早期因两侧前脑功能障碍,表现为性格改变和行为异常,如情绪激动、视幻觉、精神错乱、睡眠颠倒。病情加重后累及脑干功能受损,出现意识障碍,陷入昏迷,称为肝性脑病。

2.黄疸

出现不同程度的黄疸,且进行性加重。

3.脑水肿

50%～80% 患者有脑水肿表现,如呕吐,球结膜水肿,并使昏迷程度加深。当发生脑疝时两侧瞳孔大小不等,可致呼吸衰竭死亡。

4.出血

因肝功严重受损使凝血因子合成减少,故常伴有严重出血倾向,危重者可发生急性 DIC。主要表现上消化道出血及皮肤黏膜广泛出血。若发生大出血后,血容量减少,血氨增高,诱发或加重肝性脑病。

5.肺部病变

患者可发生多种肺部病变,如肺部感染、肺水肿及肺不张等,其中肺水肿的发生率异常增高,可导致突然死亡。

6.肾衰竭

FHF 患者合并急性肾衰竭的发生率 70%～80%。出现少尿、无尿、氮质血症及电解质紊乱的表现。

7.低血压

大多数患者伴有低血压,其原因是出血、感染、心肺功能不全及中枢性血管运动功能受损所致。

(二)辅助检查

1.血清转氨酶

早期升高,晚期可降至正常。

2.血清胆红素

以结合胆红素升高为主,并出现"酶胆分离"现象,即胆红素进行性升高时转氨酶却降低,提示预后不良。

3.凝血与抗凝功能检查

多种凝血因子活性降低,凝血酶原时间延长,且用维生素 K 不能纠正。抗凝血酶Ⅲ和 α 血浆抑制物合成障碍,与肝脏受损程度呈正相关,可用于对预后判断。

4.血清蛋白与前清蛋白

早期患者血清前清蛋白及清蛋白即可明显降低,可用于早期诊断。

5.血浆氨基酸

FHF 患者血液芳香族氨基酸显著增高,支链氨基酸降低。

6.甲胎蛋白

血清甲胎蛋白轻度升高。

7.影像学检查

如腹部超声、CT、磁共振等检查,可观察肝脏萎缩和坏死程度。

8.脑压检测

颅内压升高,常用持续导管测压。

(三)诊断标准

(1)患者无肝炎病史,体检时肝脏明显缩小,周身情况渐差。

(2)神志模糊,或新近有性格、行为改变。

(3)肝功能检查异常、凝血酶原时间延长,超过对照 3 秒以上。

(4)低血糖。

(5)重度高胆红素血症。

(6)血氨升高。

(7)脑电图异常。

三、急救措施

FHF 的病因复杂,病情变化多端,进展迅速,治疗上必须采取综合措施才能降低病死率,具体措施如下。

(一)严密监护及支持疗法

(1)患者应安置在监护病房。严格记录各项生命体征及精神、神经情况,预防感染,对病情变化应及时处理。

(2)补充足够的热量及营养,每天热量至少 1 200～1 600 kJ,必须输注 10％葡萄糖液、多种维生素,适当辅以新鲜血浆、全血和清蛋白等。

(3)维持电解质和酸碱平衡,特别应纠正低血钾,如出现稀释性低血钠,应限制入水量。

(二)护肝治疗

1.胰高血糖素

胰岛素疗法可用胰高血糖素 1 mg,常规胰岛素 8 U,溶于 10％葡萄糖溶液250～500 mL中静脉滴注,每天 1 次,2 周为 1 个疗程。本疗法可阻止肝坏死,促进肝细胞再生。

2.能量合剂

每天一剂,同时可给肝素 250 mL。

3.六合或复方氨基酸

复方氨基酸 250 mL,或支链氨基酸 250～500 mL 静脉滴注,可调整体内氨基酸失衡。

4.促肝细胞生长因子(HGF)

每天 80～120 mg,溶于 5％～10％葡萄糖溶液 250～500 mL 中静脉滴注。该药可促进肝细胞再生,保护肝细胞膜,并能增强肝细胞清除内毒素的功能。

(三)并发症的治疗

1.出血倾向

对皮肤黏膜出血可用足量维生素 K_1,输注新鲜血浆,以及补充凝血因子、凝血酶原复合物、止血敏等;消化道常发生急性胃黏膜病变而出血,可用组织胺 H_2 受体阻滞剂及壁细胞质子泵阻滞剂奥美拉唑,或口服凝血酶;若发生 DIC 出血时应使用肝素每次 0.5～1 mg/kg,加入 5％～10％葡萄糖溶液 500 mL 中静脉滴注,用试管法测定凝血时间,维持在 20～25 分钟,出血好转后停药。在肝素化的基础上,给予新鲜血浆或全血。

2.脑水肿

限制输液量,常规应用脱水剂,如 20％甘露醇 200 mL,快速静脉滴注,每 6～8 小时 1 次;地塞米松5～10 mg,静脉滴注,每 8～12 小时 1 次。

3.肾衰竭

早期可常规使用利尿剂,如尿量仍不增加,按功能性肾功衰竭处理,或行透析疗法。

4.感染

必须尽早抗感染治疗。应避免使用有损肝功能和肾功能的抗生素,如红霉素、四环素和氨基甙类药物。常选用氨苄西林和头孢菌素类抗生素。

5.调整免疫功能

可用胸腺肽 20 mg 加入 10％葡萄糖内静脉滴注;干扰素 100 万 U,每周 2～3 次,肌内注射。

(四)肝移植

肝移植是目前较新的治疗方法,但价格昂贵、条件受限,目前尚难普及应用。

(王　露)

第九节　急性重症胆管炎

急性重症胆管炎(ACST)过去称为急性梗阻性化脓性胆管炎(AOSC),是由于胆管梗阻和细菌感染,胆管内压升高,肝脏胆血屏障受损,大量细菌和毒素进入血液循环,造成以肝胆系统病损为主,合并多器官损害的全身严重感染性疾病,是急性胆管炎的严重形式。

一、病因及发病机制

其病因及发病机制主要与以下因素有关。

(一)胆管内细菌感染

正常人胆汁中无细菌。当胆管系统发生病变时(如结石、蛔虫、狭窄、肿瘤和胆管造影等),可引起胆汁含菌数剧增,并在胆管内过度繁殖,形成持续菌胆症。细菌的种类绝大多数为肠源性细菌,以需氧革兰阴性杆菌阳性率最高,其中以大肠埃希菌最多见,也可见大肠埃希菌、副大肠埃希菌、产气杆菌、铜绿假单孢菌、变形杆菌和克雷伯杆菌属等。需氧和厌氧多菌种混合感染是ACST细菌学特点。细菌产生大量强毒性毒素是引起本病全身严重感染综合征、休克和多器官衰竭的重要原因。

(二)胆管梗阻和胆压升高

导致胆管梗阻的原因有多种,常见的病因依次为结石、寄生虫感染(蛔虫、中华分支睾吸虫)、纤维性狭窄。较少见的梗阻病因有胆肠吻合术后吻合口狭窄、医源性胆管损伤狭窄、先天性肝内外胆管囊性扩张症、先天性胰胆管汇合畸形、十二指肠乳头旁憩室、原发性硬化性胆管炎、各种胆管器械检查操作等。胆管梗阻所致的管内高压是ACST发生、发展和恶化的首要因素。

(三)内毒素血症和细胞因子的作用

内毒素是革兰阴性菌细胞壁的一种脂多糖成分,其毒性存在于类脂A中。内毒素具有复杂的生理活性,在ACST的发病机制中发挥重要作用。

(四)高胆红素血症

当胆管压力超过3.43 kPa(25.7 mmHg)时,肝毛细胆管上皮细胞坏死、破裂,胆汁经肝窦或淋巴管逆流入血,即胆小管静脉反流,胆汁内结合和非结合胆红素大量进入血液循环,引起以结合胆红素升高为主的高胆红素血症。

(五)机体应答反应

1.机体应答反应异常

各种损伤因所触发的体内多种内源性介质反应,在脓毒症和多器官功能障碍的发病中所起的介导作用也非常重要。

2.免疫防御功能减弱

本病所造成的全身和局部免疫防御系统的损害是感染恶化的重要影响因素。

二、分型

(一)病理分型

1.胆总管梗阻型胆管炎

主要由于胆总管的梗阻而发生的 ACST,此型占 80% 以上。病理范围波及整个胆管系统,较早出现胆管高压和梗阻性黄疸,病情发展迅速,很快成为全胆管炎。

2.肝内胆管梗阻型胆管炎

主要是肝内胆管结石合并胆管狭窄发生的胆管炎。因病变常局限于肝内的一叶或一段,虽然有严重感染存在,可无明显腹部疼痛,黄疸也往往较少发生。此型胆管炎的临床症状比较隐蔽,同时由于肝内感染灶因胆管梗阻,得不到通畅引流,局部胆管扩张,很快出现胆管高压,胆血屏障被破坏,大量细菌内毒素进入血内,发生败血症。

3.胰源性胆管炎

胆管急性感染时,可发生急性胰腺炎。反之,胰腺炎时,胰液反流入胆管引起胰源性胆管炎或胆囊炎。此型患者往往是胰腺炎与胆管炎同时存在,增加了病理的复杂性与严重性。

4.胆管反流性胆管炎

在胆管肠道瘘或胆肠内引流术后,特别是胆总管十二指肠吻合术后,由于肠道内容物和细菌进入胆管,尤其当胆管有梗阻时,可引起复发性反流性胆管炎。

5.寄生虫性胆管炎

临床上常见的寄生虫性胆管炎,多由胆管蛔虫所引起,占胆管疾病的8%~12%。中华分支睾吸虫被人体摄入,寄生于肝胆管和胆囊内。如引起胆管梗阻和感染,可发生急性胆管炎,严重病例可出现梗阻性黄疸和肝脓肿。肝包囊虫破入胆管后,也可发生急性胆管炎。严重的胆管感染可引起中毒性休克。

6.医源性胆管炎

内镜技术和介入治疗的发展,相应一些操作如 PTC、PTCD、ERCP、EST、经"T"形管进行胆管造影、经"T"形管窦道胆管镜取石等,术后发生急性胆管炎的概率越来越多,特别是在胆管梗阻或感染的情况下更易发生。

(二)临床分型

1.暴发型

有些 ACST 可迅速发展为感染性休克和胆源性败血症,进而转变为 DIC 或 MODS。肝胆系统的病理改变呈急性蜂窝织炎,患者很快发展为致命的并发症。

2.复发型

若胆管由结石或蛔虫形成活塞样梗阻或不完全梗阻,感染胆汁引流不畅,肝胆系统的急性、亚急性和慢性病理改变可交替出现并持续发展。胆管高压使毛细胆管和胆管周围发生炎症、局灶性坏死和弥漫性胆源性肝脓肿。感染也可扩散到较大的肝内、外胆管壁,引起胆管壁溃疡及全层坏死穿孔,形成膈下或肝周脓肿。肝内或肝周脓肿可能是化脓性细菌的潜在病灶,使急性胆管炎呈多次复发的病理过程。感染灶内血管胆管瘘,可导致胆管感染和周期性大出血。

3.迁延型

在胆管不全性梗阻和慢性炎症情况下,胆管壁发生炎性肉芽肿和纤维性愈合,继而发展为瘢痕性胆管狭窄、胆汁性肝硬化和局灶性肝萎缩等病理改变。这些改变又常合并肝内隐匿性化脓性病灶,在肝功能逐渐失代偿情况下,致使急性化脓性胆管炎的临床经过呈迁延性,最终发展为整个肝胆系统多种不可逆性病理损害,预后不良。

4.弥漫型

ACST 的感染成为全身性脓毒血症。由于感染的血液播散,引起肝、肺、肾、脾、脑膜等器官的急性化脓性炎症或脓肿形成。在急性化脓性胆管炎反复发作的同时,出现多器官和系统的功能衰竭。

三、临床表现

(一)原发胆管疾病

多数患者有长期胆管感染病史,部分患者有过 1 次以上胆管手术史。原发胆管疾病不同,临床表现也有所不同。

1.胆管蛔虫病和先天性胆管病

胆管蛔虫病和先天性胆管病多见于儿童和青年,胆管蛔虫症多为剑突下阵发性钻头顶样绞痛,症状与体征分离。

2.胆管结石

胆管结石多于青壮年起病,持续而呈阵发性加剧的剑突下或右上腹绞痛,可伴不同程度的发热和黄疸。

3.胆管肿瘤

以中老年最为常见,多表现为持续性上腹胀痛,放射至同侧肩背部,常伴有进行性重度梗阻性黄疸。可在胆管造影或介入治疗后出现腹痛加剧、寒战发热和全身中毒症状。接受过胆管手术治疗的患者,多在反复发作急性胆管炎后出现 AOSC。

(二)急性胆管感染和全身脓毒性反应

急性胆管感染的症状为各类胆管炎所共有。典型表现为右上腹痛、发热和黄疸的 Charcot 三联征,临床表现因原发病不同而异。根据梗阻部位不同,将其分为肝内梗阻和肝外梗阻两型。

1.肝外胆管梗阻型

肝外胆管梗阻型一般起病较急骤,腹上区较剧烈疼痛、畏寒发热及黄疸,即 Charcot 三联征,这是肝外梗阻型 AOSC 的典型临床表现。腹痛多为持续性,并有阵发性加剧。高热是此症的特点,热型多为弛张热,常是多峰型,体温一般持续在 39 ℃以上,不少患者可达 41 ℃。发热前常有畏寒或寒战,有时每天可能有多次寒战及弛张高热。①恶性胆管梗阻:多有深度黄疸和高胆红素血症,尿黄如茶、大便秘结,少数患者胆管完全阻塞,黄疸在不断加深的同时粪便变成灰白色,常伴恶心、呕吐。腹部检查时发现腹上区饱满,腹式呼吸减弱,右上腹及剑突下有明显压痛及肌紧张,肝呈一致性增大,并有明显的压痛和叩击痛,肋下触及肿大的胆囊。②合并肝脓肿时:该处的肋间饱满,凹陷性水肿,并有定点压痛。炎症波及周围者,腹上区压痛及肌紧张更明显。胆管、胆囊发生坏疽穿孔后,则表现局限性或弥漫性腹膜炎刺激征,即有明显压痛、反跳痛和肌紧张。

2.肝内胆管梗阻型

肝内胆管梗阻型指左右肝胆管汇合以上的梗阻,在我国最常见。其主要特点是阻塞部位越高腹痛越轻,甚至可无疼痛,仅以寒热为主诉而就诊者并不罕见。若非双侧一级胆管同时受阻,则无黄疸或轻度黄疸。缺乏上腹压痛和腹膜刺激征,肝脏常呈不均匀的肿大,以患侧肿大为著,并有明显压痛和叩击痛,胆囊一般不肿大。病变侧肝脏可因长期或反复梗阻致肝纤维化、萎缩。

由于梗阻部位高而局限,胆管内高压缺乏缓冲余地,更易发生胆管周围炎及败血症,故全身感染症状常更突出。由于临床症状不典型,易延误诊治。

(三)感染性休克和多器官功能衰竭

ACST 常起病急骤,多在腹痛和寒战之后出现低血压,病情严重者可发生于发病后数小时内。出现低血压之前,患者常烦躁不安,脉搏增快,呼吸急促,血压可短暂上升,随后迅速下降,脉搏细弱。随着病情加重发生神志障碍,以反应迟钝、神志恍惚、烦躁不安、谵妄、嗜睡多见,重者可发展至昏迷状态。过去曾认为,低血压和肝性脑病是主要表现,事实上脓毒性反应可累及、循环、呼吸、中枢神经系统及肝脏、肾脏等全身各重要系统及器官而出现相应的症状,因而其临床表现是复杂多样的。

四、辅助检查

(一)实验室检查

除年老体弱和机体抵抗力很差者外,多有血白细胞计数显著增高,其上升程度与感染严重程度成正比,分类可见核左移;胆管梗阻和肝细胞坏死可引起血清胆红素、尿胆红素、尿胆素、碱性磷酸酶、血清转氨酶、γ-谷氨酰转肽酶、乳酸脱氢酶等升高。如同时有血清淀粉酶升高,表示伴有胰腺炎。血小板计数降低和凝血酶原时间延长,提示有 DIC 倾向。此外,常可有低氧血症、代谢性酸中毒、低血钾、低血糖等。血细菌培养阳性,细菌种类与胆汁中培养所得一致。

(二)B 超检查

B 超检查是最常应用的简便、快捷、无创伤性辅助诊断方法,可显示胆管扩大范围和程度以估计梗阻部位,可发现结石、蛔虫、直径>1 cm 的肝脓肿、膈下脓肿等。可见胆总管甚至肝内胆管均有明显扩大(一般直径在 1.5～2.5 cm),胆管内有阻塞因子存在(主要是胆石和胆管蛔虫,偶可为胆管癌或壶腹部癌),肝脏或胆囊也常有增大。

(三)胸、腹部 X 线检查

胸、腹部 X 线检查有助于诊断脓胸、肺炎、肺脓肿、心包积脓、膈下脓肿、胸膜炎等。胆肠吻合手术后反流性胆管炎的患者,腹部 X 线平片可见胆管积气。上消化道钡餐示肠胆反流。腹部 X 线平片还可同时提供鉴别诊断,可排除肠梗阻和消化道穿孔等。

(四)CT 检查

ACST 的 CT 图像,不仅可以看到肝胆管扩张、结石、肿瘤、肝脏增大、萎缩等的征象,有时尚可发现肝脓肿。若怀疑急性重症胰腺炎,可做 CT 检查。

(五)经内镜逆行胆管引流(ERBD)、经皮肝穿刺引流(PTCD)

ERBD、PTCD 既可确定胆管阻塞的原因和部位,又可做应急的减压引流,但有加重胆管感染或使感染淤积的胆汁漏入腹腔的危险。如果 B 超检查发现肝内胆管有扩张,进一步做经皮胆管穿刺(PTC),更可以明确真相,抽出的胆汁常呈脓性,细菌培养结果阳性者往往达 90% 以上;胆管内压也明显增高,一般均在 2.45 kPa(250 mmH$_2$O)以上,有时可高达 3.92 kPa(400 mmH$_2$O)。

(六)磁共振胆胰管成像(MRCP)

MRCP 可以详尽地显示肝内胆管树的全貌、阻塞部位和范围。图像不受梗阻部位的限制,是一种无创伤性的胆管显像技术,已成为目前较理想的影像学检查手段。MRCP 比 PTC 更清晰,它可通过三维胆管成像(3DMRC)进行多方位不同角度扫描观察,弥补平面图上由于组织影像重叠遮盖所造成的不足,对梗阻部位的确诊率达 100%,对梗阻原因确诊率达 95.8%。

五、诊断

(一)诊断标准

除根据病史、体征和辅助检查外,可参照全国座谈会制订的标准诊断,即有胆管梗阻,出现休克(动脉收缩压低于 9.3 kPa)或有以下两项者,即可诊断为重症急性胆管炎:①精神症状。②脉搏大于 120 次/分。③白细胞计数 $20×10^9$/L。④体温 39 ℃或低于 36 ℃。⑤胆汁为脓性伴有胆管压力明显增高。⑥血培养阳性或内毒素升高。

ACST 可因胆管穿孔、肝脓肿溃破引起脓毒败血症、胆管出血、邻近体腔脓肿及多脏器化脓性损害和功能障碍,故可出现相应的多种症状,须密切观察,及时检查确诊。但是,重症急性胆管炎的病理情况复杂,不能待所有症状全部出现。肝外胆管梗阻型患者,术中探查见胆总管压力较高,内有脓性胆汁,常伴有结石和蛔虫等,胆汁细菌培养常为阳性。肝内胆管梗阻型,则手术中可见肝外胆管内压不高,胆汁也可无脓性改变,但当松动肝内胆管的梗阻后,即有脓性胆汁涌出,便可确定哪侧肝胆管梗阻。

(二)临床分期

ACST 的病理情况复杂,临床过程也不一致,根据疾病发展的基本规律,按"华西分级标准"可以归纳为四级。

(1)Ⅰ级(单纯 ACST):胆管有梗阻和感染的因素,并出现急性胆管炎的症状,病变局限于胆管范围内。

(2)Ⅱ级(ACST 伴感染性休克):胆管梗阻和感染发展,产生胆管高压,胆管积脓,出现内毒素血症、败血症和感染性休克。

(3)Ⅲ级(ACST 伴胆源性肝脓肿):胆管压力进一步增高,肝脏的病理损伤加重,继发肝脓肿,患者表现为顽固性败血症、脓毒血症和感染性休克,内环境紊乱难以纠正。

(4)Ⅳ级(ACST 伴多器官衰竭):患者休克进一步发展,引起多器官功能障碍综合征,危及患者生命。

分级是病情程度的划分,但病情恶化并不一定按顺序逐级加重,患者可因暴发性休克而迅速死亡,也可不经休克或肝脓肿而发生多器官功能衰竭。经有效的治疗后,病情又可出现不同程度的缓解,甚至痊愈。

六、治疗

(一)处理原则

ACST 一经诊断,应迅速采用强有力的非手术治疗措施。根据患者对治疗的早期反应来决定进一步采取何种治疗对策。如经过数小时的非手术治疗和观察,病情趋于稳定,全身脓毒症表现减轻,腹部症状和体征开始缓解,则继续采用非手术疗法。一旦非手术治疗反应不佳,即使病情没有明显恶化或病情一度好转后再度加重,则应积极地进行胆管减压引流。早期有效地解除胆管梗阻、降低胆压是急性重症胆管炎治疗的基本着眼点和关键环节。长期实践证明,外科手术是最迅速、最确切的胆管减压方法。但急症手术也存在一些不足之处。

首先,患者处于严重感染中毒状态下,对手术和麻醉的耐受能力均差,手术死亡率和并发症发生率较择期手术高。其次,局部组织因急性炎症,有时合并凝血功能障碍甚至伴有肝硬化、门静脉高压,加上过去胆管手术所形成的瘢痕性粘连等,常给手术带来很大困难,少数极困难者亦有由于渗血不止或找不到胆管而被迫终止手术的。最后,由于此症常发生在合并有复杂胆管病理改变的基础上,如广泛的肝内胆管结石或肝胆管狭窄,在全身和局部恶劣条件下,不允许较详细探查和处理肝内胆管和肝脏病变,常需再次手术解决。

近年来,非手术胆管减压术已成为急性重症胆管炎急症处理方法之一,对胆管起到一定的减压作用,使患者度过急性期,经充分检查和准备后,行计划性择期手术,从而避免因紧急手术时可能遗留的病变而需二期手术处理。但是,各种非手术胆管减压方法的治疗价值是有限的,有其特定的适应证,并且存在一定的并发症,不能完全取代传统的手术引流。因此,外科医师应根据患者的具体病情、梗阻病因及可能的肝胆系统病变范围来选择有利的胆管减压方式和时机,并处理好全身治疗和局部治疗、手术与非手术治疗的关系。

(二)全身治疗

全身治疗的目的是有效的控制感染、恢复内环境稳定、纠正全身急性生理紊乱、积极的防治休克及维护重要器官功能,为患者创造良好的手术时机,是急性重症胆管炎治疗的基本措施,也是胆管减压术围手术期处理的重要内容。

1.一般处理措施

(1)全面检查,了解患者的主要脏器功能。

(2)改善全身状态。

(3)禁食及胃肠减压;保持呼吸道通畅,给予吸氧;高热者采取物理降温,因应用药物降温常对肝脏不利,故应慎用;解痉止痛。

2.纠正全身急性生理紊乱

(1)补充血容量和纠正脱水应在动脉压、中心静脉压、尿量、血气和电解质、心肺功能等监测下补充血容量,纠正脱水。

(2)纠正电解质紊乱和代谢性酸中毒。

(3)营养和代谢支持急性重症胆管炎患者处于全身高代谢状态,同时由于肝脏首先受累而易于发生代谢危机。因此,当循环稳定后,应即经胃肠外途径给予营养和代谢支持。

3.抗菌药物治疗合理的选择

抗菌药物是有效的控制感染的重要环节之一。急性重症胆管炎的细菌大多来自肠道,最常见的是混合细菌感染。在选用药物时,应首先选用对细菌敏感的广谱抗菌药物,既要注意能控制需氧菌,又要注意控制厌氧菌,同时强调要足量和联合用药,这既可扩大抗菌谱、增强抗菌效果,又可降低和延缓耐药性的产生。

4.防治休克

出现休克时,要严密监护,做好中心静脉压的测定、监护和动态分析。留置导尿管,记录每小时的尿量和密度。防治休克主要包括以下几个方面。

(1)扩充血容量:维持每小时尿量在 30 mL 以上。

(2)纠正酸中毒:纠正酸中毒可以改善微循环,防止弥散性血管内凝血的发生和发展,并可使心肌收缩力加强和提高血管对血管活性药物的效应。

(3)血管活性药物的应用:血管活性药物包括扩血管和缩血管两类药物。无论应用何种血管活性药物,必须补充有效血容量,纠正酸中毒,这对扩血管药物来讲尤为重要。除早期轻型休克或高排低阻型可单独应用缩血管药物外,晚期病例或低排高阻型宜应用扩血管药物,如山莨菪碱、阿托品、酚妥拉明等。也可将扩血管药物和缩血管药物联合应用,常用的药物为多巴胺或多巴酚丁胺与间羟胺联用,既可增加心排血量,又不增加外围血管阻力,并扩张肾动脉,以维护肾功能。缩血管药物单独应用时以选用间羟胺或去氧肾上腺素为宜。

(4)肾上腺糖皮质激素:能抑制脓毒症时活化巨噬细胞合成、释放促炎性细胞因子,以及改善肝脏代谢,因而有助于控制急性重症胆管炎时肝内及全身炎症反应。能使血管扩张以改善微循环,增强对血管活性药物的反应,在一定程度上具有稳定细胞溶酶体膜的作用,减轻毒血症症状。强调早期、大剂量、短程使用。常用剂量为氢化可的松每天 200~400 mg,地塞米松每天 10~20 mg,待休克纠正后即应停用。

(5)防治 DIC:可用复方丹参注射液 20~40 mL 加入 10%葡萄糖液 250 mL 中静脉滴注,每天 1~2 次。亦可用短程小量肝素治疗,剂量为 0.5~1.0 mg/kg,每 4~6 小时静脉滴注 1 次,使凝血时间(试管法)延长至正常的 2~3 倍。

(6)强心剂的应用:急性重症胆管炎时,多为低排高阻型休克,故宜早期使用毛花苷 C 0.4 mg 加入 5%葡萄糖溶液 40 mL 中静脉滴注,以增强心肌功能,使肺循环及体循环得以改善。如发生心功能衰竭,4~6 小时可重复 1 次。

5.积极支持各器官系统功能和预防多器官功能衰竭

(1)注意肝脏功能变化:ACST 往往引起肝脏功能的严重损害,目前监测方法尚不能及早发现肝功能衰竭,多在出现精神症状、肝昏迷后作出诊断,因此必须高度重视肝脏功能的保护。

(2)防止肾衰竭:肾衰竭的临床判定指标虽然明确,多能及早发现,但肾脏不像肝脏那样具有较大储备力,一旦发生衰竭,救治亦比较困难,因此应注意预防肾衰竭和对肾脏的监护。应在充分补足液体量的同时间断应用利尿剂,以利于排除毒性物质、"冲洗"沉积于肾小管内的胆栓。当少尿或无尿时,应给予大剂量呋塞米(400~500 mg/d),以及酚妥拉明、普萘洛尔,也可用微量泵持续静脉泵入多巴胺。

(3)预防呼吸功能衰竭:呼吸功能衰竭早期临床上也无简便易行的观察指标,一旦症状明显,肺功能障碍处于不可逆状态,往往缺乏有效治疗措施。必要时可用呼吸道持续加压呼吸(PEEP),以提高组织的氧供应。

(三)非手术胆管减压

胆管梗阻所致的胆管内高压是炎性病变发展和病情加重的基本原因,不失时机地有效胆管减压,是缓解病情和降低死亡率的关键。近年来,非手术性胆管减压术已用于 ACST 的治疗,并获得了一定的疗效。

1.内镜鼻胆管引流(ENBD)

ENBD 是通过纤维十二指肠镜,经十二指肠乳头向胆管内置入 7F 鼻胆管引流管,由十二指肠、胃、食管、鼻引出体外。此法具有快捷、简便、经济、创伤小、患者痛苦小、并发症少、恢复快、不用手术和麻醉等特点,是一种安全可靠的非手术引流减压方法。ENBD 可重复行胆管造影,具有诊断价值,能明确胆管梗阻的原因和程度,可抽取胆汁进行细菌培养、取出胆管蛔虫,对于泥沙样结石、胆泥或结石小碎片,可经鼻胆管冲洗引流。通过胆管口括约肌切开,用气囊导管或取石篮将结石取出,如胆管内的结石太大,取出困难,可用特制的碎石篮先将结石夹碎。部分病例经单用此法可得到治愈。但这一积极措施只适用于部分胆管病变,如胆总管下端结石的病例,而在高位胆管阻塞时引流常难达到目的。对于胆总管多发结石包括需机械碎石的大结石,在紧急情况下完全清除胆管病变,建立满意胆管减压并非必要,并具有潜在的危险性。通过胆管口括约肌切开还有利于胰液的引流,降低胰管压力,减少胰腺炎的发生。影响其治疗效果的主要因素是鼻导管管径较细,易为黏稠脓性胆汁、色素性结石沉渣和胆泥所堵塞。

因此,泥沙样胆结石引起者,不宜采用 ENBD。最常见的并发症是咽部不适、咽炎及导管脱出。导管反复插入胰管,也有感染扩散,可诱发胰腺炎,甚至发生急性重症胰腺炎。ENBD 前后应用生长抑素及直视下低压微量注射造影剂可降低胰腺炎的发生。

2.内镜下乳头切开术(EST)

EST 是一项在 ERCP 基础上发展而来的治疗性新技术,随着该项技术的不断改良,其安全性和成功率也在提高,乳头括约肌切开以后,胆管内的结石可以随即松动、排出,胆管内的高压脓性胆汁也可以向下引流而达到胆管减压的目的。

3.内镜胆管内支撑管引流

经纤维内镜置入胆管内支撑管引流,它不仅可以解除胆管梗阻,通畅胆汁引流,排出淤滞的胆汁,而且保证了胆肠的正常循环,是一种比较理想的、符合生理的非手术引流方法。内支撑管分别由聚乙烯、聚四氟乙烯制成。现多采用一种有许多侧孔且两端各有侧瓣的直的内支撑管(5～9F)。最常见的并发症是胆汁引流不通畅引起胆管炎。缺点是不能重复造影,支撑管堵塞时不能冲洗,只有在内镜下换管。

4.经皮经肝穿刺胆管引流(PTCD)

PTCD 是在 PTC 的基础上,经 X 线透视引导将 4～6F 导管置入阻塞以上胆管的适当位置,可获得满意的引流效果。它既可以引流肝外胆管,也可以引流单侧梗阻的肝内胆管。本法适用于肝内胆管扩张者,特别适用于肝内阻塞型。具有操作方便、成功率高、疗效显著等特点。可常规作为此症的初期治疗措施,为明确胆管病变的诊断及制订确定性治疗对策赢得时间。

PTCD 内引流是使用导丝通过梗阻部位进入梗阻下方,再将有多个侧孔的引流管沿导丝送入梗阻下方,使胆汁经梗阻部位进入十二指肠。若肝门部梗阻,需要在左、右肝管分别穿刺置管。PTCD 本身固有的并发症包括出血、胆瘘、诱发加重胆管感染及脓毒症。进行完善的造影,应在PTCD 后数天病情确已稳定后进行。当肝内结石致肝内胆管系统多处梗阻,或肝内不同区域呈分隔现象,以及色素性结石沉渣和胆泥易堵塞引流管时,引流出来的胆汁量常不能达到理想程度。

因此,应选择管径足够大的导管,在超声引导下有目的的做选择性肝内胆管穿刺。PTCD 后每天以抗菌药物溶液常规在低压下冲洗导管和胆管 1～2 次。引流过程中,一旦发现 PTCD 引流不畅或引流后病情不能改善时,应争取中转手术。经皮肝穿刺后,高压脓性胆汁可经穿刺孔或导管脱落后的窦道发生胆管腹腔漏,形成局限性或弥漫性腹膜炎,还可在肝内形成胆管血管漏而导致脓毒败血症、胆管出血等并发症,故仍须谨慎选用,不能代替剖腹手术引流。在老年、病情危重不能耐受手术者,可作为首选对象。对于凝血机制严重障碍、有出血倾向或肝、肾功能接近衰竭者,应视为禁忌证。

以上几种非手术的胆管引流法各有其适应证:①对于胆管结石已引起肝内胆管明显扩张者,一般以 PTCD 最为相宜。②对嵌顿在壶腹部的胆石,可考虑做内镜括约肌切开。③对壶腹部癌或胆管癌估计不可能根治者,可通过内镜做内引流术作为一种姑息疗法。总之,胆石症患者一旦急性发作后引起急性胆管炎,宜在患者情况尚未恶化以前及时做手术治疗,切开胆管、取尽胆石并设法使胆管通畅引流,这是防止病变转化为 AOSC 的关键措施。

（四）手术治疗

近年来由于强有力的抗菌药物治疗和非手术胆管减压措施的应用,使需要急症手术处理的ACST病例有减少趋势。然而,各种非手术措施并不能完全代替必要的手术处理,急症手术胆管减压仍是降低此病死亡率的基本措施。目前,摆在外科医师面前的是手术的适应证和时机地选择。因此,应密切观察病情变化,以及对全身支持治疗和非手术胆管减压的反应,在各器官功能发生不可逆损害病变之前,不失时机地手术行胆管引流。

1.手术治疗的目的

手术治疗的目的是解除梗阻,祛除病灶,胆管减压,通畅引流。

2.手术适应证

手术时机应掌握在 Charcot 三联征至 Reynold 五联征之间,如在已发生感染性休克或发生多器官功能衰竭时手术,往往为时过晚。恰当的掌握手术时机是提高疗效的关键,延误手术时机则是患者最主要的死亡因素。若出现下列情况时应及时手术。

（1）经积极非手术治疗,感染不易控制,病情无明显好转,黄疸加深、腹痛加剧、体温在 39 ℃以上,胆囊胀大并有持续压痛。

（2）出现精神症状或预示出现脓毒性休克。

（3）肝脓肿破裂、胆管穿孔引起弥漫性腹膜炎。对于年老体弱或有全身重要脏器疾病者,因代偿功能差,易引起脏器损害,一旦发生,难以逆转,故应放宽适应证,尽早手术。

3.手术方法

手术方法主要根据患者的具体情况而定,其基本原则是以抢救生命为主,关键是行胆管减压,解除梗阻,通畅引流。手术方法应力求简单、快捷、有效,达到充分减压和引流的目的即可。有时为了避免再次手术而追求一次性彻底解决所有问题,在急症手术时做了过多的操作和过于复杂的手术,如术中胆管造影、胆囊切除、胆肠内引流术等,对患者创伤大,手术时间延长,反而可加重病情。对于复杂的胆管病变,难以在急症情况下解决者,可留做二期手术处理。分期分阶段处理,适应病情的需要,也是正常、合理的治疗过程。强调应根据患者具体情况采用个体化的手术方法。

（1）急诊手术:急诊手术并非立即施行手术、在实施手术前,需要 4～8 小时的快速准备,以控制感染、稳定血压及微循环的灌注,保护重要器官,使患者更好地承受麻醉和手术,以免发生顽固性低血压及心搏骤停,更有利于手术后恢复。①胆总管切开减压、解除梗阻及"T"形管引流是最直接而有效的术式,可以清除结石和蛔虫,但必须探查肝内胆管有无梗阻,尽力去除肝胆管主干即 1～2 级分支内的阻塞因素,以达到真正有效的减压目的。胆管狭窄所致梗阻常不允许在急症术中解除或附加更复杂的术式,但引流管必须置于狭窄以上的胆管内。遗漏肝内病灶是急诊手术时容易发生的错误。怎样在手术中快速和简便了解胆系病变和梗阻是否完全解除,应引起足够重视。术中胆管造影时,高压注入造影剂会使有细菌感染的胆汁逆流进入血液循环而使感染扩散,因而不适宜于急症手术时应用。术中 B 超受人员和设备的限制,术中纤维胆管镜检查快捷安全,图像清晰,熟练者 5～10 分钟即可全面观察了解肝内外胆管系统,尚有助于肝内外胆管取石及病灶活组织检查,值得推广。若病情允许,必要时可劈开少量肝组织,寻找扩大的胆管置管引流。失败者可在术中经肝穿刺近侧胆管并置管引流,也可考虑"U"形管引流。术后仍可用胆管镜经"T"形管窦道取出残留结石,以减少梗阻与感染的发生。②胆囊造瘘:胆囊管细而弯曲还可有炎性狭窄或阻塞因素,故一般不宜以胆囊造瘘代替胆管引流,在肝内胆管梗阻更属禁忌。

肝外胆管梗阻者,若寻找胆管非常艰难,病情又不允许手术延续下去,亦可切开肿大的胆囊,证实其与胆管相通后行胆囊造瘘术。③胆囊切除术:胆管减压引流后可否同时切除胆囊,须慎重考虑。对一般继发性急性胆囊炎,当胆管问题解决后,可恢复其形态及正常功能,故不应随意切除。严重急性胆囊炎症如坏疽、穿孔或合并明显慢性病变,可行胆囊切除术。有时也要根据当时病情具体对待,如全身感染征象严重、休克或生命体征虽有好转但尚不稳定者,均不宜切除胆囊,以行胆囊造瘘更恰当。④胆肠内引流术:胆肠内引流术应慎重,我国肝内胆管结石、狭窄多见,在不了解肝内病变情况下,即使术中病情允许,加做胆肠内引流术也带有相当盲目性,可因肝内梗阻存在而发生术后反复发作的反流性化脓性胆管炎,给患者带来更多痛苦及危险。但是,对于部分无全身严重并发症,主要是由于胆管高压所致神经反射性休克,在解除梗阻,大量脓性胆汁涌出后,病情有明显好转,血压等重要生命体征趋于平稳。梗阻病变易于一次彻底解决的年轻患者,可适当扩大手术范围,包括对高位胆管狭窄及梗阻的探查如狭窄胆管切开整形和胆肠内引流术。

胆肠内引流术除能彻底解除梗阻外,还有以下优点:①内引流术使胆汁中的胆盐、胆酸直接进入肠道,可迅速将肠道内细菌产生的内毒素灭活并分解成无毒的亚单位或微聚物,降低血中内毒素浓度,减轻内毒素对心、肺、肝、肾及全身免疫系统的损害,起到阻断病情发展的作用。②有益于营养物质消化吸收,胆汁进入肠道有利于脂肪及脂溶性维生素消化吸收,改善患者营养状况。③避免水、盐、电解质及蛋白质的丢失,有益于内环境稳定。④缩短住院时间。⑤避免再次手术。

(2)择期手术:ACST患者急性炎症消退后,为了去除胆管内结石及建立良好的胆汁引流通道,需要进行择期手术。①胆总管切开后取结石"T"形管引流是最常用的方法,术中运用纤维胆管镜有助于发现及取出结石。②胆总管十二指肠侧侧吻合术是简单、快速和有效的胆肠内引流术,但因术后容易产生反流性胆管炎和"漏斗综合征"等并发症,已很少被采用。③胆肠Rouxen-Y式吻合术有肝内胆管狭窄及结石存在时,可经肝膈面或脏面剖开狭窄胆管,取除肝内结石。胆管整形后与空肠做Rouxen-Y式吻合术。该手术被认为是较少引起胆内容物反流的可靠内引流手术方法。有人提出,将空肠襻的盲端置入皮下,术后如有复发结石或残留结石,可在局麻下切开皮肤,以空肠襻盲端为进路,用手指或胆管镜取石。④间置空肠胆管十二指肠的吻合术既能预防反流性胆管炎和十二指肠溃疡,又能保证肠道的正常吸收功能,是目前较为理想的胆肠内引流方法。⑤肝叶切除手术病变局限于一叶、段肝脏或因长期胆管梗阻而导致局限性肝叶萎缩及纤维化者,可做病变肝叶切除术。

(王 露)

第十节 重症急性胰腺炎

重症急性胰腺炎(severe acute pancreatitis,SAP)是指急性胰腺炎伴有脏器功能障碍,或出现坏死、脓肿或假性囊肿等局部并发症者,血钙低于1.87 mmol/L(7.5 mg/L),APACHEⅡ评分在8分或8分以上,Balthazar CT评分在Ⅱ级或Ⅱ级以上者。器官功能分两级,Ⅰ级不伴有MODS,Ⅱ级伴有MODS。SAP的临床表现和病程,取决于其病因、病理类型和治疗是否及时。重症急性胰腺炎预后凶险,病死率高达30%。近年来,随着对SAP的研究的逐渐深入,其临床检测手段和诊治措施都有了显著提高。

一、病因

近年来,随着人民生活水平的提高,生活方式及饮食习惯的改变,酒精性饮料消耗的增加,急性胰腺炎的发病率有逐年增高的趋势,虽然大部分为轻型及自限性,但有 25% 可发展为致命的重症胰腺炎。

(一)梗阻因素

1.胆道疾病

本病的病因以胆道疾病最为常见。在我国有 50%~70% 的 SAP 由胆道结石、炎症或胆道蛔虫引起。传统的观点认为胆石嵌顿于胆总管下端或胰胆管共同的通道引起胆汁反流,激活了胰蛋白酶,引起胰腺腺泡损伤。目前认为这可能是其诱因。

2.奥迪括约肌功能紊乱

奥迪括约肌功能紊乱可使壶腹部的压力升高,影响胆汁与胰液的排泄,甚至使富含肠激酶的十二指肠液反流入胰管,激活胰腺消化酶,产生 SAP。

3.胰管梗阻

胰管结石、狭窄,肝胰壶腹、胰腺及十二指肠肿瘤均可使胰液外流受阻,胰管内压增高,产生胰腺腺泡损伤,引致 SAP。

(二)饮食因素

暴饮暴食,特别是进食油腻或饮酒等,可使胰液分泌旺盛。饮酒可引起胃和十二指肠炎、奥迪括约肌痉挛,上述因素均可引起胰液分泌增加、排泌障碍而发病。酒精可刺激 G 细胞分泌胃泌素,从而使胃酸分泌增多,高酸进入十二指肠后刺激缩胆囊素及胰泌素分泌,导致胰液胆汁分泌增多,十二指肠液反流入胰管,引起胰管内压力增高,胰管上皮增生,以及消化功能紊乱等。如伴有剧烈呕吐而致十二指肠内压力骤增,亦可导致十二指肠液反流。大量脂质饮食除刺激胰腺分泌外还导致短暂的高脂血症,使血液黏滞度增高,加重胰腺的血液循环障碍。国外资料多强调过度饮酒是本病的主要原因。

(三)代谢因素

1.高甘油三酯血症

推测是由于脂质分解增加,引起毛细血管内脂酶活性增高,造成局部缺血、毛细血管损伤形成微血栓,后者又引起胰腺酶活性增高,促使胰腺组织破坏。

2.内分泌因素

甲状旁腺功能亢进症并发急性胰腺炎者达 7%~19%。可能是由于血清钙升高导致胰管内钙化和甲状旁腺素对胰有直接毒性。有报道孕妇易并发急性胰腺炎,可能是由于子宫胀大,腹腔压力增高,增加胰管的阻力,妊娠中毒症也能导致胰腺炎。孕妇易并发胆道疾病可能也是原因之一。多数孕妇的急性胰腺炎发生于临产前或产后。

(四)创伤因素

1.事故

腹部挫伤。

2.医源性

手术后胰腺炎占 5%~10%。手术直接损伤胰腺、感染、低血压及低血流灌注均可诱发

SAP。近年来经内镜逆行胰胆管造影开展较快,由经内镜逆行胰胆管造影及内镜下奥迪括约肌切开术或测压术引致的 SAP 的概率也有所增加,主要是由于机械损伤和造影剂刺激胰腺及逆行带入炎性分泌物所致。

(五)先天性因素

随着经内镜逆行胰胆管造影技术的发展,越来越多地发现先天性异常如胰腺分裂、胰胆管汇流异常等可引起 SAP。

(六)其他

如感染(如流行性腮腺炎、病毒性肝炎、伤寒等)可损及胰腺而发生急性炎症;血管病变及过敏均可使胰腺受损、供血障碍而诱发本病;十二指肠降部阻塞或淤积可使十二指肠液反流入胰管而致胰腺炎。某些药物如肾上腺皮质激素、噻嗪类利尿剂、呋塞米、吲哚美辛、水杨酸制剂、免疫抑制剂,也可引起 SAP。

二、发病机制

SAP 的发生发展是众多因素的综合结果,何者是唯一或主要始动因素尚有争议。

(一)消化酶的作用

这是发生胰腺炎的最直接因素。在正常情况下,胰腺有一系列保护机制使胰腺免受蛋白酶的损害。在胰液排放受阻、胰腺缺血和大量饮酒等致病因素的作用下,胰蛋白酶大量激活,还激活糜蛋白酶、弹力蛋白酶、血管舒缓素和磷脂酶 A_2(PLA$_2$)等,造成胰腺自身消化。

(二)胰腺微循环障碍

微循环变化包括缺血和血管结构及代谢改变。其中在缺血中起重要作用的是血栓素 A_2(TXA$_2$)和前列腺素 Ia(PGFIa)及血管紧张素转化酶(ACE)。AP 时 PLA$_2$ 的释放加速花生四烯酸的释放,在环氧化酶、前列腺素合成酶和血栓素合成酶的作用下,生成大量的 PGI$_2$ 和 TXA$_2$,后者可致血管强烈收缩和血小板聚集而形成微血栓,其造成急性胰腺炎时胰腺的血液灌注下降,使已有水肿的胰腺转化为坏死性胰腺炎。胰腺微血管的痉挛、通透性改变、滋养组织灌流损坏、缺血-再灌注损伤、白细胞黏附、氧自由基损害和血液流变学影响均可引起胰腺微循环淤滞和障碍。

(三)炎性介质与瀑布效应

SAP 的发病不仅局限于胰腺本身,还可进一步触发体内单核-巨噬细胞、中性粒细胞和淋巴细胞等产生多种细胞因子,加剧胰腺和全身反应。磷脂酶 A_2 可诱导前列腺素和血小板活化因子的合成,后者是一种强力的炎性介质,可引起血小板和中性粒细胞积聚、毛细血管通透性增强和消化道出血等损害。其他炎性介质有肿瘤坏死因子(TNF)和白介素 IL-2、IL-6 等,过量的 TNF-α进入血液循环,不但自身激活,还能促进其他细胞因子的产生,引起连锁和放大反应,即所谓的瀑布效应,致使脏器结构和功能损害,产生低血压、弥散性血管内凝血(DIC)、急性呼吸窘迫综合征(ARDS)等病理生理学改变,是 AP 易于从局部病变迅速发展为全身反应综合征(systemic inflammatory response syndrome,SIRS)及多器官功能衰竭的重要原因。

(四)细菌及毒素移位

AP 时机体应激过度,肠道微循环损害、缺血甚至麻痹梗阻,必损害肠黏膜屏障,使细菌很容易从肠腔内移位,引起受损胰腺的继发感染,并可能发生多器官衰竭。

三、诊断要点

(一)临床表现

AP 的临床表现和病程,取决于其病因、病理类型和治疗是否及时。

1.症状及体征

(1)腹痛:为本病的主要表现,多数为突然发病,常在饱餐和饮酒后发生。轻重不一,轻者上腹钝痛,重者呈腹绞痛、钻痛或刀割痛。疼痛常呈持续性伴阵发性加剧。疼痛的部位可因病变的部位不同而异,通常在中上腹部,如主要病变在胰体、尾部,则腹痛以中上腹及左上腹为主,并向左腰背放射。若病变在胰头部,或为胆源性胰腺炎,则以右上腹痛为主,并向右肩背部放射,若病变累及全胰,则腹痛呈上腹部束带状疼痛。疼痛的强度与病变的程度相一致,即病变越重则疼痛也越剧烈。随着渗出液扩散到腹腔及炎症的扩散,疼痛可弥漫至全腹,呈弥漫性腹膜炎。少数年老体弱患者有时腹痛轻微,甚至无腹痛。患者腹肌常紧张,并可有反跳痛。但急性胰腺炎的腹肌紧张不像消化道穿孔时那样表现为肌强硬。

(2)恶心、呕吐:大多数患者有恶心及呕吐,常在进食后发生,呕吐物为胃内容物,重者呕吐胆汁甚至血样物。呕吐系机体对腹痛或胰腺炎症刺激的一种防御性反射,亦可由肠道胀气、麻痹性肠梗阻或腹膜炎引起。酒精性胰腺炎者的呕吐常于腹痛时出现,胆源性胰腺炎者的呕吐则常在腹痛发生之后。

(3)腹胀:腹胀一般都比较严重,腹胀的程度,通常也反映了病情的严重程度,重症胰腺炎较急性胰腺炎的腹胀更为严重。腹胀主要因胰腺炎大量渗出及产生炎症反应造成肠麻痹所致。

(4)发热:多为中度以上的发热,少数为高热,一般持续 3～5 天。如发热持续不退或逐日升高,提示合并感染或并发胰腺脓肿。发热系胰腺炎症或坏死产物进入血液循环,作用于中枢神经系统体温调节中枢所致。

(5)黄疸:临床上约有 1/4 患者出现黄疸,由于胰头水肿压迫胆总管引起,但大多数情况下是由于伴发胆总管结石和胆道感染而致。病后 1～2 周出现黄疸者,多由于胰腺假性囊肿压迫胆总管所致。少数患者后期可因并发肝损害而引起肝细胞性黄疸。

(6)低血压及休克:重症急性胰腺炎时常发生低血压休克。患者烦躁不安,皮肤苍白、湿冷、呈花斑状,脉细弱,血压下降,少数严重者可在发病后短期内猝死。发生休克机制为:①血液和血浆渗出到腹腔或后腹膜腔,引起血容量不足,血压下降;体液丧失可达血容量的 30％;②腹膜炎时大量液体流入腹腔或积聚于麻痹的肠腔内;③胰舒血管素原释放,被胰蛋白酶激活后致血浆中缓激肽生成增多;缓激肽可引起血管扩张,毛细血管通透性增加,使血压下降;④呕吐引起体液及电解质丢失;⑤坏死的胰腺释放心肌抑制因子(MDF)使心肌收缩不良;⑥并发肺栓塞、胃肠道出血。

(7)腹水、胸腔积液:胰腺炎时常有少量胸腔积液、腹水,是由于胰腺和腹膜在炎症过程中液体渗出或漏出引起。淋巴管阻塞或引流不畅可能也起作用。偶尔出现大量顽固性胸腹水。胰性胸腹水中淀粉酶含量甚高,可以区别其他原因的腹水。

(8)电解质紊乱:胰腺炎时,机体代谢紊乱,可以发生电解质平衡失调,特别是血钙降低,常低于 2.25 mmol/L,如低于 1.75 mmol/L 提示预后不良。血钙降低是由于大量钙沉积于脂肪坏死区,被脂肪酸结合形成灶钙所致,同时也由于胰高糖素分泌增加刺激降钙素分泌,抑制肾小管对钙的重吸收。

（9）胸膜炎和肺炎：是腹腔内炎性渗出物透过横膈微孔进入胸腔所致。

（10）皮下瘀斑：在重症急性胰腺炎中，由于血性渗出物透过腹膜后渗于皮下，可在肋腹部形成蓝绿-棕色斑，称为 Grey-Turner 征；如果在脐周出现蓝色斑，称为 Cullen 征。

2.并发症

（1）局部并发症：有急性液体积聚、胰腺假性囊肿、胰漏、胰腺脓肿及胰腺坏死等。是由于胰酶的激活与释放、细胞因子、低蛋白血症等的作用使血管通透性增加，液体渗出，导致液体积聚，形成囊肿，由于肠腔细菌移位，使胰腺及胰周继发细菌感染而形成脓肿。此时高热不退、持续腹痛，检查局部有包块，全身有感染中毒症状。囊肿可累及周围组织，引起相应的压迫症状。

（2）系统性并发症：①肺间质水肿和 ARDS，磷脂酶 A_2（PLA_2）由循环抵达肺，破坏 II 型上皮细胞，使表面张力活性物质不能产生；同时巨噬细胞发生空泡化，失去吞噬和消化蛋白酶的清除能力；中性粒细胞受趋化在肺内积聚，释出破坏肺组织的弹力蛋白酶和氧自由基；PAF 受 PLA_2 激活，损伤内皮细胞，增加血管通透性，导致肺间质水肿及 ARDS。②DIC，由于大量腹腔渗液、低蛋白血症、低血容量性休克，导致微循环淤滞，凝血-纤溶系统失平衡，可有 D-二聚体、纤维蛋白降解产物变化。③胰性脑病，主要由 PLA_2 引起脑灰、白质脱髓鞘作用所致，PAF 引起脑血管通透性增加，血管内渗透压低，容易发生弥漫性脑水肿。④急性肾衰竭，认为发病与胰腺释出血管活性多肽有关。胰蛋白酶激活激肽释放酶-激肽系统。该物质具有强烈的肾毒性，可导致肾血管收缩，肾小球通透性增加；胰蛋白酶可显著地激活肾素-血管紧张素系统，对肾内血管强烈作用造成肾血管阻力增高；另外休克、感染、电解质紊乱、DIC 均可诱发急性肾衰竭。⑤心律失常、心功能不全，由于有效血容量减少、心肌抑制因子、胰蛋白酶、弹力蛋白酶及 PLA_2 等的释放，患者可发生心肌缺血和损害，临床上表现为心律失常和急性心力衰竭。⑥消化道出血，上消化道出血常由于胃黏膜糜烂或应激性溃疡，或因脾静脉阻塞引起食管静脉破裂；下消化道出血常由于结肠本身或支配结肠血管受累所致。还可源于各种胰漏。

（二）实验室检查

1.血液检查

血液检查包括：①白细胞计数，发病早期白细胞计数就已升高，轻型一般达（10～20）×10^9/L，并发胆道感染时白细胞升高更明显；②HCT，急性胰腺炎时由于大量液体丢失，HCT 升高，可＞50%；③3P 试验，病程中出现血小板减少和 3P 试验阳性时，提示有凝血机制障碍；④血糖，疾病早期常出现暂时性血糖升高，可能与胰岛素释放减少和胰高血糖素释放增加有关；⑤血钙，重型患者血钙降低，低血钙与病情呈正相关，血钙＜1.75 mmol/L 时提示病情严重；⑥血脂，主要是血清甘油三酯，其升高可能是疾病的原因，也可能是病变的后果；⑦CRP，CRP 在发病 48 小时后显著升高，且与病变严重程度有关，也具有预测、判断急性坏死型胰腺炎的价值；⑧血清正铁血红蛋白（MHA），在急性水肿性胰腺炎时为阴性，出血坏死性胰腺炎时为阳性，对于估计有无出血及预后有参考价值；⑨细胞因子，白细胞介素-6、TNF-α 等参与介导急性胰腺炎局部和全身的病理损害，IL-6 在反映胰腺炎严重程度方面，比 CRP 更早 24～36 小时。急性胰腺炎患者症状开始24～36 小时＞140 U/L，作为重症病例的判断界值，其敏感性为 90%，特异性为 83%。

2.酶类测定

酶类测定包括：①淀粉酶，目前仍是用于诊断急性胰腺炎的基本项目，血清淀粉酶常于起病后 2～6 小时开始上升，12～24 小时达高峰。病情严重程度与淀粉酶升高并不一致，重症急性胰腺炎，由于腺泡广泛破坏，血清淀粉酶可正常或低于正常。②血清脂肪酶，对急性胰腺炎诊断特异性强,正常值 2～7.5 U/mL(改良浊度测定法),该酶在病程中升高较晚,且维持时间较长,达 7～10 天,故对起病后就诊较晚的急性胰腺炎有诊断价值。③胰蛋白酶,该酶也仅存在于胰。正常人血清放免法测定值为 400 μg/L。急性胰腺炎时可高达 10～40 倍。④血清 PLA₂,正常值 5.5 μg/L,重型患者可升至 42.6 μg/L,敏感性达 90.9%。⑤多形核细胞弹力蛋白酶,当该酶超过 400 μg/L 时,能够在急性胰腺炎发病后的 1～2 天时区分重型或轻型。对重型的阳性或阴性预示率均为 80%。

(三)影像基础

影像学检查在急性胰腺炎的诊断上起很大的作用,有助于对本病的确诊和对其严重程度的判断。

1.X 线检查

腹部平片在急性胰腺炎时可显示哨兵襻(邻近胰腺的小肠扩张)、结肠截断征、腹膜前方的脂肪线消失、累及全部小肠的肠梗阻,还可观察有无游离气体以判断是否有胃肠穿孔。胸片若有间质性绒毛样浸润性肺水肿而不伴有心脏扩大时,应视为要发生 ARDS 的征兆。

2.超声检查

对假性囊肿可显示出液性暗区,出血性坏死型胰腺炎时,肿大的胰腺内可出现斑片状坏死灶。

3.经内镜逆行胰胆管造影

可了解胆道系统有无异常,如结石、狭窄等。同时亦可了解胰管情况,但经内镜逆行胰胆管造影作为侵入性检查不可能用于常规诊断。

4.CT 检查

薄层动态 CT 增强扫描是目前最为理想的无创性影像学检查方法。目前对用 CT 进行胰腺炎分级意见不一。Perez 将 CT 变化分为 6 级:①正常;②局限或弥漫的胰腺增大,包括轮廓不规则,非出血性腺体增强及腺体内少量液体积聚;③内在胰腺异常现象模糊及发现炎性改变的条纹样密度;④单个胰外液体积聚;⑤两个或更多的胰外液体积聚;⑥胰腺及其邻近部位气体积聚或胰外液体大量累及腹膜后间隙。动态的增强 CT 成为临床诊断胰腺有无坏死或坏死程度的金标准。

5.MRI 检查

MRI 检查无创伤性,无 X 线辐射,软组织分辨率高,可做任意切面的成像。急性胰腺炎时胰腺明显肿大,边缘模糊不清,由于炎症和水肿的改变,在 T₁加权像上表现为低信号,T₂加权像上出现高信号。但 MRI 所获得的影像并不比 CT 更清晰。

四、诊断及病程分期

重症急性胰腺炎指急性胰腺炎伴有脏器功能障碍,或出现坏死、脓肿或假性囊肿等局部并发症者或两者兼有。腹部体征包括明显的压痛、反跳痛、肌紧张、腹胀、肠鸣音减弱或消失、可以有腹部包块、偶见腰肋部皮下瘀斑征(Grey-Turner 征)和脐周皮下瘀斑征(Cullen 征)。可以并发一个或多个脏器功能障碍,也可伴有严重的代谢紊乱,包括低钙血症,血钙低于 1.87 mmol/L (7.5 mg/dL)。增强 CT 为诊断胰腺坏死的最有效方法。B 超及腹腔穿刺对诊断有一定的帮助。重症急性胰腺炎的 APARCHE Ⅱ 评分在 8 分或 8 分以上。Balthazar CT 分级在 Ⅱ 级或 Ⅱ 级以上。重症急性胰腺炎无脏器功能障碍者为 Ⅰ 级,伴有脏器功能障碍者为 Ⅱ 级。

病程可分为三期,但不是所有患者都有三期病程,有的只有第一期,有的有两期,有的有三期。

(一)急性反应期

自发病至2周左右,常可以有休克、呼吸衰竭、肾衰竭、脑病等主要并发症。

(二)全身感染期

2周~2个月,以全身细菌感染、深部真菌感染(后期)或双重感染为其主要临床表现。

(三)残余感染期

时间为3个月以后,主要临床表现为全身营养不良,存在后腹膜或腹腔内残腔,常常引流不畅,窦道经久不愈,伴有消化道瘘。

五、鉴别诊断

(一)穿透性或穿孔性消化性溃疡

消化性溃疡尤其是后壁溃疡如发生穿透或穿孔,临床上可与胰腺炎时表现类似。上消化道X线造影和胃镜检查对于诊断消化性溃疡有价值,但不一定能除外胰腺炎。腹部平片或腹部透视如显示腹腔内游离气体,则可诊断为内腔穿孔,但约2/3的穿孔性消化性溃疡患者腹腔内可无游离气体。典型的胰腺炎时,疼痛往往逐渐加剧,以仰卧位为甚,坐位和前倾位可减轻,并向左腰背部放射。由于胰腺位于胃之后,炎症处于深部,通常只引起轻度肌紧张,不致达到板硬的程度。

(二)胆石症

胆石症与急性胰腺炎都有腹痛、背部痛、发热、黄疸及高淀粉酶血症的特点,胆总管结石主要临床表现是上腹部或右上腹阵发性剧烈绞痛,阻塞性黄疸,寒战与发热,称为Charcot三联征。镇静剂、麻醉剂、镇痛剂常有效,而重症急性胰腺炎的疼痛多位于上腹部,疼痛较急性胆囊炎或胆石症更为剧烈,且向左腰部放射,疼痛一般不能被镇痛解痉剂所缓解。重症急性胰腺炎的血、尿淀粉酶常升高,而急性胆囊炎、胆石症患者的血、尿淀粉酶多正常。B超、CT检查可发现结石及胆道系统扩张,高度提示胆石的诊断,X线检查对胆石症诊断意义也很大,含钙质的胆石在X线平片上呈不透X线的阴影,胆道造影可发现胆囊与胆总管内透X线的结石影像。不过本病也可诱发AP。

(三)急性胆囊炎

急性胆囊炎多见于女性,发病年龄以20~40岁最多。急性胆囊炎疼痛一般位于右上腹部胆囊区,程度较剧烈而持久,常有间歇性加剧,可向右肩放射,墨菲征是一个有重要诊断意义的体征。胆囊平片可发现结石,B超可发现胀大和充满积液的胆囊和结石征象。急性胆囊炎尤其是胆囊炎穿孔引起胆汁性腹膜炎与急性胰腺炎特别是坏死性胰腺炎更易混淆,一般言之,SAP的疼痛较之胆囊炎激烈,疼痛较持久,不易为解痉、止痛药所缓解。

(四)急性肠梗阻

急性机械性肠梗阻腹痛为急性发作,呈阵发性、波浪式绞痛,多位于脐周或下腹部;绞痛时伴有肠蠕动增加,可见膨胀的肠轮廓和肠型;X线腹部透视可见梗阻以上的肠管扩张,其中充以液体及气体,形成液气平面。急性胰腺炎时发生的胰腺、腹腔的炎症和缺血是引起肠梗阻的主要原因,有时也可以看到上腹部有少数肠襻因肠麻痹而充气现象,故仅凭X线检查并不能作出鉴别。唯急性肠梗阻的腹痛阵发性加剧更为明显,而急性胰腺炎引致的肠梗阻常随胰腺炎病情的好转而消失,当然也随着胰腺炎病情的加重而加重。腹部穿刺均为血性渗出液,而后者其淀粉酶可明显增高。

(五)心绞痛和心肌梗死

少数急性心肌梗死患者可仅表现为上腹部的急性疼痛,伴恶心、呕吐,甚至可有腹肌紧张,上腹压痛,类似外科急腹症,有时可被误诊为急性胰腺炎。因此,临床上遇到 40 岁以上的患者,罹患病因未明的急性腹痛,尤其是有高血压、动脉粥样硬化,或过去有心绞痛发作史者,要警惕急性心肌梗死的可能性。

(六)异位妊娠破裂

异位妊娠破裂发病年龄多在 26～35 岁妇女,大多可追问到停经史;大多有不规则阴道流血,量少;腹痛急性发作,大多位于全下腹,其次为右下腹与左下腹;腹部检查有明显压痛,腹肌紧张不一定存在;阴道检查发现宫颈疼痛明显,后穹隆饱满膨出及触痛明显;腹腔穿刺或后穹隆穿刺可抽到不凝固之血液;妊娠试验及 B 超检查有助于确诊。

(七)急性胃肠炎

急性胃炎一般起病较急,在进食污染食物后数小时至 24 小时发病,散发性急性胃肠炎患者如就诊时未发生腹泻,而以剧烈的腹痛为主诉,可能误诊为 AP。但急性胃炎一般有水样泻,呕吐之后腹痛往往减轻,病情常于短期内好转。

六、病情判断

由于重症急性胰腺炎病情变化迅速,预后凶险,单凭临床经验难以正确估计,因此严重度的评估具有十分重要的临床意义。

(一)Ranson 评分标准

该评分标准与病死率有明显关系,3 分以下为 0.9%,3～4 分为 16%,5～6 分为 40%,6 分以上为 100%。该标准为临床重症急性胰腺炎的判断提供了方便,是目前使用最广泛的标准。

(二)Glasgow 评分标准

虽然 Ranson 分级指标有助于对 AP 的预后作出评估,但对 AP 病情的严重程度判定还不够准确,主要适用于酒精中毒所致的急性胰腺炎,对胆道疾病所致的 AP 并不完全适用。因此,Imric 建议修正上述标准,提出改良的 Glasgow 分级标准(以入院 48 小时的结果为依据)。

(三)APACHEⅡ评分标准

由于上述两种评分是根据入院 24 小时或 48 小时内的病情,不能动态估计严重度,而且评分未包括患者以往的身体状况,因此又产生了 APACHE 评分系统来评估 AP 的严重程度。

(四)局部评分系统

全身评分系统是针对疾病严重度,不具备对急性胰腺炎的特异性,因而人们又从胰腺病变的局部来研究对急性胰腺炎严重程度的估计。Mc Mahon 根据腹水量和颜色评价急性胰腺炎的严重程度。凡符合下列 3 个标准中任何一项即为重症胰腺炎:①腹水可容易抽出 10 mL,5 年后学者将液体量改为 20 mL;②腹水为深紫红色,不论其量的多少;③用 1 L 生理盐水灌注腹腔后,仍能抽吸到较深颜色的液体。该判断标准的缺点是只能在入院时采用,不能动态观察病情,对颜色的判断有主观性,目前已很少应用。20 世纪 80 年代中期,CT 技术相当成熟,因其检查准确可靠、无创伤,可动态观察,成为临床诊断胰腺有无坏死和坏死程度的金标准。Balthazar 的 CT 评分系统包括了胰腺和胰外病变,定量较为准确,简单、实用,最有代表性。

根据胰腺炎的分级和胰腺坏死范围的两方面积分评定胰腺炎的严重程度:Ⅰ级,0～3 分;

Ⅱ级,4～6分;Ⅲ级,7～10分。并发症的发生率和病死率随评分的累计而明显增加:<2分无死亡,7～10分的病死率为17%,大于7分可以做手术治疗;A、B级无并发症,C、D、E级脓肿发生率34.6%,D级病死率8.3%,E级病死率17.4%。我国1996年对急性胰腺炎的临床诊断及分级标准的第二次方案中将Balthazar CT评分在Ⅱ级或Ⅱ级以上者定为重症胰腺炎。

七、治疗

(一)监护

对于所有急性胰腺炎患者都应加强护理与观察。重型患者应住入监护病房。心电监护;血气分析;血清电解质测定;中心静脉压测定;动态观察腹部体征和肠鸣音改变。

(二)抑制或减少胰液分泌

包括:①禁食及胃肠减压;②抑制胃酸分泌,H_2受体拮抗剂和质子泵抑制剂既可减少胃酸分泌,减少对胰酶分泌的刺激,又可防止应激性胃黏膜病变的发生;③生长抑素及其衍生物、生长激素,生长抑素及其类似物(奥曲肽)可以通过直接抑制胰腺外分泌而发挥作用,主张在SAP治疗中应用。联合应用生长激素＋生长抑素可以在多个环节阻断炎性介质的释放,减少肠道细菌和毒素移位,阻断炎性细胞因子链启动后产生的瀑布反应;④缩胆囊素;⑤胰酶抑制剂,抑肽酶、加贝酯等可有抑制胰蛋白酶、糜蛋白酶、弹性酶、脂肪酶的作用;⑥前列腺素族,前列腺素族(PG,包括PGE_1、PGE_2及PGI_2)能抑制多种外源性及内源性刺激引起的胰液分泌;⑦氧自由基清除剂。

(三)血管活性物质的应用

由于微循环障碍在SAP发病中起着重要作用,推荐应用改善胰腺和其他器官微循环的药物,如前列腺素E_1制剂、血小板活化因子拮抗剂、丹参制剂等。

(四)抗生素的应用

胰腺感染的致病菌主要为革兰阴性菌和厌氧菌等肠道常驻菌。抗生素的应用应遵循:抗菌谱为革兰阴性菌和厌氧菌为主、脂溶性强、有效通过血-胰屏障三大原则。推荐使用喹诺酮类药物联和甲硝唑,疗效不佳时改用其他广谱抗生素,要注意真菌感染的诊断,临床上无法用细菌感染来解释的发热等表现时,应考虑到真菌感染的可能,可经验性应用抗真菌药,同时进行血液或体液真菌培养。也可经供应胰腺血管内注入抗生素。

(五)腹腔灌洗

对于SAP可采取腹腔灌洗疗法,目的在于清除腹腔内的渗出液、各种活性酶、血管活性物质和细菌及其毒素。

(六)血液滤过

72小时短时血滤可使促炎因子下降,患者SIRS表现缓解。

(七)营养支持

SAP患者常先施行肠外营养,待病情趋向缓解,则考虑实施肠内营养,肠内营养的实施是指将螺旋型鼻空肠管放置Treitz韧带远端,输注要素营养物质并观察患者反应,如能耐受则逐渐加大剂量,应注意补充谷氨酰胺制剂。对于高脂血症患者,应减少脂肪类物质的补充。进行肠内营养时,应注意患者的腹痛、肠麻痹、腹部压痛等胰腺炎症状和体征是否加重。

(八)预防和治疗肠道衰竭

对于SAP患者,应密切观察腹部体征及排便情况,检测肠鸣音的变化,及早给予促肠道动力药,包括生大黄、硫酸镁、乳果糖等;给予微生态制剂调节肠道菌群;应用谷氨酰胺制剂提高肠道免疫功能；同时可应用中药如皮硝外敷腹部。病情允许下尽快饮食或实施肠内营养对预防肠道衰竭具有重要意义。

(九)中医中药

单味中药，如生大黄 50 g 胃管内注入或直肠内滴注，每天 2 次，复方制剂如清胰汤、柴芍承气汤等。中药制剂通过降低血管通透性、抑制巨噬细胞和中性粒细胞活性、清除内毒素达到治疗功效。

(十)内镜治疗

在有条件的单位，对于怀疑或已经证实的胆源性 SAP，应尽早(48 小时内)行鼻胆管引流术或内镜下括约肌切开术(EST)。目前认为，只要操作得当，急性胆源性胰腺炎(ABP)发作时行经内镜逆行胰胆管造影、EPT 术是安全的，不会增加并发症及死亡。

(十一)并发症的处理

急性呼吸窘迫综合征是 SAP 的严重并发症，处理包括机械通气和大剂量、短程糖皮质激素的应用，如甲泼尼龙。必要时行气管镜下肺泡灌洗术；急性肾衰竭主要是支持治疗，稳定血流动力学检测，静脉补液，必要时使用血管活性药物。SAP 胰液积聚者部分会发展为胰腺假性囊肿，对于胰腺假性囊肿应密切观察，部分会自行吸收，若假性囊肿直径＞6 cm，且有压迫现象和临床表现，可行穿刺引流或外科手术引流。胰腺脓肿是外科干预的绝对指征。

(十二)手术治疗

坏死胰腺组织继发感染者在严密观察下可考虑外科手术，对于重症病例，主张在重症监护和强化保守治疗的基础上，经过 72 小时，病情仍未稳定或进一步恶化者可进行手术治疗。

（王　露）

第十一章　内分泌系统常见急危重症

第一节　垂　体　危　象

垂体危象是指垂体功能减退症的应激危象,又称为垂体卒中。遇到应激状态(感染、创伤、手术等)而未经正规治疗或治疗不当,则可能诱发代谢紊乱和器官功能障碍。

临床表现多样。垂体分为腺垂体、神经垂体或前叶后叶,分泌多种激素,调节神经内分泌网络,故影响是全身性的,因受损部位和程度不同而产生多种类型。腺垂体分泌多种促激素,如促甲状腺素(TSH)、促肾上腺皮质激素(ACTH)、促性腺激素(GnH)及生长激素(GH)。神经垂体贮存和释放神经内分泌激素如抗利尿激素(ADH)、催产素(OXT)。以上激素的减少则影响应激反应、生长生殖、身心发育、物质与能量代谢。

一、病因

主要病因依次为垂体肿瘤、席汉综合征、颅咽管肿瘤、松果体瘤,以及脑瘤手术或放疗以后。

(一)垂体肿瘤

垂体肿瘤占颅内肿瘤的 10% 以上,多为良性,但瘤体生长、浸润损伤正常脑组织。垂体瘤多位于腺垂体部分,可分为功能性、非功能性两大类,功能性者如嗜酸细胞瘤,因生长激素增多而引起巨人症、肢端肥大症,催乳素腺瘤引起闭经泌乳症或男性阳痿,促肾上腺皮质激素腺瘤引起库欣综合征,促甲状腺激素腺瘤引起垂体性甲亢。当垂体腺瘤破坏、挤压正常垂体腺或手术、出血、坏死时则致垂体危象或垂体卒中。无功能垂体瘤压迫正常脑组织产生多种功能低下症,如垂体性侏儒症、尿崩症、视交叉损害的偏盲、癫痫、脑积水等。

(二)颅咽管瘤

颅咽管瘤为较常见的先天性肿瘤,好发于蝶鞍之上,囊性,压迫视神经交叉而发生偏盲,压迫下丘脑或第三脑室引起脑积水、尿崩症或其他垂体功能障碍,是儿童期垂体危象的常见原因。

(三)席汉综合征

席汉综合征见于产科大出血、DIC。产科大出血常因胎盘前置、胎盘残留、羊水栓塞、产后宫缩无力、产褥热(感染)所致,此时继发垂体门静脉系统缺血、血管痉挛,从而使得孕期增大的垂体梗死,功能减退,表现为乏力、怕冷、低血压、性器官和乳房萎缩等,若遇诱因则可能出现急性垂体卒中(垂体危象)或典型席汉综合征。本症常有基础病或伴发病如糖尿病、系统性红斑狼疮、某些贫血、高凝状态、下丘脑-垂体发育异常,也见于甲状腺炎,萎缩性胃炎等自身免疫性疾病。

(四)其他病因

如中枢神经系统感染,颅脑外伤、脑卒中等疾病引起垂体功能减退或衰竭。

二、临床表现

患者在发病前多已有性腺、甲状腺、肾上腺皮质功能减退的症状与体征,如面色苍白,皮肤色素减少,消瘦。产后缺乳,头发及阴毛、腋毛脱落,闭经,性欲减退,生殖器及乳房萎缩,怕冷,反应迟钝,虚弱乏力,厌食、恶心,血压降低等。本病起病急骤,大多数患者则在应激或服用安眠镇静药情况下发病,少数患者则可由于使用甲状腺激素治疗先于肾上腺皮质激素,代谢率增加使肾上腺皮质功能减退进一步加重。在诱发因素作用下,患者易于发生意识不清和昏迷。临床表现有多种类型,其中以低血糖型为多见,患者每于清晨空腹时发病,感头晕、出汗、心慌,精神失常,癫痫样发作,最后进入昏迷。感染引起者,患者高热,瞬即显现神志不清、昏迷,多伴有血压降低甚至休克。低体温型,多发生于冬季,严重者体温可低于 30 ℃,是由甲状腺功能减退所致。患者皮质醇不足,对水负荷后的利尿反应较差,因此在饮水过多或进行水试验时容易引起水中毒,表现恶心、呕吐、烦躁不安、抽搐、昏迷等。垂体卒中起病突然,患者感剧烈头痛、恶心、呕吐、视力减退以至失明,继而意识障碍以至昏迷,多有脑膜刺激征,脑脊液检查可发现红细胞、含铁血黄素、蛋白质增高等;患者在起病前已有肢端肥大症、库欣综合征、纳尔逊综合征等临床表现与体征,但在无功能的垂体肿瘤则可缺如。垂体肿瘤或糖尿病视网膜病变等需做垂体切除治疗的患者,术后可因局部损伤、出血和垂体前叶功能急剧减退以致昏迷不醒,患者可有大小便失禁,对疼痛刺激仍可有反应,血压可以正常或偏低,如术前已有垂体前叶功能不全和/或手术前后有水、电解质平衡紊乱者则更易发生。

三、实验室检查

本病涉及多种内分泌功能改变,个体临床表现不同,故实验室检查也因人因病而异,但总以血液检验和影像检查为主。颅脑 CT、MRI 可见垂直肿瘤或其他占位性病变,席汉综合征者可见垂体坏死、萎缩,以蝶鞍部明显(表 11-1)。

表 11-1　垂体危象综合征鉴别简表

激素缺乏类型	临床特点	实验室检查
促甲状腺激素(TSH)	怕冷、呆滞、黏液水肿	血 TSH↓,CRH 负荷试验无反应
促肾上腺皮质激素(ACTH)	低血糖、低血压、乏力	血 ACTH、皮质醇、尿 17-OH、17-KS
促性腺激素(GnH)	性器官萎缩、性功能低下	血酮、雌二醇、黄体酮↓、PRL↓、FSH、LH↓、PRL↓
生长激素(GH)	低血糖、发育迟滞	血 GH↓
抗利尿激素(ADH)	烦渴、多饮、多尿、低比重尿,继发脱水、电解质紊乱	血 ADH↓,血、尿的渗透压↓

注:17-OH:17-羟皮质醇;17-KS 酮皮质醇;PRL:催乳素;LH:黄体生成素;FSH:卵泡刺激素;CRH:促肾上腺皮质素释放激素。

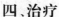

四、治疗

(一)一般治疗

防治感染、创伤,心理调节,劳逸适度,饮食平衡、二便通畅,防治并发症,处理相关疾病。

(二)垂体功能不足的替代疗法

酌情补充靶组织激素,尤其注意防止肾上腺皮质功能减退或肾上腺危象。①肾上腺皮质激素替代:常用氢化可的松,5 mg/d,一般于早晨 8 时口服,并注意昼夜曲线,应激状态时加量,严重低血压者可加用醋酸去氧皮质酮(DOCA)1 mg/d;②甲状腺激素替代:选用干甲状腺片,小量开始,首日 4~10 mg,逐渐增至最佳量 60~120 mg/d;③性激素替代,育龄妇女可用雌激素-孕激素人工周期疗法,男性用丙睾酮 25 mg 每周 1~2 次,或 11 酸睾酮(长效)250 mg,每月肌内注射一次,促性腺释放激素(促黄体生成素释放激素 LRH),每次 0.1~0.2 mg,静脉滴注或喷鼻;④其他激素替代,儿童生长激素缺乏,可用基因重组生长素 0.1 U/kg 皮下注射,治疗持续 1 年左右。尿崩症则要补充抗利尿激素,加压素 0.2~0.5 mL,每周肌内注射 1 次。

(三)垂体危象的抢救

常用肾上腺皮质激素和甲状腺素,经 1 周病情稳定,继续激素维持治疗,同时治疗原发病(如脑瘤)、诱因(如感染)、相关病(贫血、风湿性疾病、甲状腺炎、糖尿病、下丘脑-垂体发育异常)。垂体危象一般勿用加重病情的药物如中枢神经抑制药、胰岛素、降糖药。因感染诱发者,于抗感染同时加大肾上腺皮质激素用量。具体措施:①静脉注射高渗葡萄糖,以纠正低血糖。50%葡萄糖溶液 40~60 mL 静脉注射,继以 10%葡萄糖盐水静脉滴注维持,并依病情调整滴速。②静脉滴注氢化可的松或其他肾上腺皮质激素,氢化可的松用量可达 300 mg 以上,适用于肾上腺皮质功能不足、水中毒、体温过低等多种类型。③甲状腺素口服、鼻饲或保留灌肠,尤适于水中毒型、低温型、低钠型或混合型。常用甲状腺干片每天 3~5 片。左甲状腺素(L-T_4)为人工合成品,可供口服或静脉滴注,首剂 200~500 mg。④维持水与电解质平衡,失钠型常用生理盐水纠正脱水、补充钠盐;水中毒型补充甲状腺素、利尿、脱水,同时酌情补充糖和多种激素。⑤高热型,常有感染、创伤等诱因,或在激素替代时发生,应紧急处理,包括物理降温,正确补充多种激素等综合措施。

(彭文建)

第二节 糖尿病酮症酸中毒

糖尿病酮症酸中毒(DKA)为最常见的糖尿病急症,是由于体内胰岛素缺乏引起的以高血糖、高血酮和代谢性酸中毒为主要表现的临床综合征。当代谢紊乱发展至脂肪分解加速、血清酮体积聚超过正常水平时称为酮血症,尿酮体排出增多称为酮尿,临床上统称为酮症。当酮酸积聚而发生代谢性酸中毒时称为酮症酸中毒,常见于 1 型糖尿病患者或 B 细胞功能较差的 2 型糖尿病患者伴应激时。

一、病因

DKA 发生在有糖尿病基础,在某些诱因作用下发病。DKA 多见于年轻人,1 型糖尿病易发,2 型糖尿病可在某些应激情况下发生。发病过程大致可分为代偿性酮症酸中毒与失代偿性酮症酸中毒两个阶段。诱发 DKA 的原因如下。

(一)急性感染

以呼吸系统、泌尿系统、胃肠道和皮肤的感染最为常见。伴有呕吐的感染更易诱发。

(二)胰岛素和药物治疗中断

这是诱发 DKA 的重要因素,特别是胰岛素治疗中断。有时也可因体内产生胰岛素抗体致使胰岛素的作用降低而诱发。

(三)应激状态

糖尿病患者出现精神创伤、紧张或过度劳累、外伤、手术、麻醉、分娩、脑血管意外、急性心肌梗死等。

(四)饮食失调或胃肠疾病

严重呕吐、腹泻、厌食、高热等导致严重失水,过量进食含糖或脂肪多的食物,酗酒,或每天糖类摄入过少(<100 g)时。

(五)不明病因

发生 DKA 时往往有几种诱因同时存在,但部分患者可能找不到明显诱因。

二、发病机制

主要病理基础为胰岛素相对或绝对不足、拮抗胰岛素的激素(胰高血糖素、皮质醇、儿茶酚胺类、生长激素)增加及严重失水等,因此产生糖代谢紊乱,血糖不能正常利用,导致血糖增高、脂肪分解增加、血酮增高和继发性酸中毒与水、电解质平衡失调等一系列改变。本病发病机制中各种胰岛素拮抗激素相对或绝对增多起重要作用。

(一)脂肪分解增加、血酮增高与代谢性酸中毒的出现

DAK 患者脂肪分解的主要原因:①胰岛素的严重缺乏,不能抑制脂肪分解。②糖利用障碍,机体代偿性脂肪动员增加。③生长激素、胰高血糖素和糖皮质激素的作用增强,促进脂肪的分解。此时因脂肪动员和分解加速,大量脂肪酸在肝经 B 氧化生成乙酰辅酶 A。正常状态下的乙酰辅酶 A 主要与草酰乙酸结合后进入三羧酸循环。DAK 时,由于草酰乙酸的不足,使大量堆积的乙酰辅酶 A 不能进入三羧酸循环,加上脂肪合成受抑制,使之缩合为乙酰乙酸,再转化为 β-羟丁酸、丙酮,三者总称为酮体。与此同时,胰岛素的拮抗激素作用增强,也成为加速脂肪分解和酮体生成的另一个主要方面。在糖、脂肪代谢紊乱的同时,蛋白质的分解过程加强,出现负氮平衡,血中生酮氨基酸增加,生糖氨基酸减少,这在促进酮血症的发展中也起了重要作用。当肝内产生的酮体量超过了周围组织的氧化能力时,便引起高酮血症。

病情进一步恶化将引起:①组织分解加速。②毛细血管扩张和通透性增加,影响循环的正常灌注。③抑制组织的氧利用。④先出现代偿性通气增强,继而 pH 下降,当 pH<7.2 时,刺激呼吸中枢引起深快呼吸(Kussmaul 呼吸),pH<7.0 时,可导致呼吸中枢麻痹,呼吸减慢。

(二)胰岛素严重缺乏、拮抗激素增高及严重脱水

当胰岛素严重缺乏和拮抗激素增高情况下,糖利用障碍,糖原分解和异生作用加强,血糖显著增高,可超过 19.25 mmol/L,继而引起细胞外高渗状态,使细胞内水分外移,引起稀释性低钠。一般来说,血糖每升高 5.6 mmol/L,血浆渗量增加 5.5 mmol/L,血钠下降 2.7 mOsm/L。此时,增高的血糖由肾小球滤过时,可比正常的滤过率[5.8～11.0 mmol/(L·min)]高出 5～10 倍,大大超过了近端肾小管回吸收糖[16.7~27.8 mmol/(L·min)]的能力,多余的糖由肾排出,带走大量水分和电解质,这种渗透性利尿作用必然使有效血容量下降,机体处于脱水状态。此外,由此而引起的机体蛋白质、脂肪过度分解产物(如尿素氮、酮体、硫酸、磷酸)从肺、肾排出,同时厌食、呕吐等症状,都可加重脱水的进程。在脱水状态下的机体,胰岛素利用下降与反调节激素效应增强的趋势又必将进一步发展。这种恶性循环若不能有效控制,必然引起内环境的严重紊乱。

(三)电解质失衡

因渗透性利尿作用,从肾排出大量水分的同时也丢失 K^+、Na^+ 和 Cl^- 等离子。血钠在初期可由于细胞内液外移和排出增多而引起稀释性低钠,但若失水超过失钠程度,血钠也可增高。血钾降低多不明显,有时由于 DKA 时组织分解增加使大量细胞内 K^+ 外移而使测定的血钾不低,但总体上仍以低钾多见。

三、临床表现

绝大多数 DKA 见于 1 型糖尿病患者,有使用胰岛素治疗史,且有明显诱因,小儿则多以DKA 为首先症状出现。一般起病急骤,但也有逐渐起病者。早期患者常感软弱、乏力、肌肉酸痛,是为 DKA 的前驱表现,同时糖尿病本身症状也加重,常因大量尿糖及酮尿使尿量明显增加,体内水分丢失,多饮、多尿更为突出,此时食欲缺乏、恶心、呕吐、腹痛等消化道症状及胸痛也很常见。老年有冠心病者可并发心绞痛,甚而心肌梗死及心律失常或心力衰竭等。由于 DKA 时心肌收缩力减低,每搏量减少,加以周围血管扩张,血压常下降,导致周围循环衰竭。

(一)严重脱水

皮肤黏膜干燥、弹性差,舌干而红,口唇樱桃红色,眼球下陷,心率增快,心音减弱,血压下降;并可出现休克及中枢神经系统功能障碍,如头痛、神志淡漠、恍惚,甚至昏迷。少数患者尚可在脱水时出现上腹部剧痛、腹肌紧张并压痛,酷似急性胰腺炎或外科急腹症,胰淀粉酶亦可升高,但非胰腺炎所致,系与严重脱水和糖代谢紊乱有关,一般在治疗 2 天后可降至正常。

(二)酸中毒

可见深而快的 Kussmaul 呼吸,呼出气体呈酮味(烂苹果味),但患者常无呼吸困难感觉,少数患者可并发呼吸窘迫综合征。酸中毒可导致心肌收缩力下降,诱发心力衰竭。当 pH<7.2 时中枢神经系统受抑制则出现倦怠、嗜睡、头痛、全身痛、意识模糊和昏迷。

(三)电解质失衡

早期低血钾常因病情发展而进一步加重,可出现胃肠胀气、腱反射消失和四肢麻痹,甚至有麻痹性肠梗阻的表现。当同时合并肾功能损害,或因酸中毒致使细胞内大量钾进入细胞外液时,血钾也可增高。

(四)其他

肾衰竭时少尿或无尿,尿检出现蛋白、管型;部分患者可有发热,病情严重者体温下降,甚至降至 35 ℃以下,这可能与酸血症时血管扩张和循环衰竭有关;尚有少数患者可因 6-磷酸葡萄糖脱氢酶缺乏而产生溶血性贫血或黄疸。

四、实验室检查

(一)尿糖、尿酮检查

尿糖、尿酮强阳性,但当有严重肾功能损害时由于肾小球滤过率减少而导致肾糖阈增高时,

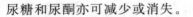

尿糖和尿酮亦可减少或消失。

(二)血糖、血酮检查

血糖明显增高,多高达 16.7～33.3 mmol/L,有时可达 55.5 mmol/L 以上;血酮体增高,正常 <0.6 mmol/L,>1.0 mmol/L 为高血酮,>3.0 mmol/L 提示酸中毒。

(三)血气分析

代偿期 pH 可在正常范围,HCO_3^- 降低;失代偿期 pH<7.35,HCO_3^- 进一步下降,BE 负值增大。

(四)电解质测定

血钾正常或偏低,尿量减少后可偏高,血钠、血氯多偏低,血磷低。

(五)其他

肾衰竭时,尿素氮、肌酐增高,尿常规可见蛋白、管型,白细胞计数多增加。

五、诊断及鉴别诊断

DKA 的诊断基于如下条件:①尿糖强阳性。②尿酮体阳性,但在肾功能严重损伤或尿中以 β-羟丁酸为主时尿酮可减少甚至消失。③血糖升高,多为 16.7～33.3 mmol/L,若>33.3 mmol/L,要注意有无高血糖高渗状态。④血 pH 常<7.35,HCO_3^-<15 mmol/L。在早期代偿阶段血 pH 可正常,但 BE 负值增大。关键在于对临床病因不明的脱水、酸中毒、休克、意识改变进而昏迷的患者应考虑到 DKA 的可能。若尿糖、尿酮体阳性,血糖明显增高,无论有无糖尿病史,都可结合临床特征而确立诊断。

DKA 可有昏迷,但在确立是否为 DKA 所致时,除需与高血糖高渗状态、低血糖昏迷和乳酸性酸中毒进行鉴别外,还应注意脑血管意外的出现,应详查神经系统体征,特别要急查头颅 CT,以资鉴别,必须注意二者同时存在的可能性。

六、急诊处理

治疗原则为尽快纠正代谢紊乱,去除诱因,防止各种并发症。补液和胰岛素治疗是纠正代谢紊乱的关键。

(一)补液

输入液体的量及速度应根据患者脱水程度、年龄及心脏功能状态而定。一般每天总需量按患者原体重的 10% 估算。首剂生理盐水 1 000～2 000 mL,1～2 小时静脉滴注完毕,以后每 6～8 小时输 1 000 mL 左右。补液后尿量应在每小时 100 mL 以上,如仍尿少,表示补液不足或心、肾功能不佳,应加强监护,酌情调整。昏迷者在苏醒后,要鼓励口服液体,逐渐减少输液,较为安全。

(二)胰岛素治疗

常规以小剂量胰岛素为宜,这种用法简单易行,不必等血糖结果;无迟发低血糖和低血钾反应,经济、有效。实施时可分两个阶段进行。

1.第 1 阶段

患者诊断确定后(或血糖>16.7 mmol/L),开始先静脉滴注生理盐水,并在其中加入短效胰岛素,每小时给予每千克体重 0.1 U 胰岛素,使血清胰岛素浓度恒定达到 100～200 μU/mL,每 1～2 小时复查血糖,如血糖下降<30%,可将胰岛素加量;对有休克和/或严重酸中毒和/或昏迷

的重症患者,应酌情静脉注射首次负荷剂量 10～20 U 胰岛素;如下降＞30％,则按原剂量继续静脉滴注,直至血糖下降为≤13.9 mmol/L 后,转第 2 阶段治疗;当血糖≤8.33 mmol/L 时,应减量使用胰岛素。

2.第 2 阶段

当患者血糖下降至≤13.9 mmol/L 时,将生理盐水改为 5％葡萄糖(或糖盐水),胰岛素的用量则按葡萄糖与胰岛素之比为(3～4)：1(即每 3～4 g 糖给胰岛素 1 U)继续滴注,使血糖维持在 11.1 mmol/L 左右,酮体阴性时,可过渡到平日治疗剂量,但在停止静脉滴注胰岛素前 1 小时酌情皮下注射胰岛素 1 次,以防血糖的回升。

(三)补钾

DKA 者从尿中丢失钾,加上呕吐与摄入减少,必须补充。但测定的血钾可因细胞内钾转移至细胞外而在正常范围内,因此,除非患者有肾功能障碍或无尿,一般在开始治疗即进行补钾。补钾应根据血钾和尿量:治疗前血钾低于正常,立即开始补钾,开始的 2～4 小时通过静脉输液每小时补钾为 13～20 mmol/L(相当于氯化钾 1.0～1.5 g);血钾正常、尿量＞40 mL/h,也立即开始补钾;血钾正常、尿量＜30 mL/h,暂缓补钾,待尿量增加后再开始补钾;血钾高于正常,暂缓补钾。使用时应随时进行血钾测定和心电图监护。如能口服,用肠溶性氯化钾 1～2 g,3 次/d。用碳酸氢钠时,鉴于它有促使钾离子进入细胞内的作用,故在滴入 5％碳酸氢钠 150～200 mL 时,应加氯化钾 1 g。

(四)纠正酸中毒

患者酸中毒是因酮体过多所致,而非 HCO_3^- 缺乏,一般情况下不必用碳酸氢钠治疗,大多可在输注胰岛素及补液后得到纠正。反之,易引起低血钾、脑水肿、反常性脑脊液 pH 下降和因抑制氧合血红蛋白解离而导致组织缺氧。只有 pH＜7.1 或 CO_2CP＜4.5～6.7 mmol/L、HCO_3^-＜5 mmol/L时给予碳酸氢钠 50 mmol/L。

(五)消除诱因,积极治疗并发症

并发症是关系到患者预后的重要方面,也是酮症酸中毒病情加重的诱因,如心力衰竭、心律失常、严重感染等,都须积极治疗。此外,对患者应用鼻导管供氧,严密监测神志、血糖、尿糖、尿量、血压、心电图、血气、血浆渗量、尿素氮、电解质及液体出入量等,以便及时发现病情变化,及时予以处理。

(彭文建)

第三节 高渗性非酮症糖尿病昏迷

高渗性非酮症糖尿病昏迷(HNDC)是糖尿病的严重急性并发症。特点是血糖极高,没有明显的酮症酸中毒,因高血糖引起血浆高渗性脱水和进行性意识障碍的临床综合征。

一、病因及发病机制

常见诱发因素:大量口服或静脉输注糖液,使用糖皮质激素、利尿剂(如呋塞米、噻嗪类、山梨醇)、免疫抑制剂、氯丙嗪、苯妥英钠、普萘洛尔等药物,急性感染,手术,以及脑血管意外、急性心肌梗死、心力衰竭等应激状态,腹膜透析和血液透析等。详细的发病机制还有待于进一步阐明。可能由于本病患者体内仍有一定数量的胰岛素,虽然由于各种不同原因而使其生物效应不足,但其数量足以抑制脂肪细胞脂肪分解,而不能抑制肝糖原分解和糖原异生,肝脏产生葡萄糖增加释入血流,同时葡萄糖因胰岛素不足不能透过细胞膜而为脂肪、肌肉摄取与利用,导致血糖上升。脂肪分解受抑制,游离脂肪酸增加不多,使肝脏没有足够的底物形成较多的酮体。加以本病患者抗胰岛素激素(如生长激素、糖皮质激素等)水平虽然升高,但其出现时间较酮症酸中毒患者为迟,且其上升程度不足以引起生酮作用。血糖升高,大量尿糖从肾排出,引起高渗性利尿,从而导致脱水和血容量减少。

二、临床表现

(一)前驱期表现

HNDC 起病多隐蔽,在出现神经系统症状和进入昏迷前常有一段过程,即前驱期,表现为糖尿病症状如口渴、多尿和倦怠、无力等症状的加重,反应迟钝,表情淡漠,引起这些症状的基本原因是由于渗透性利尿失水。这一期可由几天到数周不等,发展比糖尿病酮症酸中毒慢,如能对HNDC 提高警惕,在前驱期及时发现并诊断,则对患者的治疗和预后大有好处,但可惜往往由于前驱期症状不明显,一则易被患者本人和医师所忽视,再者常易被其他并发症症状所掩盖和混淆,而使诊断困难和延误。

(二)典型期的临床表现

如前驱期得不到及时治疗,则病情继续发展,由于严重的失水引起血浆高渗和血容量减少,患者主要表现为严重的脱水和神经系统两组症状和体征,我们观察的全部患者都有明显的脱水表现,外观患者的唇舌干裂、眼窝塌陷、皮肤失去弹性,由于血容量不足,大部分患者有血压减低、心跳加速,少数患者呈休克状态,有的由于严重脱水而无尿,神经系统方则表现为不同程度的意识障碍,从意识模糊、嗜睡直至昏迷,可以有一过性偏瘫。病理反射和癫痫样发作,出现神经系统症状常是促使患者前来就诊的原因,因此常误诊为一般的脑血管意外而导致误诊、误治,后果严重。和酮症酸中毒不一样,HNDC 没有典型的酸中毒呼吸,如患者出现中枢性过度换气现象时,则应考虑是否合并有败血症和脑血管意外。

三、实验室及其他检查

(1)血常规。由于脱水血液浓缩,血红蛋白增高,白细胞计数多 $>10\times10^9/L$。

(2)血糖极高 >33.3 mmol/L(多数 >44.4 mmol/L)。

(3)血电解质改变不明显。

(4)尿糖强阳性,尿酮体阴性或弱阳性。

(5)血浆渗透压增高血浆渗透压可按下面公式计算:

$$血浆渗透压(mOsm/L)=2(Na^++K^+)+\frac{血糖(mg/dL)}{18}+\frac{BUN(mg/dL)}{2.8}$$

正常范围 $280\sim300$ mOsm/L,HNDC 多 >340 mOms/L。

其他血肌酐和尿素氮多增高,原因可由于肾脏本身因素,但大部分患者是由于高度脱水肾前因素所致,因而血肌酐和尿素氮一般随急性期补液治疗后而下降,如仍不下降或特别高者预后不良。

四、诊断

HNDC 的死亡率极高,能否及时诊断直接关系到患者的治疗和预后。从上述 HNDC 的临床表现看,对本症的诊断并不困难,关键是所有的临床医师要提高对本症的警惕和认识,特别是对中、老年患者有以下临床症状者,无论有无糖尿病历史,均提示有 HNDC 的可能,应立即做实验室检查:①进行性意识障碍和明显脱水表现者。②中枢神经系统症状和体征,如癫痫样抽搐和病理反射征阳性者。③合并感染、心肌梗死、手术等应激情况下出现多尿者。④大量摄糖,静脉输糖或应用激素、苯妥英钠、普萘洛尔等可致血糖增高的药物时出现多尿和意识改变者。⑤水入量不足、失水和用利尿药、脱水治疗与透析治疗等。

实验室检查和诊断指标:对上述可疑 HNDC 者应立即取血查血糖、血电解质(钠、钾、氯)、尿素氮和肌酐、CO_2CP,有条件做血酮和血气分析,查尿糖和酮体,做心电图。HNDC 实验室诊断指标:①血糖>33.3 mmol/L。②有效血浆渗透压>320 mOsm/L,有效血浆渗透压指不计算血尿素氮提供的渗透压。③尿糖强阳性,尿酮体阴性或弱阳性。

五、鉴别诊断

首先,需与非糖尿病脑血管意外患者相鉴别,这种患者血糖多不高,或有轻度应激性血糖增高,但不可能>33.3 mmol/L。需与其他原因的糖尿病性昏迷相鉴别。

六、危重指标

所有的 HNDC 患者均为危重患者,但有下列表现者大多预后不良。①昏迷持续 48 小时尚未恢复者。②高血浆渗透压于 48 小时内未能纠正者。③昏迷伴癫痫样抽搐和病理反射征阳性者。④血肌酐和尿素氮增高而持续不降低者。⑤患者合并有革兰阴性细菌性感染者。

七、治疗

尽快补液以恢复血容量,纠正脱水及高渗状态,降低血糖,纠正代谢紊乱,积极查询并清除诱因,治疗各种并发症,降低死亡率。

(一)补液
迅速补液,扩充血容量,纠正血浆高渗状态,是本症治疗中的关键。

1.补液的种类和浓度
具体用法可按以下 3 种情况。①有低血容量休克者,应先静脉滴注等渗盐水,以较快地提高血容量,升高血压,但因其含钠高,有时可造成血钠及血浆渗透压进一步升高而加重昏迷,故应在血容量恢复,血压回升至正常且稳定而血浆渗透压仍高时,改用低张液(4.5 g/L 氯化钠或 6 g/L 氯化钠)。②血压正常,血钠>150 mmol/L,应首先静脉滴注 4.5~6.0 g/L 氯化钠溶液,使血浆渗透压迅速下降。因其含钠量低,输入后可有 1/3 进入细胞内,大量使用易发生溶血或导致继发性脑水肿及低血容量休克危险,故当血浆渗透压降至 330 mmol/L 以下,血钠在 140~150 mmol/L时,应改输等渗氯化钠溶液。若血糖降至 13.8~16.5 mmol/时,改用 50 g/L 有葡萄糖液或葡萄糖盐水。③休克患者或收缩压持续>10.7 kPa(80 mmHg)者,除补等渗液外,应间断输血浆或全血。

2.补液量估计

补液总量可按体重的 10% 估算。

3.补液速度

一般按先快后慢的原则,头 4 小时补总量的 1/3,1.5～2.0 L,前 8 小时、12 小时补总量的 1/2 加尿量,其余在 24～48 小时补足。但在估计输液量及速度时,应根据病情随时调整仔细观察并记录尿量,血压和脉率,应注意监测中心静脉压和心电图等。

4.鼻饲管内补给部分液体

可减少静脉补液量,减轻心肺负荷,对部分无胃肠道症状患者可试用,但不能以此代替输液,以防失去抢救良机。

(二)胰岛素治疗

本症患者一般对胰岛素较敏感,有的患者尚能分泌一定量的胰岛素,故患者对胰岛素的需要量比酮症酸中毒者少。目前多采用小剂量静脉滴注,一般 5～6 U/h 与补液同时进行,大多数患者在 4～8 小时后血糖降至 14 mmol/L 左右时,改用 50 g/L 葡萄糖液或葡萄糖盐水静脉注射,病情稳定后改为皮下注射胰岛素。应 1～2 小时监测血糖 1 次,对胰岛素却有抵抗者,在治疗 4 小时内血糖下降不到 30% 者应加大剂量。

(三)补钾

尿量充分,宜早期补钾。用量根据尿量、血钾值、心电监护灵活掌握。

(四)补充碱剂

无须补充碱剂。

(五)治疗各种诱因与并发症

1.控制感染

感染是本症最常见的诱因,也是引起患者后期死亡的主要因素,必须积极控制各种感染并发症。强调诊断一经确立,即应选用强有力抗生素。

2.维持重要脏器功能

合并心脏疾病患者,如心力衰竭,应控制输液量及速度,避免引起低血钾和高血钾;保持血渗透压,血糖下降速度,以免引起脑水肿;加强支持疗法等。

(彭文建)

第十二章 急诊护理

第一节 急诊分诊

分诊通常是指根据患者的主要症状和体征,区分病情的轻重缓急及隶属专科,进行初步诊断并安排救治的过程。急诊分诊护理工作包括接诊、分诊、护理处理三个环节。目前国内各级医院急诊科接诊的患者中只有20%~30%是真正意义上的急诊患者,非急诊患者的比例远远超过真正的急、危、重症患者的数量,为了确保各类急、危、重症患者能够得到快速、及时、有效的诊断和救治,急诊科护士要对前来就诊的患者根据疾病的严重程度,本着优先抢救生命、合理利用急诊资源的原则进行初步分类,确定治疗和进一步处理的优先次序,也称急诊分诊。

一、分诊标准

一般来说,分诊护士根据病情将患者分为危急、紧急和非紧急三类。

(1)危急:危急是指患者的病情已经危及生命或肢体的急重症,如不立即抢救与治疗,患者将失去生命、肢体或视力,应立即进入抢救室红区进行抢救,必要时紧急开启绿色通道。如呼吸心搏骤停、休克、昏迷、大出血、严重呼吸窘迫、反复抽搐、急性重度中毒、急性心肌梗死、呼吸困难、癫痫大发作、致命创伤、大面积烧伤等。

(2)紧急:紧急是指患者病情紧急,但可能不严重,但如果不尽快治疗仍存在生命危险,应立即安排进入抢救室黄区就诊。如胸痛疑似心肌梗死、急腹症、高热(体温≥40℃)、烧伤等。

(3)非紧急:非紧急是指有一般急症或轻度不适,只需要常规处理,无生命危险,可按先后顺序进入各诊室绿区就诊如轻度腹痛、轻度外伤、疑似药物过量但意识尚清、发热(体温≤40℃)等。

(4)非急诊患者,如皮疹、便秘。此级患者可以候诊。

(5)如果遇成批伤、集体中毒等特殊情况,分诊护士应立即按照流程上报并优先安排此类患者就诊或紧急开启绿色通道。

二、分诊护士素质要求

由于急诊分诊工作关系到急、危、重症患者的生命安全,同时也可有效调控急诊患者流量分布、确保急诊资源的有效利用、增加患者满意度、提升医院的社会地位,急诊分诊护士的综合素质、临床经验及护理技能是确保急诊分诊工作的重要条件。因此,急诊护士需要具备以下条件。

(1)必须有两年以上急诊科护理工作经验,经过分诊培训并考核合格。

(2)需熟练掌握各类急、危、重症的临床表现及体征。

(3)举止端庄、谦虚礼貌,具有与患者及家属融洽沟通的能力和技巧。

(4)机智、果断、反应迅速,具有一定的承受压力、控制现场和解决问题的能力。

(5)熟悉医院的政策和规章制度及各专科疾病的健康指导内容,可以为患者及家属解答疑问。

三、分诊程序

急诊分诊程序包括快速评估、诊断、计划、实施和评价五个步骤。

(一)评估

评估是通过搜集患者的主观和客观资料,如详细询问患者的年龄、既往疾病史、服药史、过敏史、具体不适感及时间,测量患者生命体征,观察意识状态、情绪、营养状况、皮肤有无破损、行走步态等。

(二)诊断

诊断是根据分诊评估搜集的资料对患者进行病情分析,确定危急、紧急和非紧急三种情况及正确的就诊位置、护理措施。

(三)计划

计划就是护士根据患者的病情及目前诊区的患者量确定如何就诊,并计划提供合适的急救护理措施。

(四)实施

实施是指分诊护士因根据患者的病情协助患者达到就诊区域,并提供平车、轮椅、标本采集等护理措施。

(五)评价

评价是指分诊护士对已经经过初次分诊的患者再次评估的过程,一般针对在初次评估后15分钟尚未就诊的患者,通过评价可提高分诊的准确率,避免初次分诊中出现错误和遗漏。

四、分诊技巧

急诊分诊是急诊医疗工作中的重要环节,急诊患者只有经过护士分诊后才能得到专科医师的准确救治。一般来说急诊护士掌握一定的分诊技巧不仅可以提高分诊速度,还可以确保分诊的准确率。

(一)接诊的初步技巧

要做到望、闻、问、切法。

(1)望(视)诊是指观察步态、体位、姿势、面色、皮肤黏膜。

(2)闻诊是指嗅觉、听觉,闻到的气味及听到的声音的变化。

(3)问诊是指一个沟通的过程,获取最有价值的信息。

(4)切(触)诊是指通过触觉了解病情。

(5)需要强调的是接诊过程中,首先要注意的是患者的气道、呼吸和循环;因为呼吸最能反映患者的危重程度。

（二）语言交流的技巧

运用礼貌得体的称呼。

（1）礼貌得体的称呼是护患交往的起点，也是给患者留下良好第一印象的关键，可以为以后的交往打下互相尊重、互相理解的基础。

（2）语言通俗易懂，尤其是方言，以适应各种不同层次、不同文化程度的患者。

（3）禁用冲突性、刺激性语言，避免给患者及家属带来不必要的精神和心理打击。

（董晓艳）

第二节　心搏骤停的护理

　　心搏骤停是指心脏在正常或无重大病变的情况下，受到严重打击引起的心脏有效收缩和泵血功能突然停止。心搏骤停后即出现意识丧失、脉搏消失及呼吸停止，经及时有效的心肺复苏后部分患者可存活。

一、病因

可以引起心脏停搏的原因有很多，机制也很复杂。

（一）器质性心脏疾病

心脏本身器质性的病变时引起心脏停搏的最常见因素，如急性心肌梗死、各种类型的心肌炎、心肌病、心包炎、风湿性瓣膜性心脏病、先天性心脏病、急性左心衰竭等。器质性心脏病造成心脏停搏的最常见原因是各种类型的心律失常，如传导阻滞、室速、室颤等。

（二）严重的缺氧或低氧血症

如呼吸道异物、分泌物、咯血、胃肠道反流等原因导致的急性呼吸道梗阻或各种原因引起的肺水肿等引起的急性或慢性的严重缺氧或低氧血症。

（三）中枢系统疾病

各种原因引起的颅内压增高，如脑出血、脑膜脑炎、脑脓肿、脑部肿瘤、严重颅脑外伤。

（四）电解质紊乱所致的心律失常

如最常见的低钾导致的室速、室颤和高钾导致的心搏停止。

（五）电击伤

实质上就是电休克，是电流对心肌直接作用的结果。

（六）神经反射性心搏停止

多发生在迷走神经张力过高或受到强烈刺激的情况下，如腹部手术时脏器牵拉刺激腹腔迷走神经节；气管插管、气管切开、插胃管时刺激喉部及气管；意外过度惊吓造成的反射性心脏停搏。

（七）药物和中毒

多是由于药物或中毒物质对心脏传导系统和心肌收缩直接抑制的结果。

二、临床表现

（1）意识突然丧失。

(2)大动脉(颈动脉和股动脉)触不到搏动。

(3)呼吸停止或抽搐样呼吸。

(4)瞳孔散大固定。

(5)全身发绀。

(6)心电图表现为心室颤动、无脉性电活动或心室停搏。

三、治疗原则及要点

当发现患者发生心脏停搏时,应遵循立即在现场就地进行心肺复苏(CPR)的抢救原则。CPR包括基础生命支持和高级生命支持。基础生命支持包括胸外心脏按压(C)、开放气道(A)、人工通气(B)、电除颤(D)及药物治疗等,目的是使患者恢复自主循环和自主呼吸。高级生命支持包括人工气道的建立、机械通气、紧急心脏起搏、复苏用药。

四、心肺复苏目的

心肺复苏的目的是开放气道、重建呼吸和循环。

五、护理评估

(一)健康史

评估患者一般情况、饮食、生活习惯、个人嗜好、症状和用药史、家庭史。

(二)身体评估

1.一般状态

评估环境是否安全;患者的意识状态生命体征。

2.专科评估

呼吸及循环系统情况;局部或全身症状;有无外伤。

(三)心理-社会评估

家属及周围目击者对患者病情知晓情况、对疾病的发展及预后缺乏知识及对疾病预后是否有信心。

六、护理措施

(一)护理原则

(1)护士一旦发现患者发生心脏停搏,应立即就地抢救,实施及时有效的CPR,同时通知值班医师及其他医护人员协助抢救。如果发生在夜班、节假日值班人员较少时,可请求附近非医护人员帮忙通知其他医护人员前来协助抢救。

(2)科室应由患者突发心脏停搏的应急预案,并定期组织应急演练。

(3)科室应常备气管插管包、喉镜、简易呼吸器、抢救车,并保证抢救车内的药品、物品均在有效期内,处于时时备用状态。

(4)急诊科护士必须熟练CPR,并能够协助医师完成气管插管的体位摆放、气道开放、正确连接呼吸机、熟练使用除颤仪、监护仪等抢救设备。

(二)基础生命支持的具体操作步骤

1.早期识别心搏骤停

发现患者突然倒地、意识丧失、呼吸停止或无正常呼吸(叹息样呼吸)其中任何一种症状时。

2.立即启动急救系统

呼叫医师及其他护士帮助抢救。

3.有效的循环支持

立即将患者平卧于硬平面上(硬板床或地上),站或跪于患者身体右侧胸部位置,松解衣扣充分暴露胸腹部,双手重叠放置于患者胸部正中两乳头之间,双肘关节伸直,肩、臂和手保持垂直用力向下按压,肘关节不能弯曲。按压深度至少5厘米,不超过6厘米;按压频率100~120次/分;每次按压后保证胸廓完全回弹。

4.开放气道

双人心肺复苏时,在完成30次胸外心脏按压后,立即评估患者的气道开放情况,并采用仰头举颌法或仰头拉颌法打开气道,同时给予2次人工呼吸,人工通气前要注意清除患者口腔内的异物或取下义齿。

5.人工通气

人工通气的方法包括口对口人工呼吸、口对鼻人工呼吸、口对辅助器人工呼吸及简易呼吸器辅助呼吸。无论何种人工呼吸,吹气时间均不应低于1秒,胸廓起伏明显,频率8~10次/分,还应避免过度通气。按压与人工呼吸比为30∶2。

6.电除颤

大多数的心搏骤停发生于成人,而成人心搏骤停时的心率主要是室颤,因此,电除颤是对室颤最有效的治疗方法,对心搏骤停患者实施电除颤复律的速度是决定心肺复苏成功率的关键,每延迟1分钟存活率既下降7%~10%。电除颤的最佳时间窗是心脏停搏发生后立即行CPR的3分钟内。操作要点如下。

(1)选择电除颤模式:单向波非同步直流电除颤、双向波非同步直流电除颤、自动体外除颤。单向波非同步直流电除颤成人电量200~360 J/s;双向波非同步直流电除颤成人电量150~200 J/s;儿童首次电除颤电量2 J/(kg·s),重复可增至4 J/(kg·s)。

(2)电极板涂匀导电糊后放置于右侧锁骨下胸骨右侧及左侧乳头下方,双手用不低于10 kg的力量尽量使电极板与胸壁紧密接触。

(3)在实施电除颤时,应当停止CPR,电除颤结束后立即恢复CPR,及时有效的电除颤及尽量缩短中断CPR的时间是提高患者存活率的关键因素。

7.CPR的有效指征

(1)每当按压时可摸到颈动脉搏动。

(2)皮肤、口唇、甲床颜色转为红润。

(3)散大的瞳孔开始缩小,对光反射恢复。

(4)自主呼吸恢复。

(5)眼球活动,呻吟、出现知觉反射或挣扎。当心脏停搏患者初级复苏有效后可立即停止CPR,进入高级生命支持阶段。

(三)高级生命支持的具体操作内容

(1)人工气道的建立:人工气道建立的方法主要有口腔内置口咽通气管、气管插管、气管切开。

（2）机械通气：简易呼吸器的使用、呼吸机的使用。

（3）紧急心脏起搏：详见电除颤。

（4）复苏用药：首选静脉或骨髓腔内给药，至少开放两条静脉通道，尽量选择上腔静脉系统给药。

七、复苏药物

（1）肾上腺素具有强有力的 α 和 β 受体兴奋作用，因此是 CPR 的首选用药。通常选用直接静脉给药，首次 0.5～1.0 mg，以后逐渐递增，并可反复给药，临床实践证明，在 CPR 过程中，直接、快速、反复静脉注射肾上腺素足以替代以往主张的三联或四联。

（2）异丙肾上腺素具有和肾上腺素同样的 α 和 β 受体兴奋作用，但不如肾上腺素作用强，常用 1.0～5.0 mg 加入液体中维持静脉滴注，目标是将心率维持在 60～80 次/分即可。

（3）去甲肾上腺素具有强有力的 α 受体兴奋作用，血管收缩作用强，因此极少应用。

（4）阿托品可增强窦房结和房室结的自律性和传导性，通常 1.0 mg 静脉注射，可反复多次静脉给药（复苏抢救成功后应警惕复苏后的阿托品中毒症状）。

八、健康指导

（1）应加强对普通民众的急救意识、急救能力、急救方法的科普宣传及技术指导，使普通民众掌握在突发紧急情况下可以迅速采取紧急自救或救人的能力。

（2）指导可能发生心脏骤停的患者家属掌握一旦患者发生突发心脏停搏时的急救方法及呼救途径，如冠心病、原发性心肌病、风湿性心脏病、先天性心脏病等。

（3）对心肺复苏术后意识转清的患者的指导：①告知患者之前发生的事情及可能引起心脏停搏的原因。②指导患者进一步的治疗方案，包括对原发疾病的治疗方案。③告知患者目前已暂时脱离危险，避免紧张、恐惧的情绪。

（董晓艳）

第三节　感染性休克的护理

一、概述

感染性休克是由于严重感染所引发的急性循环衰竭。表现为在感染存在的同时出现意识障碍、低血压、末梢组织灌注不足和尿量减少。其血流动力学特征为高心排血量和低外周阻力。炎症反应在其发生发展中起重要作用。本病起病急，发展迅速，易诱发多脏器功能衰竭，病死率高达 30%～70%。

二、诊断

（1）存在感染的临床表现、实验室证据或影像学证据。

(2)成人收缩压＜12.0 kPa,平均动脉压＜9.3 kPa,或收缩压下降＞5.3 kPa。

(3)组织低灌注判断。①高乳酸血症:血清乳酸水平＞2 mmol/L。②毛细血管再充盈时间延长、皮肤花斑或瘀斑。

(4)器官功能障碍的诊断。①低氧血症。②急性少尿(即使给予足够的液体复苏,尿量仍＜0.5 mL/(kg·h),且持续 2 小时以上。③血肌酐＞44.2 μmol/L。④凝血功能异常。⑤肠鸣音消失。⑥高胆红素血症。

三、治疗

(一)治疗原则

(1)首先快速评估并稳定患者的生命体征,1 小时内经验性使用抗菌药物,并对患者进行病理生理学状态分析、器官功能障碍评估。

(2)感染性休克的治疗包括初始治疗、抗微生物治疗、组织器官功能支持及原发病治疗等。

(二)初始治疗

(1)转入抢救室或重症监护病房。

(2)平卧或休克体位,吸氧,迅速建立 2 条静脉补液通道,同时留取血样本,并进行相关实验室检查。

(3)监护体温、脉搏、呼吸、血压、血氧饱和度,评估意识状态。

(4)建立中心静脉导管,测中心静脉压。

(5)建立经桡动脉有创血压监测。

(三)液体复苏

(1)快速补液:0.9％氯化钠注射液 20 mL/kg,1 小时内输注。

(2)1 小时内达到目标:①平均动脉压≥8.0 kPa;②血乳酸降低 10％以上;③观察患者心率、血压、脉搏、尿量和组织灌注情况,以及有无气促和肺底啰音变化。

(3)6 小时达到目标:①继续液体复苏,0.9％氯化钠注射液 40～60 mL/kg,即 2 000～3 000 mL;②MBP≥8.7 kPa,尿量≥0.5 mL/(kg·h),CVP 1.1～1.3 kPa,乳酸水平降低 50％以上。

(4)感染性休克液体复苏的终点:①心率、血压恢复正常;②脉搏正常;③肢体回暖;④尿量＞1 mL/(kg·h);⑤意识状态恢复。

(四)抗微生物治疗

(1)选择能覆盖革兰阴性杆菌并兼顾革兰阳性球菌和厌氧菌的强效抗生素。

(2)治疗性应用抗生素:如亚胺培南/西司他丁 1.0 g 静脉滴注,每 8 小时 1 次,在入院 1 小时内应用。以后根据微生物学及药敏选择抗生素。

(五)组织器官功能支持

1.纠正水、电解质和酸碱平衡紊乱

动脉血 pH＜7.2 时给予 5％碳酸氢钠 250 mL,静脉输注。

2.纠正低氧血症

保持呼吸道通畅,给予鼻导管、面罩或高流量氧疗,经以上处理 30 分钟动脉 PaO_2＜8.0 kPa 时可采用无创机械通气。不能耐受封闭面罩;意识不清;呼吸道分泌物较多;低氧不能纠正时行气管插管,用呼吸机维持患者呼吸。

3.血管活性药物

去甲肾上腺素,以 0.02 μg/(kg·min)起经中心静脉持续泵入,调节剂量使 MBP >8.7 kPa。

4.急性肾损伤

经足够液体复苏,持续 2 小时尿量<0.5 mL/(kg·h),或血肌酐上升到基础值1.5 倍时行床旁血液滤过治疗。

5.预防应激性溃疡

质子泵抑制剂,泮托拉唑 40 mg 静脉注射 2 次/天。

(六)原发病治疗

切开或穿刺引流、切除病灶。

四、规范化沟通

(一)本病概述

由于严重感染所引发的急性循环衰竭。通常合并有其他器官和脏器功能不全或衰竭。本病进展迅速,预后差。病死率高达 50%～70%。

(二)患者诊断

根据存在感染的证据,结合临床中急性循环衰竭的表现作出诊断。要说明目前患者处于感染性休克的早期还是晚期,是否合并其他脏器衰竭,引起休克的原发病灶是什么,如肺炎、腹腔感染、四肢软组织感染、严重创伤、中枢神经系统感染等。

(三)患者实施的方案

本病的治疗方法其一是原发病的治疗如手术清创、截肢、剖腹探查、抗生素应用等;其二是器官支持治疗,如呼吸机、血管活性药、床旁血滤等。根据具体情况采取不同原发病的治疗措施,但要讲明该项措施的效果和局限性及可能产生的不良后果。同时积极地采取对症支持治疗,纠正水、电解质平衡紊乱,纠正血凝紊乱。床旁血滤是非常有用的治疗方法,可以清除体内毒素,保护肾脏功能等,但花费较高,可能引起血凝紊乱。要向患者家属讲明治疗过程中存在很多不确定性,可能发生的并发症和病情进展及要使用的方法。医疗操作、药物使用、病情交流等医学文书需要家属签字,都是出于医疗的需要,要争取时间,需要家属的积极配合。病情发展的不确定性很多,可能突然发生呼吸衰竭需要呼吸机,发生急性肾衰竭需要血滤,发生心脏骤停需要心肺复苏,还有可能发生应激性溃疡出血、脑出血或脑梗死等。入住 ICU 限制探视;整体抢救费用很高;预后不确定。

(四)转归

病情进展快,经常超过预期判断,费用高,预后差。但仍有部分患者经积极救治获得成功。

(五)出院后随访和注意事项

患者稳定后,可以转到相应科室继续原发病的治疗。如出现发热、呼吸困难、意识障碍、少尿等可与急诊科联系会商病情。并告知患者家属,相关病情及后续治疗措施已经与要转入科室医师进行交接与沟通。

五、护理与康复

(一)病情观察

1.生命体征

观察体温、脉搏、血压、呼吸、脉氧饱和度。

2.器官和组织灌注情况

观察意识状态、尿量、毛细血管再充盈时间、皮肤花斑或瘀斑及肢端温度。

3.原发病灶

观察伤口情况,引流是否通畅。

(二)抢救措施

吸氧,监护,休克体位,迅速建立两条静脉补液通道,同时留取血样本,并进行相关实验室检查;进行血气分析。条件允许时,进行动脉有创血压监测。

(三)用药护理

1.抗生素的使用

抗生素的使用系关键性治疗,1小时内使用抗生素,尽量缩短药房取药时间、建立液路时间,作为抢救药品对待。

2.液体复苏

快速静脉补液,0.9%氯化钠注射液20 mL/kg,约1 000 mL,30分钟内输注。6小时内补液0.9%氯化钠注射液40~60 mL/kg,即2 000~3 000 mL。

3.血管活性药

去甲肾上腺素,以0.02 μg/(kg·min)起经中心静脉持续泵入,可调节剂量,保证MBP>8.7 kPa。暂时无中心静脉液路时,注意观察,防止外渗。

4.预防应激性溃疡

预防性应用质子泵抑制剂,泮托拉唑40 mg静脉注射2次/天。

(四)体位护理

血流动力学不稳定时,取平卧位或休克体位,头、躯干抬高20°~30°,足抬高15°~20°。尽量减少搬动和翻身,以免引起血压波动;血流动力学稳定后,无禁忌者给予低斜坡卧位或半卧位,加强翻身拍背。

(五)饮食护理

血流动力学不稳定时,禁食水,进行胃肠减压,观察胃内容物的颜色、性状,及早发现应激性溃疡;血流动力学稳定后,及早开展肠内营养,可经鼻饲管泵入;恢复期患者,给予高热量、高维生素、高蛋白饮食。

(六)呼吸道及氧疗护理

保持呼吸道通畅,可给予鼻导管、文氏面罩或高流量氧疗,低氧仍不改善可机械通气。定时雾化吸入,促进排痰;病情允许时,加强拍背,促进痰液引流排出。

(七)注意保暖、防压疮

注意保暖,但要防止烫伤;应用气垫床,病情允许时翻身拍背,防止压疮。

(八)感染控制

有创面的伤口,定时换药,促进伤口愈合;肺部感染者,加强翻身拍背,促进痰液排出;做好口腔护理,减少呼吸机相关肺炎的发生;严格感控要求,避免交叉感染。

(九)健康指导

1.疾病预防

老年人抵抗力低下,避免受凉感冒;发现发热、食欲缺乏及时就医。

2.康复锻炼

在空气新鲜、安静的环境中步行、慢跑。

3.心理指导

引导患者予以积极的心态对待疾病,缓解焦虑、紧张的情绪。

4.出院指导

嘱按时服药,定期复诊。如发热、呼吸困难、伤口感染,及时就诊,并带好疾病相关资料。

(十)家庭护理

1.复查时间

遵医嘱按时复查,注意携带出院小结。

2.饮食指导

出院后应制订高热量、高维生素、高蛋白的饮食计划。避免进食产气食物,如汽水、啤酒、豆类、马铃薯等。避免易引起便秘的食物,如油煎食物、干果、坚果等。

3.休息指导

合理休息,视病情安排适当的活动,以不感到疲劳、不加重症状为宜。

4.运动指导

制订并执行步行、慢跑等个体化锻炼。

5.疾病知识指导

据气候变化及时增减衣物,避免受凉感冒。有发热情况及时就诊,尤其老年人更应注意咳嗽、发热、食欲缺乏要引起重视。有伤口应及时到正规医院规范处理,防止感染扩散。

6.用药指导

口服药物的用法及用量要遵医嘱。

7.随诊

如出现新症状或原有症状加重,及时携带原有病历资料去门诊就诊。

(董晓艳)

第四节　中暑的护理

中暑是指在高温和热辐射的长时间作用下,机体体温调节障碍,水、电解质代谢紊乱及神经系统功能损害的症状的总称。颅脑疾病的患者,老弱及产妇耐热能力差者,尤易发生中暑。中暑是一种威胁生命的急诊病,若不给予迅速有力的治疗,可引起抽搐、死亡、永久性脑损害或肾脏衰竭。核心体温达41℃是预后严重的体征之一,体温若再略为升高一点则常可致死,老年、体弱和酒精中毒可加重预后。

一、病因

(1)环境因素:在高温作业的车间工作,如果再加上通风差,则极易发生中暑;农业及露天作业时,受阳光直接暴晒,再加上大地受阳光的暴晒,使大气温度再度升高,使人的脑膜充血,大脑皮质缺血而引起中暑,空气中湿度的增强易诱发中暑。

(2)个人因素:在公共场所、家族中,人群拥挤集中,产热集中,散热困难。

(3)除了高温、烈日暴晒外,精神过度紧张、人员过于密集、工作强度过大、时间过长、睡眠不足、过度疲劳等均为常见的诱因。

二、临床表现

(一)先兆中暑、轻症中暑

口渴、食欲缺乏、头痛、头晕、多汗、疲乏、虚弱、恶心、呕吐、心悸、面色苍白或干红、注意力涣散、动作不协调及体温升高等。

(二)重度中暑

1.热痉挛

热痉挛是指在活动中或活动后突然发生肌肉疼痛痉挛,通常发生在下肢或背部肌肉群,也可发生在腹部。发病原因与严重体钠缺失或者过度通气有关。

2.热衰竭

热衰竭是指大量出汗后体液和体盐严重丢失,通常表现为大汗、极度口渴、乏力、头痛、恶心、呕吐、体温高、心率加快、血压下降或晕厥等症状。原因为长时间在炎热环境中工作或运动而没有及时补充足够的水分,也可能发生不不适应高温潮湿环境的人群中。

3.热射病

热射病是一种致命性急症,一般分为劳力性和非劳力性热射病,主要表现为高热(体温≥41℃)、皮肤干燥、意识迷糊或无意识、惊厥、周围循环衰竭、肝衰、DIC或多器官功能衰竭等症状。劳力性热射病主要是由于在高温环境下内源性产热过多(如炎热天气中长跑);非劳力性热射病主要是由于在高温环境下体温调节功能障碍引起散热减少(如炎热却无空调的房间中的老人)。

三、治疗要点

热痉挛和热衰竭患者应迅速转移到阴凉通风处休息或静卧。口服凉盐水、清凉含盐饮料。有周围循环衰竭者应静脉补给生理盐水、葡萄糖溶液和氯化钾。一般患者经治疗后30分钟到数小时内即可恢复。热射病患者预后严重,死亡率达5%~30%,故应立即采取以下急救措施。

(一)物理降温

使患者高温迅速降低,可将患者浸浴在4℃水中,并按摩四肢皮肤,使皮肤血管扩张和加速血液循环,促进散热。在物理降温过程中必须随时观察和记录肛温,待肛温降至38.5℃时,应即停止降温,将患者转移到室温在25℃以下的环境中继续密切观察。如体温有回升,可再浸入4℃水中或用凉水擦浴、淋浴,或在头部、腋窝、腹股沟处放置冰袋,并用电扇吹风,加速散热,防止体温回升。老年、体弱和有心血管疾病患者常不能耐受 4 ℃浸浴,有些患者昏迷不深,浸入 4 ℃水中可能发生肌肉抖动,反而增加产热和加重心脏负担,可应用其他物理降温方法。

(二)药物降温

氯丙嗪的药理作用有调节体温中枢功能、扩张血管、松弛肌肉和降低氧消耗,是协助物理降温的常用药物。剂量 25～50 mg 加入 500 mL 补液中静脉滴注 1～2 小时。用药过程中要观察血压,血压下降时应减慢滴速或停药,低血压时应肌内注射重酒石酸间羟胺(阿拉明)、盐酸去氧肾上腺素(新福林)或其他 α 受体兴奋剂。

四、护理评估

(一)健康史
评估患者一般情况、饮食、生活习惯、个人嗜好、症状和用药史、家庭史。

(二)身体评估
1.一般状态

评估患者的生命体征;患者的营养状况;排泄情况是否正常;有无烟酒嗜好史等。

2.专科评估

意识情况;局部或全身症状;有无疼痛主诉。

(三)辅助检查
(1)头部 CT 诊断。

(2)血气分析。

(四)心理-社会评估
患者对病情知晓情况、对疾病的发展及预后缺乏知识及对疾病预后是否有信心。

五、护理措施

(1)严密观察生命体征,降温过程中每 10～15 分钟测体温 1 次,热衰竭者每 15～30 分测血压 1 次。

(2)昏迷者按昏迷护理常规护理,譬如头偏向一侧,做好口腔,皮肤清洁,预防感染。

(3)高热者可物理降温,冰水或酒精全身擦浴,同时按摩四肢,躯干皮肤,使之发红充血以促进散热,大血管处可放置冰袋。

(4)惊厥者,遵医嘱用安定静脉或者肌内注射。

(5)保持病室温度以 20～25 ℃为宜,要有良好通风,病床下可以放置冰块。

(6)年老体弱者静脉补液不可过多过快,降温宜缓慢,不宜冰浴以防心力衰竭。

六、健康指导

(1)忌大量食用生冷瓜果。中暑的人大多属于脾胃虚弱,如果大量吃进生冷瓜果、寒性食物,会损伤脾胃阳气,使脾胃运动无力,寒湿内滞,严重者则会出现腹泻、腹痛等症状。

(2)忌大量饮水。中暑的人应该采取少量、多次饮水的方法,每次以不超过 300 mL 为宜。切忌狂饮不止。因为,大量饮水不但会冲淡胃液,进而影响消化功能,还会引起反射性排汗亢进,结果会造成体内的水分和盐分大量流失,严重者可以促使热痉挛的发生。

（3）忌吃大量油腻食物。中暑后应该少吃油腻食物,以适应夏季胃肠的消化功能。如果吃了大量的油腻食物会加重胃肠的负担,使大量血液滞留于胃肠道,输送到大脑的血液相对减少,人体就会感到疲惫加重,更容易引起消化不良。

（4）忌单纯进补。人们中暑后,暑气未消,虽有虚症,却不能单纯进补。如果认为身体虚弱急需进补就大错特错了。因为进补过早的话,则会使暑热不易消退,或者是本来已经逐渐消退的暑热会再卷土重来,那时就更得不偿失了。

（5）宣传中暑的防治知识,特别是中暑的早期症状。对有心血管器质性疾病、高血压、中枢神经器质性疾病,明显的呼吸、消化或内分泌系统疾病和肝、肾疾病患者应列为高温车间就业禁忌证。

（6）预防中暑应从根本上改善劳动和居住条件,隔离热源,降低车间温度,调整作息时间,供给含盐 0.3％清凉饮料。

（7）不要长时间在高温（一般指室温超过 35 ℃）环境中或炎夏烈日暴晒下从事一定时间的劳动,保证足够的防暑降温的措施。有时气温虽未达到高温,但由于湿度较高和通风不良,亦可发生中暑。

（8）老年、体弱、疲劳、肥胖者在天气炎热时不要饮酒、饥饿、失水、失盐、穿着紧身不透风的衣裤,以及发热、甲状腺功能亢进、糖尿病、心血管病、广泛皮肤损害、先天性汗腺缺乏症和应用阿托品或其他抗胆碱能神经药物而影响汗腺分泌的患者要尽量避免长时间处于炎热环境中。

（董晓艳）

第五节 水中毒的护理

水中毒是由于人体摄入水分的速度超过肾脏的持续最大利尿速度,过剩的水分使细胞膨胀,引起的脱水低钠症。

一、病因

（一）抗利尿激素分泌过多
可见于恐惧、失血、休克、急性感染（如肺炎、中毒性痢疾等）、应用止痛剂（如吗啡、哌替啶）,或疼痛损伤、手术等应激刺激。手术后抗利尿激素分泌增多的时间通常持续 12～36 小时或更长。在此情况下过多输入葡萄糖等不含电解质的溶液,就容易发生水中毒。此外甲状腺功能低下的晚期发生部液性水肿的患者也可以通过压力感受器的刺激使抗利尿激素分泌增多,肾上腺皮质功能不全时也可有 ADH 的异常释放。

（二）肾功能障碍
急性肾衰竭的少尿无尿期,肾脏的稀释和浓缩功能都发生障碍,此时水分摄入过多,容易发生水中毒。此外,任何原因使肾血流量不足或肾小球血液灌注量严重减少,过多的水分不能排出,在合并低渗性的情况下,水中毒容易发生。

(三)水钠代谢紊乱

重度缺钠(低钠血症)或低渗性脱水的患者,细胞外液已处于低渗状态,机体通过代偿,肾小管对水、钠的回吸收已经增加,此时过多的水分摄入,可以发生水中毒。甚至有人提出在高渗性脱水时,由于有细胞脱水,如快速、大量输入无盐的液体,有时亦可发生水中毒。因此,高渗性脱水不论它高到什么程度,治疗时也只能输入低张液。

(四)排水功能不足

在急慢性肾功能不全少尿期,因肾脏排水功能急剧降低,如果入水量不加限制,则可引起水在体内潴留,严重心力衰竭或肝硬化时,由于有效循环血量和肾血流量减少,肾脏排水也明显减少,若增加水负荷亦易引起水中毒。

(五)低渗性脱水

晚期由于胞外液低渗,细胞外液向细胞内转移,可造成细胞内水肿,如此时输入大量水分就可引起水中毒。

二、临床表现

(1)由于脑细胞水肿、颅内压增高,可出现视物模糊、疲乏无力、表情淡漠、头痛、恶心、呕吐、嗜睡、抽搐及昏迷,此外还可能出现呼吸心跳减慢、视神经盘水肿乃至惊厥、脑疝等。

(2)由于水潴留,可有体重增加、水肿、唾液及泪液分泌增加,初期尿量增加以后尿量减少甚至尿闭的症状。严重者可出现肺水肿。

三、治疗原则及要点

(一)治疗原则

首先应防治原发疾病,防止引起水中毒的原因。治疗过程中主要以保护心脏、脑功能为主要目标,以脱水、纠正低渗为主要目的。

(二)治疗措施

1.限制进水量

记录 24 小时出入水量,入水量应少于尿量,或适当加用利尿剂,以利尿酸或呋塞米为主。

2.脱水治疗

(1)为减轻高容量综合征患者的心脏负荷,应选用依他尼酸或呋塞米进行脱水治疗,但是要注意补充有效血容量。

(2)为纠正低渗血症的细胞内低渗状态,除限制入水量、利尿外,还应加用 3%～5% 的氯化钠溶液,同时密切观察心肺功能,注意调节药物浓度及滴速。

四、护理评估

(一)健康史

了解引起患者水中毒的原因、生活习惯、个人嗜好、症状和用药史、家庭史。

(二)身体评估

意识、血压、皮肤色泽、脉搏、呼吸、体温、尿量。

(三)辅助检查

(1)血常规、凝血常规、血气分析。

(2)中心静脉压测定。

(3)心排血量及心脏指数。

(四)心理-社会评估

患者对病情知晓情况、对原发病的恐惧、对疾病的发展及预后缺乏知识及对疾病预后是否有信心。

五、护理措施

(1)密切观察患者的生命体征变化,如有意识不清、水肿加重,应立即通知医师,迅速采用脱水等急救措施。

(2)脱水治疗患者应密切观察患者的呕吐、水肿等症状是否缓解,尿量是否增加,有无神智的变化。

(3)严格按照医嘱用药,尤其是注意观察应用利尿剂的效果及反应,需要补充有效血容量的患者要注意输液速度。

(4)严格记录患者的 24 小时入水量及尿量,为治疗提供依据。

(5)饮食指导:多食淡渗利湿的食物,如赤小豆、薏苡仁、淡豆浆等。饮食宜清淡,少食油腻。

(6)注意水肿患者的皮肤护理,避免压疮形成。

六、健康教育

(1)水中毒患者的发生概率较小,有时会因为长时间在高温环境中作业需要大量饮水时,应适当补充淡盐水,尽量避免长时间在高温环境中作业。

(2)如因治疗需要需输入大剂量液体时应注意利尿剂的应用,避免因治疗引起水中毒。

（董晓艳）

参考文献

[1] 董桂银,卢唤鸽.临床常见急危重症护理研究[M].北京:中国纺织出版社,2021.

[2] 张国梁.急危重症诊疗要点[M].北京:中国纺织出版社,2020.

[3] 王雪.急危重症临床诊疗思维与技能[M].天津:天津科学技术出版社,2021.

[4] 刘镇,刘惠灵,霍敏俐.中西医结合急危重症医学[M].昆明:云南科技出版社,2020.

[5] 刘冰,杨硕,任维凤.急危重症诊疗救治[M].北京:中国纺织出版社,2021.

[6] 姜诗谦,周庆,张波,等.临床急危重症急救[M].济南:山东大学出版社,2021.

[7] 朱红林.临床急危重症救治精要[M].开封:河南大学出版社,2020.

[8] 冉健,李金英,陈明.现代急危重症与护理实践[M].汕头:汕头大学出版社,2021.

[9] 刘英姿,张志业,张超,等.临床急重症抢救与监护技术[M].成都:四川科学技术出版社,2022.

[10] 魏士海.临床常见急危重症诊断与急救[M].汕头:汕头大学出版社,2020.

[11] 刘环芹.实用临床急症与危重症处理[M].哈尔滨:黑龙江科学技术出版社,2021.

[12] 杨秀娟.实用临床急危重症诊治[M].长沙:湖南科学技术出版社,2020.

[13] 姜笃银,史继学.急危疑难典型案例[M].上海:上海科学技术文献出版社,2021.

[14] 孟庆伟.神经科急危重症临床诊治[M].天津:天津科学技术出版社,2020.

[15] 张雪松.急危重症救护精要[M].长沙:湖南科学技术出版社,2021.

[16] 朱晓萍,曾莉.急危重症护理常规与技术规范[M].上海:同济大学出版社,2022.

[17] 蒋晨茜,雷雅彦.常见急危重症临床诊疗新思维[M].北京:中国纺织出版社,2021.

[18] 林生.临床急危重症诊疗[M].长春:吉林科学技术出版社,2020.

[19] 谢春杰.急危重症监护与治疗[M].长春:吉林科学技术出版社,2020.

[20] 冯婷婷,李俊娟,王美芳.现代急危重症诊疗学[M].汕头:汕头大学出版社,2022.

[21] 张海海.急危重症诊疗实践[M].济南:山东大学出版社,2021.

[22] 许庆超.临床急危重症救治[M].北京:科学技术文献出版社,2020.

[23] 阎辉.临床急重症救治与护理[M].成都:四川科学技术出版社,2020.

[24] 苗军华,刘辉,牛永杰,等.临床急危重症疾病诊治与护理[M].青岛:中国海洋大学出版社,2022.

[25] 王辉.现代危重症诊断与防治[M].长沙:湖南科学技术出版社,2021.

[26] 迟玉春.现代急危重症护理[M].北京:科学技术文献出版社,2021.

[27] 谷传凯.实用急危重症诊疗[M].北京:科学技术文献出版社,2021.

[28] 罗正超.急危重症监护与治疗[M].南昌:江西科学技术出版社,2020.

[29] 段霞,曾莉,姜金霞.临床急危重症护理理论与实践[M].北京:人民卫生出版社,2022.

[30] 范艳艳.内科急危重症诊疗[M].北京:科学技术文献出版社,2021.

[31] 徐知菲.临床急重症与麻醉学[M].西安:陕西科学技术出版社,2021.

[32] 郑祥德.急危重症新进展[M].天津:天津科学技术出版社,2020.

[33] 张伟,昌广平,鲁柏涛.新编急危重症诊疗精要[M].西安:西安交通大学出版社,2022.

[34] 陈红霞.急危重症救治与护理[M].长春:吉林大学出版社,2020.

[35] 张雪梅.常见急危重症临床诊疗[M].北京:科学技术文献出版社,2021.

[36] 吴广福,吴晓飞.急性中毒救治基本原则及常见急性中毒的救治[J].中华全科医学,2021,19(10):1619-1620.

[37] 朱瑞超.多发伤致创伤性失血性休克的急诊救治效果分析[J].中外医疗,2021,40(4):62-64.

[38] 林晶晶,李培军,陶林霜,等.重症肌无力相关基因和表观遗传学的研究进展[J].中风与神经疾病杂志,2022,39(6):574-576.

[39] 蒋薇,韩冉冉,任洪磊.青少年重症肌无力的研究进展[J].中国实用神经疾病杂志,2021,24(20):1825-1832.

[40] 邢冬梅,屈建新,张银康,等.心力衰竭相关新型生物标记物研究现状与问题[J].中国循证心血管医学杂志,2022,14(3):365-366.